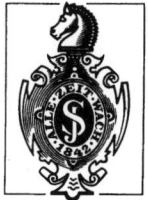

B. Rennen-Allhoff   P. Allhoff

Entwicklungstests für das Säuglings-, Kleinkind- und Vorschulalter

Unter Mitarbeit von E. Hany und U. Schmidt-Denter

Mit 19 Abbildungen und 22 Tabellen

Springer-Verlag Berlin Heidelberg New York
London Paris Tokyo

Dr. phil. Dipl.-Psych. BEATE RENNEN-ALLHOFF
Abteilung Kinder- und Jugendpsychiatrie der
Rheinischen Landesklinik Düsseldorf
Bergische Landstraße 2, 4000 Düsseldorf

Dipl.-Päd. PETER ALLHOFF, F. S. S.
Imbach 27, 5090 Leverkusen

Dipl.-Psych. ERNST HANY
Institut für Empirische Pädagogik und
Pädagogische Psychologie der Universität München
Leopoldstraße 13, 8000 München 22

Prof. Dr. ULRICH SCHMIDT-DENTER
Psychologisches Institut II der Universität Köln
Richard-Wagner-Straße 39, 5000 Köln 1

ISBN-13:978-3-540-15445-7   e-ISBN-13:978-3-642-70494-9
DOI: 10.1007/978-3-642-70494-9

CIP-Kurztitelaufnahme der Deutschen Bibliothek:
Rennen-Allhoff, Beate:
Entwicklungstests für das Säuglings-, Kleinkind- und Vorschulalter/B. Rennen-Allhoff; P. Allhoff. Unter Mitarb. von Ernst Hany u. Ulrich Schmidt-Denter. – Berlin; Heidelberg; New York; London; Paris; Tokyo: Springer, 1987
ISBN-13:978-3-540-15445-7

NE: Allhoff, Peter:

Das Werk ist urheberrechtlich geschützt. Die dadurch begründeten Rechte, insbesondere die der Übersetzung, des Nachdrucks, der Entnahme von Abbildungen, der Funksendung, der Wiedergabe auf photomechanischem oder ähnlichem Wege und der Speicherung in Datenverarbeitungsanlagen bleiben, auch bei nur auszugsweiser Verwertung, vorbehalten. Die Vergütungsansprüche des § 54, Abs. 2 UrhG werden durch die „Verwertungsgesellschaft Wort", München, wahrgenommen.

© Springer-Verlag Berlin Heidelberg 1987

Die Wiedergabe von Gebrauchsnamen, Handelsnamen, Warenbezeichnungen usw. in diesem Werk berechtigt auch ohne besondere Kennzeichnung nicht zu der Annahme, daß solche Namen im Sinne der Warenzeichen- und Markenschutz-Gesetzgebung als frei zu betrachten wären und daher von jedermann benutzt werden dürften.

Produkthaftung: Für Angaben über Dosierungsanweisungen und Applikationsformen kann vom Verlag keine Gewähr übernommen werden. Derartige Angaben müssen vom jeweiligen Anwender im Einzelfall anhand anderer Literaturstellen auf ihre Richtigkeit überprüft werden.

2126/3130-543210

Vorwort

Über Entwicklungstests liegen in deutscher Sprache bisher einerseits Handbuch- und Zeitschriftenartikel vor, die immer nur eine beschränkte Auswahl von Verfahren darstellen können. Andererseits werden diese Tests in Testhandbüchern besprochen, die einen Überblick über diagnostische Verfahren für die unterschiedlichsten Verhaltensbereiche, psychologischen und pädagogischen Anwendungsgebiete und Altersgruppen geben wollen, wobei die Information zu jedem einzelnen Test kurz ausfallen muß.

Dem hier vorliegenden Buch liegt eine andere Konzeption zugrunde: Es wendet sich an Forscher und Praktiker, die mit der Entwicklung in den ersten Lebensjahren befaßt sind und vor der Aufgabe stehen, für bestimmte Fragestellungen jeweils das unter gegebenen zeitlichen, räumlichen und personellen Bedingungen geeignetste diagnostische Instrument auszuwählen oder sich über von anderen verwendete Methoden zu informieren. So schwebte uns etwa der in der Frühförderung tätige Heilpädagoge, der niedergelassene Kinderarzt, der Erziehungsberater oder der mit der Evaluation einer bestimmten therapeutischen Maßnahme befaßte Forscher vor.

Um den unterschiedlichen Voraussetzungen der verschiedenen Berufsgruppen Rechnung zu tragen, stellten wir der Besprechung einzelner Tests eine Einführung voran, in der auf die Problematik des Begriffs „Entwicklungstests", auf die Geschichte der Entwicklungsdiagnostik und auf testtheoretische Grundlagen eingegangen wird. Da fast alle dargestellten Verfahren auf der klassischen Testtheorie basieren, beschränkten wir uns auf einen Abriß dieses Ansatzes.

Die Tests sind in sechs große Gruppen geordnet: Allgemeine Entwicklungstests (einschließlich globale Screeningverfahren und Neugeborenentests) und spezielle Tests zur Entwicklung von Motorik, Wahrnehmung, Sprache, kognitivem und sozial-emotionalem Bereich. Die Einordnung richtet sich dabei nach den Intentionen der Testautoren. Obwohl zum Beispiel die Literatur zur Cattell Infant Intelligence Scale darauf hinweist, daß es sich dabei eher um einen allgemeinen Entwicklungstest – ähnlich dem Bühler-Hetzer-Kleinkinder-Test oder der Bayley Mental Scale – handelt als um einen Intelligenztest, wurde das Verfahren im Kapitel über spezielle Tests für den kognitiven Bereich abgehandelt. Viele der unter den allgemeinen Entwicklungstests eingruppierten Methoden enthalten andererseits spezielle Skalen – etwa zur Motorik oder zur sozialen Entwicklung – und können damit in Konkurrenz zu speziellen Entwicklungstests treten. Eine an dieses Vorwort anschließende Übersicht, in der alle besprochenen Tests in alphabetischer Reihenfolge aufgeführt sind und in der zu jedem Test Alters- und Verhaltensbereich(e) angezeigt sind, soll hier die Verwendung des Buches als Nachschlagewerk erleichtern.

Die Testdarstellungen folgen einer einheitlichen Gliederung: Vorangestellt ist jeweils eine stichwortartige Übersicht mit Angaben zu Autor, Erscheinungsjahr, Material, Zweck, Altersbereich, Normen und Zeitbedarf. Es folgen Abschnitte zum Konzept, den Aufgaben, der Durchführung, Auswertung und Interpretation. Unter dem Stichwort Normierung werden dann Eichstichprobe, Aufgabenanalysen, Gruppenunterschiede u.ä. berichtet, Abschnitte zur Reliabilität und Validität schließen die Darstellung ab.

Bei der Auswahl der Verfahren haben wir uns auf solche beschränkt, bei denen die Diagnose des Entwicklungsstandes im Vordergrund steht und die zumindest ansatzweise standardisiert und normiert, publiziert und ohne allzu großen Aufwand zugänglich sind. Von vornherein sollten nur solche Tests aufgenommen werden, die sich mit der Entwicklung des Verhaltens befassen. Methoden zur Prüfung von Variablen wie Größe, Gewicht, Ossifikation, Zahnentwicklung und Gehör finden sich hier also nicht, auch neurologische Untersuchungsverfahren, die Untersuchungen nach Apgar oder Methoden zur Bestimmung des Gestationsalters blieben außer Betracht.

Leverkusen, im Frühjahr 1987   B. RENNEN-ALLHOFF · P. ALLHOFF

Inhaltsverzeichnis

1	**Einführung in die Entwicklungsdiagnostik**	1
	B. Rennen-Allhoff	
1.1	Zum Begriff „Entwicklungstest"	1
1.2	Zur Geschichte der Entwicklungsdiagnostik	4
1.2.1	Wurzeln im 19. Jahrhundert	4
1.2.2	Stufenleiter der Intelligenz von Binet und Simon	6
1.2.3	Verbreitung des Verfahrens und Modifikation	7
1.2.4	Kleinkindertests in den 20er und 30er Jahren	9
1.2.5	Erste Erfahrungen mit den Kleinkindertests	10
1.2.6	Entwicklungsdiagnostik in den 40er und 50er Jahren	12
1.2.7	Weitere Entwicklungen in den letzten Jahrzehnten	14
1.3	Ziele der Entwicklungsdiagnostik	15
1.4	Anforderungen an einen Test	17
1.4.1	Aufgabenanalyse und Normierung	18
1.4.2	Reliabilität	28
1.4.3	Validität	37
	Literatur	43
2	**Allgemeine Entwicklungstests**	49
	B. Rennen-Allhoff	
2.1	Verfahren zur Diagnose des allgemeinen Entwicklungsstandes	50
2.1.1	Gesell Developmental Scales	50
2.1.2	Bayley Scales of Infant Development	65
2.1.3	Bühler-Hetzer-Kleinkindertests	78
2.1.4	Sprachfreie Entwicklungstestreihen	87
2.1.5	Échelle de Développement	90
2.1.6	Griffiths-Entwicklungsskalen	94
2.1.7	McCarthy Scales of Children's Abilities	100
2.1.8	Münchener Funktionelle Entwicklungsdiagnostik	114
2.1.9	Educational Evaluation	120
2.2	Screeningverfahren	124
2.2.1	Denver-Entwicklungsskalen	124

In den Kapiteln 2–7 ist die Literatur zu den einzelnen Verfahren jeweils am Ende des zugehörigen Abschnittes aufgeführt.

2.2.2	Prescreening Developmental Questionnaire	136
2.2.3	Short Denver Developmental Screening Test	139
2.2.4	Revised Developmental Screening Inventory	141
2.2.5	Revised Parent Developmental Questionnaire	145
2.2.6	McCarthy Short Form	146
2.2.7	Münchener Entwicklungsscreening	149
2.2.8	Entwicklungsgitter	150
2.2.9	Entwicklungskontrolle für Krippenkinder	153
2.3	Neugeborenentests	158
2.3.1	Brazelton Neonatal Behavioral Assessment Scale	158
2.3.2	Graham-Rosenblith Behavior Test for Neonates	167

3 Spezielle Tests zur motorischen Entwicklung 175
P. Allhoff und B. Rennen-Allhoff

3.1	Lincoln-Oseretzky-Skala KF 18	176
3.2	Altersinventarium der aktiven mimischen Psychomotorik	180
3.3	Körperkoordinationstest für Kinder	183
3.4	Charlop-Atwell Scale of Motor Coordination	186
3.5	Motoriktest für 4- bis 6jährige Kinder	188

4 Spezielle Tests zur Entwicklung der Wahrnehmung 193
P. Allhoff und B. Rennen-Allhoff

4.1	Frostigs Entwicklungstest der visuellen Wahrnehmung	193
4.2	Bender Gestalt Test for Young Children	200
4.3	Southern California Sensory Integration Tests	203
4.4	Developmental Test of Visual-Motor Integration	207
4.5	Motor-Free Visual Perception Test	211

5 Spezielle Tests zur kognitiven Entwicklung 215
E. Hany und B. Rennen-Allhoff

5.1	Columbia Mental Maturity Scale	215
5.2	Duisburger Vorschul- und Einschulungstest	219
5.3	French-Bilder-Intelligenztest	224
5.4	Grundintelligenztest Skala 1	227
5.5	Hannover-Wechsler-Intelligenztest für das Vorschulalter	231
5.6	Kognitiver Fähigkeitstest – Kindergartenform	236
5.7	Labyrinthtest	239

5.8	Mann-Zeichen-Test	242
5.9	Raven-Matrizen-Test (CPM)	247
5.10	Snijders-Oomen nichtverbale Intelligenzuntersuchung	254
5.11	Stanford-Binet-Intelligenztest	258
5.12	Kramer-Test	264
5.13	Cattell Infant Intelligence Scale	280
5.14	Vorschul-Lerntest	284
5.15	Testbatterie zur Entwicklung kognitiver Operationen	290
5.16	Infant Psychological Development Scale	296
6	**Tests zur sprachlichen Entwicklung** P. ALLHOFF	**305**
6.1	Heidelberger Sprachentwicklungstest	306
6.2	Psycholinguistischer Entwicklungstest	311
6.3	Landauer Sprachentwicklungstest für Vorschulkinder	316
6.4	Aktiver Wortschatztest für 3- bis 6jährige Kinder	319
7	**Spezielle Tests zur sozialen und emotionalen Entwicklung** U. SCHMIDT-DENTER	**323**
7.1	Vineland Social Maturity Scale	325
7.2	Fragebogen zur Erfassung praktischer und sozialer Selbständigkeit	331
7.3	Beobachtungsbogen für Kinder im Vorschulalter	335
7.4	Skala zur Erfassung des Sozialverhaltens von Vorschulkindern	338
7.5	Burk's Behavior Rating Scales Preschool and Kindergarten	343
7.6	Primary Progress Assessment Chart, Progress Assessment Chart and Progress Evaluation Index	348
7.7	Joël Scale of Behavior Maturity	353
7.8	Infant Security Scale	356

Übersicht über die besprochenen Testverfahren nach Alters- und Entwicklungsbereichen

Übersicht über die Testverfahren

Verfahren	Alter	Entwicklung: Aspekte des Neugeborenenverh.	allgemeine	motorische	Wahrnehmungs-	kognitive	sprachliche	sozial-emotionale
Aktiver Wortschatztest für 3- bis 6jährige Kinder	3–6+ Jahre						×	
Altersinventarium der aktiven mimischen Psychomotorik	3–5 Jahre			×				
Bayley Scales of Infant Development	0–30 Monate		×	×	(×)			×
Bender Gestalt Test for Young Children	4–6+ Jahre				×			
Beobachtungsbogen für Kinder im Vorschulalter	3–6+ Jahre		×	(×)	(×)	(×)	(×)	(×)
Brazelton Neonatal Behavioral Assessment Scale	0–6 Monate	×						
Bühler-Hetzer-Kleinkindertests	0–6+ Jahre		×	×		(×)	(×)	
Burks Behavior Rating Scales, Preschool and Kindergarten	3–6+ Jahre							
Cattell Infant Intelligence Scale	0–30 Monate					×		
Charlop-Atwell Scale of Motor Coordination	3–6+ Jahre		×	×				
Columbia Mental Maturity Scale	3–6+ Jahre					×		
Denver-Entwicklungsskalen	0–6+ Jahre		× ×	(×)	×	(×)	(×)	(×) ×
Developmental Test of Visual-Motor Integration	3–6+ Jahre			(×)	×			
Duisburger Vorschul- und Einschulungstest	3 Jahre		×			(×)	(×)	(×) ×
Echelle de Développement	0–6+ Jahre		×		×			
Educational Evaluation	3–6+ Jahre					×		
Entwicklungsgitter	0–6+ Jahre	×	×	(×)		(×)	×	(×) ×
Entwicklungskontrolle für Krippenkinder	7–24 Monate		×	(×)		×	×	
Fragebogen zur Erfassung praktischer und sozialer Selbständigkeit	5–6+ Jahre					×		× ×
French-Bilder-Intelligenz-Test	3–6+ Jahre					×	×	
Frostigs Entwicklungstest der visuellen Wahrnehmung	3–6+ Jahre				×			
Gesell Developmental Scales	0–6+ Jahre		×	(×)		(×)	(×)	(×)
Graham-Rosenblith Behavior Test for Neonates	0–6 Monate	×						
Griffiths Entwicklungsskalen	0–24 Monate		×	(×)		×	(×)	(×)
Grundintelligenztest Skala 1	5–6+ Jahre					×		
Hannover-Wechsler-Intelligenztest für das Vorschulalter	3–6+ Jahre					×		
Heidelberger Sprachentwicklungstest	3–6+ Jahre						×	
Infant Psychological Development Scales	0–24 Monate					×		

Übersicht über die Testverfahren XIII

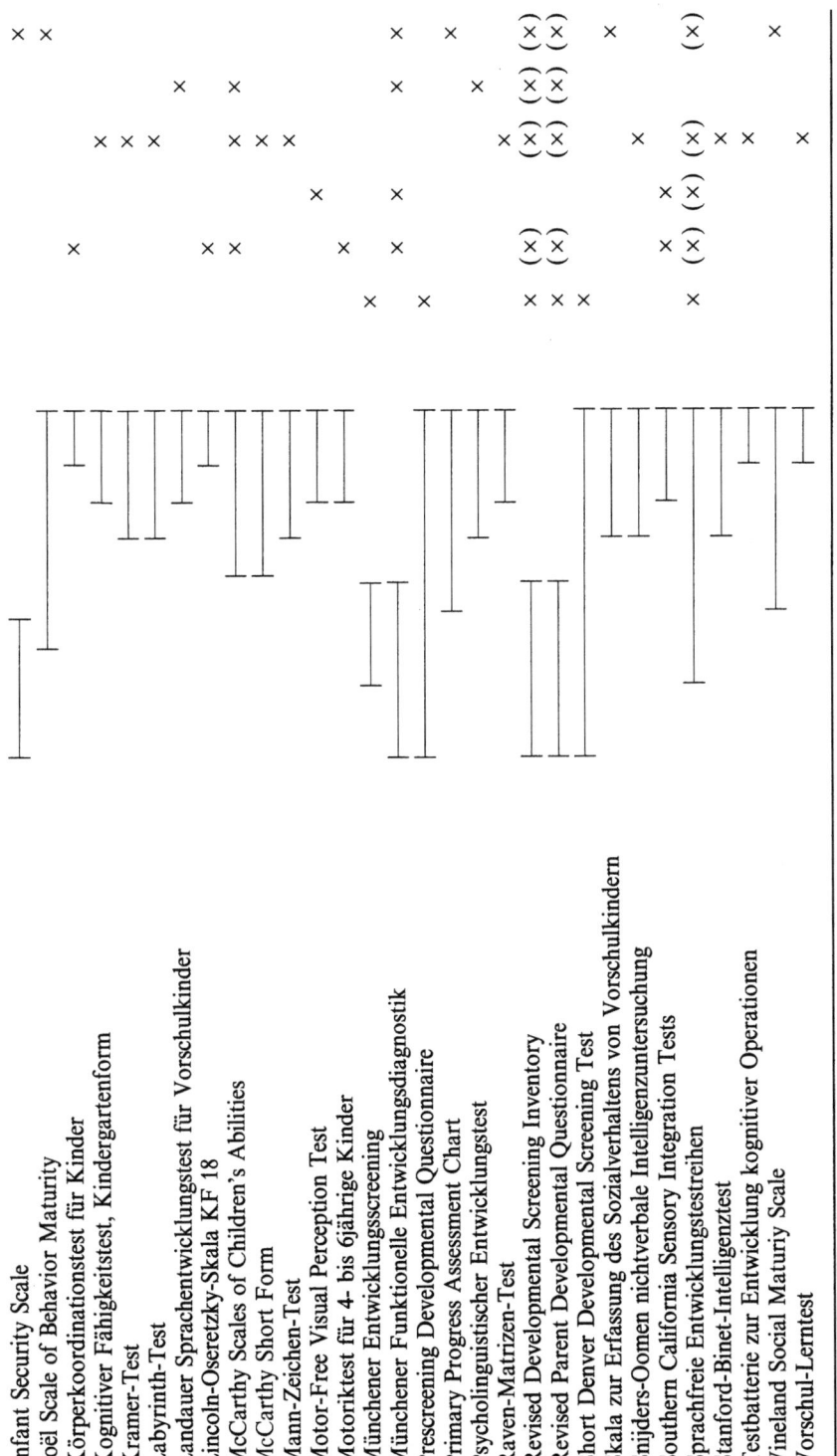

× : Spezielle Skala/Skalen für diesen Bereich
(×): Spezielle Skala/Skalen für diesen Bereich zwar vorgesehen, Interpretierbarkeit aber fraglich
(Die Altersangaben beziehen sich bei mehreren Ausgaben eines Tests auf die deutsche Fassung bzw. auf die neueste Version)

1 Einführung in die Entwicklungsdiagnostik

1.1 Zum Begriff „Entwicklungstest"

Eine klare Unterscheidung von Entwicklungstests und Nicht-Entwicklungstests ist nicht möglich. Dies hängt vor allem mit der Problematik des *Entwicklungsbegriffs* zusammen.

Eine weithin akzeptierte Definition dieses Begriffs lieferte Thomae (1959, S. 10), als er Entwicklung „als Reihe von miteinander zusammenhängenden Veränderungen, die bestimmten Orten des zeitlichen Kontinuums eines individuellen Lebenslaufs zuzuordnen sind", bezeichnete. Solche Veränderungen können sich danach also während des gesamten Lebens (nicht etwa nur im Kindes- und Jugendalter) vollziehen, und es bleibt offen, wie der „Ort des zeitlichen Kontinuums eines individuellen Lebenslaufs" charakterisiert wird: durch Früher-Später-Angaben (wie bei der Abfolge qualitativ unterschiedlicher Entwicklungsstufen), durch das chronologische Alter, den Zeitabstand zwischen zwei oder mehr Messungen oder durch für bestimmte Lebensphasen typische Ereignisse wie Einschulung, Geburt des ersten Kindes usw.

Bei der Untersuchung von Entwicklungsprozessen geht es nach diesem weiten Entwicklungsbegriff also um den in Abb. 1 dargestellten Prozeß:

Ziel der *Entwicklungsdiagnostik* ist es, eine Person anhand beobachteter Verhaltensweisen auf diesem Kontinuum zu lokalisieren. Neben den qualitativen und quantitativen Veränderungen bei einer Person interessieren auch die Unterschiede zwischen Individuen hinsichtlich Geschwindigkeit, Muster und Verlauf dieser Veränderungen, also die interindividuellen Unterschiede in der intraindividuellen (entwicklungsmäßigen) Verhaltensvariation. Geht man von der Konzeption von Entwicklung aus, wie sie von Thomae formuliert wurde, so kann sich Entwicklungsdiagnostik prinzipiell auf die gesamte Lebensspanne erstrecken. Tatsächlich beziehen sich die Verfahren aber vornehmlich auf das Säuglingsalter und die frühere und mittlere Kindheit; nur relativ wenige befassen sich mit dem Jugendalter, und Instrumente für das Erwachsenenalter fehlen fast ganz. Dies dürfte vor allem mit dem tatsächlichen oder vermeintlichen Zurücktreten intraindividueller gegenüber interindividuellen Unterschieden mit zunehmendem Alter zusammenhängen und mit der daraus resultierenden Schwierigkeit, einen entwicklungsmäßigen Vergleichsmaßstab für die Beobachtungen an einer Person zu finden. Im Hinblick auf dieses Problem des Vergleichsmaßstabs wird in entwicklungsdiagnostischen Verfahren in der Regel ein wesentlich *engerer Entwicklungsbegriff* als der von Thomae verwendete zugrundegelegt. Baltes (1979) nennt folgende Annahmen einer solchen engen Konzeption:

2 Einführung in die Entwicklungsdiagnostik

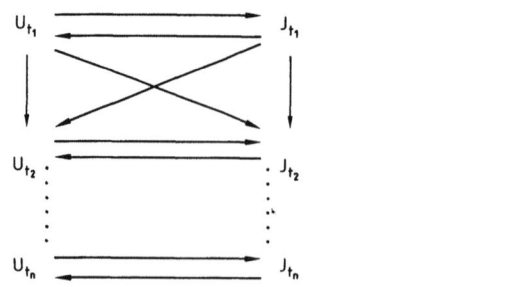

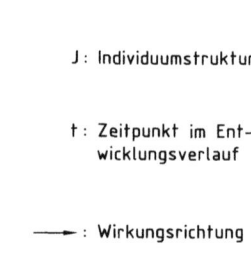

U : Umweltstruktur

J : Individuumstruktur

t : Zeitpunkt im Entwicklungsverlauf

⟶ : Wirkungsrichtung

a) Beziehungen und Wirkungsrichtungen

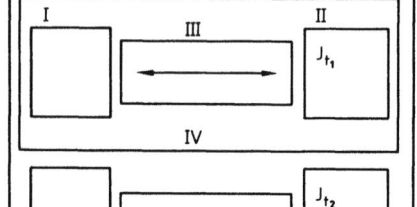

I : Umwelt als Analyse-Einheit

II : Individuum als Analyse-Einheit

III : Beziehungen zwischen Umwelt und Individuum als Analyse-Gegenstand

IV : Individuum-Umwelt-Einheiten als System

V : Sequenzen und Schichtungen von Individuum-Umwelt-Einheiten als System

b) Analyse-Einheiten

Abb. 1 a, b. Orientierungsrahmen für die Untersuchung von Entwicklung als lebenslanger Prozeß. (Aus Rolf Oerter, Hrsg.: Entwicklung als lebenslanger Prozeß. Hoffmann & Campe, Hamburg, 1978)

Die entwicklungsmäßigen Veränderungen
- zeigen eine natürliche Abfolge (Sequenzialität),
- die unveränderlich ist (Irreversibilität),
- sie verlaufen in eine Richtung (Unidirektionalität),
- haben ein Ziel oder einen Endzustand,
- verlaufen für alle Personen ähnlich (Universalität),
- bei diesen Veränderungen handelt es sich um qualitativ-strukturelle Transformationen.

Auch bei einer solchen Konzeption bleibt aber das Problem der Abgrenzung von „Entwicklung" und „Persönlichkeit" bzw. von Entwicklungsdimensionen und überdauernden Persönlichkeitsmerkmalen (vgl. Thomae, 1978), wenn auch abgeschwächt. So bilden sich etwa im Verlauf der intellektuellen Entwicklung zunehmend stabile Niveauunterschiede zwischen Individuen heraus (Wohlwill, 1980), und bereits im Schulkindalter wird ein Intelligenztestergebnis mehr als Indikator für ein persönliches, relativ konstantes Charakteristikum dieses Kindes betrachtet, denn als Punkt in einem Entwicklungskontinuum. Auch die Frage, mit der sich entwicklungsdiagnostische Forschung lange Zeit vornehmlich beschäftigte, nämlich inwieweit aus Entwicklungstestergebnissen im Säuglingsalter der spätere IQ vorausgesagt werden könne, war eine primär differentiell-psychologische Fragestellung, ging es doch um die Konstanz interindividueller Unterschiede. Bei der Konzeption dieses Buches haben wir Entwicklung im Sinne einer Akzentuierung jener psychischen Phänomene verstanden, bei denen eine beträchtliche regelmäßige intraindividuelle Variation zu erwarten ist und haben uns zeitlich auf die Spanne bis zum Vorschulalter begrenzt. Unter diesem Gesichtspunkt blieben dann aber solche Verfahren für diese Altersgruppe, die primär relativ stabile Ausprägungen in Merkmalen wie Temperament oder Aggressivität erfassen wollen, unberücksichtigt. Aufgenommen worden wären dagegen Instrumente, die sich mit entwicklungsmäßigen universalen oder gruppenspezifischen Veränderungen in Äußerungsformen von Aggressivität oder den aggressionsauslösenden Situationen befassen – wenn wir solche Verfahren gefunden hätten. Im Amerikanischen werden Begriffe wie "developmental tests" hingegen vielfach synonym mit Bezeichnungen wie "infant tests" oder "infant and preschool tests" verwendet.

Entwicklungsdiagnostische Aussagen werden im Alltag vielfach formuliert. So berichten Eltern, ein Kind sei im Sprechen schon ziemlich weit, insgesamt zurück usw. Der Vergleichsmaßstab und die Methode der „Datengewinnung" bleiben dabei in der Regel offen. Von einem *Entwicklungstest* wird dagegen – in Anlehnung an die von Lienert (1961, S. 7) vorgeschlagene Definition eines Tests allgemein – nur dann gesprochen, wenn es sich um ein wissenschaftliches Routineverfahren zur Untersuchung eines oder mehrerer empirisch abgrenzbarer Entwicklungsmerkmale mit dem Ziel einer möglich quantitativen Aussage über den relativen Grad der individuellen Merkmalsausprägung handelt. Es muß sich also nachweislich um eine Entwicklungsvariable handeln, und die Erfassung der individuellen Ausprägung auf diesen Merkmalen muß unter Standardbedingungen erfolgen. Angaben zum Grad der Merkmalsausprägung können sich auf den Status in einer Entwicklungssequenz oder den Punkt in einer quantitativen Entwicklungsfunktion beziehen und/oder die Position im Vergleich zur Altersgruppe betreffen.

Reinert (1964) unterscheidet *primäre* und *sekundäre Entwicklungstests*. Als primär bezeichnet er dabei jene Tests, die unmittelbar darauf abzielen, den Entwicklungsstand des Verhaltens zu erfassen, während alle Verfahren, die zwar Norm- oder Richtwerte für verschiedene Altersstufen angeben, deren eigentliches Anliegen aber außerhalb des entwicklungsdiagnostischen Rahmens liegt (wie z. B. projektive Verfahren oder der Test d 2), als sekundäre Entwicklungstests gelten. Die vorangegangenen Äußerungen bezogen sich auf die Gruppe der primären Entwicklungstests, und nur sie sind Gegenstand dieses Buches. Filipp und Doenges (1983) verwenden dieselben Bezeichnungen, jedoch in anderem Sinne. Sie reservieren in Übereinstimmung mit dem beschriebenen engen Entwicklungskonzept die Bezeichnung „primäre Entwicklungstests" für jene Instrumente, „deren Items homogen und deren Schwierigkeitssequenz sowohl vorhersagbar als auch entwicklungstheoretisch begründbar ist" (a.a.O., S. 233). Ihre primären Entwicklungstests sind damit eine Teilmenge der Instrumente, die Wohlwill (1973/1977) als Entwicklungsskalen bezeichnet. Neben Sequenzskalen zählt Wohlwill dazu quantitative Entwicklungsfunktionen. Die Verfahren, die klassischerweise als Entwicklungstests gelten, wie die von Gesell, Bayley oder Bühler und Hetzer, werden bei Filipp und Doenges den tertiären Entwicklungstests zugerechnet.

4 Einführung in die Entwicklungsdiagnostik

Nach einem weiteren Vorschlag von Reinert (1964) kann man die einschlägigen Verfahren als allgemeine oder als spezielle Entwicklungstests klassifizieren. *Allgemeine* Entwicklungstests dienen dabei der Ermittlung des Entwicklungsstandes des Gesamtverhaltens, während *spezielle* Entwicklungstests die Feststellung des Entwicklungsstandes in speziellen Verhaltensbereichen erlauben sollen.

1.2 Zur Geschichte der Entwicklungsdiagnostik

1.2.1 Wurzeln im 19. Jahrhundert

Die Konstruktion der ersten Entwicklungstests zu Beginn dieses Jahrhunderts hat ihre Wurzeln in zahlreichen Forschungsrichtungen und -ergebnissen sowie sich entwickelnden praktischen Bedürfnissen im 19. Jahrhundert.

Dazu zählt z. B. das zunehmende psychiatrische und pädagogische Interesse an der *Identifikation und Klassifikation Schwachsinniger*, zunächst insbesondere in Frankreich. Der Psychiater Esquirol legte 1838 eine Publikation über «des maladies mentales» (so der Titel seines Buches) vor. Er hob darin den Schwachsinn von den Geisteskrankheiten ab, differenzierte zwischen erworbenem und angeborenem Schwachsinn und stellte einige recht modern anmutende Überlegungen zur Natur des Schwachsinns an. So betonte er etwa, daß es zwischen verschiedenen Graden des Schwachsinns fließende Übergänge gebe, nannte als ein Unterscheidungsmerkmal das Ausmaß der Sprachbeherrschung und unterschied vor allem zwei Klassen von Schwachsinnigen, die «imbéciles» und die «idiots». Esquirol sah auch bereits die Notwendigkeit einer objektiven Erfassung des Schwachsinns, setzte in dieser Hinsicht allerdings noch, der damals vorherrschenden Auffassung entsprechend, auf körperliche Messungen. Ein Schüler Esquirols war Séguin, der mit Interesse die pädagogischen Bemühungen seines anderen Lehrers, Itard, um den wilden Jungen von Aveyron verfolgte, ein offenbar ohne menschliche Fürsorge aufgewachsenes Kind, das im Alter von etwa 12 Jahren nackt, ohne Sprachbeherrschung und mit Gewohnheiten von Tieren in den Wäldern nahe Paris aufgegriffen wurde. Itard gab seine Erziehungsversuche nach 5 Jahren, als er erkennen mußte, daß der Junge niemals einen normalen Entwicklungsstand erreichen werde, enttäuscht auf. Séguin beurteilte, wie manche anderen Zeitgenossen, den Ausgang dieser Versuche jedoch anders als sein Lehrer. Er sah vor allen Dingen die erstaunlichen Veränderungen im Verhalten des Jungen und gelangte zu dem Schluß, daß auch bei Schwachsinnigen Training und Erziehung erfolgversprechend seien. Im Jahre 1837 gründete er eine Schule für geistig behinderte Kinder. In anderen Ländern folgten bald vergleichbare Einrichtungen. Zur weiteren Ausbreitung eines pädagogischen Optimismus im Hinblick auf schwachsinnige Kinder trug die 1848 aus politischen Gründen erfolgte Emigration von Séguin nach Amerika bei.

Mit der Gründung von Schulen für geistig Behinderte stellte sich bald schon das Problem der Auswahl der Schüler – eine Frage, die zu Beginn dieses Jahrhunderts auch bezüglich der zahlreichen Schulversager und der Einrichtung von Sonderklassen für diese Kinder akut wurde.

Ein weiteres Gebiet, auf dem eine objektive Erfassung des Entwicklungsstandes notwendig wurde, war die *Beurteilung der strafrechtlichen Verantwortlichkeit*, denn es wurde deutlich, daß die Altersangabe allein dazu keine hinreichende Information enthält. Ging es damals in diesem Zusammenhang vor allem um die Einschätzung von Kindern, so stellt sich das Problem in unserer Rechtsprechung heute bezüglich der sog. Heranwachsenden.

Wesentliche Impulse für die Entwicklung standardisierter Testverfahren kamen in der 2. Jahrhunderthälfte auch aus der *Experimentalpsychologie*, und zwar zum einen unmittelbar aus der Betonung objektiver Methoden bei der Versuchsdurchführung und der Registrierung von Reaktionen, zum anderen eher indirekt dadurch, daß trotz vieler Bemühungen um die Erfassung allgemeiner Gesetzmäßigkeiten immer wieder Unterschiede im Verhalten zwischen den Individuen deutlich wurden. Diesen Unterschieden ging im Leipziger Laboratorium von Wundt vor allem der Amerikaner James McKeen Cattell nach und machte sie unter Mißbilligung Wundts auch zum Gegenstand seiner Dissertation. Im Jahre 1890 schlug er in einer vielbeachteten Zeitschriftenpublikation mit dem Titel "mental tests and measurements" zahlreiche Testmethoden vor. Dabei ging es z. B. um Bewegungsgeschwindigkeit, Empfindlichkeit des Hautsinns, Schmerzempfindlichkeit bei Druck, die Reaktionszeit bei Geräuschen und das kurzfristige Behalten einzelner Buchstaben, die in einem bestimmten Tempo einmal vorgesprochen wurden – es wurden also vor allem sensorische und motorische Leistungen abgeprüft. Cattell hatte ursprünglich die Hoffnung, die Tests praktisch nutzbar machen zu können und versprach sich daraus z. B. Hilfen für die Studienberatung. Eine Überprüfung der Zusammenhänge zwischen Testergebnissen und Collegeerfolg verlief jedoch negativ, wie Wissler (1901) berichtet. Zu ähnlichen Ergebnissen kamen andere Untersuchungen, die durch den erwähnten Aufsatz von Cattell angeregt worden waren (Bolton, 1892; Gilbert, 1894).

Ähnliche Versuche wie Cattell in Deutschland und Amerika stellte in England Galton an, auf den Cattell (1890) sich auch ausdrücklich bezog. Bereits Anfang der 80er Jahre des vorigen Jahrhunderts hatte dieser auf der Weltgesundheitsausstellung in London ein anthropometrisches Labor installiert, in dem er mehr als 9 000 Personen hinsichtlich körperlicher Maße, Sinnesleistungen und Reaktionszeit untersuchte. Dieser äußerst vielseitige Forscher war aber auch noch in anderer Hinsicht für die Diagnostik des 20. Jahrhunderts von Bedeutung, indem er maßgeblich an der Entwicklung neuer statistischer Methoden, insbesondere der Korrelation, beteiligt war. Goodenough (1949) bezeichnete Galton daher auch als den "father of mental testing".

Einige Autoren beschränkten sich bereits gegen Ende des letzten Jahrhunderts nicht mehr wie Cattell und Galton auf die Messung sensomotorischer Reaktionen, sondern versuchten, komplexere Merkmale zu erfassen. Dazu gehörten Ebbinghaus (1897), der mit Hilfe eines Lückentests die Kombinationsfähigkeit prüfte, Münsterberg (1891), Binet und Henri (1896) und – trotz einiger Kritik – auch Stern (1900). Goodenough (1949) erwähnt außerdem, daß bereits im Jahre 1887 von Chaille eine nach Schwierigkeit geordnete Testserie für Kinder bis zu 3 Jahren vorgelegt worden sei, die jedoch kaum Beachtung gefunden habe.

Eine wesentliche Voraussetzung für die Entstehung von Entwicklungstests lag schließlich in der Herausbildung einer *Kinderpsychologie*. Diese beruhte zunächst vor allem auf Beobachtungen, die wissenschaftlich interessierte Eltern an ihren Kindern machten und vielfach in Tagebuchform festhielten. Bereits 1787 veröffentlichte Tiedemann seine Beobachtungen, in der 2. Hälfte des 19. Jahrhunderts folgten Publikationen von Darwin (1872, 1877) und vor allem die sehr präzisen Aufzeichnungen von Preyer (1882), der übrigens auch schon die Bedeutung der Interaktion von Anlage- und Umweltfaktoren für den Entwicklungsprozeß betonte. Als man später an die Konstruktion entwicklungsdiagnostischer Instrumente heranging, boten diese Arbeiten reiches Material für die Aufgabenformulierung. Einen anderen methodischen Zugang zur Kinder- und Jugendpsychologie verfolgte Hall, dem an der ökonomischen Sammlung einer großen Zahl von Daten gelegen war, und der dazu Fragebogen einsetzte. Zu den Schülern Halls zählten Terman, Kuhlmann und Gesell, auf die später noch zurückzukommen ist.

Gegen Ende des letzten Jahrhunderts war danach klar, daß die Entwicklung bei den meisten Kindern in einem ähnlichen Muster verläuft, über das auch schon einiges bekannt war, daß das Entwicklungstempo recht unterschiedlich sein kann, und daß schließlich Verhaltensunterschiede zwischen Menschen prinzipiell meßbar sind. Welches die geeignetsten Methoden zur Messung seien und inwieweit sie für praktische Zwecke brauchbar seien, war noch fraglich.

1.2.2 Stufenleiter der Intelligenz von Binet und Simon

Unmittelbar auf die Lösung solcher praktischen Probleme war die Konstruktion einer «échelle métrique de l'intelligence» durch Binet und Simon gerichtet.

Im Jahre 1904 benannte der französische Minister für öffentlichen Unterricht eine Kommission, die geeignete Maßnahmen zur Unterrichtung abnormer Kinder vorschlagen sollte. Diese Kommission kam u.a. zu dem Ergebnis, daß eine Überweisung auf Sonderschulen nur nach einer entsprechenden Untersuchung des Kindes möglich sein sollte. Man befürchtete, die Lehrer könnten sich sonst durch solch eine Verweisung aller unbequemen, unmotivierten oder verhaltensgestörten Kinder entledigen; die Sonderschule war aber nur für die Unterrichtung geistig zurückgebliebener Kinder gedacht. Mit der Frage der Entwicklung eines geeigneten Selektionsinstrumentes befaßten sich Binet und Simon (1905a–c), die übrigens auch schon das Problem einer Stigmatisierung durch einen Sonderschulbesuch erwähnen.

Sie diskutierten drei Methoden zur Erfassung geistiger Rückstände: die psychologische, die pädagogische und die medizinische, wobei die psychologische ihrer Ansicht nach den direktesten Zugang zu diesem Problem eröffnet. Sie schlugen deshalb weiter diesen Weg ein. Ziel war also die Identifikation jener Kinder, die aufgrund intellektueller Beeinträchtigungen vom normalen Schulunterricht nicht im üblichen Maße profitierten. Binet und Simon gründeten die Testentwicklung auf folgende berühmt gewordene Konzeption von Intelligenz: „Gut zu urteilen, gut zu verstehen und gut zu denken, sind die wesentlichen Bereiche der Intelligenz" (1905b, S. 197). Sie gingen davon aus, daß diese Fähigkeit mit dem Alter wachse, daß zwischen gleichaltrigen Personen hier Unterschiede zu finden seien und entwickelten eine Serie von 30 Aufgaben ansteigender Schwierigkeit, vom niedrigsten zu beobachtenden Intelligenzniveau bis zum normalen. Bei der ersten Aufgabe geht es z. B. darum, mit Augen und Kopf die Bewegungen eines entflammten Streichholzes zu verfolgen. Bei der letzten sollen abstrakte Begriffe definiert werden. Die Autoren weisen darauf hin, daß man durch Hinzufügen schwierigerer Aufgaben die Skala ohne weiteres bis ins Erwachsenenalter und bis zur Untersuchung hochintelligenter Personen verlängern könne. Binet und Simon führten auch bereits eine Normierung durch. Dazu untersuchten sie etwa 50 normale Kinder im Alter von 3, 5, 7, 9 und 11 Jahren. Diese Stichprobe kam dadurch zustande, daß Lehrer gebeten wurden, Kinder mittlerer Intelligenz zu benennen, die gegenüber ihren Alterskameraden weder voraus noch zurück wären und welche die altersentsprechende Klasse besuchten. Außerdem wurden hospitalisierte und in den Schulen aufgefallene subnormale Kinder getestet.

Diese Stufenleiter der Intelligenz wurde von Binet und Simon selbst 1908 revidiert. Dabei wurden einige Aufgaben weggelassen, andere wurden hinzugefügt, und die Gesamtzahl der Items stieg von 30 auf 49 für das Alter von 3–13 Jahren. Die Aufgaben wurden dabei jeweils der Altersstufen zugeordnet, in der sie üblicherweise zuerst bewältigt werden. Dadurch konnte für jedes Kind ein Intelligenzalter bestimmt werden, und durch den Vergleich mit dem Lebensalter konnte ermittelt werden, ob ein Kind altersgemäß entwickelt war oder um wieviel Jahre es gegenüber Alterskameraden vorausentwickelt oder retardiert war. Drei Jahre später wurde eine erneute Überarbeitung vorgelegt (Binet & Simon, 1911).

1.2.3 Verbreitung des Verfahrens und Modifikation

Die von Binet und Simon vorgeschlagene Methode fand bald weite *Verbreitung*. So legte Goddard 1910 eine übersetzte und an amerikanische Verhältnisse angepaßte Version vor, ebenso Terman und Childs (1910) und Wallen (1911); Kuhlmann tat dies 1911, 1912 und 1922, wobei er die Skala nach unten bis ins Säuglingsalter verlängerte. Im Jahre 1912 machten Stern und Kuhlmann unabhängig voneinander darauf aufmerksam, daß die von Binet und Simon vor allem betrachtete Größe, nämlich die Differenz von Intelligenzalter und Lebensalter, schwierig zu interpretieren sei. So ist etwa ein Intelligenzrückstand um jeweils 3 Jahre bei einem 4jährigen Kind sehr viel gravierender als bei einem 14jährigen, d. h., eine konstante Differenz verliert mit zunehmendem Lebensalter an Bedeutung. Sie schlugen deshalb vor, das Intelligenzalter durch das Lebensalter zu dividieren, also einen Intelligenzquotienten zu bilden. Dieser Vorschlag wurde von Terman aufgegriffen, der 1916 mit der Stanford-Revision die bekannteste Bearbeitung der Binet-Simon-Skala vorlegte. Ihr waren umfangreiche Erprobungsarbeiten vorausgegangen, die zu erheblichen Veränderungen der Items gegenüber dem Originalverfahren führten. Die Stanford-Revision zeichnete sich außerdem durch klare Instruktionen, zahlreiche statistische Angaben und Interpretationshinweise aus. Im Gegensatz zu Goddard, dem es vor allem um geistig behinderte Kinder ging, interessierte sich Terman dabei gleichermaßen für die Anwendung bei durchschnittlich oder überdurchschnittlich intelligenten Kindern. Die Version von Terman behauptete 21 Jahre lang eine führende Rolle unter den Individual-Intelligenztests in den USA und wurde dann durch eine Neubearbeitung (Terman

& Merrill, 1937) abgelöst, die an einer repräsentativen Stichprobe von mehr als 3000 Personen in den USA geeicht wurde, zwei Parallelformen aufwies und vor allem für die Untersuchung kleiner Kinder und Erwachsener besser geeignet war als ihre Vorgängerin. Eine weitere Bearbeitung des Stanford-Binet-Tests wurde von Terman und Merrill 1960 vorgelegt. Diese besteht aus den bewährtesten Items der beiden früheren Parallelformen, und der Intelligenzquotient wird nicht mehr nach der von Stern und Kuhlmann vorgeschlagenen Methode berechnet, sondern ist ein Abweichungsindex. Neue Normen zu dieser Bearbeitung wurden 1972 publiziert.

Eine erste deutsche Übersetzung der Binet-Simon-Methode stammt von Bobertag aus dem Jahre 1911. Rund 40 Jahre später legte Norden (1953) eine leicht geänderte Fassung vor, eine weitere Bearbeitung nahm Kramer vor, die ihre Methode erstmals 1954 publizierte. Während diese Versionen alle unmittelbar auf die Skala von Binet und Simon zurückgehen, bearbeitete Lückert (1957) eine Form der 1937er Fassung des Stanford-Binet-Tests.

Auch in anderen Ländern wurde bald nach Erscheinen der Publikationen von Binet und Simon aus den Jahren 1908 und 1911 Übersetzungen, Adaptionen und Revisionen veröffentlicht und Untersuchungen mit diesen Verfahren durchgeführt. Die entsprechenden Berichte zeigten, daß die Ergebnisse bei unterschiedlichen Stichproben unterschiedlich ausfielen. Meumann (1913) führte diese Unterschiede auf die unterschiedliche soziale Lage der Eltern zurück und schlug vor, zwischen Intelligenz-, Entwicklungs- und Milieutests zu differenzieren. Darauf, daß dies bis heute noch nicht gelungen und vermutlich auch prinzipiell gar nicht realisierbar ist, wurde in Abschn. 1.1 bereits hingewiesen.

Bei den genannten und weiteren Bearbeitungen der Methode von Binet u. Simon ging es um Verbesserungen der Instruktionen und Standardisierungen, um Verlängerungen der Skalen nach unten bis in die frühe Kindheit und nach oben bis zu überdurchschnittlich begabten Erwachsenen, um Verfeinerungen derjenigen Größe, die man zur Kennzeichnung des Ergebnisses verwendet und um Anpassungen an Lebensumstände von Kindern in anderen Ländern.

Radikalere Veränderungen wurden mit der Abkehr vom Konzept der Altersskalen und der Entwicklung von *Punktskalen* vollzogen (die allerdings an die ursprüngliche Skala von Binet und Simon aus dem Jahre 1905 anknüpfen konnten). Als frühes Verfahren ist hier die Point Scale von Yerkes, Bridge und Hardwick (1915) zu nennen, besonders bedeutsam für die Praxis der Intelligenzdiagnostik wurden dann die Verfahren von Wechsler (1939, 1949), die sich dadurch auszeichnen, daß der Intelligenzquotient nicht mehr durch Division von Intelligenz- und Lebensalter gebildet wird, sondern als Abweichungsquotient den Abstand einer Leistung vom Mittelwert der Altersgruppe (im Verhältnis zur Streuung der Testwerte in dieser Altersgruppe) wiedergibt; außerdem wird zwischen verbaler und handlungsbezogener Leistung unterschieden.

Die Entwicklung von *Handlungsskalen* (Arthur, 1930, 1933; Cornell & Coxe, 1934; Goodenough, 1926; Pintner & Paterson, 1917) stellte eine weitere wesentliche Veränderung gegenüber den vorwiegend verbalen Binet-Skalen dar. Sie waren z.T. primär für die Prüfung von Ausländern und Analphabeten gedacht und lieferten Impulse für die spätere Konstruktion von Entwicklungstests für präverbale Kinder.

Die weitere Entwicklung der Intelligenzdiagnostik, auf die hier nicht näher eingegangen werden kann, war außerdem durch die Konstruktion von *Gruppenverfahren* (zunächst vor allem zu militärischen Zwecken und zur Auswahl von Schülern für weiterführende Schulen) charakterisiert sowie durch eine teilweise Abkehr vom Konzept der allgemeinen Intelligenz, wie sie mit der Weiterentwicklung der Faktorenanalyse durch Thurstone (1931, 1935) und die Konstruktion entsprechender Verfahren (z. B. Thurstone & Thurstone, 1946) verbunden war.

Die Wirkung der Publikationen von Binet und Simon war aber keineswegs auf den Bereich der kognitiven Leistungen beschränkt. So entwickelte Oseretzky (1925) unter ausdrücklicher Bezugnahme auf die „échelle métrique de l'intelligence" eine *Stufenleiter zur Erfassung der motorischen Begabung*; Doll (1935) und von Bracken (1940) befaßten sich mit *sozialem Verhalten und Selbständigkeit*. Auch die ersten Kleinkindertests in den 20er und 30er Jahren lehnten sich an die Konzeption von Binet u. Simon an.

1.2.4 Kleinkindertests in den 20er und 30er Jahren

Die 20er und 30er Jahre waren eine erste Blütezeit der Entwicklungsdiagnostik (Rennen-Allhoff & Vieweg, 1984).

Trabue und Stockbridge (1921) legten mit dem „Mentimeter" ein Instrument vor, das es auch Laien gestatten sollte, den Entwicklungsstand der geistigen Fähigkeiten auf allen Altersstufen von 3 Monaten an zu erfassen. Die erste gut standardisierte Säuglingsskala wurde 1928 von Linfert und Hierholzer publiziert. Zu nennen sind hier außerdem ein von Shirley (1933) Ende der 20er Jahre im Rahmen einer Längsschnittstudie über die Wurzeln intellektuellen Verhaltens in den ersten beiden Lebensjahren entwickeltes Instrument (Shirley, 1933) sowie die Iowa Tests for Young Children (Fillmore, 1936). Diese Verfahren blieben jedoch alle wenig einflußreich und sind bei uns kaum bekannt. Letzteres gilt auch für die in den USA häufig benutzte Merrill-Palmer Scale (Stutsman, 1931) und die Minnesota Preschool Scale (Goodenough, Maurer & Van Wagenen, 1932).

Ganz anders die Arbeiten des Arztes und Psychologen Arnold Gesell, der sich an der Yale Clinic of Child Development in New Haven (Connecticut) rund 40 Jahre lang mit der Ausarbeitung von Entwicklungsnormen befaßte. Seine zahlreichen Publikationen wurden z.T. schon früh ins Deutsche übersetzt. Etwa von 1916 an ging Gesell der Frage nach allgemeinen Gesetzmäßigkeiten geistigen Wachstums und seiner Beziehungen zum Lebensalter nach. Dazu untersuchte er zahlreiche Kinder periodisch und veröffentlichte Mitte der 20er Jahre Entwicklungsnormen, die das für bestimmte Altersstufen charakteristische Verhalten wiedergeben sollten (Gesell, 1925, 1928). Der Ansatz ist also ähnlich wie bei Binet und Simon, doch interessierte sich Gesell stärker für Säuglinge und Kleinkinder, beschränkte sich nicht auf die kognitive Entwicklung, sondern versuchte, das gesamte körperliche und geistig-seelische Wachstum zu berücksichtigen und war stärker klinisch orientiert als Binet. So befaßte er sich z. B. mit dem Entwicklungsverlauf bei Down-Syndrom, Unterernährung, Hypothyreose und Vernachlässigung. Entwicklungsdiagnostik wurde dabei als eine Methode im Rahmen einer umfassenden Untersuchung des Kindes verstanden. An einem exakten quantitativen Ausdruck der individuellen Ergebnisse der Entwicklungsprüfungen war Gesell wenig interessiert. Erst Anfang der 40er Jahre publizierte er in Zusammenarbeit mit Catherine Amatruda seine Skalen als eigentlichen Entwicklungstest mit der Möglichkeit der Berechnung von Entwicklungsquotienten (Gesell & Amatruda, 1941). Zur Reliabilität und Validität seiner Methode machte Gesell selbst kaum Angaben. Sein Einfluß auf die spätere Entwicklung der Entwicklungsdiagnostik liegt vor allem darin, daß fast alle späteren Autoren von Entwicklungstests für vergleichbare Altersgruppen hinsichtlich der Formulierung von Items von ihm profitierten. Hervorzuheben ist auch Gesells Bemühen um objektive Durchführung und Auswertung der Untersuchungen. Dabei nutzte er intensiv technische Möglichkeiten wie Fotografie und Film und legte die von ihm genutzten Vorrichtungen bzw. Methoden in seinen Publikationen detailliert dar.

Im Wiener Arbeitskreis um Charlotte Bühler war der Ausgangspunkt ähnlich: auch hier wurde das Prinzip der Binet-Skalen mit unterschiedlichen Testserien für einzelne Altersstufen, deren Items jeweils auf das Alterscharakteristische zielten, übernommen, und der Aufgabeninhalt wurde auf den nichtkognitiven Bereich ausgeweitet. Grundlage für die Aufgabenformulierung stellten Verhaltensinventare dar, die man in 24stündigen Dauerbeobachtungen gewonnen hatte. Im Jahre 1928 veröffentlichten Hetzer und Wolf eine Testserie für das 1. Lebensjahr, 2 Jahre später folgten von Hetzer und Koller Aufgaben für das 2. Lebensjahr, und 1932 publizierten Bühler und Hetzer die komplette und bis heute kaum veränderte Folge von Entwicklungstestreihen vom 1. Monat bis zum Ende des 6. Lebensjahres in Buchform. Diese Testautorinnen waren stärker als Gesell an einem quantitativen Ausdruck der Testergebnisse in Form von Entwicklungsaltern und Entwicklungsquotienten sowie einer Profildarstellung der Ergebnisse in einzelnen Verhaltensbereichen interessiert und eher pädagogisch-psychologisch als klinisch orientiert. Bemerkenswert sind dabei die Untersuchungen über die Auswirkungen unterschiedlicher Milieubedingungen wie Heim, Wohlstandsmilieu und unterschiedliche Erziehungspraktiken in verschiedenen Ländern (Danzinger & Frankl, 1934; Durfee & Wolf, 1934; Hofstätter, 1937; Wolf 1935a, b).

Das dritte besonders einflußreiche Verfahren aus dieser Periode sind die Skalen von Nancy Bayley, die – wie auch die erwähnte Methode von Shirley – für den Einsatz in einer Längsschnittstudie über die geistige Entwicklung, hier die sog. Berkeley Growth Study, konstruiert wurden (Bayley, 1933b, 1936). Bayley interessierte sich dabei besonders für die Frage nach der Konstanz der relativen Position von Kindern innerhalb ihrer Altersgruppe. Bei diesen kalifornischen Skalen gab es keine verschiedenen Testserien für einzelne Altersstufen, sondern die Items wurden innerhalb des motorischen und des eher kognitiven Bereichs jeweils nach ansteigender Schwierigkeit angeordnet. Sehr viel ausführlicher als Gesell und Bühler und ihre Mitarbeiterinnen äußerte sich Bayley zur Reliabilität und Validität ihres Untersuchungsinstruments.

1.2.5 Erste Erfahrungen mit den Kleinkindertests

Herring (1937) untersuchte Kinder im 1. und zu Beginn des 2. Lebensjahres an zwei aufeinanderfolgenden Tagen mit den Bühler-Hetzer-Kleinkindertests und

Tabelle 1. Korrelationen zwischen Durchschnittswerten aus je 3 aufeinanderfolgenden Testungen (4–15 Monate: California First Year Mental Scale; 18–60 Monate: California Preschool Scale; 72 und 84 Monate: Stanford-Binet). (Nach Bayley, 1940)

	Alter bei der Untersuchung in Monaten							
	4, 5 u. 6	7, 8 u. 9	10, 11 u. 12	13, 14 u. 15	18, 21 u. 24	27, 30 u. 36	42, 48 u. 54	60, 72 u. 84
1, 2 u. 3	0,57	0,42	0,28	0,10	−0,04	−0,09	−0,21	−0,13
4, 5 u. 6		0,72	0,52	0,50	0,23	0,10	−0,16	−0,07
7, 8 u. 9			0,81	0,67	0,39	0,22	0,02	0,02
10, 11 u. 12				0,81	0,60	0,45	0,27	0,20
13, 14 u. 15					0,70	0,54	0,35	0,30
18, 21 u. 24						0,80	0,49	0,50
27, 30 u. 36							0,72	0,70
42, 48 u. 54								0,82

fand Korrelationen zwischen den beiden EQs von 0,40–0,96 für die einzelnen Altersstufen, obwohl die Untersucherin bei beiden Gelegenheiten dieselbe war. Andere Autoren kamen bei Verwendung anderer Testverfahren zu ähnlichen Ergebnissen. Besonders in den ersten 3 Lebensmonaten scheinen die Testergebnisse wenig stabil zu sein (Conger, 1930, zit. nach Shirley, 1933).

Verlängerte man das Intervall zwischen je zwei Testungen, so sanken in der Regel die Korrelationen. Sie waren auch meist um so niedriger, je jünger die Kinder bei der ersten Testung waren (Thorndike, 1940). Die in Tabelle 1 wiedergegebenen Befunde aus der Berkeley Growth Study können als typisch gelten.

Bayley äußerte angesichts solcher Befunde: „Die Ergebnisse der vorliegenden Studie zeigen, daß das Wachstum des Verhaltens in den ersten Monaten der kindlichen Entwicklung nur einen geringen prädiktiven Zusammenhang zur späteren Entwicklung der Intelligenz hat..." (Bayley, 1933a, S. 74). Erst etwa vom Ende des 2. Lebensjahres an seien die Testergebnisse prognostisch interessant.

Für die niedrigen Korrelationen werden zahlreiche Erklärungsmöglichkeiten angeboten. Die z. T. unbefriedigende Zuverlässigkeit konnte z. B. auf Mängel in der Durchführungs- und Auswertungsobjektivität zurückgeführt werden, da bei diesen Tests das Resultat weitgehend auf einer Interaktion von Kind und Untersucher basiert. Sowohl uneindeutige Durchführungsrichtlinien als auch unterschiedliches Geschick der Tester im Umgang mit Kindern oder wechselnde körperliche Befindlichkeiten der Kinder (vor allem Müdigkeit, Blähungen usw. in den ersten Monaten) oder anderweitige Schwankungen in der Motivierbarkeit, bedeuten unterschiedliche Testbedingungen und mindern den Zuverlässigkeitswert. Die längerfristige Stabilität der relativen Position in der Gruppe der Gleichaltrigen kann auch durch individuell unterschiedliche Entwicklungsgeschwindigkeiten beeinträchtigt werden. Außerdem ist zu berücksichtigen, daß bei Entwicklungstests in unterschiedlichem Alter unterschiedliche Aufgaben gestellt werden und oft nicht gesichert ist, daß diese Aufgaben jeweils dieselbe Fähigkeit erfassen. So zeigten etwa Nelson und Richards (1938), daß der Gesell-Test für die Altersstufe von 6 Monaten besonderes Gewicht auf den motorischen Bereich legt, obwohl die Aufmerksamkeitsitems aus dieser Testserie höher mit dem späteren Stanford-Binet korrelieren. Bei Kombination von drei besonders gut mit dem späteren Intelligenztestergebnis übereinstimmenden Items konnte ein multipler Korrelationskoeffizient um 0,80 erzielt werden. Wellman (1938) kritisierte außerdem, man könne kaum erwarten, daß bei kleinen Kindern ein Testergebnis das Resultat einer viel später erfolgenden Untersuchung vorhersage und dann geringe Übereinstimmungen dem Testverfahren anlasten. Schließlich seien auch tatsächliche Veränderungen der Fähigkeiten etwa aufgrund unterschiedlicher Umgebungseinflüsse zu erwarten. Bereits 1928 hatte außerdem Gesell darauf aufmerksam gemacht, daß bei der Beurteilung des Entwicklungsniveaus das Gestationsalter zu berücksichtigen sei, da sonst Frühgeborene benachteiligt würden. Da der Einfluß solcher Geburtsbesonderheiten mit zunehmendem Alter nachläßt, können niedrige Koeffizienten für die prognostische Gültigkeit in manchen Fällen auch auf mangelnde Berücksichtigung dieser Faktoren zurückgeführt werden. Ein weiterer Gesichtspunkt liegt in der oft mangelhaften Normierung der Verfahren.

1.2.6 Entwicklungsdiagnostik in den 40er und 50er Jahren

Trotz der kritischen Stimmen, die bereits in den 30er Jahren zur Brauchbarkeit entwicklungsdiagnostischer Verfahren laut wurden, nahm ihr Einsatz für praktische Zwecke zu. Neben den bereits angesprochenen Einsatzbereichen ging es in diesem Zeitraum dabei insbesondere um Erziehungsberatung (Hetzer & Zeller, 1935) und Adoptionsvermittlung (McRae, 1955; Wittenborn, 1956).

In der Forschung bemühte man sich um Präzisierung der Durchführungs- und Auswertungsrichtlinien (Brunet & Lézine, 1951; Cattell, 1940) und um die Entwicklung neuer Verfahren mit stärker kognitiven Komponenten in den ersten Lebensjahren. Zu nennen ist dabei die Infant Intelligence Scale von Psyche Cattell (1940). Cattell schwebte eine Art Verlängerung der Binet-Skalen nach unten vor. Sie versuchte deshalb, weniger motorische Items aufzunehmen, als dies etwa Gesell getan hatte, und weniger kurzfristig trainierbare Aufgaben (wie z. B. manche Selbständigkeitsitems). Wie aus Abb. 2 hervorgeht, wurde aber auch auf diese Weise keine wesentliche Verbesserung der längerfristigen Stabilität in den Werten erreicht.

Ruth Griffiths verfolgte in England einen etwas anderen Ansatz: Sie achtete bei der Testkonstruktion auf gleiche Itemzahlen für die fünf von ihr unterschiedenen Verhaltensbereiche und wollte damit die Selbständigkeit der entsprechenden Einzelskalen stärken. Dabei nahm sie wesentlich mehr Sprachitems auf als alle bisherigen Testautoren bei der Altersgruppe bis zu 2 Jahren. Bezüglich der Vorhersagbarkeit späterer Intelligenztestresultate ergab sich aber auch mit dieser Methode das gewohnte Bild (Hindley, 1965; Hindley & Owen, 1978).

Im Gegensatz zu den Instrumenten von Cattell und Griffiths bot die von Brunet und Lézine (1951) vorgelegte Methode kaum neue Aspekte, und die Angaben dieser Testautorinnen zur Normierung und zur Testgüte waren ausgesprochen spärlich.

Alle drei Verfahren wurden ebenso wie die Gesell-Skalen in den 50er Jahren in interdisziplinären Längsschnittstudien eingesetzt. Dabei stellte sich heraus, daß

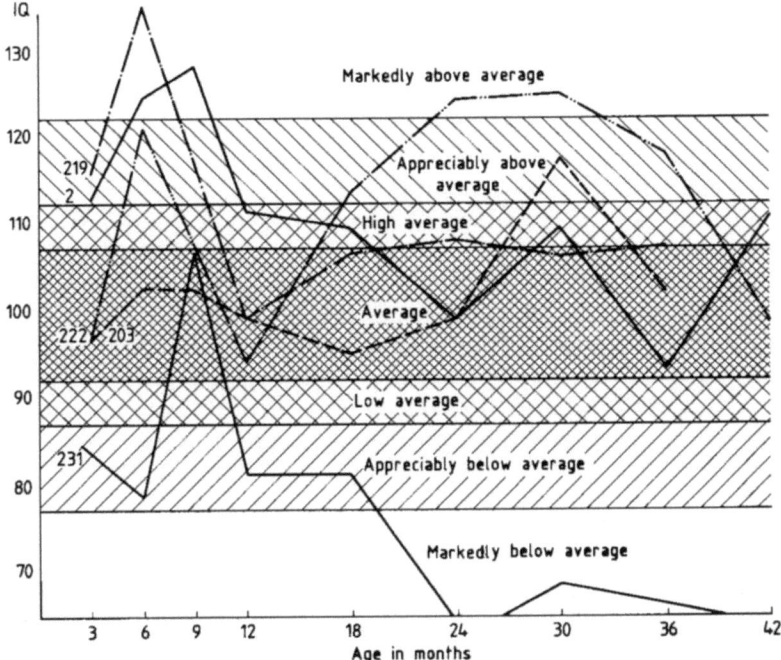

Abb. 2. Individuelle IQ-Kurven von Kindern im Alter von 3–42 Monaten. (Aus Cattell, 1960)

bei Kindern mit unterdurchschnittlichen Ergebnissen in den Kleinkindertests die Werte offensichtlich stabiler sind als bei unausgelesenen Stichproben (Drillien, 1959, 1961; Knobloch & Pasamanick, 1960; Werner, Honzik & Smith, 1968). Auch bei einer unausgelesenen Stichprobe war das mit 20 Monaten erhobene Cattell-Test-Resultat immerhin der beste Einzelprädiktor für IQ und Schulleistung im Alter von 10 Jahren und damit u. a. dem pädiatrischen Urteil oder der Einschätzung der prä- und perinatalen Belastung hinsichtlich des Vorhersagewertes deutlich überlegen. Der sozioökonomische Status der Eltern bzw. ihr Ausbildungsniveau waren die Variablen, mit denen die Information aus dem Kleinkindertest am sinnvollsten zur Verbesserung der Vorhersage kombiniert werden konnte. Markante Verschlechterungen im Verlauf der 8 Jahre waren vor allem bei Kindern aus ungünstigem Milieu zu beobachten (Werner et al., 1968).

Die geringe Aussagekraft geburtsnaher Merkmale, insbesondere Anoxie, für die weitere Entwicklung der Kinder war für Graham (Graham, 1956; Graham, Matarazzo & Caldwell, 1956) der Ausgangspunkt zur Entwicklung eines speziellen Verhaltenstests für Neugeborene. Sie hoffte, damit die Auswirkungen prä- und perinataler Risikofaktoren erfassen und durch die Einbeziehung dieser Resultate die Vorhersage der späteren Entwicklung verbessern zu können. Diese Hoffnung erfüllte sich allerdings – wie Längsschnittstudien zeigten – nicht (Corah, Anthony, Painter, Stern & Thurston, 1965; Rosenblith, 1975).

Auf Weiterentwicklungen im Bereich von Verfahren zur Erfassung der intellektuellen Entwicklung, insbesondere durch David Wechsler, wurde bereits hingewiesen.

1.2.7 Weitere Entwicklungen in den letzten Jahrzehnten

Seit Mitte der 50er Jahre hat sich die Beschäftigung mit Fragen der Entwicklungsdiagnostik wieder intensiviert. Gegenüber der ersten Blütezeit in den 30er Jahren trat jetzt jedoch die Diagnostik des allgemeinen Entwicklungsstandes zugunsten der Untersuchung enger umgrenzter Verhaltensbereiche zurück, und zwar sowohl in Amerika als auch im deutschsprachigen Raum (Brooks & Weinraub, 1983; Rennen-Allhoff & Vieweg, 1984).

Bei den neu vorgelegten *globalen Entwicklungstests* handelt es sich vor allem um testmethodische Verbesserungen, Screeningtests und Neugeborenentests. Die Bayley Scales of Infant Development (Bayley, 1969), die McCarthy Scales (Kaufman & Kaufman, 1977; McCarthy, 1972) und die Neubearbeitung der Gesell-Skalen (Knobloch, Stevens & Malone 1980) sind gründlicher standardisiert und enthalten umfassendere Angaben zur Testgüte als frühere Verfahren. Von deutschen Tests aus diesem Zeitabschnitt (Griffiths & Brandt, 1983; Hellbrügge, Lajosi, Menara, Schamberger & Rautenstrauch, 1978) kann man dies allerdings nicht ohne weiteres behaupten.

Speziell für klinische Zwecke wurden *Screeningtests* entwickelt, entwicklungsdiagnostische Kurzverfahren, mit deren Hilfe potentiell entwicklungsgestörte Kinder aufgefunden werden sollen. Zum einen handelt es sich dabei um Kurzformen globaler Entwicklungstests (Egelkraut & Köhler, 1983; Kaufman, 1977; Knobloch, Stevens & Malone, 1980), zum anderen um daraus gewonnene Fragebogen, die von den Eltern auszufüllen sind (Frankenburg, van Doorninck, Liddell & Dick, 1976; Knobloch, Stevens & Malone, 1980). Neu entwickelt wurden der im pädiatrischen Bereich inzwischen weit verbreitete Denver Developmental Screening Test (Frankenburg & Dodds, 1967) und ein eigens für routinemäßige Entwicklungskontrollen bei Krippenkindern in der DDR entwickeltes Verfahren (Schmidt-Kolmer, 1981).

Zur Charakterisierung des *Neugeborenenverhaltens* wurde von Brazelton (1973) ein Verfahren konstruiert, das neben Reflexen Verhaltenszustände und Reaktionen auf die Umgebung registriert.

Der gemessen an der Zahl der Publikationen wichtigste einzelne Funktionsbereich ist offenbar nach wie vor der *kognitive*. Während Entwicklungstests bisher meist weitgehend theoriefrei zusammengesetzte Mengen von Items waren, bei denen sich lediglich der Schwierigkeitsgrad deutlich mit dem Alter veränderte, wurden jetzt zahlreiche Verfahren in Anlehnung an die Entwicklungstheorie von Piaget entworfen (Escalona & Corman, 1969; Golden & Burns, 1968; Goldschmid & Bentler, 1968; Uzgiris & Hunt, 1975; Winkelmann, 1975). Inwieweit mit diesen Methoden tatsächlich der Erwerb bestimmter Konzepte im Sinne von Piaget festgestellt werden kann, muß allerdings noch offen bleiben, weisen doch einige Arbeiten darauf hin, daß bei gleichem Konzept die Art der Aufgabendarbietung eine wesentliche Rolle für die Lösung oder Nichtlösung einer Aufgabe spielt (Aebli, 1984; Bower, 1982; Donaldson, 1978/1983). Der zweite Trend betrifft die Entwicklung von Lerntests (z. B. Wimmer, Ziegler & Roth, 1977). Der Grundgedanke ist hier, daß klassische Entwicklungs- und Intelligenztests immer nur eine Momentaufnahme darstellen, in die in starkem Maße die bisherigen Erfahrungen und Anregungen eingehen und die deshalb Kinder aus ungünstigem sozialen Milieu benachteiligen und geringe Vorhersagekraft haben. Bei den sog. Lerntests wird dagegen in der Regel der Lösungsverlauf über eine bestimmte Zeitspanne betrachtet. Während dieser Zeit werden Rückmeldungen, Training u.ä. gegeben, und der Diagnostiker möchte wissen, in welchem Maße ein Kind davon profitiert. Bezüglich der Nützlichkeit derartiger Tests sind nach Ansicht von Groffmann (1983) noch weitere Untersuchungen erforderlich; ermutigend sind die Ergebnisse nach seinem Eindruck vor allem im Bereich der Diagnose von Lern- und geistigen Behinderungen und Hirnschädigungen. Das erscheint insofern plausibel, als hinter der Konstruktion solcher Methoden offensichtlich die Absicht steckt, durch das Dickicht sozialer Umstände hindurch das eigentliche Lernpotential freilegen zu wollen. Für den Bereich der normalen Entwicklung scheint dieses Modell wenig angemessen, gehen doch Anlage und Umwelt von der Konzeption an eine unentwirrbare Verbindung ein, während bei behinderten Kindern der geistigen Entwicklung nach oben hin offensichtlich physiologische Schranken gesetzt sind (die allerdings kaum genau zu bestimmen sind).

Die Erfahrungen mit den allgemeinen Entwicklungstests hatten gezeigt, daß einzelne Itemgruppen möglicherweise eher eine Vorhersage des späteren Intelligenzniveaus gestatten als andere, und zwar sprachliche Aufgaben bzw. Lautäußerungen und die Aufmerksamkeit im Säuglingsalter.

Ein Verfahren zur Erfassung der *visuellen Aufmerksamkeit* entwickelte Fagan (1982), und es erschienen zahlreiche Methoden zur *Ermittlung des sprachlichen Entwicklungsstandes* (z.B. Angermaier, 1974; Götte, 1976; Grimm & Schöler, 1978; Mecham, 1971).

Auch für andere umgrenzte Verhaltensbereiche wurden zunehmend Entwicklungsskalen konstruiert. Zu nennen sind z.B. für die *Wahrnehmungsentwicklung* die Methoden von Berry und Buktenica (1967), Fantz und Nevis (1967), Frostig (1961) sowie Kolarusso und Hammill (1972), zur Erfassung der *Motorik* die Verfahren von Charlop und Atwell (1980), Fredericks, Baldwin, Doughty und Walter (1972) sowie Schilling und Kiphard (1974) und schließlich für den Bereich der *sozial-emotionalen Entwicklung* die Tests von Banham (1964), Flint (1974, 1983) sowie Lewis und Michalson (1983).

1.3 Ziele der Entwicklungsdiagnostik[1]

Die Ziele, die in den verschiedenen Anwendungsbereichen verfolgt werden, lassen sich zunächst in zwei Klassen zusammenfassen: Es kann entweder nur darum gehen, die Ausprägung in ein oder mehreren Verhaltensmerkmalen zu beschreiben, oder es sind weiterreichende Schlußfolgerungen bezüglich der Verursachung dieser Ausprägungen, der Zugehörigkeit zu einem pathologischen Syndrom, einer Risikogruppe oder der weiteren Entwicklung beabsichtigt.

Verfahren, die sich mit einer Beschreibung des Entwicklungsstandes bzw. – bei wiederholter Messung – des Entwicklungsverlaufes begnügen, stellen bei

---
[1] Dieser Abschnitt stimmt weitgehend mit einem Abschnitt einer früheren Arbeit (Allhoff & Rennen-Allhoff, 1984) überein.

16 Einführung in die Entwicklungsdiagnostik

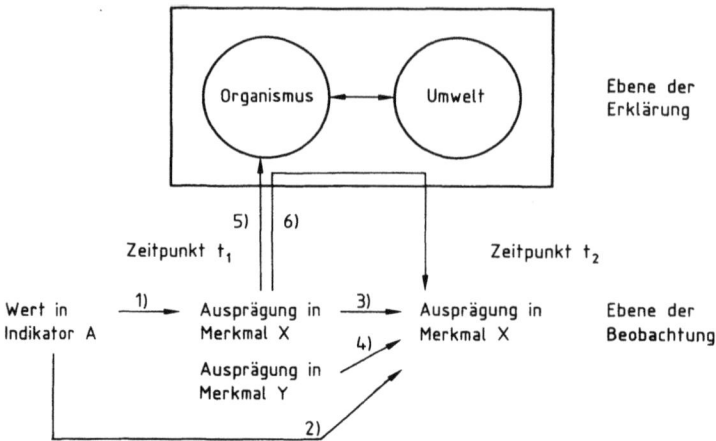

Abb. 3. Typen prognostischer Schlußfolgerungen in der Entwicklungsdiagnostik. (Aus Allhoff & Rennen-Allhoff, 1984)

Konstruktion und Beurteilung die geringsten Ansprüche. Hier muß vor allem die Wahl der Verhaltensdimensionen (z. B. allgemeiner Entwicklungsstand, differenzierte Erfassung der Komponenten der Wahrnehmungsentwicklung) gerechtfertigt werden, und es muß entschieden werden, ob eine Alterszuordnung der Leistungen beabsichtigt ist, etwa durch Angabe eines Entwicklungsalters oder Entwicklungsquotienten. Während solche altersmäßigen Zuordnungen in der entwicklungspsychologischen Literatur gelegentlich skeptisch betrachtet werden (Filipp & Doenges, 1983), wird man bei klinisch-psychologischen und pädiatrischen Anwendungen kaum darauf verzichten können.

Geht man über die bloße Beschreibung hinaus, so können die beabsichtigten Schlußfolgerungen unterschiedlicher Art sein (Abb. 3). Die Schlußfolgerungen 1 und 2 sind typisch für Screening: Es geht darum, so präzise wie möglich mit Hilfe eines Kurzverfahrens diejenigen Personen zu identifizieren, die bei einer eingehenderen Diagnostik Anzeichen für eine bestimmte Krankheit zeigen (Schluß 1) oder die – im eigentlichen Sinne der Früherkennung – zu einem späteren Zeitpunkt diese Krankheit entwickeln werden (Schluß 2). Schlußfolgerung 3 liegt etwa vor, wenn man aus einer bestimmten Ausprägung im Merkmal „Sozialverhalten" im 1. Lebensjahr schließt, daß es sich hier um ein Kind handelt, das ohne besondere Förderung mit großer Wahrscheinlichkeit eine dauerhafte Beeinträchtigung im Sozialverhalten zeigen wird. Eine Schlußfolgerung vom Typ 4 spielte z. B. – wie erwähnt – in der entwicklungspsychologischen Forschung lange Zeit eine wichtige Rolle. Es wurde danach gefragt, ob man aus dem Entwicklungsstand zum Zeitpunkt t_1 die Intelligenz zu einem späteren Zeitpunkt t_2 vorhersagen kann. Zieht man aus der Entwicklung bestimmter Reflexe und der Statomotorik Schlüsse bezüglich des Vorliegens einer zerebralen Bewegungsstörung, liegt Paradigma 5 vor. Im Falle der Hypothyreose oder des Down-Syndroms sind die organischen Bedingungen, deren Beziehungen zum Verhalten und die direkten (organischen) und indirekten (verhaltensbezogenen) Auswirkungen bestimmter Umweltbedingungen (Diät, Trainingsprogramm) weitgehend bekannt (Schluß 6).

Man kann nicht davon ausgehen, daß ein Verfahren, welches sich zur Bearbeitung einer Frage als brauchbar erwiesen hat, dies auch zur Beantwortung einer anderen ist (Merz, 1966). Aussagen zur Gültigkeit eines Tests können vielmehr immer nur im Hinblick auf eine bestimmte Zielsetzung gemacht werden.

1.4 Anforderungen an einen Test

Welche Anforderungen an ein spezielles Testverfahren im einzelnen zu stellen sind, muß aus der jeweiligen Zielsetzung abgeleitet werden. Hier soll nur auf einige allgemeinere Gesichtspunkte eingegangen werden.

Manche Fragen bezüglich eines Entwicklungstests lassen sich bereits weitgehend aus der Durchsicht der Aufgaben, der Materialien und der Durchführungs- und Auswertungsrichtlinien beantworten. Jede Aufgabe sollte so genau beschrieben sein, daß ein potentieller Untersucher weiß, wie sie vorzugeben ist, welches Material benötigt wird, welche Hilfen erlaubt sind, ob das Item auch durch eine Befragung etwa der Mutter beantwortet werden kann usw....

Ein erhebliches Problem bei Testungen vom Säuglings- bis zum Vorschulalter stellt die Motivierung der Probanden dar. Sind die Art der Aufgabenstellung und das verwendete Material für Kinder der betreffenden Altersstufe attraktiv? Besonders bei sehr leichten und bei sehr schweren Aufgaben verlieren Kinder leicht die Lust; wie wurde das Problem gelöst, sich dennoch einen hinreichenden Einblick in das Leistungspotential zu verschaffen? Ist die Testzeit auf die Ausdauer von Kindern der entsprechenden Altersstufe abgestellt? Kommt die Abfolge der Einzeltests den Eigenarten von Kindern dieses Entwicklungsstandes entgegen? Bei 2jährigen Kindern etwa wird man mit Reaktionsverweigerungen rechnen müssen, wenn man als fremder Untersucher mit Aufgaben beginnt, die eine sprachliche Lösung verlangen; und nach Items, die eine ausgreifende Aktivität des gesamten Körpers erfordern, ist es oft sehr schwierig, die Kinder zur Rückkehr an den Untersuchungstisch und zur Bearbeitung feinmotorischer Aufgaben zu bewegen.

Die Frage nach der Testzeit betrifft natürlich nicht nur die Motivierbarkeit der Kinder und damit die Verläßlichkeit eines Testergebnisses, sondern betrifft auch die Ökonomie der Untersuchung. Unter diesem Aspekt ist auch die zur Durchführung, Auswertung und Interpretation erforderliche Einübungszeit für das Verfahren von Bedeutung sowie die Frage, was davon durch eine Hilfskraft übernommen werden kann. Schließlich spielen hier die Kosten eine Rolle (die bei manchen Entwicklungstests beträchtlich sind).

Die meisten der bisher genannten Gesichtspunkte weisen Beziehungen zu den sog. Testgütekriterien auf, die bei jedem Verfahren selbst jedoch weitgehend empirisch geprüft werden müssen. Im Testhandbuch sollten sich zum Vorgehen dabei und zu den Ergebnissen detaillierte Angaben finden.

18 Einführung in die Entwicklungsdiagnostik

1.4.1 Aufgabenanalyse und Normierung

Als Ergebnis eines Tests erhält man in der Regel ein oder mehrere Punktwerte, die die Zahl der gelösten Aufgaben insgesamt oder in Teilskalen widerspiegeln. So mag ein 2jähriges Kind, Anna, in einem Wortschatztest auf 20 Fragen richtig geantwortet und entsprechend einen Punktwert von 20 erhalten haben. In einem Test zur Entwicklung der Fortbewegung (Laufen, Treppensteigen, Hüpfen etc.) habe sie dagegen nur 15 Aufgaben geschafft, die Leistung wird entsprechend durch einen Punkt von 15 charakterisiert. Wurde Anna zu Forschungszwecken untersucht, so können solche Angaben bereits ausreichend sein. Es könnte in diesem Zusammenhang etwa um den Vergleich der sprachlichen und motorischen Leistungen von 2jährigen Kindern unter zwei verschiedenen Betreuungsbedingungen gehen. Man würde repräsentative Stichproben von Kindern aus beiden Betreuungsformen mit den beiden Entwicklungstests prüfen und feststellen, ob die Kinder unter Bedingung A im Durchschnitt gleich hohe, höhere oder niedrigere Punktwerte als die unter Bedingung B aufweisen. Untersucht man dagegen Anna, weil man etwas über ihren Entwicklungsstand in diesen beiden Verhaltensbereichen erfahren will, so läßt sich aus der Kenntnis der Punktwerte keine der interessierenden Fragen beantworten: Entspricht Annas Wortschatz dem normaler 2jähriger Kinder, oder ist sie hier weiter oder weniger weit entwickelt als vergleichbare Kinder? Ist ihre grobmotorische Leistung gut oder schlecht? Ist Anna im sprachlichen Bereich weiter entwickelt als im motorischen? Auch die Angabe der Gesamtzahl der Items in beiden Skalen hilft hier nicht weiter. Wenn man erfährt, daß der Wortschatztest 25 Aufgaben enthält, der Motoriktest 40, so kann man daraus keineswegs schließen, Annas sprachliche Leistung sei gut, ihre motorische hingegen schlecht, denn es ist ja möglich, daß das Wortschatzverfahren als Instrument zur Untersuchung der ersten Worte bei Kindern bis zu 2 Jahren gedacht ist und der Mittelwert 2jähriger Kinder hier bei 22 Punkten liegt, während der Motoriktest für Kindergartenkinder konzipiert wurde und Kinder in Annas Alter im Mittel nur 10 Aufgaben schaffen. Es muß also eine Vergleichsgruppe definiert werden (z. B. Kinder von 22–26 Monaten), und die Schwierigkeit des Tests für diese Gruppe muß bekannt sein.

Definition und Gewinnung einer solchen *Vergleichsstichprobe* stellen einen entscheidenden Schritt in der Testkonstruktion dar. Viele der älteren Entwicklungstests weisen in dieser Hinsicht erhebliche Mängel auf. Die Wiener Kleinkindertests wurden etwa an Kindern aus Institutionen wie Kinderübernahmestelle, Zentralkinderheim, Landesgebäranstalt und Kindergärten und damit vorwiegend an Kindern aus ärmeren Bevölkerungsschichten und aus problematischen Familienverhältnissen normiert. Wie sich bald herausstellte, schnitten Kinder aus günstigerem Milieu im Durchschnitt besser ab; die Norm war also aufgrund der Zusammensetzung der Vergleichsstichprobe zu niedrig angesetzt, und bei vielen Kindern konnte so fälschlich der Eindruck entstehen, sie seien vorausentwickelt. Die Vergleichsstichprobe sollte aber nicht nur hinsichtlich des mittleren Wertes der Gruppe der Kinder entsprechen, die später mit dem Test untersucht werden sollen, sondern auch bezüglich der Variation der Werte innerhalb des Bereichs der möglichen Werte. So ist Annas Motorik-Punktwert in den beiden in Abb. 4 dargestellten Fällen unterschiedlich zu beurteilen. In Fall A ist ein Punktwert von 15,

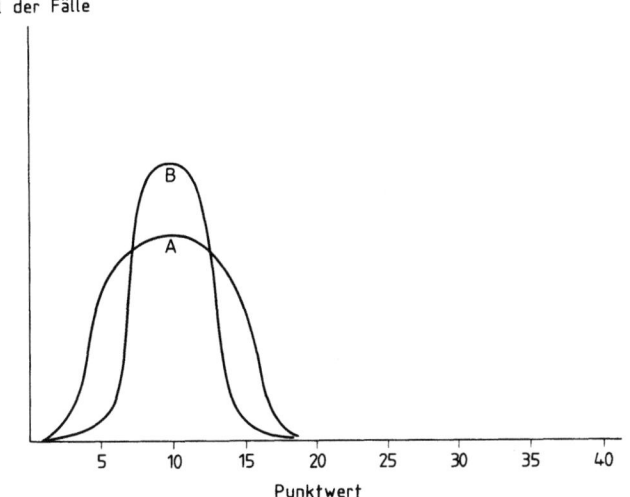

Abb. 4. Große (*A*) und geringe (*B*) Streuung

wie Anna ihn hat, nichts Ungewöhnliches; in Fall B dagegen liegen fast alle Werte in der Vergleichsgruppe nahe am Mittelwert von 10, und ein Punktwert von 15 wird von Kindern dieses Alters nur sehr selten erreicht. Bei der Definition der Vergleichsstichprobe muß deshalb darauf geachtet werden, daß auch die Streuung der Werte (auch Standardabweichung genannt) derjenigen der Zielpopulation entspricht. Sollen mit einem Entwicklungstest Kinder mit Entwicklungsrückständen ermittelt und einer Behandlung zugeführt werden, so ist es deshalb nicht sinnvoll, in eine Normierungsstichprobe nur Kinder aufzunehmen, die sich bei eingehenden pädiatrischen, neurologischen und psychologischen Untersuchungen als in jeder Hinsicht intakt herausgestellt haben. Bei einer repräsentativen Stichprobe würde nämlich wahrscheinlich ein nicht unerheblicher Anteil der Kinder in solchen Untersuchungen irgendwelche Auffälligkeiten zeigen, und vermutlich gehen einige dieser Phänomene mit einer – eventuell auch ohne Behandlung vorübergehenden – Verlangsamung gegenüber völlig unbeeinträchtigten Kindern einher. Man würde mit solch einem Verfahren also vermutlich einen zu hohen Anteil an Kindern als behandlungsbedürftig selektieren. Um die Anwendungsmöglichkeiten eines Verfahrens beurteilen zu können, muß ein Testhandbuch deshalb ausführliche Angaben zur Zusammensetzung der Vergleichsstichprobe(n) enthalten. Wichtige Merkmale sind bei entwicklungsdiagnostischen Methoden Alter, Geschlecht, familiärer Hintergrund, Region sowie die Angabe, wann die Vergleichsuntersuchungen durchgeführt wurden.

Ist die Vergleichsgruppe definiert und hat man eine vorläufige Serie von Aufgaben zusammengestellt, so erprobt man zunächst diese Aufgaben, d. h. man legt sie einer repräsentativen Stichprobe aus der Zielpopulation vor und analysiert die Ergebnisse. Dabei interessiert vor allem die *Schwierigkeit* der Aufgaben. Diese ist definiert als der Anteil der entsprechenden Kinder, die dieses Item lösen. Eine Aufgabe, mit einem Schwierigkeitsindex von 80 wurde also von 80% der Kinder aus der Vergleichsgruppe gelöst und ist für diese Kinder eine leichte Aufgabe, während ein Schwierigkeitsindex von 5 anzeigt, daß nur sehr wenigen dieser Kin-

20   Einführung in die Entwicklungsdiagnostik

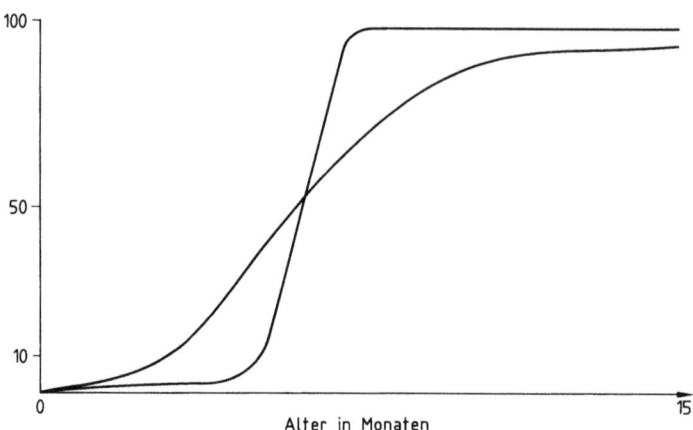

Abb. 5. Schwierigkeit von zwei Aufgaben mit zunehmendem Alter

der eine Lösung gelang, die Aufgabe also recht schwierig ist. Dabei wird deutlich, daß eine Aufgabe nicht eine Schwierigkeit an sich hat, sondern immer nur im Hinblick auf eine definierte Gruppe. Bei Entwicklungstestaufgaben für das Säuglings-, Kleinkind- und Vorschulalter geht es in der Regel um den Neuerwerb von Verhaltensweisen, und man erwartet, daß ein Kind eine solche Aufgabe zunächst noch nicht lösen kann, aber später. Faßt man, wie das bei den meisten Entwicklungstests geschieht, Kinder gleichen Alters jeweils zusammen, so soll eine solche Aufgabe in einer Gruppe von einem mittleren Prozentsatz der Kinder gelöst werden, während in der vorhergehenden nur wenige und in der nachfolgenden die meisten Kinder diese Aufgabe schaffen. Die graphische Darstellung des Schwierigkeitsverlaufs zeigt dann die typische Ogivenform (Abb. 5), wobei der Anstieg unterschiedlich steil sein kann. Lienert (1969) nennt deshalb die altersmäßige Zunahme in den Schwierigkeitsindizes als das Hauptkriterium für die Eignung eines Items als Entwicklungstestaufgabe. Der tatsächliche Verlauf entspricht allerdings nur selten dem in der Abbildung gezeigten idealtypischen. Zum einen erwerben manche Kinder bestimmte Verhaltensweisen nie; so fällt z. B. nicht selten in der Entwicklung der Fortbewegung das Stadium des Krabbelns aus, ohne daß dies irgendeine klinische Bedeutung hat. Zum anderen werden viele Verhaltensweisen auch bald überwunden, d. h. sie werden vollständig durch reifere ersetzt oder treten einfach nur noch sehr selten und eventuell nicht in der Untersuchungssituation auf. In beiden Fällen wird die 100%-Marke nie erreicht, und im zweiten Fall fällt die Kurve später wieder ab. Welcher Schwierigkeitsgrad für die einzelnen Altersstufen zu bevorzugen ist, hängt von der Zielsetzung des Verfahrens ab. Geht es darum, die schlechtesten 10% der Merkmalsverteilung zu identifizieren, so wird man vor allem an Aufgaben interessiert sein, die für die Gesamtheit der Kinder dieses Alters relativ leicht sind, also hohe Schwierigkeitsindizes aufweisen. Will man dagegen vornehmlich im Normalbereich differenzieren, wird man Aufgaben mittlerer Schwierigkeit wählen.

Aufgaben, die aufgrund ihrer Schwierigkeitskennwerte beibehalten werden, müssen dann zu Skalen kombiniert werden. Dabei können entweder Teilskalen zu eng umgrenzten Verhaltensdimensionen gebildet werden, oder alle diese Aufgaben werden in einer Skala zusammengefaßt. Dabei kann überprüft werden, wie gut eine einzelne Aufgabe zu den anderen Aufgaben einer Skala paßt, d. h. ob sie Ähnliches erfaßt wie diese anderen Items. Zu diesem Zweck wird festgestellt, ob bei Kindern, die diese Aufgabe lösen, die Wahrscheinlichkeit eines hohen Punktwertes für die gesamte Skala größer ist als bei Kindern, die diese Aufgabe nicht lösen. Da es hier also darum geht, wie gut eine Aufgabe zwischen Personen mit hohem und solchen mit niedrigem Skalenwert differenziert, wird dieses Kriterium auch als *Trennschärfe* bezeichnet. Der Trennschärfekoeffizient ist in der Regel ein Korrelationswert (auf die Berechnung von Korrelationen wird im Abschnitt über die Reliabilität noch näher eingegangen) und kann damit zwischen -1 und $+1$ liegen. Ein Wert von -1 würde bedeuten, daß alle guten Probanden diese Aufgabe nicht lösen (etwa weil die Aufgabenstellung für diese Probanden irreführend ist), ein Wert von 0, daß es für die Aufgabenbeantwortung keine Rolle spielt, ob die Gesamtleistung gut oder schlecht ist, und ein Koeffizient von $+1$ heißt, daß die Aufgabe um so eher gelöst wird, je höher der Gesamtwert ist. Aufgaben mit negativer oder fehlender Trennschärfe sind für die betreffende Skala wertlos, wünschenswert ist vielmehr eine möglichst hohe Trennschärfe. Da allerdings die numerisch maximale Trennschärfe nur bei mittelschweren Aufgaben erreicht werden kann, bei Entwicklungstests jedoch in der Regel sowohl leichte als auch mittelschwere oder schwierige Aufgaben vorgegeben werden, erreichen viele Aufgaben keine hohen Trennschärfewerte.

Weitere Gesichtspunkte für die Auswahl oder Gruppierung von Items können die Zusammenhänge, d. h. die Korrelationen, der verschiedenen Items untereinander sein und die Übereinstimmung mit Außenkriterien, etwa dem Bericht der Eltern oder einer bestimmten Diagnose.

Die Aufgabenanalyse führt, in der Regel nach Modifikationen, Ausscheiden und Ersatz einzelner Items, zur Zusammenstellung der Testendform. Um dann einen Vergleichsmaßstab für die Leistung einzelner Kinder zu gewinnen, sollte die Endform einer neuen für die Zielpopulation adäquaten Stichprobe vorgelegt werden. Bei vielen Entwicklungstests ist dieser Schritt jedoch entfallen, und die Testnormen beruhen auf den Daten, die im Rahmen einer Aufgabenanalyse erhoben wurden. Das ist insofern problematisch, als für die Itemanalyse meist mehr oder weniger Aufgaben, z. T. auch in anderer Darbietungsweise und in anderer Reihenfolge, vorgegeben werden. Solche Umstände können aber die Leistungen in der Untersuchungssituation beeinflussen. Es ist deshalb wünschenswert, die Datenerhebung bei der Normierung genauso zu gestalten, wie dies für spätere Anwendungen vorgesehen ist. Umgekehrt kann der Untersucher ein individuelles Testergebnis nur dann an den Normen des Testhandbuches messen, wenn er sich strikt an die Durchführungsrichtlinien hält.

Der Vergleichsmaßstab kann dann auf unterschiedliche Weise angegeben werden. Sind die Rohwerte glockenförmig um den Mittelwert verteilt, wie in Abb. 6 dargestellt, entspricht die Verteilung also einer sog. *„Normalverteilung"*, so würde die Angabe von Mittelwert und Standardabweichung prinzipiell ausreichen, um sich ein Bild von der relativen Position der Leistung eines Probanden in diesem

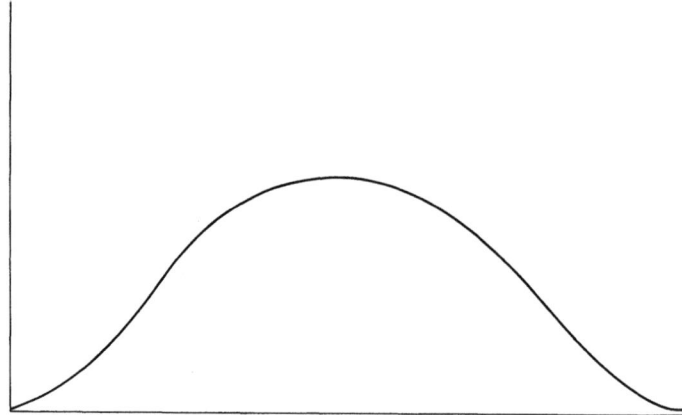

Abb. 6. Normalverteilung

Test zu machen. Ein Vergleich der Ergebnisse aus verschiedenen Tests mit unterschiedlichen Mittelwerten und Streuungen wäre jedoch schwierig. Deshalb verwendet man normierte Skalen. Bei diesen *Normwerten* kann es sich um Alterswerte, Perzentilwerte, Klassifikationen oder Standardwerte handeln.

Alterswerte werden von Lienert (1969) auch als Äquivalentnormen bezeichnet, da dadurch angegeben wird, welchem Lebensalter die von einem Kind gezeigte Leistung entspricht. Die erste Revision des Binet-Simon-Tests von 1908 lieferte derartige Normen: Jede Aufgabe wurde einer bestimmten Altersstufe zugeordnet, und zwar jener, in der sie von den meisten Kindern erstmalig bewältigt wurde, und aufgrund des Musters der Lösungen bzw. Fehllösungen wurde beim einzelnen Probanden dann entschieden, durch welches Alter seine Leistung am besten charakterisiert werden konnte. Ein 4jähriges Kind, das bereits die Aufgaben schafft, die im Durchschnitt erst von 5jährigen bewältigt werden, erhält so ein Entwicklungsalter von 5.

Die Zuordnung der Aufgaben zu den Altersstufen orientiert sich an unterschiedlichen Lösungsprozentsätzen, z. T. wird die 50%-Marke als ausschlaggebend betrachtet, z. T. die 66- oder 75%-Marke, und bei der Münchener Funktionellen Entwicklungsdiagnostik für das 1. Lebensjahr wird eine Aufgabe als charakteristisch für jenes Alter angesehen, in dem sie von 90% der Kinder aus der Eichstichprobe gelöst wird. Diese Unterschiede können bei der Interpretation und insbesondere beim Vergleich der Ergebnisse aus verschiedenen Tests leicht zu Mißverständnissen führen.

Zur Bestimmung eines Entwicklungsalters kann man aber auch bei Tests gelangen, die nicht aus gesonderten Aufgabenreihen für einzelne Altersstufen bestehen. In diesem Falle vergleicht man den Punktwert, den ein Kind in einem Test erzielt hat, mit den mittleren Punktwerten, die in der Eichstichprobe in unterschiedlichem Alter erreicht wurden. Bezogen auf das Beispiel zu Beginn dieses Abschnitts könnte man den Rohwert von 20, den die 2jährige Anna im Wortschatztest erzielte, mit den Mittelwerten von Kindern unterschiedlichen Alters vergleichen und feststellen, daß Kinder im Alter von 22 Monaten im Mittel so abschneiden, wie Anna das getan hat. Ihr Entwicklungsalter würde also auf 22 Monate festgesetzt.

Auf ein Problem der Verwendung von Entwicklungsalterswerten wurde schon hingewiesen: Ein Intelligenzrückstand um jeweils 3 Jahre ist bei einem 4jährigen Kind sehr viel gravierender als bei einem 14jährigen. Eine bestimmte Differenz zwischen Entwicklungs- oder Intelligenzalter und Lebensalter wird also mit zunehmendem Alter weniger bedeutsam, weil die Entwicklung zu Anfang stürmischer verläuft als später. Aus diesem Grunde wurde ja von Stern und Kuhlmann vorgeschlagen, nicht die Differenz, sondern den Quotienten aus Entwicklungs- und Lebensalter zu analysieren. Dieser Quotient wird in der Regel noch mit 100 multipliziert. Entspricht das Entwicklungs- oder Intelligenzalter dem Lebensalter, so liegt der Quotient bei 100; liegt die Leistung unter der Durchschnittsleistung der Altersgruppe, so ist er niedriger als 100, ist sie besser, liegt er darüber. Im Falle des 24monatigen Mädchens mit einem Entwicklungsalter im Wortschatztest von 22 liegt der Intelligenzquotient bei $100 \cdot 22 : 24 = 91{,}7$. Der Entwicklungsquotient zeigt also, wie sich eine bestimmte Leistung zum Mittelwert der Altersgruppe verhält und ist insofern – anders als die Differenz – in verschiedenen Altersgruppen vergleichbar.

Allerdings sind auch mit solchen Quotienten Probleme verbunden, die die Vergleichbarkeit einschränken. Diese hängen damit zusammen, daß bei dieser Berechnung von IQ- und EQ-Werten nur die Mittelwerte verschiedener Altersgruppen berücksichtigt werden. Ebenso wichtig für die Einordnung von Testergebnissen ist aber – wie schon hervorgehoben – die Streuung um den jeweiligen Mittelwert. Das führt dazu, daß bei vielen Tests, die solche Normen verwenden, ein bestimmter Quotient in unterschiedlichem Alter aufgrund der verschieden ausgeprägten Variabilität der Werte eine unterschiedliche Bedeutung hat. So können etwa auf einer Altersstufe 68% der Ergebnisse zwischen 84 und 116, in einer anderen zwischen 70 und 130 liegen. Ein Quotient von 130 ist also in einem Fall als weit überdurchschnittlich, im anderen nur als guter Durchschnitt anzusehen. Bei vielen Verfahren wird außerdem die Standardabweichung der Quotienten gar nicht mitgeteilt, so daß eine Ergebnisinterpretation nur sehr grob erfolgen kann.

Die Problematik der Quotientenbildung wird auch im sog. Flooreffekt bei Säuglingstests deutlich, womit die häufig inflationären Werte in den ersten Lebensmonaten gemeint sind. Ein 2 Monate altes Kind, das auch schon die Aufgaben für 3monatige Kinder bewältigt, erhielte nämlich einen Quotienten von 150.

Schwierigkeiten in der Interpretation der Quotienten treten außerdem bei normalen Erwachsenen auf: Von etwa 16 Jahren an wird man im Bereich der intellektuellen Entwicklung nur noch mit Mühe Aufgaben finden, die von älteren Personen im Durchschnitt besser bewältigt werden als von jüngeren. Deshalb würde aber der Quotient mit zunehmendem Lebensalter absinken, und ein 75jähriger, dessen allgemeines Niveau sich seit dem Alter von 16 Jahren, als es durchschnittlich war, nicht mehr verändert hätte, hätte zwar damals einen Intelligenzquotienten von 100 gehabt, erhielte heute aber nur noch einen von 21.

Das Konzept des Entwicklungsalters ist heute vor allem noch im Bereich weit unterdurchschnittlicher Entwicklung interessant, in dem andere Normen nicht mehr ausreichend differenzieren.

Unproblematischer als Äquivalentnormen sind *Prozentrang- oder Perzentilnormen*. Der einem bestimmten Rohwert entsprechende Prozentrang gibt an, wieviel Prozent der Personen in der Vergleichsstichprobe einen schlechteren oder

Tabelle 2. Berechnung kumulierter Häufigkeiten

Punktwert	Häufigkeit	Kumulierte Häufigkeit	Kumulierte Häufigkeit in Prozent
19	–	–	–
18	–	–	–
17	–	–	–
16	2	200	100
15	2	198	99
14	4	196	98
13	8	192	96
12	12	184	92
11	32	172	86
10	60	140	70
9	34	80	40
8	16	46	23
7	10	30	15
6	8	20	10
5	4	12	6
4	2	8	4
3	2	6	3
2	2	4	2
1	2	2	1

höchstens gleich hohen Wert erzielt haben. Ein Prozentrang von 75 in einem Entwicklungstest bedeutet also, daß 75% der vergleichbaren Kinder einen niedrigeren oder gleich hohen Punktwert erreichen bzw. daß nur ein Viertel solcher Kinder besser abschneidet.

Prozentrangnormen sind leicht zu erstellen und insofern auch für Laien gut verständlich. Ein Beispiel ist in Tabelle 2 dargestellt. Zu jedem in der Normierungsstichprobe aufgetretenen Punktwert wird die Häufigkeit angegeben, mit der dieser vorgekommen ist. Dann werden kumulierte Häufigkeiten berechnet, indem – vom kleinsten Rohwert beginnend – die Häufigkeiten aufsummiert werden. Der höchste in dieser Stichprobe erreichte Punktwert erhält so eine kumulierte Häufigkeit, die dem Stichprobenumfang entspricht. Im letzten Schritt wird dann jede dieser kumulierten Häufigkeiten auf diese Stichprobengröße prozentuiert. In Abb. 7 sind die Verteilung und die zugehörigen Prozentränge aus dem vorherigen Beispiel graphisch dargestellt.

Aus dieser Abbildung wird ersichtlich, daß sich die Prozentränge an den beiden Enden der Verteilung mit steigendem Punktwert zahlenmäßig nur geringfügig verändern. So umfaßt das Rohwertintervall von 1–7 die Prozentränge von 1–15. Anders im Mittelbereich der Skala, in dem sich hier die Fälle häufen. Den Prozentrang von 25, der auch als 1. Quartil bezeichnet wird, und denjenigen von 75 (3. Quartil) trennen nur etwa zwei Rohwertpunkte, und der Leistungsunterschied zwischen zwei Personen mit Prozenträngen von 2 und 6 ist erheblich größer als der zwischen Personen mit Rängen von 40 und 70, obwohl die Zahlenwerte der Prozentränge einen anderen Eindruck vermitteln. Prozentrangnormen haben also

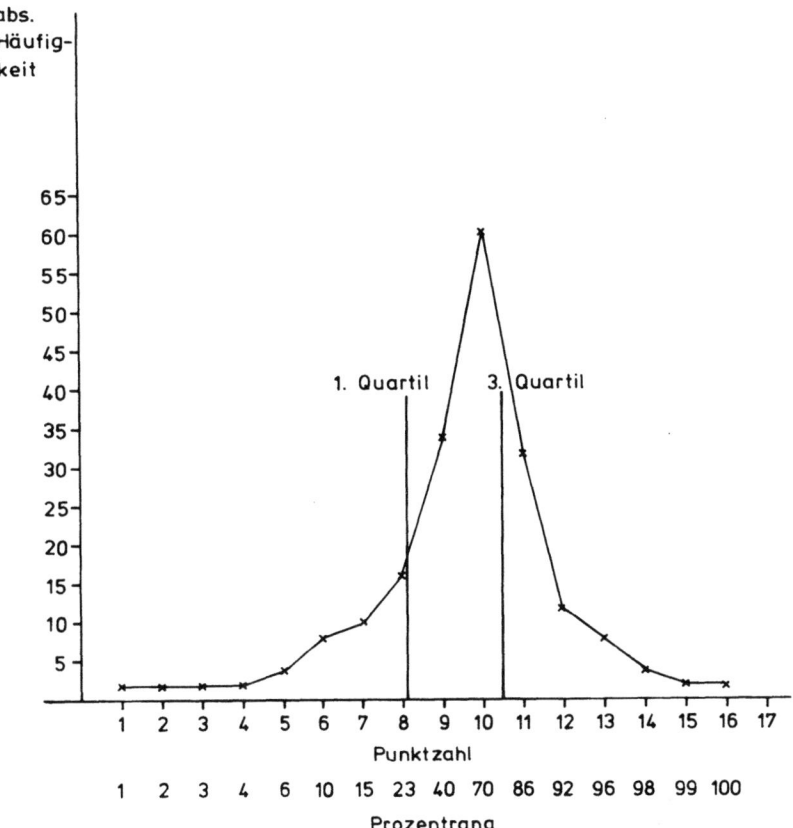

Abb. 7. Graphische Darstellung einer Verteilung mit zugehörigen Prozenträngen

die Eigenschaft, bei jenen Verteilungen, bei denen die meisten Fälle in den Mittelbereich fallen, dort überdeutlich zu differenzieren und dies in den schwächer besetzten Extrembereichen nur noch geringfügig zu tun. Dies ist bei der Interpretation von Prozentrangnormen zu berücksichtigen. Auch ist im Auge zu behalten, daß man nicht etwa aus mehreren Prozenträngen, die in verschiedenen Teilskalen eines Verfahrens erzielt wurden, einen Mittelwert bilden kann. Solche arithmetischen Operationen sind bei Rangwerten unzulässig. Dafür sind solche Normen aber auch sehr breit anwendbar, nämlich immer dann, wenn sich Ergebnisse in eine Rangreihe (der Güte, der Intensität, der Schnelligkeit usw.) bringen lassen. Anders als bei den gleich zu besprechenden Standardwerten werden also nicht gleiche Abstände zwischen den Rohwerten verlangt, und es gibt auch keine Voraussetzungen hinsichtlich der Form der Verteilung der Rohpunkte.

Klassifikationen, wie sie in Screeningverfahren vorgenommen werden, beruhen vielfach auf Prozentrangnormen. So können z. B. die schlechtesten 10% der Merkmalsverteilung als „auffällig" zu weiterer Untersuchung herausgefiltert werden, die anderen werden als „unauffällig" klassifiziert und keiner weiteren Diagnostik unterzogen. Bei manchen entwicklungsdiagnostischen Verfahren beziehen sich die Perzentilangaben jedoch nur auf einzelne Aufgaben, so daß der Prozentrang des Gesamtergebnisses unklar bleibt und man nicht ohne weiteres erkennen kann, wieviel Prozent der Population so selektiert werden.

Standardwerte liefern die umfassendsten Informationen. Sie geben den Abstand eines individuellen Ergebnisses vom Mittelwert der Bezugsgruppe an, und zwar bezogen auf die Standardabweichung der Werte dieser Gruppe. Diese Art der Umwandlung von Rohwerten setzt, wie gesagt, voraus, daß die Abstände von einem Wert zum folgenden jeweils als gleich groß betrachtet werden können (d.h. daß Intervallskalenniveau vorliegt) und daß diese Werte normalverteilt sind (wie in Abb. 6 dargestellt). Bei dem Beispiel in Tabelle 2 beträgt der Mittelwert der Rohwerte (die Summe aller Werte = 1910, dividiert durch den Stichprobenumfang von 200) 9,55. Zur Berechnung der Standardabweichung wird (vgl. Tabelle 3) von jedem Wert der Mittelwert abgezogen, das Ergebnis wird jeweils quadriert, diese Quadrate werden aufsummiert und durch die Stichprobengröße geteilt. Man erhält so die Varianz, deren Wurzel die Standardabweichung ist. Im vorliegenden Fall beträgt die Standardabweichung 2,42. Die Standardwerte z können jetzt über die Formel $z = \frac{X-M}{s}$ berechnet werden. Im Beispiel entspräche ein Rohwert von 6 einem Wert von $z = \frac{6-9,55}{2,42} = -1,47$. Durch diese Umwandlung werden die Rohwerte in eine Standardnormalverteilung mit einem Mittelwert von 0 und einer Standardabweichung von 1 überführt. Negative

Tabelle 3. Berechnung der Standardabweichung

Punktwert	Punktwert-Mittelwert $(X-M)$	Quadrat der Differenz $(X-M)^2$	Häufigkeit n	Häufigkeit × Quadrat der Differenz $n(X-M)^2$
16	6,45	41,6	2	83,2
15	5,45	29,7	2	59,4
14	4,45	19,8	4	79,2
13	3,45	11,9	8	95,2
12	2,45	6,0	12	72,0
11	1,45	2,1	32	67,2
10	0,45	0,2	60	12,0
9	−0,55	0,3	34	10,2
8	−1,55	2,4	16	38,4
7	−2,55	6,5	10	65,0
6	−3,55	12,6	8	100,8
5	−4,55	20,7	4	82,8
4	−5,55	30,8	2	61,6
3	−6,55	42,9	2	85,8
2	−7,55	57,0	2	114,0
1	−8,55	73,1	2	146,2

$\Sigma n(X-M)^2 = 1173,0$

Varianz $= s^2 = \frac{1173}{200} = 5,87$

Standardabweichung $= s = \sqrt{5,87} = 2,42$

z-Werte repräsentieren unterdurchschnittliche, positive überdurchschnittliche Testergebnisse. Praktisch werden diese z-Werte wegen des Auftretens von negativen Werten und Dezimalstellen selten als Normwerte verwendet, häufiger sind Transformationen dieser z-Werte. So gewinnt man z-Werte mit einem Mittelwert von 100 und einer Standardabweichung von 10, indem man den z-Wert mit 10 multipliziert und das Ergebnis zu 100 addiert. Gebräuchlich sind außerdem T-Werte mit einem Mittelwert von 50 und einer Streuung von 10 (T = 50 + 10z) sowie Abweichungs-IQ-Werte (die also völlig anders gewonnen werden als Äquivalent-IQ-Werte) mit einem Mittelwert von 100 und einer Standardabweichung von 15 (IQ = 100 + 15z). Eine vergleichende Darstellung verschiedener Standardskalen findet sich in Abb. 8. Hier ist auch angegeben, wieviel Prozent der Fälle in verschiedenen Bereichen der Abweichung vom Mittelwert zu finden sind. So liegen nur 4,4% aller Testergebnisse mehr als zwei Standardabweichungen vom Mittelwert entfernt.

Alle diese Umrechnungen stellen lineare Transformationen der Rohwerte dar, sie ändern also die Form der Verteilung nicht. Die Berechnung von entsprechenden Normen bei nicht-normalverteilten Rohwerten ist z. B. bei Lienert (1969) dargestellt. Auf S. 562 findet sich dort auch eine Tabelle, mit deren Hilfe man verschiedene Arten von Normwerten rasch ineinander überführen kann.

Gleichgültig, welche Art von Normwerten gewählt wird, ist zu entscheiden, ob die Normen für die Gesamtheit der Kinder berechnet werden sollen oder ob *Gruppennormen* vorzuziehen sind. Solche Gruppennormen könnten etwa getrennte Normen für Jungen und Mädchen oder spezielle Normen für Kinder aus verschiedenen Regionen sein. Entscheidend ist dabei, ob zwischen den jeweiligen Gruppen systematische Unterschiede in den Werten auftreten und ob diese Unterschie-

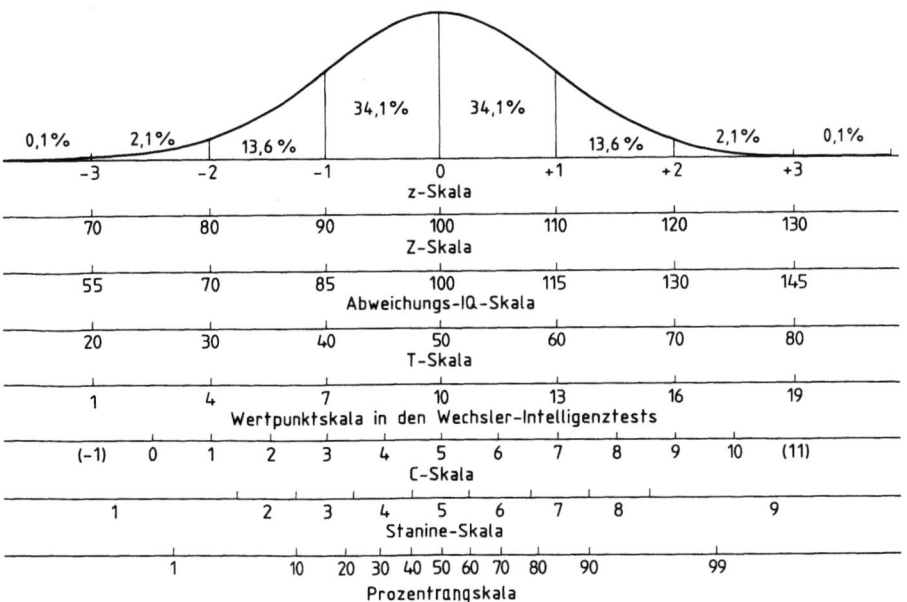

Abb. 8. Vergleichende Darstellung verschiedener Standardskalen. (Aus Michel, 1964)

28 Einführung in die Entwicklungsdiagnostik

de ein praktisch bedeutsames Ausmaß haben. Ein Gruppierungsmerkmal, das bei Entwicklungstests immer berücksichtigt wird, ist das Alter. Fraglich ist in diesem Zusammenhang meist nur, wie groß die Altersklassen gewählt werden sollen, ob man etwa bei einer bestimmten Skala Normwerte für alle 15- bis 18monatigen Kinder berechnen kann oder ob hier feinere Altersabstufungen vorzunehmen sind.

Normwertberechnungen, wie sie in diesem Abschnitt dargestellt wurden, sind dann von Bedeutung, wenn ein Test Informationen darüber liefern soll, wie die Leistung eines Kindes im Verhältnis zu seinen Altersgenossen zu beurteilen ist. Diese Zielsetzung gilt jedoch nicht für alle entwicklungsdiagnostischen Verfahren. So ging man bei einzelnen Instrumenten zur Erfassung der kognitiven Entwicklung von der Theorie Jean Piagets über die Abfolge bestimmter Phasen und Stufen aus und stellte jeweils charakteristische Verhaltensweisen zusammen. Man überprüfte dann die vorläufige Skala, indem man einer Stichprobe von Kindern die Aufgaben vorgab und auswertete, inwieweit die tatsächlichen Schwierigkeiten der Aufgaben der aufgrund der Theorie vermuteten Schwierigkeitsabfolge entsprachen. Im Längsschnitt betrachtet müßte nahezu jedes Kind die einzelnen Aufgaben in der vorgesehenen Reihenfolge bewältigen. Ziel individueller Diagnostik ist es bei diesen Methoden dann, den gegenwärtigen Platz eines Kindes auf solch einer Folge zu bestimmen, also etwa festzustellen, ob es sich schon auf der dritten oder noch auf der zweiten Stufe der sensomotorischen Entwicklung nach Piaget befindet. Daneben sollen diese Verfahren zur Überprüfung der Frage dienen, inwieweit bestimmte Bedingungen (etwa der häuslichen Umwelt) mit einem schnelleren oder langsameren Durchlaufen der Stufen verbunden sind. Für solche Gruppenvergleiche sind aber, wie erwähnt, keine Normierungen erforderlich.

1.4.2 Reliabilität

Umfangreiche Normierungsarbeiten mit großen Stichproben lohnen sich nur, wenn ein Verfahren auch wirklich zuverlässige Ergebnisse liefert, d. h. der Wert, den eine Person erzielt, nicht beliebig ist, sondern die Ausprägung einer bestimmten Verhaltensdimension oder Eigenschaft (im Verhältnis zur Ausprägung bei vergleichbaren Personen) genau wiedergibt. Ein Test, dessen Ergebnisse so schwanken, daß sie als zufällig betrachtet werden können, ist völlig unzuverlässig. Das ist bei Test 1 in Abb. 9 der Fall; der Wert einer Person kann ebensogut an einem der beiden Extreme wie irgendwo im Bereich dazwischen liegen. Bei Test 2 ist die mit einem Testergebnis verbundene Unsicherheit geringer; man weiß aufgrund des Testresultats ungefähr über die Merkmalsausprägung Bescheid. Unter dem Aspekt der Reliabilität bleibt dabei außer Betracht, ob der Test auch wirklich das erfaßt, was er erfassen soll; darum geht es bei der Überprüfung der Validität (s. Abschn. 1.4.3). Bei der Kontrolle, inwieweit die Messung mit einem bestimmten Test mit Fehlern behaftet ist, sind verschiedene Fehlerquellen in Erwägung zu ziehen.

So kann ein Test z. B. mehr oder weniger *objektiv* sein. Das kann bereits für die Testdurchführung gelten. Einigermaßen objektiv wird ein Verfahren sein, das immer in Gruppen bestimmter Größe an einer bestimmten Art von Tischen unter

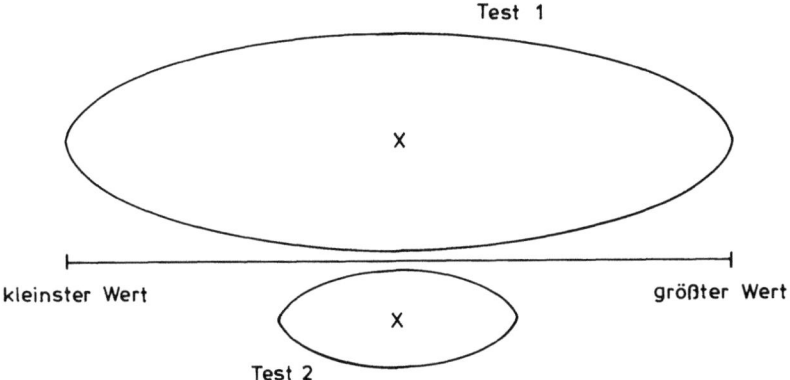

Abb. 9. Test unterschiedlicher Zuverlässigkeit

konstanten Beleuchtungs- und Lärmbedingungen mit identischem Material durchgeführt wird und bei dem die Instruktion über Tonband gegeben wird. Völlige *Durchführungsobjektivität* ist schon dann nicht mehr gegeben, wenn bei einem Schnelligkeitstest einige Probanden ungespitzte oder abbrechende Bleistifte erhalten oder bei einem Diktat der eine Untersucher besonders deutlich artikuliert, der andere nicht. Von den oben geschilderten idealen Bedingungen ist man in der Entwicklungsdiagnostik bei der Altersgruppe, um die es in diesem Buch geht, weit entfernt. Es handelt sich hier vielmehr in der Regel um Einzeltests, und die Testwerte sind Resultat eines Interaktionsprozesses zwischen Untersucher und Kind. Bereits die Autoren früher Entwicklungstests haben darauf verwiesen, daß ein völlig schematisches Vorgehen vermutlich noch unzuverlässigere Werte liefern würde als ein flexibles. So müssen die unterschiedliche Ängstlichkeit von Kindern gegenüber fremden Personen und das im Testverlauf variierende Interesse berücksichtigt werden. Die meisten Verfahren setzen deshalb eine intensive Einarbeitung in die Methode voraus sowie einige Erfahrung im Umgang mit Kindern. In der Regel werden auch nicht alle Aufgaben einer Skala vorgegeben, sondern nur jener Teil, der dem Leistungsspektrum des betreffenden Kindes entspricht. Bereits in die Auswahl der Testaufgaben fließen also subjektive Momente ein. Hinzu kommt in diesem Alter die starke Abhängigkeit der Testergebnisse von der körperlichen Befindlichkeit. In vielen Testanleitungen finden sich deshalb Angaben, unter welchen Bedingungen eine Untersuchung verschoben werden muß, bis das Kind in einem Zustand ist, der dem der Kinder in der Eichstichprobe entspricht. Durchführungsobjektivität ist auch dann nicht gewährleistet, wenn die Durchführungsrichtlinien nicht eindeutig sind, also entweder ein Untersucher die Aufgabe anders interpretiert als ein anderer oder verschiedene Kinder die Aufgabenstellung unterschiedlich verstehen.

Ein weiterer Aspekt der Zuverlässigkeit betrifft die *Auswertungsobjektivität*. Dabei geht es um die Frage, inwieweit ein vom Probanden in der Testsituation gezeigtes Verhalten von verschiedenen Personen in gleicher Weise registriert und bewertet wird. Die Auswertungsobjektivität ist dann hoch, wenn Verhaltensweisen elektronisch erfaßt und ausgewertet werden, aber auch dann, wenn ein Proband jeweils von mehreren Antwortalternativen eine als zutreffend ankreuzen muß und der Testleiter später mittels Schablone die Zahl der Richtlösungen ermittelt. Bei Entwicklungstests wird die Auswertungsobjektivität in der Regel als Untersucher-Beobachter-Übereinstimmung untersucht, d. h. der Untersucher führt den Test durch, ein Kollege beobachtet die Testung, und beide registrieren und bewerten das Verhalten des Kindes getrennt. Für jede einzelne Aufgabe und für das Gesamtresultat der Skala kann dann der Grad der Übereinstimmung bestimmt werden. Das Problem ist dabei dreistufig: Zunächst müssen beide, Beobachter und Untersucher, dasselbe Verhalten wahrnehmen, dann müssen beide gleichsinnig urteilen, ob es den in der Handanweisung aufgeführten Kriterien genügt, und schließlich müssen die Beurteilungen der Einzelitems in gleicher Weise zum Skalenwert zusammengefaßt und eventuell in einen Normwert umgewandelt werden. Die Auswertungsobjektivität ist also insofern eine Eigenschaft des Tests, als die Übereinstimmung um so größer ist, je präziser die Bewertungsregeln für die Aufgaben formuliert sind und je einfacher die Verrechnung erfolgt. Andererseits ist sie aber auch von der Qualität der Auswerter abhängig. Durch ein Training der Beobachter kann sie in der Regel erhöht werden.

Wird ein Test zum Zwecke individueller Diagnostik eingesetzt, so ist in der Regel nicht das zahlenmäßige Ergebnis, sondern dessen Interpretation von Interesse. Die *Interpretationsobjektivität* ist hoch, wenn verschiedene Personen auf der Basis derselben Auswertungsergebnisse zu denselben Schlüssen gelangen, also etwa zwei Psychologen dieselben Testergebnisse als normal, verdächtig oder abnorm einstufen. Die Interpretationsobjektivität wird gering sein, wenn sich im Testhandbuch keine Hinweise auf die Streuung der Ergebnisse in einer Vergleichsstichprobe finden und man deshalb kaum beurteilen kann, wie häufig mit einem bestimmten zahlenmäßigen Ergebnis (z. B. einem bestimmten EQ) zu rechnen ist.

	Auswerter 1		
	gelöst	nicht gelöst	
Auswerter 2 gelöst	80	11	91
Auswerter 2 nicht gelöst	6	3	9
	86	14	100

Abb. 10. Auswertereinstimmung bei einem Item

Die Objektivität eines Verfahrens kann sowohl im Hinblick auf die einzelnen Aufgaben als auch hinsichtlich des Skalenresultats überprüft werden. Bezüglich der Auswertungsobjektivität eines bestimmten Items könnte man z. B. so vorgehen, daß zwei Beobachter bei 100 Kindern jeweils festhalten, ob die betreffende Aufgabe gelöst wurde oder nicht. In Abb. 10 sind fiktive Ergebnisse dargestellt. Vielfach wird dann die Auswerterübereinstimmung berechnet, indem die Zahl der Fälle im linken oberen Quadranten (beide Auswerter urteilten „gelöst") und die der Fälle im rechten unteren (gemeinsames Urteil: „nicht gelöst") addiert und die Summe durch die Gesamtzahl der Fälle dividiert wird. Im vorliegenden Beispiel beträgt der *Übereinstimmungsprozentsatz* 83 : 100 = 83. Die Auswertungsobjektivität scheint also recht hoch zu sein. Bei dieser Vorgehensweise wird jedoch nicht berücksichtigt, daß die Aufgabe für die Kinder offensichtlich sehr leicht ist. Nach Auswerter 1 schaffen 86%, nach Auswerter 2 sogar 91% der Kinder das Item. Wenn also jeder Auswerter bei der Testung gar nicht hingeschaut, sondern einfach immer nur das wahrscheinlichste Resultat angekreuzt hätte, so wäre eine Übereinstimmung von 100% zustande gekommen, und man hätte den Test fälschlich für maximal objektiv gehalten. Die Wahrscheinlichkeit der einzelnen Antwortalternativen sollte bei der Berechnung von Kennwerten für die Reliabilität berücksichtigt werden. Das ist z. B. bei der Verwendung des Koeffizienten phi/phi$_{max}$ der Fall, der numerisch dem gleich zu erläuternden Korrelationskoeffizienten r entspricht. Die verschiedenen Möglichkeiten der Kreuztabellenanalyse sind in den meisten Lehrbüchern der Statistik dargestellt.

Beim Gesamtergebnis einer Skala sind die möglichen Resultate in der Regel zahlreicher, da es um die Summierung der Ergebnisse verschiedener Items geht. Zeichnet man die Punktwerte, die zwei Auswerter ermittelt haben, in ein gemeinsames Koordinatenkreuz, so kann sich z. B. eine der in Abb. 11 dargestellten Verteilungen ergeben. Im Fall a) stimmen die beiden Auswerter sowohl hinsichtlich der relativen Position einzelner Kinder als auch hinsichtlich der absoluten Höhe der Ergebnisse sehr gut überein: Wenn man weiß, wie Auswerter 1 den Entwicklungsstand eines bestimmten Kindes beurteilt hat, kann man fast genau vorhersagen, wie Auswerter 2 urteilt. Die Punkte im Koordinatensystem, die die Urteile beider Auswerter repräsentieren, liegen fast auf einer Geraden, und der Abstand jedes Punktes von x- und y-Achse ist fast gleich groß. In Fall b) vergibt Auswerter 2 systematisch eine höhere Punktzahl; die Auswerter stimmen also hinsichtlich der absoluten Höhe der Werte nicht überein. Dennoch kann man wiederum aus der Kenntnis der Bewertung eines Auswerters diejenige des anderen fast präzise vorhersagen, und wenn man eine Konstante addiert (nämlich den systematischen Unterschied), so kann man auch die Höhe angeben. Auch Fall c) erlaubt eine ziemlich präzise Vorhersage; die Punkte im Koordinatenkreuz weichen wieder nur wenig von einer gedachten Geraden ab. Allerdings urteilen die beiden Auswerter hier gegensätzlich. Wer beim ersten Auswerter ein besonders hohes Resultat erzielt, wird vom zweiten besonders niedrig bewertet (ein sehr unwahrscheinlicher Fall, es sei denn, einer der Auswerter hätte die Bewertungsregeln mißverstanden). In allen drei Fällen besteht also ein sehr hoher Zusammenhang zwischen den beiden Urteilen. Anders in d): Wer hier bei Auswerter 1 einen hohen Wert erzielt, kann beim zweiten Auswerter ebensogut einen hohen wie einen mittleren oder niedrigen Wert erhalten; es gibt keinen systematischen Zusammen-

32 Einführung in die Entwicklungsdiagnostik

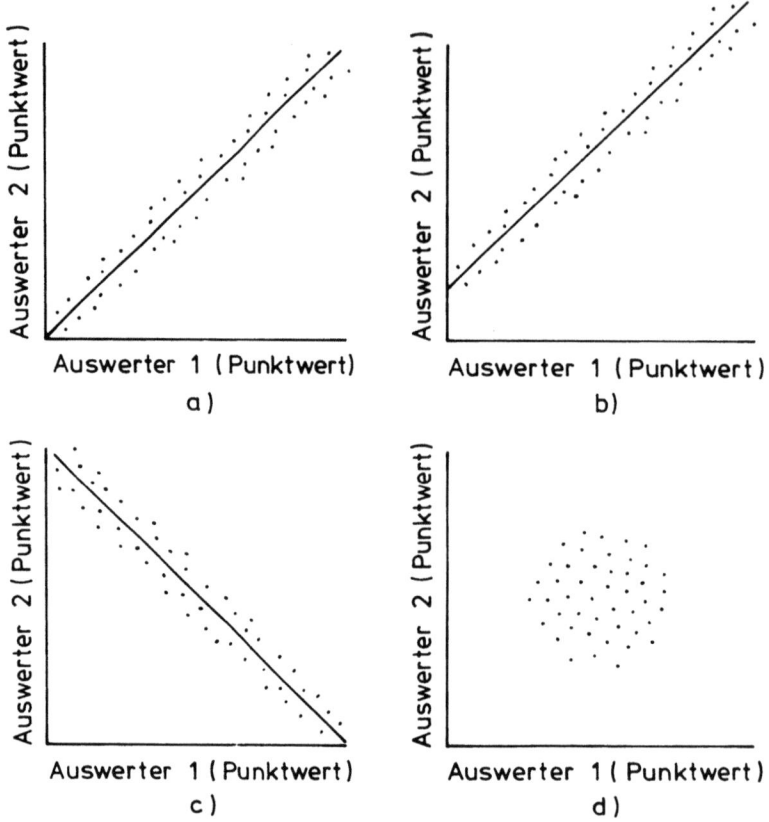

Abb. 11 a–d. Zusammenhänge zwischen von zwei Auswertern ermittelten Punktwerten

hang, d.h. die Auswertung eines solchen Tests führt zu Zufallsergebnissen. Alle denkbaren Geraden durch die Punktwolke passen gleich gut oder vielmehr schlecht. Praktisch findet man bei solchen gemeinsamen Verteilungen von Testresultaten meist mehr oder minder große Abweichungen von einer Geraden; je geringer die Abweichung, desto besser die Übereinstimmung.

Zur zahlenmäßigen Kennzeichnung solcher Zusammenhänge dient der *Korrelationskoeffizient*. Es gibt verschiedene Arten von Korrelationskoeffizienten, die unterschiedliche Anforderungen an die Daten stellen und in Statistiklehrbüchern erläutert sind. Hier soll nur kurz auf das gebräuchlichste Maß, den Produkt-Moment-Korrelationskoeffizienten nach Pearson eingegangen werden. Man kann sich die Ermittlung dieses Wertes so vorstellen, daß zunächst für jede Person die beiden Rohwerte, die sie z.B. von verschiedenen Auswertern erhalten hat, in z-Standardwerte transformiert werden und das Produkt aus beiden z-Werten berechnet wird. Diese Produkte werden dann über alle Personen gemittelt. Das Vorgehen läßt sich jedoch auch abkürzen. Der Koeffizient bewegt sich zwischen +1 und −1, wobei +1 angibt, daß beide Untersucher die Position der Probanden auf dem betreffenden Merkmal völlig gleich beurteilt haben, ein Koeffizient von −1, daß die beiden völlig entgegengesetzt geurteilt haben. Bei einem Wert von 0 besteht kein Zusammenhang zwischen den beiden Bewertungen. In Abb. 10 entsprechen die Darstellungen a) und b) positiven Koeffizienten, die etwas unter +1 liegen; die Verteilung in c) würde durch einen hohen negativen Koeffizienten und die letzte schließlich durch einen Wert um 0 charakterisiert. Ein negativer Wert ist natürlich bei der Auswertungsobjektivität kaum zu erwarten. Der Korrelationskoeffizient kann jedoch auch zu vielen anderen Zwecken berechnet werden. So können z. B. die Ergebnisse in zwei verschiedenen Entwicklungstests oder zwischen verschiedenen Teilskalen desselben Instruments auf diese Weise verglichen werden; man kann so den Zusammenhang zwischen zeitlich auseinanderliegenden Untersuchungen überprüfen usw.

In der Regel will man nicht nur wissen, ob in der Stichprobe, die man gerade untersucht hat, ein Zusammenhang zwischen zwei Variablen besteht, sondern man will wissen, ob solche Zusammenhänge sich auch dann zeigen würden, wenn man die gesamte entsprechende Population untersucht hätte. Man fragt also im Anschluß an die Berechnung eines Korrelationskoeffizienten danach, wie wahrscheinlich es ist, einen Koeffizienten in der betreffenden Höhe zu erhalten, wenn in der Population tatsächlich gar kein Zusammenhang besteht bzw. wie wahrscheinlich man einen Fehler macht, wenn man sagt: Zwischen diesen beiden Variablen besteht in der Grundgesamtheit ein Zusammenhang. Die Angabe, ein bestimmter Koeffizient sei auf dem 1%-Niveau signifikant, bedeutet entsprechend, daß ein derartiger Koeffizient bei solchen Stichprobengrößen nur in einem von 100 Fällen zu erwarten ist, wenn die beiden Merkmale in der Population voneinander unabhängig sind. Neben dem 1%-Fehlerrisiko sind das 5%- und das 1‰-Niveau gebräuchlich. Je größer die Stichprobe, desto geringer kann ein Koeffizient sein, um bei gleichem Fehlerrisiko als statistisch bedeutsam angesehen zu werden; je kleiner die Stichprobe, desto eher kann es sich um ein Zufallsergebnis handeln.

Bei der Interpretation von Korrelationskoeffizienten ist zu berücksichtigen, daß sie nicht den an sich existierenden Zusammenhang zwischen zwei Merkmalen wiedergeben, sondern sich immer auf eine bestimmte Stichprobenzusammensetzung beziehen. Das ist im Zusammenhang mit Entwicklungstests von besonderer Bedeutung. So fand man z. B. in einigen älteren Untersuchungen Korrelationen zwischen dem allgemeinen Entwicklungsstand oder der intellektuellen Entwicklung und der körperlichen Entwicklung. In neueren Untersuchungen lassen sich solche Zusammenhänge selten nachweisen. Ehe man annimmt, die einen oder die anderen Ergebnisse seien durch Zufall zustandegekommen, muß man in Erwägung ziehen, daß sich möglicherweise früher in ärmeren Verhältnissen z. B. die Ernährungs- und Wohnbedingungen ungünstig auf die körperliche Entwicklung der Kinder auswirkten, während in dieser Hinsicht die Entwicklungsbedingungen in wohlhabenderen Schichten sehr viel förderlicher waren. Der Zusammenhang zwischen der geistigen Entwicklung und der sozialen Schicht ab dem Vorschulalter aber ist bekannt. Die Korrelation wäre also damals, eventuell aber nicht mehr heute, durch den Einfluß einer dritten Variablen, der sozialen Schicht, die mit beiden Entwicklungsmerkmalen assoziiert ist, zustandegekommen.

Außerdem muß man sich vor Augen halten, daß eine Korrelation um so höher ist, je heterogener die Stichprobe zusammengesetzt ist, d. h. je mehr die Werte für beide Variablen streuen. So ist z. B. der Korrelationskoeffizient für die Reliabilität in der Regel höher, wenn man viele auffällige Kinder – z. B. bei einer Klinik- oder Beratungsstellenstichprobe – in die Untersuchung einbezieht, als wenn man nur Kinder testet, bei denen es keine Anhaltspunkte für eine Entwicklungsverzögerung gibt. Welche Stichprobenzusammensetzung als angemessen angesehen wird, hängt wiederum davon ab, zu welchem Zweck man ein Verfahren benutzen will.

Vorausgesetzt, die Bedingungen der Durchführung, Auswertung und Interpretation wären so weit standardisiert, daß sie völlig objektiv wären, so bliebe offen, ob man an einem anderen Tag oder zu einer anderen Tageszeit ein vergleichbares Ergebnis erzielt hätte, wie es also mit anderen Worten um die *Stabilität des Resultats* bestellt ist. Die Überprüfung dieses Reliabilitätsaspektes erfolgt durch Testwiederholung, daher auch die Bezeichnung Retest-Reliabilität. Dabei kann wieder sowohl die Stabilität der Beantwortung einzelner Items als auch die des Gesamtergebnisses der Skala untersucht werden.

Bei Retest-Studien ist zu berücksichtigen, daß die Korrelation zwischen den beiden Meßwertreihen in der Regel um so größer ist, je kleiner das Zeitintervall zwischen den beiden Testungen ist. Das ist vor allem dadurch zu erklären, daß Merkmalsausprägungen meist nicht völlig konstant sind, sondern längerfristigen Veränderungen unterliegen. So verändert sich z. B. auch im Erwachsenenalter noch das intellektuelle Niveau in Abhängigkeit von Anregungen in der Umgebung, Nachfrage nach und Gelegenheit zu geistiger Betätigung, Erkrankungen, Verletzungen und Abbauprozessen des Gehirns usw. Bei großen Intervallen spiegelt der Korrelationskoeffizient daher oft eher tatsächliche Ausprägungsveränderungen als Zuverlässigkeitsmängel wider. Dies ist bei Entwicklungstests bis zum Vorschulalter besonders augenscheinlich: In den ersten Lebensmonaten sind oft von Tag zu Tag, später von Woche zu Woche Leistungsverbesserungen zu registrieren. Sofern das Entwicklungstempo aber dann nicht bei allen Kindern gleich ist (also nur eine Konstante addiert wird), reduziert sich der Korrelationskoeffizient durch solche Verbesserungen. Hinzu kommt, daß bei einem größeren Intervall, im 1. Lebensjahr meist schon nach 1 Monat, völlig andere Aufgaben vorgegeben werden, von denen keineswegs immer bekannt ist, ob sie dasselbe erfassen wie die leichteren. Wählt man andererseits das Intervall sehr klein, so ist z. B. mit Übungseffekten, Gedächtniseffekten und zunehmender Vertrautheit mit Untersuchungssituation, Art der Instruktion und Untersucher zu rechnen, und zwar bei verschiedenartigen Aufgaben in unterschiedlichem Maße. So spielt die Gewöhnung an Untersucher und Situation eine besondere Rolle für viele Aufgaben zum sprachlichen und sozialen Verhalten; Gedächtniseffekte können das Ergebnis der zweiten Testung wertlos machen, wenn die Lösung auf Umstrukturierungen/Einsicht beruht und einfach behalten und reproduziert wird. Waren die Eltern bei der ersten Untersuchung anwesend, so muß in Einzelfällen auch ein Testtraining einkalkuliert werden. Während diese Phänomene in Richtung auf eine Leistungsverbesserung wirksam sein können, ist in der umgekehrten Richtung mit Sättigungseffekten („Ist ja langweilig, hab ich Dir doch schon mal gezeigt, wie das geht") zu rechnen.

Auf die Höhe des Korrelationskoeffizienten wirken sich diese Störfaktoren nur dann mindernd aus, wenn sie bei verschiedenen Kindern unterschiedlich wirksam sind. Anders ist die Lage, wenn man als Testergebnis keinen Punktwert, sondern eine Klassifikation (z. B. als unauffällig, verdächtig, abnorm) erhält. In diesem Falle können die Einstufungen aufgrund der beschriebenen Effekte beim zweiten Mal anders ausfallen als beim ersten, und da die Übereinstimmung über eine Kreuztabellierung der beiden Ergebnisreihen (ähnlich wie in Abbildung 10) ermittelt wird, kann auch die Höhe des Zusammenhangswertes dadurch verringert werden.

Viele Probleme der Retest-Untersuchung kann man vermeiden, wenn man bei der zweiten Prüfung nicht genau dieselben Aufgaben, sondern einen parallelen Test verwendet. Die Korrelation zwischen beiden Testergebnissen gibt an, inwieweit die beiden Testformen äquivalent und zeitlich stabil sind, d. h. es gehen hier zwei Fehlermöglichkeiten ein. Da aber beide Aspekte bedeutsam sind, stellt die *Paralleltestreliabilität* prinzipiell ein geeignetes Maß dar. Im Bereich der Entwicklungsdiagnostik der ersten Lebensjahre scheitert die Verwendung jedoch fast immer daran, daß es keinen Paralleltest gibt, da das sich entwickelnde Verhaltensrepertoire zu Beginn noch recht beschränkt ist und viele Aufgaben eine gewisse Einmaligkeit haben, was auch dazu geführt hat, daß in verschiedenen Tests ähnliche Items benutzt werden.

Häufiger können Angaben zur sog. *Split-half-Reliabilität* gemacht werden. Dabei geht es weder um die Ergebnisvariationen aufgrund unterschiedlicher Bedingungsstichproben wie bei der Objektivität oder unterschiedlicher Zeitstichproben wie bei der Retest-Reliabilität, sondern um Variationen bei unterschiedlichen Itemstichproben. Der Test wird dazu in zwei Hälften aufgeteilt, z. B. indem alle Aufgaben mit geraden Zahlen der einen, alle mit ungeraden der anderen zugeteilt werden oder per Zufall. Bei sehr ungleichen Aufgabenschwierigkeiten ist die Bildung von Paaren von Items mit jeweils gleicher Schwierigkeit sinnvoll; mit einem Münzwurf für jedes Paar wird dann bestimmt, welcher Paarling welcher Testhälfte zugeordnet wird. Die Korrelation zwischen den beiden Testhälftenergebnissen ist der Split-half-Koeffizient. Da die Höhe eines Reliabilitätskoeffizienten u. a. von der Anzahl der Aufgaben des Testes abhängt, bei der Split-half-Methode aber nur die Hälfte der eigentlichen Aufgabenzahl in die Berechnung eingeht, wird dieser Koeffizient in der Regel noch nach einer von Spearman und Brown vorgeschlagenen Formel korrigiert. Die Split-half-Methode setzt nur eine einmalige Testung voraus, ist aber bei solchen Verfahren nicht anwendbar, die für einzelne Altersstufen nur ein Item oder nur sehr wenige Aufgaben vorsehen.

Unterteilt man einen Test nicht nur in zwei Teile, sondern in so viele, wie er Aufgaben besitzt, so kann man die Inter-Item-Konsistenz des Verfahrens ermitteln. Dazu stehen eine Reihe von Formeln zur Verfügung (vgl. Lienert, 1969). Die Ermittlung der internen Konsistenz ist jedoch nur sinnvoll, wenn die Items dasselbe erfassen, die Skala also homogen sein soll.

Jedes Testergebnis ist mit Fehlern behaftet, und man kann bei einem einzelnen Resultat nicht annehmen, daß es die „wahre" Ausprägung der Person auf der betreffenden Variable wiedergibt. Würde man mit dieser Person die Testung vielmehr sehr häufig durchführen und nicht nur einmal, so würden sich Schwankungen zeigen. Es wird angenommen, daß sich diese Schwankungen als Normalverteilung darstellen lassen, wobei der Mittelwert dem wahren Wert der Person entspricht. Die Streuung der Werte um diesen gedachten individuellen Mittelwert wird als *Standardmeßfehler* bezeichnet, und es wird angenommen, daß dieser Meßfehler für alle Personen gleich groß ist, gleichgültig, ob sie eine hohe oder geringe Ausprägung auf der entsprechenden Variable aufweisen. Der Standardmeßfehler wird berechnet, indem man die ermittelte Reliabilität vom maximalen Reliabilitätswert von 1 abzieht (also die Unreliabilität berechnet), und die Wurzel aus dieser Differenz mit der Streuung des Tests multipliziert:

$$s_e = s_x \sqrt{1 - r_{tt}}$$

Bei einem Entwicklungstest mit einem Mittelwert von 100, einer Standardabweichung von 15 und einer Reliabilität von 0,87 beträgt der Standardmeßfehler

$$s_e = 15 \sqrt{1 - 0,87}$$
$$= 15 \sqrt{0,13}$$
$$= 15 \cdot 0,36$$
$$= 5,4$$

Da bei einer Normalverteilung 68% der Fälle in den Bereich von einer Standardabweichung um den Mittelwert fallen, kann man nun annehmen, daß von 100 Prüfungen, die man bei einer Person mit einem wahren Wert in diesem Entwicklungstest von 91 durchführt, 68 Ergebnisse in das Intervall von 86–96 fallen. Da man den wahren Meßwert einer bestimmten Person nicht kennt, muß dieser Wert erst geschätzt werden. Dies kann man über die Formel

Abstand des wahren = Reliabilitätskoeffizient · Abstand des
Wertes vom Mittelwert   Testergebnisses
                                                   vom Mittelwert.

Bezogen auf das Beispiel müßte man, wenn das genannte Kind bei einer Untersuchung einen Entwicklungsquotienten von 88 erzielt hätte, einsetzen

Abstand des wahren Wertes vom Mittelwert = 0,87 · 12 = 10,44

Der geschätzte wahre Wert liegt hier also bei 89,56.

Bei einem Sicherheitsniveau von 68% könnte man nun annehmen, daß der wahre Quotient dieses Kindes irgendwo im Bereich von 89,56 ± 5,4, also zwischen 84,16 und 94,96 liegt. Will man ein geringeres Fehlerrisiko eingehen, so muß man den Standardmeßfehler mit dem entsprechenden z-Wert-Betrag multiplizieren. Bei einem Fehlerrisiko von 5% bzw. einem Sicherheitsniveau von 95% beträgt der Multiplikator 1,96. Der wahre Wert liegt also im Beispiel mit 95%iger Sicherheit im Intervall von 89,56 ± 1,96 · 5,4 (78,98–100,14). Will man nur ein Risiko von 1% eingehen, wird der Standardmeßfehler entsprechend mit 2,58 multipliziert.

Das Band, das auf diese Weise um den geschätzten wahren Wert gelegt wird, wird als *Vertrauensbereich oder -intervall* bezeichnet. Statt einer Schätzung des wahren Wertes wird zur Vereinfachung oft der ermittelte Testwert zur Berechnung der Konfidenzgrenzen verwendet.

Die routinemäßige Berechnung von Standardmeßfehler und Vertrauensbereich hilft bei der Interpretation eines individuellen Testwertes und schützt davor, den mit Fehlern behafteten ermittelten Wert mit dem wahren Wert, der sich bei unendlich vielen Messungen ergäbe, zu verwechseln. Dazu ist es jedoch erforderlich, daß im Testhandbuch Streuung und Reliabilität, u. U. gesondert für einzelne Altersgruppen oder andere Teilstichproben, angegeben werden. Das ist bei Entwicklungstests keineswegs die Regel. Einfacher ist es für den Benutzer natürlich noch, wenn der Meßfehler bei verschiedenem Fehlerrisiko unmittelbar berichtet wird.

Selten finden sich in den Manualen auch Mitteilungen darüber, wann ein Unterschied zwischen zwei Messungen – zwischen zwei Teilskalen oder bei Meßwiederholung bei derselben Person oder zwischen den Resultaten verschiedener Personen – so bedeutsam ist, daß er interpretiert werden kann. Der Abstand, der bei einem bestimmten Fehlerrisiko dazu mindestens vorliegen muß, wird als *kritische Differenz* bezeichnet. Sind die Standardmeßfehler der beiden Einzeltestwerte bekannt, oder kann man sie aus den Angaben über Streuung und Reliabilität selbst berechnen, so läßt sich der Standardmeßfehler der Differenz zwischen den beiden Werten über die Formel

$$s_{diff} = \sqrt{s_{e1}^2 + s_{e2}^2}$$

ermitteln. Wünscht man wieder eine höhere Sicherheit als 68%, so muß der Standardmeßfehler dieser Differenz mit 1,96 (95%-Niveau), 2,58 (99%-Niveau) oder einem anderen z-Wert multipliziert werden.

Das Kind, das im oben beschriebenen Beispiel in einer Entwicklungstestskala etwa zur sprachlichen Entwicklung einen Wert von 91 erzielte, möge in dem Testteil zur Entwicklung des Zahlen- und Mengenverständnisses mit einem Standardmeßfehler von 6,3 einen Wert von 101 erreichen. Kann man nun interpretieren, das Kind sei im numerischen Bereich weiter entwickelt als im sprachlichen? Der Standardmeßfehler der Differenz beträgt in diesem Fall

$$s_{diff} = \sqrt{5,4^2 + 6,3^2}$$
$$= \sqrt{29,16 + 39,69}$$
$$= \sqrt{68,85}$$
$$= 8,3$$

Bei einem Fehlerrisiko von 5% liegt die kritische Differenz bei 8,3 · 1,96 = 16,27. Der ermittelte Unterschied von 10 ist also angesichts der Unzuverlässigkeit der beiden Skalen und entsprechend der Differenz zu gering, um als „wahre" Differenz betrachtet werden zu können.

1.4.3 Validität

Ein Testverfahren kann prinzipiell vollständig zuverlässig und dennoch sinnlos, d. h. wissenschaftlich wertlos oder praktisch unbrauchbar sein. Inwieweit ein Meßinstrument tatsächlich das prüft, was es messen soll, wird in der klassischen

Testtheorie unter dem Stichwort „Validität" oder „Gültigkeit" geprüft. Dies kann auf verschiedene Weise geschehen.

Man könnte zunächst danach fragen, ob ein Test dem Probanden für die betreffende Situation plausibel erscheint; ob die Methode also *Augenscheinvalidität* (face validity) besitzt. Bei Entwicklungstests ist das weitgehend der Fall: In der Regel werden Leistungen geprüft, die die meisten Kinder früher oder später beherrschen, die Eltern der getesteten Kinder wissen das, und sie sind daran interessiert, ob ihr Kind gegenüber anderen zurück ist oder nicht. Zweifel an der Augenscheinvalidität werden jedoch deutlich, wenn Kinder bei Aufgaben folgender Art stutzen: Eine Abbildung in einem Testheft zeigt fünf Katzen und drei Hunde. Der Untersucher fragt: „Sind hier mehr Katzen oder mehr Tiere?" Fragen von dieser logischen Struktur stellt man üblicherweise nicht, und manche Kinder glauben deshalb, der Tester habe sich versprochen oder sie äußern sich abfällig über Aufgabe und Untersucher. Mangelnde Augenscheinvalidität kann dazu führen, daß Aufgaben umgedeutet werden oder die Motivation zur Testbearbeitung sinkt. Dadurch kann sich dann die empirisch ermittelte Gültigkeit der Ergebnisse reduzieren. Die Augenscheinvalidität selbst stellt jedoch kein Gütekriterium im Sinne der Testtheorie dar, denn es kann durchaus sein, daß ein Verfahren für einen festgelegten Zweck nachweislich sehr brauchbar ist, ohne daß ein Laie dies unmittelbar an den Testitems erkennt. Es kann deshalb auch nicht ausreichen, wenn ein Testautor für sein Verfahren Augenscheinvalidität reklamiert.

Meist werden drei Hauptaspekte von Gültigkeit unterschieden: inhaltliche Validität, kriterienbezogene Validität und Konstruktvalidität.

Die Überprüfung der *Inhaltsvalidität* (content validity) setzt voraus, daß der zu messende Merkmalsbereich klar abgegrenzt werden kann. Die Testitems sollen dann eine repräsentative Stichprobe der betreffenden Verhaltensweisen darstellen. Diese Art der Validität ist vor allem bei Leistungstests, die an eindeutig definierten Lehrzielen orientiert sind, von Bedeutung. Hier kann im Extremfall die Gesamtheit potentieller Testitems aufgelistet und eine Zufallsstichprobe daraus gezogen werden. Ein Beispiel ist das Lehrziel: Addieren von je zwei einstelligen ganzen Zahlen ohne Zehnerüberschreitung. In vergleichbarer Weise gingen auch Charlotte Bühler und ihre Mitarbeiterinnen bei der Erstellung ihrer Kleinkindertests vor. Ausgangspunkt waren 24stündige Dauerbeobachtungen. Für den Test kamen dann auf den einzelnen Altersstufen jeweils jene Verhaltensweisen in Betracht, die von Kindern einer Altersstufe häufig gezeigt wurden, von denen der vorhergehenden jedoch kaum. Tatsächlich ist aber die Abgrenzung des Merkmalsbereichs erheblich problematischer als im vorangehenden Beispiel, da die Zahl der Beobachtungskategorien hier prinzipiell unendlich ist. Unter dem Aspekt der inhaltlichen Gültigkeit kann auch untersucht werden, inwieweit in die Ergebnisse irrelevante Faktoren eingehen. Ein solcher irrelevanter Faktor kann bei Entwicklungstests die Art der Aufgabenstellung sein. Geht es etwa um die Überprüfung, inwieweit die Kinder ein bestimmtes Prinzip verstehen, so kann z. B. die Instruktion für jüngere Kinder sprachlich so kompliziert sein, daß ihnen die Lösung nicht gelingt, obwohl sie das interessierende Prinzip bereits beherrschen. Auch motorische Geschicklichkeit, Aufmerksamkeitsspanne, Attraktivität des verwendeten Materials etc. können ungewollt in die Testergebnisse einfließen.

Die wichtigste Validitätsart im Hinblick auf den praktischen Nutzen eines Tests ist die *kriterienbezogene Gültigkeit*, die gelegentlich auch als empirische Validität bezeichnet wird, obwohl natürlich auch die anderen Validitätsarten empirisch zu prüfen sind. Es geht hier um die Frage, wie gut mit dem Verfahren ein anderes Verhalten, das Kriterium, vorhergesagt werden kann. Kriterien können z. B. das Ergebnis in einem anderen Test, die Häufigkeit eines beobachtbaren Verhaltens, eine Einschätzung durch einen Vorgesetzten, das Gehalt oder die Durchschnittsnote sein. Im ersten Fall, dem Vergleich mit den Ergebnissen eines Tests mit gleicher Zielsetzung, spricht Lienert (1969) von *innerer kriterienbezogener Validität*, bei Verwendung der anderen Kriteriumsarten von *äußerer Validität*.

Beim Kriterium (und natürlich auch beim Prädiktor) kann die Ausprägung entweder als Maßzahl, als Rangplatz in einer Gruppe bzw. als erreichte Stufe in einer Folge von Entwicklungsschritten zunehmender Schwierigkeit oder aber als Kategorie angegeben werden. Ausschlaggebend ist dabei das zugrundeliegende Modell. Es kann entweder eine lineare Beziehung angenommen werden (je mehr – desto …) oder es kann davon ausgegangen werden, daß ein bestimmtes Minimum vorhanden sein müsse (Schwellenkonzept).

Zur Kennzeichnung des Zusammenhangs können jeweils geeignete Korrelationskoeffizienten berechnet werden. Das gilt auch, wenn es um die Überprüfung der Brauchbarkeit von Screeningmethoden geht. Gebräuchlicher sind, vor allem im medizinischen Bereich, in diesem Fall jedoch andere Kennwerte, die auch bei der Besprechung solcher Testverfahren in den folgenden Kapiteln eine Rolle spielen und deshalb hier erläutert werden sollen.

Screeningverfahren sind solche Tests, mit denen auf möglichst ökonomische Weise aus einer großen Zahl von Personen jene herausgesucht werden sollen, die einer bestimmten Krankheit oder Auffälligkeit verdächtig sind oder die mit einiger Wahrscheinlichkeit in Zukunft eine solche Störung entwickeln werden. Wie in der Eignungsdiagnostik geht es darum, die Zahl der Fehlentscheidungen zu minimieren, d. h. es sollen bei Verwendung eines solchen Tests möglichst wenige tatsächlich gestörte Kinder verfehlt und möglichst wenige in Wirklichkeit normale bzw. gesunde Kinder als verdächtig klassifiziert werden. Als Validitätskriterien werden entsprechend *Sensibilität* und *Spezifität* berücksichtigt (vgl. Abb. 12). Mit Sensibilität ist dabei die Genauigkeit des Tests bei der Identifikation der gestörten, kranken etc. Personen gemeint, während unter dem Aspekt der Spezifität der Frage nachgegangen wird, inwieweit die normalen, gesunden Personen auch von dem Screeningtest als solche erkannt werden, d. h. inwieweit Überdiagnostik vermieden wird. Zur Beurteilung der Nützlichkeit müssen beide Kriterien gemeinsam betrachtet werden, da durch reines Raten jeweils ein Aspekt maximiert werden kann, während der Wert für den anderen auf Null sinkt. In der Regel handelt es sich bei dem Prädiktor nicht um ein Merkmal mit zwei qualitativ völlig unterschiedlichen Ausprägungen, sondern es sind zahlreiche Abstufungen auf einer Dimension möglich, und die Klassifikation in normal und verdächtig kommt erst dadurch zustande, daß willkürlich ein Schnittpunkt (cut-off-point) gelegt wird. Durch Verschieben des Cut-off-Punktes nach oben oder unten auf dieser Dimension können Sensitivität und zugleich Spezifität verändert werden.

Unabhängig davon, ob das Kriterium als Maßzahl, Rangplatz oder Kategorie ausgedrückt wird, kann es entweder etwa zum gleichen Zeitpunkt wie der inter-

Einführung in die Entwicklungsdiagnostik

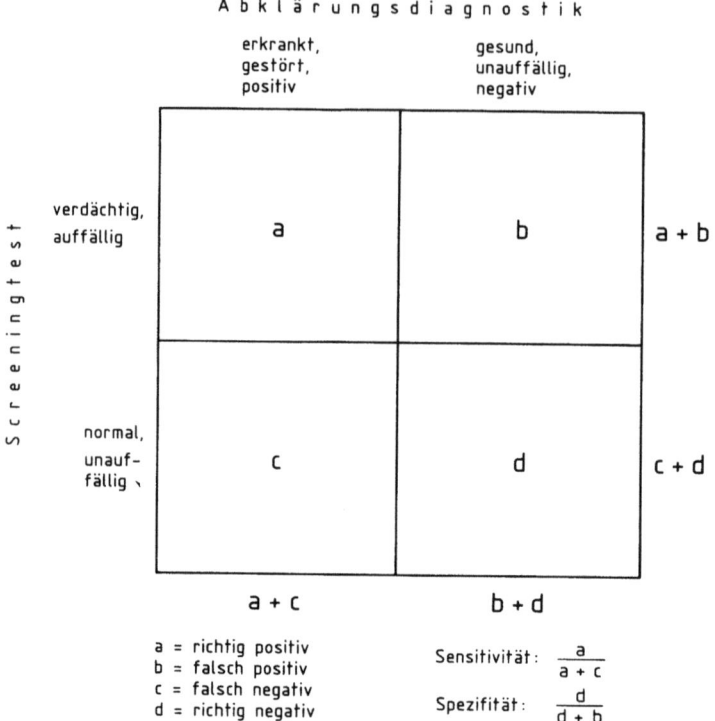

Abb. 12. Validität von Screeningtests

essierende Test erhoben werden oder erst später. Im ersten Fall spricht man von *konkurrenter*, im zweiten von *prädiktiver Validität*, Vorhersagevalidität oder prognostischer Validität. Die Grenzen zwischen Retest-Reliabilität und prognostischer Validität sind dabei fließend.

Bisher wurde immer davon ausgegangen, daß ein Testergebnis mit einem Kriterium korreliert wird. Das muß keineswegs so sein, sondern ist vielfach sogar unangemessen. Dies gilt z. B. dann, wenn die statistischen Zusammenhänge zwischen Entwicklungstestergebnissen im Säuglingsalter und Intelligenztestresultaten im Schulalter berechnet und die dann in der Regel gefundenen niedrigen Korrelationen im Sinne mangelnder prädiktiver Validität des Entwicklungstests interpretiert werden. Hier gehen nämlich zahlreiche Annahmen ein, die durch die entwicklungspsychologische Forschung in keiner Weise belegt sind. Zunächst einmal wird bei solchen Berechnungen meist unterstellt, es gebe eine globale und über die verschiedenen Altersstufen qualitativ gleich vorzustellende Fähigkeit Intelligenz. Außerdem wird davon ausgegangen, daß sich diese Fähigkeit bei allen Kindern im gleichen Tempo entwickelt, und schließlich wird unterschiedlichen Umweltbedingungen ein Einfluß auf die Entwicklung abgesprochen. Moderne entwicklungspsychologische Konzeptionen (z. B. Sameroff, 1979) gehen demgegenüber davon aus, daß sich die intellektuelle Kompetenz in einem komplexen Wechselspiel von Anlage- und Umweltfaktoren vollzieht, bei dem das Kind nicht nur

Empfänger von Eindrücken ist, sondern mit seinen körperlichen und psychischen Merkmalen auch selbst Einfluß auf seine Umgebung nimmt.

Tatsächlich konnte die Vorhersage der späteren Intelligenz verbessert werden, wenn neben dem Resultat im Säuglingstest andere Faktoren – insbesondere der soziale Status der Eltern – berücksichtigt wurden (Werner, Honzik & Smith, 1968). Vorhersagen werden in der Regel mit Hilfe der multiplen Regression erstellt. Es handelt sich dabei um gewichtete Summen von Prädiktorwerten.

In derartige Regressionsgleichungen aufgenommen werden vor allem solche Faktoren, die mit dem Kriterium relativ hoch und mit den anderen Faktoren relativ niedrig korrelieren. Die zweite Bedingung wird dabei aufgestellt, um durch jeden neuen Faktor einen möglichst hohen Informationszuwachs im Hinblick auf die Vorhersage zu erzielen. Dieser Informationsgewinn durch Einbeziehung eines bestimmten Merkmals wird auch als *inkrementelle Validität* der entsprechenden Meßmethode bezeichnet. Daneben kann die Vorhersage u. U. auch dadurch verbessert werden, daß Merkmale in der Regression berücksichtigt werden, die zwar nicht mit dem Kriterium, wohl aber mit Prädiktoren statistische Zusammenhänge aufweisen. Diese Faktoren sorgen dann gewissermaßen dafür, daß die im Hinblick auf die betreffende Vorhersage irrelevanten Anteile an den entsprechenden Prädiktoren unterdrückt werden. Deshalb heißen solche Merkmale auch *Suppressorvariablen*. So könnte es z. B. zweckmäßig sein, bei der Vorhersage des IQ aufgrund von Entwicklungstestdaten den Einfluß des motorischen Entwicklungsstandes auszuschalten, da motorische Vollzüge zwar zur Lösung vieler eigentlich kognitiver Entwicklungstestitems erforderlich sind, später bei der Intelligenzprüfung jedoch bei normalen Kindern keine Rolle mehr spielen.

Bei der Ermittlung der kriterienbezogenen Gültigkeit ist schließlich zu prüfen, ob die Vorhersagbarkeit des Kriteriums in einzelnen Teilgruppen der interessierenden Population gleich gut ist. So fanden z. B. McCall, Hogarty und Hurlburt (1972), daß die Vorhersage des IQ bei Mädchen besser gelang als bei Jungen. Variablen, wie hier das Geschlecht, die den Zusammenhang zwischen ein oder mehreren Prädiktoren und dem Kriterium beeinflussen, werden *Moderatorvariablen* genannt. Sie können nicht nur die Höhe des Zusammenhangs bei einem gegebenen Satz von Prädiktoren modifizieren, sondern auch bedeuten, daß in einzelnen Untergruppen ganz andere Prädiktoren verwendet werden müssen, oder daß die vorhandenen Merkmale mit jeweils unterschiedlichem Gewicht eingehen. In all diesen Fällen spricht man auch von *differentieller Vorhersagbarkeit*.

Neben der inhaltlichen und der kriterienbezogenen Gültigkeit ist als dritter Komplex die *Konstruktvalidität* zu nennen. Hierbei geht es um die Frage, inwieweit ein bestimmter Test das intendierte theoretische Konstrukt erfaßt. Solche Konstrukte sind z. B. „Intelligenz", „Raumvorstellung", „Neurotizismus". Sie sind nicht direkt beobachtbar und nicht so einfach abgrenzbar wie die Leistungsvariablen, im Hinblick auf welche man die inhaltliche Validität prüfen kann. Deshalb werden solche Merkmale auch als latente Variablen bezeichnet. Während in all jenen Fällen, in denen es einen klar definierten praktischen Zweck und ein eindeutiges Kriterium gibt, die Überprüfung der kriterienbezogenen Validität sich auf die Betrachtung eines einzigen Zusammenhangs beschränken kann, ist die Analyse der Konstruktvalidität prinzipiell vielfältig ausgelegt. Man kann sowohl die Zusammenhänge zwischen dem Test und anderen Verfahren, die das gleiche

Merkmal erfassen wollen, untersuchen *(konvergente Validität)* als auch die zu Methoden, die auf andere Variablen abzielen *(diskriminante Validität)*.

Zur Analyse komplexer Zusammenhangsmuster wird dabei vielfach die Faktorenanalyse verwendet. Ziel der Faktorenanalyse ist die Kondensierung der in größeren Korrelationsmatrizen enthaltenen Informationen. Es wird versucht, die Vielzahl der Variablen auf eine geringere Zahl von (nicht beobachtbaren) Faktoren zurückzuführen. Ähnliche Tests, d. h. solche, zwischen denen hohe Korrelationen bestehen, erscheinen in der Faktorenanalyse auf einem Faktor, unähnliche auf verschiedenen Faktoren. Wie gut die Varianz einer Variablen durch die ermittelten Faktoren abgebildet wird, ergibt sich aus der Höhe der sog. Kommunalität. Der Zusammenhang zwischen einer Variablen und einem Faktor wird als Ladung der Variablen auf dem betreffenden Faktor bezeichnet. Rechnerisch ergibt sich die Kommunalität für jede Variable aus der Summe ihrer Ladungsquadrate über die einzelnen Faktoren hinweg. Ein Indikator für die Güte einer Faktorenlösung ist der Anteil der durch die extrahierten Faktoren aufgeklärten Varianz an der Gesamtvarianz der zugrundeliegenden Korrelationsmatrix. Tests, die dasselbe Konstrukt erfassen sollen, erwartet man nach der Faktorisierung auf demselben Faktor, solche, die Unterschiedliches messen sollen, auf einem anderen Faktor.

Mit Hilfe der Faktorenanalyse kann auch untersucht werden, ob der Test selbst die erwarteten Dimensionen erfaßt. In diesem Falle werden die Iteminterkorrelationen faktorisiert.

Zum Studium der Konstruktvalidität eines Tests können neben Zusammenhangsanalysen z. B. auch experimentelle Untersuchungen eingesetzt werden. So kann man etwa zur Untersuchung des Einflusses von Schnelligkeitsfaktoren auf das Testergebnis die Aufgaben mit unterschiedlicher Zeitbegrenzung vorgeben, die Formulierung der Instruktion variieren, das Testmaterial sowohl in Papier- und Bleistiftform als auch in Form von Gegenständen vorgeben oder die Auswirkungen eines bestimmten Trainings auf das Resultat prüfen. Man kann schließlich auch feststellen, ob der betreffende Test zu erwartende Gruppenunterschiede widerspiegelt.

Der erste Schritt bei der Analyse der Konstruktvalidität ist die Prüfung, ob man eine solche Eigenschaft bzw. latente Variable, wie sie durch den in Frage stehenden Test erfaßt werden soll, überhaupt vernünftigerweise annehmen kann. Bezüglich des Merkmals „allgemeiner Entwicklungsstand" sind in dieser Hinsicht vielfach Zweifel angemeldet worden. Offensichtlich wird hierunter zu verschiedenen Zeitpunkten des Lebenslaufs qualitativ Unterschiedliches verstanden, und das Merkmal ist zu einzelnen Zeitpunkten sehr heterogen. Die Qualität dieser Variablen ist jedoch dann zweitrangig, wenn der allgemeine Entwicklungsstand nur als nützlicher Index im Hinblick auf die Vorhersage eines umschriebenen Kriteriums dient.

Die *Höhe von Validitätskoeffizienten* hängt von einer Reihe von Faktoren ab. Dazu zählen die Reliabilität des Tests und des Kriteriums bzw. der zur Ermittlung der Konstruktvalidität herangezogenen Verfahren: Je geringer die Zuverlässigkeit von Test und Kriterium (oder Vergleichsmethode), desto geringer ist der maximal mögliche Korrelationskoeffizient für die Validität. Dieser Aspekt ist z. B. auch zu berücksichtigen, wenn zur Überprüfung der prädiktiven Validität von Entwicklungstests später aus Schulakten Intelligenztestergebnisse und Schulnoten herangezogen werden. Bei verschiedenen Intelligenztests erhält man nicht völlig dieselben Ergebnisse, so daß die Probanden hinsichtlich des Kriteriums Intelligenz bei der Verwendung unterschiedlicher Intelligenztests in keine eindeutige Reihenfolge gebracht werden können, und es ist bekannt, daß Lehrer zwar relativ gut den Rangplatz eines Schülers innerhalb einer Klasse bestimmen können, daß die Noten bei verschiedenen Klassen aber nicht ohne weiteres vergleichbar sind.

Unterschätzt wird die Validität auch dann, wenn nicht die gesamte Streubreite innerhalb der interessierenden Population bei der Validitätsbestimmung berücksichtigt wird. Das ist z. B. dann der Fall, wenn zum Vergleich von zwei Entwicklungstests nur die Kinder aus einer bestimmten Geburtsklinik, die bei Akademikerinnen besonders beliebt ist, herangezogen werden und eventuell noch alle Kinder mit sog. Risikofaktoren ausgeschieden werden.

Zu einer Überschätzung kann es hingegen kommen, wenn derselbe Untersucher sowohl den zu validierenden Test als auch die Vergleichsmethode durchführt. Die Kenntnis des Abschneidens im einen Verfahren führt zu Erwartungen im Hinblick auf den zweiten Test, die möglicherweise Itemauswahl, Durchführung und Bewertung im Sinne einer Bestätigung dieser Erwartung beeinflussen.

Bei der Validierung vieler Entwicklungstests steht man vor der Schwierigkeit, daß der Zweck des Verfahrens nicht klar formuliert ist, weder im Sinne des praktischen Ziels noch im Sinne der theoretischen Einbettung. So läßt sich schwer eine angemessene Validierungsstrategie entwickeln. Ein Beispiel stellen etwa die sog. Screeningmethoden dar. Allgemeines Ziel ist die Entdeckung von Entwicklungsstörungen. Meist wird aber schon nicht deutlich, ob an bereits vorliegende Störungen gedacht ist, oder ob im Sinne der Früherkennung Kinder herausgefiltert werden sollen, die mit einiger Wahrscheinlichkeit in Zukunft eine solche Störung entwickeln. Es ist also nicht klar, ob die konkurrente oder die prädiktive Validität das angemessene Beurteilungskriterium ist. Außerdem wird der Begriff „Entwicklungsstörung" in der Regel nicht expliziert, und bei der Durchführung von Validitätsstudien werden darunter gelegentlich sowohl Lern- und Leistungsschwächen als auch Verhaltensstörungen verstanden. Ähnliche Probleme gibt es aber auch bei anderen Arten von Entwicklungstests.

Literatur

Allhoff, P. & Rennen-Allhoff, B. (1984). Probleme entwicklungsdiagnostischer Verfahren. *Monatsschrift Kinderheilkunde, 132,* 674–679
Angermaier, M. (1974). *Psycholinguistischer Entwicklungstest (PET).* Weinheim: Beltz
Arthur, M. G. (1930). *A point scale of performance tests: Vol. 1. Clinical manual.* New York: Commonwealth Fund
Arthur, M. G. (1933). *A point scale of performance tests: Vol. 2. The process of standardization.* New York: Commonwealth Fund
Baltes, P. B. (1979). *Einleitung: Einige Beobachtungen und Überlegungen zur Verknüpfung von Geschichte und Theorie der Entwicklungspsychologie der Lebensspanne.* In P. B. Baltes (Hrsg.), Entwicklungspsychologie der Lebensspanne (S. 13–33). Stuttgart: Klett-Cotta
Banham, K. M. (1964). *Ring and peg tests of behavior development.* Munster: Psychometric Affiliates
Bayley, N. (1933a). Mental growth during the first three years. *Genetic Psychology Monographs, 14,* 1–92

Bayley, N. (1933 b). *The California First Year Mental Scale*. Berkeley: University of California Press
Bayley, N. (1936). *The California Infant Scale of Motor Development: Birth to three years.* Berkely: University of California Press
Bayley, N. (1940). Mental growth in young children. *Yearbook of the National Society for the Education, 39,* 11–47
Bayley, N. (1969). *Manual for the Bayley Scales of Infant Development.* New York: The Psychological Corporation
Berry, K. & Buktenica, N. A. (1967). *Developmental Test of Visual-Motor Integration.* Chicago: Follette
Binet, A. (1911). Nouvelles recherches sur la mesure du niveau intellectuelle chez les enfants d'école. *L'Année Psychologique, 17,* 145–201
Binet, A. & Henri, V. (1896). La psychologie individuelle. *L'Année Psychologique, 1,* 411–465
Binet, A. & Simon, T. (1905 a). Application des méthodes nouvelles ou diagnostic du niveau intellectuel chez des enfants normaux et anormaux d'hospice et d'école primaire. *L'Année Psychologique, 11,* 245–336
Binet, A. & Simon, T. (1905 b). Méthodes nouvelles pour le diagnostic du niveau intellectuel des anormaux. *L'Année Psychologique, 11,* 191–244
Binet, A. & Simon, T. (1905 c). Sur la nécessité d'établir un diagnostic scientifique des états inférieurs de l'intelligence. *L'Année Psychologique, 11,* 163–190
Binet, A. & Simon, T. (1908). Le développement de l'intelligence chez les enfants. *L'Année Psychologique, 14,* 1–94
Binet, A. & Simon, T. (1911). La mesure du développement de l'intelligence chez les jeunes enfants. *Bulletin de la Societé libre pour L'Etude Psychologique de l'Enfant, 10/11,* 187–248
Bobertag, O. (1911). Über Intelligenzprüfungen (nach der Methode von Binet und Simon). *Zeitschrift für angewandte Psychologie und psychologische Sammelforschung, 5,* 105–203
Bolton, T. L. (1892). The growth of memory in school children. *American Journal of Psychology, 4,* 362–380
Bower, T. G. R. (1982). *Development in infancy* (2nd edn.). San Francisco: Freeman
Bracken, H., von (1940). Untersuchungen an Zwillingen über die Entwicklung der Selbständigkeit im Kindesalter. *Archiv für die gesamte Psychologie, 105,* 217–242
Brazelton, T. B. (1973). *Neonatal Behavioral Assessment Scale.* National Spastics Society Monographs, Clinics in Developmental Medicine. London: Heinemann
Brunet, O. & Lézine, I. (1951). *Le développement psychologique de la première enfance.* Paris: Presses Universitaires de France
Bühler, C. & Hetzer, H. (1932). *Kleinkindertests.* Entwicklungstests vom 1. bis 6. Lebensjahr. Leipzig: Barth
Cattell, J. McK. (1890). Mental tests and measurements. *Mind, 15,* 373–380
Cattell, P. (1940). *The measurement of intelligence of infants and young children.* New York: The Psychological Corporation
Cattell, P. (1960). *The measurement of intelligence* (2 nd edn.). New York: The Psychological Corporation
Chaille, S. E. (1887). Infants: Their chronological process. *New Orleans Medical and Surgical Journal,* 893–912 (zit. nach Goodenough, 1949)
Charlop, M. & Atwell, C. W. (1980). The Charlop-Atwell Scale of Motor Coordination: A quick and easy assessment of young children. *Perceptual and Motor Skills, 50,* 1291–1308
Conger, J. (1930). *An evaluation of the Linfert-Hierholzer scale.* Master's thesis, University of Minnesota (zit. nach Shirley, 1933)
Corah, N. L., Anthony, E. J., Painter, P., Stern, J. A. & Thurston, D. (1965). Effects of perinatal anoxia after seven years. *Psychological Monographs, 79* (3, 596)
Cornell, E. L. & Coxe, W. W. (1934). *Cornell-Coxe Performance Ability Scale.* Yonkers-on-Hudson: World Book
Danzinger, L. & Frankl, L. (1934). Zum Problem der Funktionsreifung. *Zeitschrift für Kinderforschung, 43,* 219–254
Darwin, C. (1872). *Der Ausdruck der Gemüthsbewegungen bei dem Menschen und den Thieren* (J. v. Carus, Übers.). Stuttgart: Schweizerbart
Darwin, C. (1877). A biographical sketch of an infant. *Mind, 2,* 285–294

Doll, E. A. (1935). The Vineland Social Maturity Scale. *Training School Bulletin, 32,* 1–7, 25–32, 48–55, 68–74
Donaldson, M. (1982). *Wie Kinder denken* (B. Fink, Übers.). Bern: Huber. (Original 1978 publiziert)
Drillien, C. M. (1959). A longitudinal study of the growth and development of prematurely and maturely born children. Part III: Mental development. *Archives of Disease in Childhood, 34,* 37–45
Drillien, C. M. (1961). A longitudinal study of the growth and development of prematurely and maturely born children. Part VII: Mental development 2–5 years. *Archives of Disease in Childhood, 36,* 233–240
Durfee, H. & Wolf, K. (1934). Anstaltspflege und Entwicklung im 1. Lebensjahr. *Zeitschrift für Kinderforschung, 42,* 273–320
Ebbinghaus, H. (1897). Über eine neue Methode zur Prüfung geistiger Fähigkeiten und ihre Anwendung bei Schulkindern. *Zeitschrift für Psychologie und Physiologie der Sinnesorgane, 13,* 401–459
Escalona, S. K. & Erman, H. (1969). *Albert Einstein scales of sensorimotor development.* New York: Albert Einstein College of Medicine of Yeshiva University
Esquirol, E. (1838). *Des maladies mentales considérées sous les rapports médical, hygiénique et médico-légal.* Bruxelles: Tircher
Fagan, J. F. (1982). *A visual recognition test of infant intelligence.* Paper presented at the International Conference on Infant Studies. Austin
Fantz, R. L. & Nevis, S. (1967). *Fantz-Nevis visual preference test.* Cleveland: Case Western Reserve
Filipp, S.-H. & Doenges, D. (1983). Entwicklungstests. In K.-J. Groffmann & L. Michel (Hrsg.). *Enzyklopädie der Psychologie: Psychologische Diagnostik: Bd. 2. Intelligenz- und Leistungsdiagnostik* (S. 202–306). Göttingen: Hogrefe
Fillmore, E. A. (1936). Iowa tests for young children. *University of Iowa Studies, Studies in Child Welfare, 11,* (4)
Flehmig, I., Schloon, M., Uhde, J. & Bernuth, H. von (1973). *Denver Entwicklungsskalen-Testanweisung.* Hamburg: Harburger Spastikerverein e. V.
Flint, B. M. (1983). *The Flint Infant Security Scale for infants aged 3 to 24 months.* Manual – revised edition. Toronto: University of Toronto
Frankenburg, W. K. & Dodds, J. B. (1967). The Denver Developmental Screening Test. *Journal of Pediatrics, 71,* 181–191
Fredericks, H. D. B., Baldwin, V. L., Doughty, P. & Walter, L. J. (1972). *The Teaching Research Motor-Development Scale for moderately and severely retarded children.* Springfield, Ill.: Thomas
Frostig, M. (1961). *Developmental Test of Visual Perception* (3rd edn.). Los Angeles: Marianne Frostig School for Educational Therapy
Galton, F. (1883). *Inquiries into human faculty and its development.* London: Macmillan
Galton, F. (1890). Remarks. *Mind, 15,* 380–381
Gesell, A. (1925). *The mental growth of the preschool child.* New York: Macmillan
Gesell, A. (1928). *Infancy and human growth.* New York: Macmillan
Gesell, A. & Amatruda, C. (1941). *Developmental diagnosis. Normal and abnormal child development.* New York: Harper & Row
Gilbert, J. A. (1894). Researches on the mental and physical development of school children. *Studies from the Yale Psychological Laboratory, 2,* 40–100
Goddard, H. H. (1910). A measuring scale for intelligence. *The Training School, 6,* 146–155
Goddard, H. H. (1911). Two thousand normal children measured by the Binet measuring scale of intelligence. *The Pedagogical Seminary, 18,* 232–259
Götte, R. (1976). *Landauer Sprachentwicklungstest für Vorschulkinder (LSV).* Weinheim: Beltz
Golden, M. & Burns, B. (1968). *Piaget object scale.* New York: Albert Einstein College of Medicine of Yeshiva University
Goldschmid, M. L. & Bentler, P. M. (1968a). The dimensions and measurement of conservation. *Child Development, 39,* 787–802
Goldschmid, M. L. & Bentler, P. M. (1968b). *Manual: Concept assessment kit – conservation.* San Diego, Calif.: Educational and Industrial Testing Service

Goodenough, F. L. (1926). *The measurement of intelligence by drawing*. Yonkers-on-Hudson: World Book
Goodenough, F. L. (1949). *Mental testing*. New York: Holt, Rinehart & Winston
Goodenough, F. L., Maurer, K. M. & van Wagenen, M. J. (1932). *Minnesota Preschool Scales. Forms A and B*. Minneapolis: Educational Test Bureau
Graham, F. K. (1956). Behavioral differences between normal and traumatized newborns: I. The test procedures. *Psychological Monographs, 70,* 1–16
Graham, F. K., Matarazzo, R. G. & Caldwell, B. M. (1956). Behavioral differences between normal and traumatized newborns: II. Standardization, reliability, and validity. *Psychological Monographs, 70,* 17–33
Griffiths, R. (1954). *The abilities of babies: A study in mental measurement*. New York: McGraw-Hill
Griffiths, R. & Brandt, I. (1983). *Griffiths Entwicklungsskalen (GES) zur Beurteilung der Entwicklung in den ersten beiden Lebensjahren*. Deutsche Bearbeitung I. Brandt. Weinheim: Beltz
Grimm, H. & Schöler, A. (1978). *Heidelberger Sprachentwicklungstest (HSET)*. Braunschweig: Westermann
Hellbrügge, T., Lajosi, F., Menara, D., Schamberger, R. & Rautenstrauch, T. (1978). *Münchener Funktionelle Entwicklungsdiagnostik. Erstes Lebensjahr*. München: Urban & Schwarzenberg
Herring, A. (1937). An experimental study of the reliability of the Bühler baby tests. *Journal of Experimental Education, 6,* 147–160
Hetzer, H. & Koller, L. (1930). Vier Testreihen für das zweite Lebensjahr. *Zeitschrift für Psychologie, 117,* 257–306
Hetzer, H. & Wolf, K. (1928). Babytests. Eine Testserie für das erste Lebensjahr. *Zeitschrift für Psychologie, 107,* 62–104
Hetzer, H. & Zeller, W. (1935). Ambulante Beobachtung psychisch auffälliger Kleinkinder. *Zeitschrift für Kinderforschung, 44,* 137–179
Hindley, C. B. (1965). Stability and change in abilities up to five years: group trends. *Journal of Child Psychology and Psychiatry, 6,* 85–99
Hindley, C. B. & Owen, C. F. (1978). The extent of individual changes in I.Q. for ages between 6 months and 17 years, in a British longitudinal sample. *Journal of Child Psychology and Psychiatry, 19,* 329–350
Hofstätter, P. (1937). Testuntersuchungen an japanischen Kindern und das Reifungsproblem. *Zeitschrift für Kinderforschung, 46,* 71–112
Kaufman, A. S. & Kaufman, N. L. (1977). *Clinical evaluation of young children with the McCarthy Scales*. New York: Grune & Stratton
Knobloch, H. & Pasamanick, B. (1960). An evaluation of the consistency and predictive value of the 40 week Gesell Developmental Schedule. In C. Shagass & B. Pasamanick (Eds.), *Child Development and Child Psychiatry* (pp. 10–31). Washington: American Psychiatric Association
Knobloch, H., Pasamanick, B. & Sherard, E. S. Jr. (1966). A developmental screening inventory for infants. *Pediatrics, 38,* 1095–1104
Knobloch, H., Stevens, F. & Malone, A. F. (1980). *Manual of developmental diagnosis. The administration and interpretation of the revised Gesell and Amatruda developmental and neurologic examination*. Hagerstown: Harper & Row
Kolarusso, R. P. & Hammill, D. D. (1972). *Motor-Free Visual Perception Test*. San Rafael: Academic Therapy
Kramer, J. (1954). *Intelligenztest*. Arbeiten zur Psychologie, Pädagogik und Heildpädagogik (Bd. 5). Solothurn: Antonius
Kuhlmann, F. (1911). Binet and Simon's system for measuring the intelligence of children. *Journal of Psycho-Asthenics, 15,* 76–92
Kuhlmann, F. (1912). A revision of the Binet-Simon system for measuring the intelligence of children. *Journal of Psycho-Asthenics, Monograph Supplement, 1* (1)
Kuhlmann, F. (1922). *A handbook of mental tests*. Baltimore: Warwick & York
Lewis, M. & Michalson, L. (1983). *Children's emotions and moods: Theory and measurement*. New York: Plenum

Lienert, G. A. (1969). *Testaufbau und Testanalyse* (3. Aufl.). Weinheim: Beltz
Linfert, H. E. & Hierholzer, H. M. (1928). *A scale for measuring the mental development of infants during the first years of life.* Baltimore: Williams & Wilkins
Lückert, H.-R. (1957). *Stanford Intelligenz-Test. Handanweisung.* Göttingen: Hogrefe
McCall, R. B., Hogarty, P. S. & Hurlburt, N. (1972). Transitions in infant sensorimotor development and the prediction of childhood IQ. *American Psychologist, 27,* 728–748
McCarthy, D. (1972). *McCarthy Scales of Children's Abilities.* New York: The Psychological Corporation
McRae, J. M. (1955). Retests of children given mental tests as infants. *Journal of Genetic Psychology, 87,* 111–119
Mecham, M. J. (1971). *Verbal Language Development Scale.* Circle Pines: American Guidance Service
Merz, F. (1966). Prognose und Bewährung. Grundlegende Probleme. In K. Holzkamp, A. O. Jäger & F. Merz (Hrsg.), *Prognose und Bewährung in der psychologischen Diagnostik* (S. 5–18). Göttingen: Hogrefe
Meumann, E. (1913). Die soziale Bedeutung der Intelligenzprüfungen. *Zeitschrift für Pädagogische Psychologie und Experimentelle Pädagogik, 14,* 433–440
Michel, L. (1964). Allgemeine Grundlagen psychometrischer Tests. In K. J. Groffmann & L. Michel (Hrsg.), *Handbuch der Psychologie, Bd. 6: Psychologische Diagnostik* (S. 19–70)
Münsterberg, H. (1891). Zur Individualpsychologie. *Centralblatt für Nervenheilkunde und Psychiatrie, 14,* 196–198
Nelson, V. L. & Richards, T. W. (1938). Studies in mental development: I. Performance on Gesell items at six months and its predictive value for performance on mental tests at two and three years. *The Journal of Genetic Psychology, 52,* 303–325
Norden, I. (1953). *Anleitung zur Intelligenzprüfung nach Binet-Bobertag. "Binetarium".* Göttingen: Hogrefe
Oerter, R. (1978). Einführung. In R. Oerter (Hrsg.), *Entwicklung als lebenslanger Prozeß* (S. 10–20). Hamburg: Hoffmann & Campe
Oseretzky, N. (1925). Eine metrische Stufenleiter zur Untersuchung der motorischen Begabung bei Kindern. *Zeitschrift für Kinderforschung, 30,* 300–314
Pintner, R. & Paterson, D. G. (1917). *Pintner-Paterson performance test series.* Chicago: Stoelting
Preyer, W. T. (1882). *Die Seele des Kindes.* Leipzig: Fernau
Reinert, G. (1964). Entwicklungstests. In R. Heiss (Hrsg.), *Handbuch der Psychologie, Bd. 6: Psychologische Diagnostik* (S. 280–351). Göttingen: Hogrefe
Rennen-Allhoff, B. & Vieweg, H. (1984). Entwicklungsdiagnostik 1900 bis 1982: Kontentanalyse deutschsprachiger psychologischer Zeitschriften. In K. E. Grossmann & P. Lütkenhaus (Hrsg.), *Bericht über die 6. Tagung Entwicklungspsychologie* (Bd. 2, S. 399–402). Regensburg: Universität Regensburg
Rosenblith, J. F. (1975). Prognostic value of neonatal behavioral tests. In B. Z. Friedlander, G. M. Sterritt & G. E. Kirk (Eds.), *Exceptional infant, Vol. 3: Assessment and intervention* (pp. 157–172). New York: Brunner & Mazel
Sameroff, A. J. (1979). The etiology of cognitive competence: a systems perspective. In R. B. Kearsly & I. E. Sigel (Eds.), *Infants at risk: assessment of cognitive functioning* (pp. 115–151). Hillsdale: Erlbaum
Schilling, F. & Kiphard, J. E. (1974). *Körperkoordinationstest für Kinder (KTK).* Weinheim: Beltz
Schmidt-Kolmer, E. (Hrsg.) (1981). *Entwicklungskontrolle in der frühen Kindheit in ihrer Bedeutung für die gesundheitliche Betreuung und Erziehung.* Berlin: Volk und Gesundheit
Shinn, M. (1900). *The biography of a baby.* Boston: Houghton Mifflin
Shirley, M. M. (1933). *The first two years.* Minneapolis: University of Minnesota Press
Stern, W. (1900). *Über Psychologie der individuellen Differenzen.* Leipzig: Barth
Stern, W. (1912). Die psychologischen Methoden der Intelligenzprüfung. In F. Schumann (Hrsg.), *Bericht über den 5. Kongreß für Experimentelle Psychologie in Berlin* (S. 1–109). Leipzig: Barth
Stutsman, R. (1931). *Mental measurement of preschool children with a guide for the administration of the Merrill-Palmer Scale of Mental Tests.* Yonkers-on-Hudson: World Book

Terman, L. M. (1916). *The measurement of intelligence.* Boston: Houghton Mifflin

Terman, L. M. & Merrill, M. A. (1937). *Measuring intelligence: a guide to the administration of the new revised Stanford-Binet tests of intelligence.* London: Harrap

Terman, L. M. & Merrill, M. (1960). *Stanford-Binet Intelligence Scale: Manual for the third revision form L–M.* Boston: Houghton Mifflin

Thomae, H. (1959). Entwicklungsbegriff und Entwicklungstheorie. In H. Thomae (Hrsg.), *Handbuch der Psychologie, Bd. 3: Entwicklungspsychologie* (S. 3–20). Göttingen: Hogrefe

Thomae, H. (1978). Zur Problematik des Entwicklungsbegriffs im mittleren und höheren Erwachsenenalter. In R. Oerter (Hrsg.), *Entwicklung als lebenslanger Prozeß* (S. 21–32). Hamburg: Hoffmann & Campe

Thorndike, R. L. (1940). "Constancy" of the IQ. *Psychological Bulletin, 37,* 167–186

Thurstone, L. L. (1931). Multiple factor analysis. *Psychological Review, 38,* 406–427

Thurstone, L. L. (1935). *The vectors of mind: Multiple factor analysis for the isolation of primary traits.* Chicago: University of Chicago Press

Thurstone, L. L. (1938). Primary mental abilities. *Psychometric Monographs, 1*

Thurstone, L. L. & Thurstone, T. G. (1946). *Tests of Primary Mental Abilities for ages 5 and 6. Examiner's manual and test record blanks.* Chicago: Science Research Associates

Tiedemann, D. (1787). Beobachtungen über die Entwicklung der Seelenfähigkeiten bei Kindern. *Hessische Beiträge zur Gelehrsamkeit und Kunst, 2,* 313–333 und 486–502

Trabue, M. R. & Stockbridge, F. P. (1921). *Measure your mind.* New York: Doubleday

Uzgiris, I. & Hunt, J. McV. (1975). *Assessment in infancy. Ordinal scales of psychological development.* Urbana: University of Illinois Press

Wallin, J. E. (1911). A practical guide for the administration of the Binet measuring scale. *Psychological Clinician, 5,* 217–238

Wechsler, D. (1939). *The measurement of adult intelligence.* Baltimore: Wood

Wechsler, D. (1949). *Wechsler intelligence scale for children. Manual.* New York: Psychological Corporation

Wellmann, B. L. (1938). The intelligence of preschool children as measured by the Merrill-Palmer Scale of performance tests. *University of Iowa Studies in Child Welfare, 15,* 1–150

Werner, E. E., Honzik, M. P. & Smith, R. S. (1968). Prediction of intelligence and achievement at ten years from twenty months pediatric and psychologic examinations. *Child Development, 39,* 1063–1075

Wilkening, F. (1978). Beachtung und Addition zweier Dimensionen: Eine Alternative zu Piagets Zentrierungsannahme. *Zeitschrift für Entwicklungspsychologie und Pädagogische Psychologie, 10,* 99–102

Wimmer, H., Ziegler, H. & Roth, E. (1977). Die Entwicklung eines Tests intellektueller Lernfähigkeit für Vorschulkinder. *Diagnostica, 23,* 74–83

Winkelmann, W. (1975). *Testbatterie zur Erfassung kognitiver Operationen (TEKO).* Braunschweig: Westermann

Wissler, C. (1901). *The correlation of mental and physical tests.* Doctoral dissertation, Columbia University, New York

Wittenborn, J. R. (1956). A study of adoptive children: II. The predictive validity of the Yale developmental examination of infant behavior. *Psychological Monographs, 70,* 59–92

Wohlwill, J. F. (1977). *Strategien entwicklungspsychologischer Forschung* (U. S. Eckensperger, Übers.). Stuttgart: Klett-Cotta (Original 1973 publiziert)

Wohlwill, J. F. (1980). Cognitive development in childhood. In O. G. Brim, Jr. & J. Kagan (Eds.), *Constancy and change in human development* (pp. 359–444). Cambridge: Harvard University Press

Wolf, M. (1935a). Kleinkindertests. Erprobung der Bühler'schen Entwicklungstests an Kindern aus gehobenem sozialen Milieu. *Archiv für die gesamte Psychologie, 94,* 215–246

Wolf, M. (1935b). Kleinkindertests an Wohlstandskindern. *Zeitschrift für Kinderforschung, 44,* 191–193

Yerkes, R. M., Bridges, J. W. & Hardwick, R. S. (1915). *A point scale for measuring mental ability.* Baltimore: Warwick & York

2 Allgemeine Entwicklungstests

Ist von Entwick lungstests die Rede, so denkt man vermutlich zunächst an die sog. allgemeinen Entwicklungstests, d. h. Methoden, mit deren Hilfe der allgemeine Entwicklungsstand ermittelt werden soll (Reinert, 1964). Im Anschluß an Arnold Gesell sowie Charlotte Bühler und ihre Mitarbeiterinnen sucht man mit solchen Methoden das Alterscharakteristische des Verhaltens in verschiedenen Bereichen zu erfassen und wählt entsprechend solche Items aus, bei denen deutliche Fortschritte mit zunehmendem Alter zu registrieren sind. Das Ergebnis wird bei vielen Verfahren in einem Gesamtwert ausgedrückt, bei anderen werden gesonderte Kennwerte für einzelne mehr oder weniger eng umschriebene Verhaltensbereiche angegeben, und bei weiteren Instrumenten schließlich sind – ähnlich wie bei vielen Intelligenztests nach dem Gruppenfaktorenmodell – beide Möglichkeiten vorgesehen. Bei jenen Methoden, die in die zweite und dritte Kategorie fallen, hätte man die Einzelskalen zweifellos auch in den entsprechenden Kapiteln zu speziellen Verhaltensbereichen darstellen können. So beansprucht etwa die Münchener Funktionelle Entwicklungsdiagnostik für das 1. Lebensjahr, acht verschiedene Dimensionen zu erfassen, und die Skalen zum Sprechen und zum Sprachverständnis hätte man auch den speziellen Tests für die sprachliche Entwicklung zurechnen können. Da in diesem Fall jedoch die allgemeinen Informationen z.B. über Testkonzept, Standardisierung und Gütekriterien mehrfach hätten dargestellt werden müssen, haben wir uns aus Gründen der Ökonomie für die vorliegende Gruppierung entschlossen.

Auf diesem Hintergrund wurden die Verfahren für dieses Kapitel nach folgenden Gesichtspunkten ausgewählt:

Zunächst einmal sollten die klassischen und heute noch häufig verwendeten Methoden wie die Gesell-Skalen, die Bühler-Hetzer-Kleinkindertests, die Bayley Scales of Infant Development und die in internationalen Studien eingesetzte Échelle de Développement von Brunet und Lézine besprochen werden; daneben neuere und viel benutzte Instrumente wie die McCarthy-Scales, die Münchener Funktionelle Entwicklungsdiagnostik und die – jetzt auch in deutscher Fassung vorliegenden – Griffiths-Skalen. Außerdem wurden zwei Methoden ausgewählt, die speziell im Hinblick auf die Untersuchung behinderter Kinder möglicherweise eine Ergänzung des gängigen Instrumentariums bieten können.

Ein gesonderter Abschnitt wurde Siebtests gewidmet. Dabei sollten einmal bekannte und ausführlich erprobte Methoden wie der Denver-Test und die Entwicklungskontrolle für Krippenkinder einbezogen werden, zum anderen solche Verfahren, die Kurzformen anderer Entwicklungstests darstellen und in einem mehrstufigen diagnostischen Prozeß eingesetzt werden sollen (Prescreening Developmental Questionnaire und Short-DDST als Kurzformen des Denver-Tests;

Revised Developmental Screening Inventory und Revised Parent Developmental Questionnaire als Vorschalttests zu den Gesell-Skalen sowie der McCarthy Screening Test und das Münchener Entwicklungsscreening als Kurzformen der McCarthy-Scales bzw. der Münchener Funktionellen Entwicklungsdiagnostik). Als eines der relativ wenigen Instrumente deutschen Ursprungs wurde auch das Entwicklungsgitter von Kiphard aufgenommen.

Ein spezielles Unterkapitel wurde schließlich für Neugeborenentests reserviert. Entsprechend der Konzeption des Buches wurde dabei auf die Darstellung rein neurologischer Methoden (wie etwa von Prechtl und Beintema, 1964) und solcher zur Abschätzung der allgemeinen körperlichen Verfassung (wie Apgar-Index) verzichtet. Ausführlicher besprochen werden an dieser Stelle nur die Brazelton-Skalen und das Verfahren von Graham.

Nicht berücksichtigt werden konnten nichtpublizierte Instrumente wie etwa das von Beller (1983) sowie zahlreiche bei uns kaum verwendete ausländische Methoden. Über die vor 1978 publizierten insbesondere amerikanischen Verfahren orientiert im Überblick die 8. Auflage des Handbuches von Buros.

Literatur

Beller, K. (1983). *Entwickungstabelle*. Unveröffentlichtes Manuskript. Freie Universität Berlin
Buros, O. K. (Ed.) (1978). *The Eighth Mental Measurement Yearbook*. Highland Park: Gryphon
Prechtl, H. F. R. & Beintema, D. J. (1964). *The neurological examination of the full-term newborn infant*. Clinics in Developmental Medicine. Spastics Society Medical Education. London: Heinemann
Reinert, G. (1964). Entwicklungstests. In R. Heiss (Hrsg.), *Handbuch der Psychologie, Bd. 6: Psychologische Diagnostik* (S. 280–351). Göttingen: Hogrefe

2.1 Verfahren zur Diagnose des allgemeinen Entwicklungsstandes

2.1.1 Gesell Developmental Scales

Autor/Erscheinungsjahr: Gesell, 1925
Manual: Gesell und Amatruda, 1947 (2. Aufl.)
Revidierte Fassung: Knobloch, Stevens und Malone, 1980

Material: Manual, Testmaterial, Testbogen

Zweck: Feststellung des Entwicklungsstandes des Gesamt-Aktionssystems, vor allem zur Diagnose von Entwicklungsstörungen

Altersbereich: 4 Wochen – 36 Monate

Normen: Entwicklungsalter und Entwicklungsquotienten
Die Items sind jenem Alterszeitpunkt zugeordnet,
zu dem sie von etwa 50% der Kinder gelöst
wurden

Zeit: Für die eigentliche Verhaltensuntersuchung
10–20 Minuten

1) Konzept. Arnold Gesell legte 1925 die erste Fassung seiner Entwicklungsskalen vor. In den 30er Jahren erfolgte – aufgrund der Untersuchung an weiteren Stichproben – eine Überarbeitung (Gesell & Thompson, 1938; Gesell, Thompson & Amatruda, 1934), die auch dem Testmanual für den klinischen Gebrauch der Skalen (Gesell & Amatruda, 1947) zugrundegelegt wurde. 1974 publizierten Knobloch und Pasamanick, Schüler von Gesell, auf der Grundlage der alten Normen eine erheblich veränderte dritte Auflage dieses Manuals, 1980 folgte eine gekürzte Testanleitung mit neuen Normierungsdaten (Knobloch et al., 1980).

Gesell ging davon aus, daß das Verhalten eines Kindes ebenso wie anatomische und physiologische Merkmale Ausdruck seines Reifungsstandes sei. Da die Entwicklung des Verhaltens eine engere Bindung an das chronologische Alter eines Kindes zeige als diese anderen Reifungsmerkmale, sei die Beobachtung des Verhaltens ein besonders geeignetes Mittel für Rückschlüsse auf den Reifungszustand eines Organismus (Gesell, 1954). Aus einer abweichenden Entwicklung im Säuglingsalter, insbesondere in der zweiten Hälfte des 1. Lebensjahres, könne man deshalb in der Regel auf Defekte des Zentralnervensystems schließen. Werde dagegen durch eine normale Verhaltensentwicklung in diesem Alter ein intaktes Gehirn angezeigt, so könne mit einer weiteren mindestens durchschnittlichen Entwicklung gerechnet werden, sofern nicht besonders ungünstige biologische, soziale oder psychologische Faktoren dazwischenkommen. Eine überdurchschnittliche Entwicklung könne aus der Beobachtung des Verhaltens im Säuglingsalter kaum prognostiziert werden, da sie auf besonders günstigen Umgebungsbedingungen basiere (Knobloch et al., 1980). Auch Retardierungen aufgrund soziokultureller Deprivation, d.h. ohne organische Grundlage, könne man mit dem Verfahren nicht entdecken.

Ziel der Entwicklungsuntersuchung ist die Diagnose des Entwicklungsstandes des Gesamt-Aktionssystems durch die Bestimmung des Reifegrades des Verhaltens in einzelnen untereinander eng verbundenen Verhaltensbereichen. Von Gesell wurden vier (1928, 1954) oder fünf (Gesell & Thompson, 1938) Bereiche unterschieden. Knobloch und ihre Mitautoren (Knobloch & Pasamanick, 1974; Knobloch et al., 1980) nehmen eine etwas andere Einteilung in ebenfalls fünf Bereiche vor, und zwar in adaptives, grobmotorisches, feinmotorisches, sprachliches und persönlich-soziales Verhalten. Das adaptive Verhalten wird als Vorläufer der Intelligenz angesehen und umfaßt Organisation von Reizen, Wahrnehmung von Beziehungen, Koordination von Auge und Hand sowie die Fähigkeit zu neuen Anpassungen bei einfachen Problemsituationen. Der sprachliche Bereich erstreckt sich auf alle sichtbaren und hörbaren Formen der Kommunikation, der persönlich-soziale Bereich betrifft Selbständigkeit, Kooperation und Ansprechbarkeit auf Training und soziale Konventionen. Es wird davon ausgegangen, daß die Bereiche eng zusammenhängen und das normale Kind sich weitgehend synchron entwickelt. Das Verfahren ist vor allem für klinische Anwendungen gedacht und soll dort nach Knobloch und Pasamanick (1974) folgende Funktionen erfüllen:

- Identifikation subnormaler Kinder mit organischen Krankheiten des Gehirns, die eine normale Entwicklung, selbst unter optimalen Umständen, ausschließen,
- Unterscheidung primär neuromotorischer und sensorischer Behinderungen von vorwiegend intellektuellen,
- Feststellung von biologischen und Umgebungsfaktoren, die die Entwicklungsgeschwindigkeit negativ beeinflussen können und der Intervention zugänglich sind.

Bei der entsprechenden Interpretation stellen Entwicklungsquotienten für das Verhalten insgesamt und für die einzelnen Verhaltensbereiche nur eine Informationsbasis neben Daten aus dem Interview mit den Eltern und der Verhaltensbeobachtung des Kindes in der Testsituation dar.

Während frühere Ausgaben der Gesell-Skalen das gesamte vorschulische Alter betrafen, bezieht sich die Testanweisung für den klinischen Gebrauch (Gesell & Amatruda, 1947; Knobloch et al., 1980) nur auf die ersten 3 Lebensjahre.

2) Aufgaben. Die Testautoren gehen von acht Schlüsselaltern aus: 4, 16, 28, 40 und 52 Wochen, 18, 24 und 36 Monate. Die Aufgaben sind nach Altersstufen und innerhalb jeder Altersstufe nach Verhaltensbereichen angeordnet.

Zu den meisten Items werden sowohl Auskünfte von den Eltern eingeholt (Eintragung in der H-Spalte) als auch systematische Beobachtungen vom Untersucher angestellt (Ergebnis wird in der O-Spalte notiert). Manche Aufgaben sind mit einem Stern gekennzeichnet: Es handelt sich hier um sog. temporäre Verhaltensmuster, die zu einem späteren Zeitpunkt, der in Klammern angegeben ist, durch reifere Verhaltensmuster ersetzt werden. Die anderen Verhaltensmuster werden als permanent bezeichnet und sind auch in späterem Alter – zumindest prinzipiell – noch auslösbar. Die Zahl der Aufgaben ist unterschiedlich in den verschiedenen Altersstufen (20–36 Aufgaben) und Verhaltensbereichen (26–63 Aufgaben). Die zahlenmäßig größte Bedeutung haben der adaptive und der sprachliche Bereich. Gelegentlich wird ein Item mehr als einem Bereich zugerechnet.

3) Durchführung. Gesells Entwicklungsdiagnostik umfaßt zwei Teile, ein Interview und eine formale Verhaltensuntersuchung. Zunächst werden die Eltern zur Entwicklungsgeschichte des Kindes und zu seinem gegenwärtigen Verhalten in den einzelnen Leistungsbereichen befragt, die H-Spalte des Protokollbogens wird entsprechend ausgefüllt. Der Untersucher erhält so Hinweise für die Wahl der Aufgabenreihe in der anschließenden Verhaltensprüfung und kann – da das Kind in der Regel beim Interview anwesend ist – allmählich mit ihm in Kontakt kommen.

In der formalen Verhaltensuntersuchung werden meist die altersentsprechende, die vorhergehende und die nachfolgende Aufgabenreihe vorgegeben, wobei bei Frühgeborenen das korrigierte Alter zugrundegelegt wird. Scheinen diese Aufgaben jedoch dem Verhaltensrepertoire des Kindes nicht angemessen, ist auf andere Skalen überzugehen. In jedem Falle sollte die obere Leistungsgrenze ermittelt werden. Innerhalb jeder Testreihe ist eine bestimmte Reihenfolge der Aufgabendarbietung vorgesehen, Modifikationen sind möglich, wenn die Aufmerksamkeit des Kindes dadurch besser aufrechterhalten werden kann. Besonders wichtig sind den Testautoren fließende Übergänge zwischen den einzelnen Aufgaben. Um den Fortgang der Untersuchung nicht zu stören, sollen auch während der Durchführungsperiode keine schriftlichen Notizen gemacht werden. Statt dessen wird empfohlen, daß der Untersucher das Verhalten des Kindes fortlaufend kommentiert, und daß diese Kommentare auf Tonband aufgezeichnet oder mitstenographiert werden. Alternativ können entsprechende Aufzeichnungen durch einen unauffällig postierten Beobachter gemacht werden.

Die einzelnen Aufgaben sind in der Handanweisung verbal beschrieben, die erwarteten Reaktionen z. T. auch durch Zeichnungen veranschaulicht. Zur Gestaltung des Untersuchungsraumes und zum Mobiliar werden detaillierte Hinweise gegeben (Knobloch & Pasamanick, 1974; Knobloch et al., 1980).

4) Auswertung. Die *Dokumentation der Ergebnisse* der formalen Verhaltensuntersuchung erfolgt durch Eintragung in der O-Spalte der Skalenformulare, und zwar – auf der Basis der aufgezeichneten Kommentare – im Anschluß an die Untersuchung durch den Untersucher selbst oder während der Untersuchung durch einen geschulten Beobachter. Ein Pluszeichen wird notiert, wenn das betreffende Verhalten gut etabliert ist. Das Zeichen „±" zeigt an, daß dieses Verhalten zwar gelegentlich auftritt, aber noch nicht voll integriert ist in das Verhaltensrepertoire. Mit „−" wird codiert, wenn ein permanentes Verhaltensmuster noch nicht gezeigt wird oder wenn ein temporäres Verhaltensmuster fehlt, ohne bereits durch ein reiferes ersetzt zu sein. Zwei Pluszeichen bedeuten, daß das Zielverhalten Teil einer Sequenz ist und das Kind sowohl dieses Verhalten als auch das der nächsten Stufe bereits beherrscht. Ein „N" (für „nicht mehr erforderlich") weist darauf hin, daß ein temporäres Verhaltensmuster bereits vollständig durch ein fortgeschritteneres Verhalten ersetzt wurde. Außerdem können links von der H-Kolonne Beobachtungen zu qualitativen Aspekten wie abnormen Verhaltensformen, Verweigerungen, verhaltensrelevanten körperlichen Behinderungen und Beurteilungsproblemen festgehalten werden.

Dieses Protokoll bildet die Grundlage für die anschließende *Schätzung des Entwicklungsniveaus für die einzelnen Verhaltensbereiche.* Diese Niveaus ergeben sich nicht eindeutig numerisch aus der Zahl der gelösten Aufgaben, sondern der Untersucher muß auf dem Hintergrund des klinischen Gesamtbildes jeweils jenes Alter bestimmen, welches das Leistungsniveau des Kindes am besten charakterisiert, weil hier die Folge gelöster Aufgaben in eine Folge von ungelösten Aufgaben übergeht. Sind die Plus- und Minuszeichen unregelmäßig verteilt, wird eine Altersspanne angegeben.

Anschließend wird ein *allgemeines Entwicklungsniveau* zugeordnet, das die Grundlage für die spätere Schätzung des intellektuellen Potentials ist. Auch dieses Niveau ergibt sich numerisch nicht automatisch aus den Einzelinformationen, etwa als Durchschnitt der fünf Bereiche, sondern dem Auswerter bleibt auch hier wieder Beurteilungsspielraum. Das allgemeine Entwicklungsniveau soll nie niedriger angesetzt werden, als das Niveau des adaptiven Verhaltens, es kann bei „guter Qualität, dem Vorliegen noch nicht berücksichtigter motorischer Behinderungen oder einer Akzeleration der sprachlichen Entwicklung" (Knobloch et al., 1980, S. 178) etwas höher liegen. Ist das adaptive Niveau sehr niedrig und die Sprachentwicklung deutlich weiter fortgeschritten, wird kein allgemeines Entwicklungsniveau angegeben.

Für die einzelnen Verhaltensbereiche und das allgemeine Verhaltensniveau werden außerdem nach der üblichen Formel *Entwicklungsquotienten* berechnet.

5) Interpretation. Die Interpretation umfaßt die Beurteilung der Verhaltensqualität, des intellektuellen Potentials und des motorischen Status und Potentials. Zur Dokumentation der Interpretation wird von Knobloch und Pasamanick (1974) ein Formblatt mit Codes für eine Computerauswertung vorgeschlagen.

Die *Einschätzung der sog. qualitativen Verhaltensaspekte* wie emotionale Stabilität, Aufmerksamkeit, allgemeine Anpassung, Organisation des Verhaltens und die Feststellung abnormer Verhaltensmuster wie Irritierbarkeit, Perseveration lassen dem Auswerter großen Spielraum; hier werden kaum Hinweise von den Testautoren gegeben. Das Formblatt verlangt auch Angaben über Muskeltonus und Bewegungsfähigkeit, Funktionstüchtigkeit der Sinnesorgane, Reflexe und neuromotorische Auffälligkeiten. Daneben werden die registrierten Entwicklungsniveaus übertragen.

Hinsichtlich des *intellektuellen Potentials* müssen zwei Urteile abgegeben werden. Erstens soll eingeschätzt werden, ob das Untersuchungsergebnis im vorliegenden Fall eine angemessene Beurteilungsgrundlage darstellt, ob modifizierende Faktoren zu berücksichtigen sind (z. B. Verbesserung bei Wechsel der Pflegestelle oder Kontrolle von Krampfanfällen, Verschlechterung bei Trisomie 21) oder ob keine angemessene Grundlage für eine Beurteilung vorliegt, weil das Kind nicht zu einer ausreichenden Kooperation zu bewegen war. Zweitens soll das intellektuelle Potential klassifiziert werden, d. h. es soll beurteilt werden, ob das Potential im normalen Bereich liegt oder mit einer geistigen Behinderung zu rechnen ist, und innerhalb der jeweiligen Grobkategorie soll eine feinere Abstufung gewählt werden. Eine feste Zuordnung von Entwicklungsquotienten zu diesen Klassifizierungen wird abgelehnt, da die Angaben zu qualitativen Aspekten zu berücksichtigen seien.

Auf der Grundlage der motorischen Reifungsniveaus und eventuell notierter abnormer Muster wird beurteilt, ob eine *neuromotorische Disorganisation* vorliegt und welcher Art diese gegebenenfalls ist. Außerdem soll das neuromotorische Potential eingeschätzt werden, d. h. es soll vorhergesagt werden, inwieweit bei einer neurologischen Untersuchung im Schulalter mit Auffälligkeiten zu rechnen ist.

Die Aufzeichnungen im Anamnesebogen, auf den Entwicklungsskalen und dem Befundblatt bilden die Grundlage für die Formulierung eines abschließenden Berichtes. Knobloch et al. (1980) geben Hinweise für dessen Abfassung. Der Bericht endet mit der Prognose und Empfehlungen für die Behandlung.

6) Normierung. Das Verfahren wurde 1975–1977 in den USA neu normiert (Knobloch et al., 1980). Dazu wurden insgesamt 927 Untersuchungen an 20 Altersgruppen zwischen 4 Wochen und 36 Monaten ausgewertet. Die Kinder stammten aus der Region von Albany, ihre Zahl ist nicht genau angegeben. Die Zahl der Untersuchungen pro Altersgruppe lag zwischen 24 und 52. Offensichtlich wurden Kinder mehrfach untersucht, es ist aber nicht erkennbar, wie oft die einzelnen

Kinder getestet wurden und wie sich Ausfälle bei beabsichtigten Nachuntersuchungen verteilten. Auch der Untersuchungsablauf und die Art der Auswertung in der Normierungsstudie sind nicht präzise beschrieben.

Die Teilnahme an der Untersuchung war freiwillig; durch Kinderärzte, Kliniken und Massenmedien wurden Kinder gesucht, die etwa zum vorgesehenen Termin geboren waren, mindestens 2 500 g wogen und keine Entwicklungsauffälligkeiten zeigten. Mehrlingsgeburten wurden nicht berücksichtigt; einige Kinder, deren spätere Entwicklung Besonderheiten aufwies, wurden nachträglich ausgeschlossen. Während Gesell und Thompson (1938) eine homogene Gruppe (gesunder Kinder aus der unteren Mittelschicht) für die Normierung auswählten, da sie sich davon am ehesten Maßstäbe für eine normale Entwicklung versprachen, orientierten sich Knobloch und ihre Mitarbeiter – bis auf die genannten Einschränkungen – am Modell der repräsentativen Stichprobe. Das Bildungsniveau der Mütter war in der Normierungsstichprobe etwas höher als bei der entsprechenden weiblichen Durchschnittsbevölkerung der Region. Da sich in den ersten 14 Monaten kaum Schichtunterschiede zeigten, danach jedoch vor allem bei Aufgaben im adaptiven und sprachlichen Bereich Kinder von Müttern mit längerer Ausbildung besser abschnitten, wurde versucht, zwischen 15 und 36 Monaten die Repräsentativität nachträglich durch Ausschluß der Daten von Kindern mit Müttern, deren Schul- und Berufsausbildung mehr als 13 Jahre betrug, zu verbessern.

Neben den ursprünglichen Gesell-Items wurden einige neu konstruierte und aus anderen Verfahren übernommene Aufgaben erprobt. Von 1 250 durchgeführten Items wurden nach Angaben der Testautoren jene 489 in die revidierte Fassung übernommen, die zwischen den Altersstufen differenzierten und die zu irgendeinem Zeitpunkt von etwa 50% der Kinder gelöst wurden. Die Schwierigkeitsverteilungen sind nur für einige Beispielaufgaben im Manual abgedruckt. Die Lösungsprozentsätze schwanken bei diesen Aufgaben erheblich und liegen z. T. deutlich über den anvisierten 50%.

Auf der Grundlage der Itemschwierigkeiten und der entsprechenden Alterszuordnungen der Items wurden 20 vorläufige Skalen zusammengestellt, die Daten aus der Schwierigkeitsuntersuchung wurden darauf übertragen, und es wurden durchschnittliche Entwicklungsquotienten für die einzelnen Altersstufen und Verhaltensbereiche bestimmt. Diese liegen in den ersten 12 Wochen, in denen die Zahl der Untersuchungen am geringsten ist (24–28), vielfach deutlich über 100.

Eine Reihe von Untersuchungen befaßte sich mit der Frage von *Gruppenunterschieden*.

Mit der alten Fassung der Gesell-Skalen fanden Nelson und Richards (1938) bei 6monatigen Kindern keine bedeutsamen Geschlechtsunterschiede im Gesamttestwert, mit 12 Monaten (Nelson & Richards, 1939) war jedoch hier eine leichte Überlegenheit der Mädchen zu verzeichnen. Beckwith (1971) verwendete nur die Grobmotorikskala, und zwar zu zwei Zeitpunkten in der zweiten Hälfte des 1. Lebensjahres. Jungen und Mädchen erzielten beidesmal vergleichbare Ergebnisse. Bei Kindern im Vorschul- und Schulalter, die aufgrund der Ergebnisse im Gesell-Test in drei Gruppen eingeteilt wurden, wurden mehr Mädchen als geeignet und mehr Jungen als ungeeignet für die jeweils besuchte Klasse beurteilt (Ilg, Ames & Apell, 1965).

Studien zu den Merkmalen Rasse und sozioökonomischer Status lassen keine klaren Trends erkennen (Knobloch & Pasamanick, 1953, 1958, 1960 a; Knobloch, Rider, Harper & Pasamanick, 1956; Pollak & Mitchell, 1974; Williams & Scott, 1953).

Angaben zur *Trennschärfe* stammen von Nelson und Richards (1938, 1939). Die Autoren bestimmten einen Gesamttestwert als Zahl der gelösten Aufgaben. Die Korrelationen der einzelnen Items (einbezogen wurden nur Items mit Schwierigkeitskoeffizienten ≤ 90) lagen bei den 6monatigen Kindern zwischen 0,37 und 0,88, wobei Aufgaben zum Greifen und zur Manipulation eine besondere Rolle spielten. Mit 12 Monaten streuten die Trennschärfekoeffizienten zwischen 0,16 und 0,88 – mit einem mittleren Wert von 0,59. In diesem Alter war kein Schwerpunkt in einem bestimmten Bereich erkennbar.

7) Reliabilität. Von Gesell selbst werden hierzu kaum Angaben gemacht; Gesell und Thompson (1938) verweisen nur darauf, daß zwei Untersucher bei verschiedenen Kindern im selben Lebensalter zu ähnlichen Lösungsprozentsätzen gelangt seien.

Knobloch und Pasamanick (1960 b, 1962) berichten über eine Studie zur *Auswertungsobjektivität der alten Testfassung*. Dabei wurde eine klinische Stichprobe von Kindern von vier verschiedenen Untersuchern getestet. Einer führte jeweils das Verfahren durch, andere beobachteten die Testdurchführung, in der Regel durch eine Einwegscheibe. Unabhängig voneinander schätzten sie dann den allgemeinen Entwicklungsquotienten, den neurologischen Status und das intellektuelle Potential ein. Bei vier Testern/Beobachtern und drei Merkmalen ergaben sich 12 Übereinstimmungskoeffizienten, die alle mindestens bei 0,94, meist jedoch bei 0,98 und mehr lagen. Etwas niedriger fielen die Werte mit 0,88–0,96 bei einer Stichprobe normaler Kinder aus. Bezüglich des Entwicklungsquotienten war die Übereinstimmung bei beiden Untersuchungen etwas höher als bezüglich der Beurteilungen des neurologischen Status und der intellektuellen Fähigkeiten. Bei der Bestimmung der Entwicklungsquotienten anhand von Testprotokollen ergaben sich nach Williams und Scott (1953) Übereinstimmungen von $r = 0,98$ und 0,99 zwischen jeweils zwei Auswertern.

Knobloch et al. (1980) führten ebenfalls zwei Untersuchungen zur *Auswertungsobjektivität der revidierten Fassung* durch. Bei der einen wurde bei 48 Fällen im Alter zwischen 16 Wochen und 21 Monaten für jedes Item die Übereinstimmung zwischen Beobachtern festgestellt. Die (offensichtlich mittleren) Übereinstimmungsprozentsätze lagen zwischen 88 für den feinmotorischen und 97 für den sprachlichen Bereich. Da das Vorgehen bei der Untersuchung im Hinblick auf Itemauswahl und Zahl der Auswerter nicht genauer beschrieben ist, sind diese Angaben allerdings nur schwer zu beurteilen. Ähnliches gilt für die zweite Studie. Hier ordneten offensichtlich zwei der Autoren Kindern der Eichstichprobe Entwicklungsalterswerte entsprechend der modifizierten Fassung zu, d. h. es wurde anscheinend von vorliegenden Testprotokollen ausgegangen. Für neun einzelne Altersstufen ergaben sich bei Stichprobengrößen von 20–24 Produktmomentkorrelationen zwischen 0,84 und 0,99, überwiegend lagen sie bei 0,95–0,99.

Aspekte sowohl der *Durchführungsobjektivität als auch der Retest-Reliabilität* (der Fassung von Gesell und Amatruda) wurden in einer Untersuchung mit „im wesentlichen normalen Säuglingen" (Knobloch & Pasamanick, 1962) im Alter von 9–12 Monaten überprüft, die nacheinander von zwei Untersuchern getestet wurden. Für den Entwicklungsquotienten ergab sich eine Korrelation von 0,82, für den neurologischen Status eine von 0,83.

Die (korrigierte) *Split-half-Reliabilität* wird von Richards und Nelson (1939) mit 0,89, 0,84 und 0,79 für Kinder im Alter von 6, 12 und 18 Monaten angegeben.

8) Validität. Bezüglich der *Struktur des Verfahrens* stellten Richards und Nelson (1939) bei Kindern im Alter von 6, 12 und 18 Monaten fest, daß die Item-Interkorrelationen mit 6 Monaten am höchsten, mit 12 am geringsten waren. Bei Anwendung der Methode multipler Faktoren nach Thurstone ergaben sich für alle Altersgruppen zwei Faktoren, von denen jeweils der eine als Aufmerksamkeits-, der andere als motorischer Faktor interpretiert wurde. Stott und Ball (1965) führten mit den Daten von zwei nicht näher charakterisierten Stichproben im Alter von 6 und 12 Monaten Hauptachsenanalysen mit drei verschiedenen Rotationsmethoden durch. Dabei wurden alle voneinander abhängigen Items sowie die sehr leichten und die sehr schwierigen Aufgaben ausgeschlossen, so daß bei beiden Altersgruppen nur 19 Items für die Analysen verblieben. Die Benennung der Faktoren wurde in Anlehnung an das Intelligenzmodell von Guildford vorgenommen. Für beide Altersstufen wurden acht Faktoren identifiziert, wozu – anders als beim Cattell-Test oder der Bayley Mental Scale – auch motorische Faktoren zählten. Die Gruppierungen der Items aufgrund der Faktorenanalysen stimmten dabei kaum mit den von Gesell vorgenommenen Zuordnungen zu Verhaltensbereichen überein.

Da der Gesell-Test zu den verbreitetsten Entwicklungstests gehört, liegen zahlreiche Untersuchungen über die Zusammenhänge dieser Testergebnisse mit vorher, gleichzeitig und später erhobenen Maßen vor.

Bezüglich *vorausgehender Messungen* berichten Knobloch und Pasamanick (1959a), daß auch nach Alterskorrektur und bei vergleichbarem sozioökonomischen Status der Eltern die Gruppe der Kinder, die bei der Geburt 1 500 g oder weniger wog, im Alter von 40 Wochen signifikant niedrigere Gesamt-Entwicklungsquotienten aufwies als Gruppen schwererer Kinder. Ähnliche Ergebnisse erhielt Drillien (1961) für das Vorschulalter.

Mit der Fähigkeit zur Unterscheidung fremder und vertrauter Personen befaßte sich Roe (1978) und stellte fest, daß Kinder, die mit 9 Monaten höhere Gesell-Test-Werte aufwiesen, mit 3 und 5 Monaten gegenüber der Mutter mehr vokalisierten als gegenüber einer Fremden und sich auch in diesen Altersstufen sowie mit 7 und 9 Monaten in Gesellschaft der Mutter motorisch aktiver verhielten. In der Häufigkeit des Lächelns traten keine entsprechenden signifikanten Unterschiede auf. Beckwith, Sigman, Cohen und Parmelee (1977) beobachteten die Häufigkeit der Vokalisation 8monatiger Kinder gegenüber der Mutter zu Hause und stellten einen deutlichen Zusammenhang zum Ergebnis in der sprachlichen Skala des Gesell-Tests, der 1 Monat später durchgeführt wurde, fest.

Beckwith (1971) untersuchte *Zusammenhänge zwischen dem Verhalten der Mutter und dem Entwicklungsstand des Kindes* und fand – bei Kindern in der zweiten Hälfte des 1. Lebensjahrs – eine signifikante Korrelation zwischen der Leistung bei der grobmotorischen Skala von Gesell und dem Ausmaß verbaler Entmutigung durch die Mutter. Die Autorin interpretiert diesen Zusammenhang als Einfluß des kindlichen Verhaltens auf das der Mutter: Motorisch weitentwickelte und aktive Kinder fordern Mütter eher zu Verboten heraus. Die Ergebnisse von *Interventionsstudien* sind unterschiedlich: Während Casler (1975) bei Heimkindern, die in den ersten Lebenswochen zusätzliche vestibuläre und sprachliche Stimulation erhielten, keine Vorteile in den Gesell-Test-Werten gegenüber einer Kontrollgruppe feststellen konnte, wiesen geistig behinderte Kinder, die von Edgar et al. (Edgar, Ball, McIntyre & Shotwell, 1969) über 8 Monate hinweg nach dem Programm von Kephart trainiert wurden, höhere Gewinne in den Gesamtwerten und den Teilskalen (außer im adaptiven Verhalten) auf als eine Vergleichsgruppe.

Eine Reihe von Untersuchungen befaßte sich mit dem *Zusammenhang von Gesell-Test-Ergebnissen und anderen Einschätzungen des Entwicklungsstandes*. Kaplan (1976) ging es um die Übereinstimmung mit den Ergebnissen der Bayley Mental Scale und mit den Beurteilungen durch Psychologen und Psychiater. Zwei Psychologen führten die Bayley-Skala, zwei Psychiater den Gesell-Test bei 20 Kindern im Alter von 13–30 Monaten durch, wobei ein Untersucher jeweils 10 Kinder testete und die restlichen 10 auf einer 4-Punkt-Skala (überdurchschnittlich entwickelt bis höchstens die Hälfte des Altersniveaus erreicht) einschätzte. Zwischen Bayley-Index und Entwicklungsniveau nach Gesell fand sich eine Korrelation von 0,84. Die Korrelation zwischen Einschätzung durch einen Psychologen und Bayley-Index betrug 0,71, die zwischen diesem Urteil und dem Gesell-Ergebnis 0,76. Die Zusammenhänge zwischen den Psychiaterurteilen und den Testergebnissen waren geringer, ebenso die Übereinstimmungen zwischen Psychologen und Psychiatern.

Bei einer größeren Stichprobe lagen die Korrelationen zwischen Gesell-DQ und Cattell-IQ zu vier verschiedenen Zeitpunkten des 1. Lebensjahres zwischen 0,51 und 0,74. Diejenigen zwischen den Ergebnissen im Gesell-Test und der Bayley Motor Scale waren jeweils niedriger, vor allem bei den späteren Untersuchungen (Pease, Rosauer & Wolins, 1961). Dennoch waren insgesamt gesehen die Zusammenhänge zwischen gleichzeitig erhobenen unterschiedlichen Maßen höher als die zwischen denselben Verfahren zu unterschiedlichen Zeiten. Entsprechend traten in einer Varianzanalyse mit den Faktoren Kind, Test und Testzeitpunkt neben einem signifikanten Haupteffekt für die Person bedeutsame Wechselwirkungen zwischen Kind und Test sowie zwischen Kind und Testzeitpunkt auf, die zeigen, daß dieselben Personen je nach Test und Untersuchungstermin unterschiedlich geordnet wurden.

Die *Korrelationen zwischen den Gesell-Test-Ergebnissen in unterschiedlichem Alter* lagen bei 0,16–0,32. Recht niedrige Zusammenhänge zwischen Entwicklungsquotienten, die zu sieben verschiedenen Zeitpunkten in den ersten 3 Lebensjahren ermittelt wurden, fanden auch Bhakoo, Kaur, Narang und Verma (1977). Die Stabilitätskoeffizienten waren überwiegend nicht signifikant, und 10,5% der Kinder wiesen zwischen zwei Messungen EQ-Differenzen von mehr als 30 Punkten auf. Nur bei 30% (Risikokinder) bzw. 45% (unauffällige Kinder) erreichten die maximalen Differenzen Werte von maximal 10 Punkten, was etwa einer Standardabweichung entspricht. Richards und Nelson (1939) überprüften die Stabilität der Werte in den beiden Faktoren, die sich nach ihrer Analyse in den ersten beiden Jahren im Gesell-Test isolieren lassen. Die höchsten Korrelationen zwischen Faktorwerten fanden sich auch hier zwischen den Werten vom jeweils selben Untersuchungszeitpunkt: Werte im Aufmerksamkeits- und im motorischen Faktor korrelierten mit 6, 12 und 18 Monaten zwischen 0,71 und 0,82, während die Korrelationen zwischen den Faktorwerten zu verschiedenen Zeitpunkten nur bei 0,29–0,63 (6 vs. 12 Monate) bzw. −0,07 bis 0,38 (6 vs. 18 Monate) lagen. Der Aufmerksamkeitsfaktor erwies sich dabei als Prädikator dem motorischen Faktor überlegen. Günstigere Angaben zur Stabilität machen Knobloch und Pasamanick (1960b). Sie berichten eine Korrelation von 0,51 zwischen den Gesamtergebnissen mit 40 Wochen und 3 Jahren bei einer nicht genau beschriebenen Stichprobe. Dabei veränderten sich die Werte bei 75% der Kinder um weniger als 15 Punkte, bei 50% um weniger als 10 Punkte. Wurde die Gruppe in „normale" und „abnorme" Fälle unterteilt, so ergab sich für die auffällige Gruppe (n = 48) ein Korrelationskoeffizient von 0,74, für die Gruppe normaler Kinder einer von 0,43 (n = 147).

Weitere Angaben zur prädiktiven Validität beziehen sich vor allem auf die *Übereinstimmung zwischen Ergebnissen im Gesell-Test während des Säuglings- und Kleinkindalters und späteren Intelligenztestergebnissen.* Sie fallen unterschiedlich aus, je nach Stichprobenzusammensetzung (normale oder retardierte Kinder), der Methodik (Testwerte vs. grobe Klassifikation) und dem Kriteriumstest (verbale vs. nichtverbale Verfahren).

Eine vielfach zitierte Untersuchung stammt von Wittenborn (1956). Die Stichprobe bestand aus Kindern, die in den ersten 1½ Lebensjahren in der Yale Clinic mit dem Gesell-Test untersucht wurden und später – mit 5–9 Jahren – mit einer umfassenden Testbatterie nachuntersucht wurden. Der überwiegende Teil der Kinder (n = 195) wurde im Säuglingsalter im Zusammenhang mit einer Adoption vorgestellt, 35 Kinder wurden vor einer Aufnahme in die Universitätskrippe getestet. Die Korrelationen zwischen dem Gesamtentwicklungsquotienten und dem Stanford-Binet-IQ lagen bei den Subgruppen zwischen −0,14 und 0,55 mit einem mittleren r von 0,09 für die Adoptivkinder und einem Wert von −0,14 für die Krippenkinder. Die einzige signifikante Korrelation trat bei einer Subgruppe auf, bei der eine selektive Plazierung wahrscheinlich war, d. h. wo vermutlich das Testergebnis im Säuglingsalter für die Wahl der Adoptiveltern ausschlaggebend war. Bei den anderen Kriterientests waren die Ergebnisse ähnlich. Der Autor kommt zu dem Schluß: "Despite the broad basis of our study, we, like the others, have no basis for challenging the hypothesis that the infant examination is without predictive validity".

Unbedeutende Korrelationen zwischen Gesell-Ergebnis im 1. Lebensjahr und WISC-IQ im 7.–10. Lebensjahr fanden auch Escalona und Moriarty (1961), obwohl hier bereits alle Fälle ausgeschlossen waren, bei denen Zweifel an der Gültigkeit des Entwicklungstestergebnisses bestanden. Auch in dieser Untersuchung fehlten deutlich geistig retardierte Kinder, im Nachtest war sogar kein IQ geringer als 90. Anders in den Studien von Drillien (1958, 1959, 1961) und von Knobloch und Pasamanick (Knobloch & Pasamanick, 1960b, 1967; Knobloch, Pasamanick & Sherard, 1966). Bei Drillien handelte es sich um eine Längsschnittstudie an ursprünglich rund 600 Kindern der Jahrgänge 1953–1955 aus Edinburgh. Da die Studie speziell der Untersuchung des Entwicklungsverlaufs Frühgeborener gewidmet war, waren rund zwei Drittel der Stichprobe vorzeitig geborene Kinder, bei etwa 200 Kindern handelte es sich um Zwillinge. In den ersten beiden Lebensjahren wurden die Kinder halbjährlich, später jährlich untersucht, der Versuchspersonenschwund war bemerkenswert gering. Zur Untersuchung der mentalen Entwicklung wurden in den ersten Lebensjahren vor allem Gesell-Items, aber auch Aufgaben aus den Griffiths-Skalen und dem Stanford-Binet verwendet, also nicht das Gesell-Standardverfahren. Bei weiterentwickelten Kindern konnte in der Regel nicht die obere Leistungsgrenze bestimmt werden. Die Korrelationen zwischen dem Entwicklungsquotienten im Alter von 6, 12, 24, 36 und 48 Monaten und dem Stanford-Binet-IQ zu Beginn des Schulalters betrugen 0,54, 0,57, 0,66, 0,78 und 0,82. Am schlechtesten war die Prognose bei Kindern mit überdurchschnittlichen Ergebnissen im Entwicklungstest. Eine Beziehung in ähnlicher Höhe (0,48) zwischen Gesell-DQ mit 40 Wochen und Stanford-Binet-IQ mit 3 Jahren berichten Knobloch und Pasamanick (1960b). Bei Kindern mit neurologischen oder intellektuellen Beeinträchtigungen lag die Korrelation noch deutlich höher (0,75). Die Angaben zur Stichprobenzusammensetzung und zum Vorgehen sind hier allerdings sehr spärlich, so ist z.B. nicht erkennbar, wie die Subgruppe der Beeinträchtigten gebildet wurde. Ähnliches gilt auch für eine andere Studie dieser Autoren (Knobloch & Pasamanick, 1967; Knobloch, Pasamanick & Sherard, 1966). Hier wurden Kinder, die im Alter von 16–52 Wochen mit dem Gesell-Test untersucht wurden, im Schulalter mit einem Intelligenztest und z.T. auch mit einer umfangreicheren Testbatterie nachuntersucht. Ein erheblicher Teil dieser Kinder war im Säuglingsalter wegen des Verdachts auf Retardierung vorgestellt worden. War ein Kind bei der Nachuntersuchung nicht in der Lage, die vorgesehenen Intelligenz- und Schulleistungsverfahren sowie die visuell-motorischen und sprachlichen Tests zu bearbeiten, wurde der Gesell-Test vorgegeben; war auch dieser nicht durchzuführen, wurde die Vineland Social Maturity Scale verwendet. Für die Gesamtgruppe von 123 Kindern wurde eine Produkt-Moment-Korrelation zwischen Gesell-DQ und Stanford-Binet-IQ von 0,70 ermittelt. Wurden Kinder mit Down-Syndrom, unbehandelter Hypothyreose, Krampfanfällen und/ oder Entwicklungsquotienten unter 80 ausgesondert, sank die Korrelation auf 0,48. Wurden bei der Gesamtgruppe noch der sozioökonomische Status der Eltern und das Vorhandensein von Anfällen in der Korrelation berücksichtigt, so stieg diese auf 0,84. Einigermaßen befriedigende Zusammenhänge zwischen Gesell-Skalen und Stanford-Binet oder Wechsler bei vor allem durchschnittlich oder überdurchschnittlich intelligenten Kindern berichten auch Simon und Bass (1956). Auf methodische Probleme dieser Untersuchung wurde allerdings von Thomas (1970) hingewiesen. Dennoch müßte man dem Gesell-Test nach solchen Werten einen ungewöhnlich hohen prädiktiven Wert beimessen. Die Korrelationen sind jedoch offensichtlich vor allem dann bedeutsam, wenn die Stichprobe heterogen zusammengesetzt ist und einen überproportionalen Anteil retardierter Kinder enthält.

Auf den prognostischen Wert der Gesell-Skalen bei geistig Behinderten hat auch Illingworth hingewiesen. Er berichtete 1961 über eine Untersuchung, bei der er alle in seiner Klinik im 1. Lebensjahr untersuchten und als geistig retardiert angesehenen Kinder für eine Nachuntersuchung mit einem Standard-Intelligenztest im Schulalter vorsah. Die Diagnose „geistig retardiert" wurde im Verlauf einer pädiatrischen Untersuchung gestellt, bei der auch eine von Illingworth selbst entwickelte Variante der Gesell-Skalen eingesetzt wurde. Bestanden Zweifel, wurde mehrfach untersucht. Von 122 Kindern starben 30 bis zum Schulalter, bei 5 Kindern konnte kein IQ im Schulalter erhoben werden. 22 oder 26 der verbliebenen 87 Kinder (die Angaben schwanken im Artikel) wiesen IQs von 70 und mehr auf; d. h. bei rund 70% der Kinder bestätigte sich die Klassifikation aus der Säuglingszeit nach der üblichen Grenze von zwei Standardabweichungen. Die meisten dieser Kinder hatten IQs unter 50. Die Interpretation dieser Angaben ist jedoch schwierig, da nicht klar ist, welche Rolle der Gesell-Test bei der Diagnose der geistigen Behinderung spielte, wie viele Kinder vergleichbaren Alters ansonsten untersucht wurden und wie hoch bei diesen Kindern der Anteil von solchen mit einem IQ unter 70 im Schulalter ist. Immerhin ist ein Prozentsatz Überdiagnostizierter von rund 30 bei einer Diagnose von vielfach großer Tragweite doch bereits so erheblich, daß man dem Urteil des Autors: ... the diagnosis of mental inferiority can be made in infancy with a considerable degree of accuracy" (S. 214) nicht ohne weiteres zustimmen kann. In einer weiteren Arbeit (1962) berichtet Illingworth noch stabilere Ergebnisse. Zum Teil scheint es sich um dieselben Kinder wie in der bereits geschilderten Studie zu handeln, allerdings werden nur sehr spärliche Angaben gemacht, so daß eine Beurteilung kaum möglich ist.

Verhältnismäßig hohe Zusammenhänge zwischen Gesell-DQ im Säuglingsalter und IQ (meist WISC) im Alter von mindestens 5 Jahren berichtet auch McRae (1955). Die Erstuntersuchung erfolgte im Rahmen der Adoptionsvermittlung, ein erheblicher Teil (17 von 102) der Kinder lebte bei der Nachuntersuchung in einem Heim für geistig Behinderte. Die Testergebnisse wurden auf einer 5-Punkte-Skala eingetragen, die Korrelation zwischen beiden Einschätzungen betrug 0,65. Neben dem hohen Anteil retardierter Kinder könnte dabei eine selektive Plazierung korrelationserhöhend gewirkt haben.

Auf Unterschiede in der Sicherheit der Vorhersage zwischen einzelnen Gruppen neurologisch und intellektuell beeinträchtigter Kinder gehen Fishler, Graliker und Koch (1965) ein. Besonders gute Vorhersagen bereits im 1. Lebensjahr waren danach bei Kindern mit kongenitalen zerebralen Anomalien möglich.

Ayres (1969) und Roe (1977) gingen der Hypothese nach, daß aufgrund des vor allem sensomotorischen Charakters des Gesell-Tests in den ersten Lebensjahren die Zusammenhänge zu nichtsprachlichen Kriterientests höher sein müßten als zu sprachlichen und fanden tatsächlich signifikante Korrelationen in den nichtsprachlichen Intelligenzmaßen und in motorischen, auditiv-vokalen und taktilen Tests. Allerdings traten derartige Zusammenhänge in der Studie von Wittenborn (1956) nicht auf.

Die prognostische Validität des Gesell-Tests scheint insgesamt bei „normalen" Personen immer noch ungeklärt zu sein, im unteren Bereich der Intelligenz ist eine Vorhersage offenbar besser möglich. Allerdings wird in keiner der erwähnten Untersuchungen in methodisch angemessener Weise der Frage nachgegangen, wie nützlich die Gesell-Skalen zur Stellung der Diagnose „geistige Behinderung" sind. Es sieht jedoch so aus, als reichten auch deutlich unterdurchschnittliche Ergebnisse im Gesell-Test in den ersten beiden Lebensjahren zu einer Diagnose geistiger Behinderung nicht aus, selbst wenn in Zweifelsfällen mehrfach getestet wird. Wie viele Fälle geistiger Behinderung durch die Verwendung des Verfahrens in den ersten Lebensjahren verpaßt werden, ist nicht abzuschätzen. Die Zusammenhänge zu nichtsprachlichen Kriterientests sind möglicherweise höher als die zum stark sprachgebundenen Stanford-Binet-Test.

Über die Verwendbarkeit des Gesell-Tests im Rahmen von Schulreifeuntersuchungen und Zusammenhänge mit Schulreifetests und Lehrerbeurteilungen berichten z. B. Andrews (1971), Dukes und Buttery (1982), Ilg et al. (1965) und O'Malley und Clarke (1975).

Literatur

Andrews, A. M. (1971). The Gesell Developmental Test as a predictor of school readiness. *Dissertation Abstracts International, 32*, 3082 A (University Microfilms No. 71–25, 532)

Ayres, A. J. (1969). Relation between Gesell developmental quotients and later perceptual-motor performance. *The American Journal of Occupational Therapy, 23*, 11–17

Beckwith, L. (1971). Relationships between attributes of mothers and their infants' IQ scores. *Child Development, 42*, 1083–1097

Beckwith, L., Sigman, M., Cohen, S. E. & Parmelee, A. W. (1977). Vocal output in preterm infants. *Developmental Psychobiology, 10*, 543–554

Bhakoo, O. N., Kaur, S., Narang, A. & Verma, S. K. (1977). A longitudinal study of variations in developmental quotients (DQs) in the first 30 months of life. *Indian Journal of Clinical Psychology, 4*, 59–68

Casler, L. (1975). Supplementary auditory and vestibular stimulation: Effects on institutionalized infants. *Journal of Experimental Child Psychology, 19*, 456–463

Drillien, C. M. (1958 a). A longitudinal study of the growth and development of prematurely and maturely born children. Part I: Introduction. *Archives of Disease in Childhood, 33*, 417–422

Drillien, C. M. (1958 b). A longitudinal study of the growth and development of prematurely and maturely born children. Part II: Physical development. *Archives of Disease in Childhood, 33*, 423–431

Drillien, C. M. (1959). A longitudinal study of the growth and development of prematurely and maturely born children. Part III: Mental development. *Archives of Disease in Childhood, 34*, 37–45

Drillien, C. M. (1961). A longitudinal study of the growth and development of prematurely and maturely born children. Part VII: Mental development 2–5 years. *Archives of Disease in Childhood, 36*, 233–240

Dukes, L. & Buttery, T. J. (1982). Comparison of two screening tests: Gesell Developmental Test and Meeting Street School Screening Test. *Perceptual and Motor Skills, 54*, 1177–1178

Edgar, C. C., Ball, T. S., McIntyre, R. B. & Shotwell, A. M. (1969). Effects of sensory-motor training on adaptive behavior. *American Journal of Mental Deficiency, 73*, 713–720

Escalona, S. (1950). The use of infant tests for predicitive purposes. *Bulletin of the Menninger Clinic, 14*, 117–128

Escalona, S. & Moriarty, A. (1961). Prediction of school-age intelligence from infant tests. *Child Development, 32*, 597–605

Fish, B., Wile, R., Shapiro, T. & Halpern, F. (1966). The prediction of schizophrenia in infancy: II. A ten-year follow-up report of predictions made at one month of age. In P. Hoch & J. Zubin (Eds.), *Psychopathology of schizophrenia* (pp. 335–353). New York: Grune & Stratton

Fishler, K., Graliker, B. V. & Koch, R. (1965). The predictability of intelligence with Gesell Developmental Scales in mentally retarded infants and young children. *American Journal of Mental Deficiency, 69*, 515–525

Gesell, A. (1925). *The mental growth of the pre-school child. A psychological outline of normal development from birth to the sixth year, including a system of developmental diagnosis.* New York: Macmillan

Gesell, A. (1928). *Infancy and human growth.* New York: Macmillan

Gesell, A. (1931). *Körperseelische Entwicklung in der frühen Kindheit* (G. Frankenstein & K. Burschell-Schiffer, Übers.). Halle: Marhold. (Originalarbeit 1928 publiziert)

Gesell, A. (1945). *How a baby grows. A story in pictures.* New York: Harper

Gesell, A. (1954). Die Entwicklungsdiagnose des Säuglings und Kindes, ihre Rolle in den ersten fünf Lebensjahren. In E. Stern (Hrsg.), *Die Tests in der Klinischen Psychologie*, Bd. I/1 (S. 136–143). Zürich: Rascher

Gesell, A. & Amatruda, C.S. (1945). *The embryology of behavior.* New York: Harper & Brothers

Gesell, A. & Amatruda, C.S. (1947). *Developmental diagnosis. Normal and abnormal child development* (2nd edn). New York: Harper & Row

Gesell, A. & Ilg, F.L. (1952). *Säugling und Kleinkind in der Kultur der Gegenwart.* (I. Bargmann-Heckenbach, Übers.). Bad Nauheim: Christian. (Originalarbeit 1943 publiziert)

Gesell, A. & Ilg, F.L. (1954). *Das Kind von fünf bis zehn* (H.A. Frenzel, Übers.). Bad Nauheim: Christian. (Originalarbeit 1946 publiziert)

Gesell, A., Keliher, A.V., Ilg, F.L. & Carlson, J.J. (1934). *An atlas of infant behavior: A systematic delineation of the forms and early growth of human behavior patterns* (Vol. 2: Naturalistic series). New Haven: Yale University Press

Gesell, A. & Thompson, H. (1938). *The psychology of early growth, including norms of infant behavior and a method of genetic analysis.* New York: Macmillan

Gesell, A., Thompson, H. & Amatruda, C.S. (1934). *An atlas of infant behavior: A systematic delineation of the forms and early growth of human behavior patterns* (Vol. 1: Normative series). New Haven: Yale University Press

Ilg, F.L. & Ames, L.B. (1964). *School Readiness.* New York: Harper & Row

Ilg, F.L., Ames, L.B. & Apell, R.J. (1965). School readiness as evaluated by Gesell Developmental, visual, and projective tests. *Genetic Psychology Monographs, 71*, 61–91

Illingworth, R.S. (1961). The predictive value of developmental tests in the first year, with special reference to the diagnosis of mental subnormality. *Journal of Child Psychology and Psychiatry, 2*, 210–215

Illingworth, R.S. (1962). The diagnosis of mental deficiency in the first weeks of life. In A. Merminod (Ed.), *The growth of the normal child during the first three years* (p. 133). Modern problems in pediatrics, Vol. 7. Basel: Karger

Kaplan, H.E. (1976). Interview techniques vs. developmental tests in assessing the intellectual levels of young children. *Perceptual and Motor Skills, 42*, 937–938

Kaufman, A.S. & Kaufman, N.L. (1972). Tests built from Piaget's and Gesell's tasks as predictors of first-grade achievement. *Child Development, 43*, 521–535

Knobloch, H. & Pasamanick, B. (1953). Further observations on the behavioral development of Negro children. *The Journal of Genetic Psychology, 83*, 137–157

Knobloch, H. & Pasamanick, B. (1958). The relationship of race and socio-economic status to the development of motor behavior patterns in infancy. In B. Pasamanick & P. Knapp (Eds.), *Social aspects of psychiatry* (Psychiatric Research Reports, No. 10, pp. 123–133). Washington: American Psychiatric Association

Knobloch, H. & Pasamanick, B. (1959a). Distribution of intellectual potential in an infant population (with discussion). In B. Pasamanick (Ed.), *Epidemiology of mental disorder* (pp. 249–272). Washington: American Association for the Advancement of Science, Publication No. 60

Knobloch, H. & Pasamanick, B. (1959b). Syndrome of minimal cerebral damage in infancy. *Journal of the American Medical Association, 170*, 1384–1387

Knobloch, H. & Pasamanick, B. (1960a). Environmental factors affecting human development, before and after birth. *Pediatrics, 26*, 210–218

Knobloch, H. & Pasamanick, B. (1960b). An evaluation of the consistency and predictive value of the 40 week Gesell Developmental Schedule. In Shagass, C. & Pasamanick, B. (Eds.), *Child development and child psychiatry* (pp. 10–31). Washington: American Psychiatric Association

Knobloch, H. & Pasamanick, B. (1962). The developmental behavioral approach to the neurologic examination in infancy. *Child Development, 33*, 181–198

Knobloch, H. & Pasamanick, B. (1963). Predicting intellectual potential in infancy. *American Journal of Diseases of Children, 106*, 43–51

Knobloch, H. & Pasamanick, B. (1967). Prediction from the assessment of neuromotor and intellectual status in infancy. In J. Zubin & G. A. Jervis (Eds.), *Psychopathology of mental development: Proceedings of the 56th Annual Meeting, 1966, of the American Psychopathological Association* (pp. 387–400). New York: Grune & Stratton

Knobloch, H. & Pasamanick, B. (1974). *Gesell and Amatruda's Developmental Diagnosis* (3rd edn). New York: Harper & Row

Knobloch, H., Pasamanick, B. & Sherard, E. S. Jr. (1966). A developmental screening inventory for infants. *Pediatrics, 38,* 1095–1104

Knobloch, H., Rider, R., Harper, P. & Pasamanick, B. (1956). Neuropsychiatric sequelae of prematurity: A longitudinal study. *Journal of the American Medical Association, 161,* 581–585

Knobloch, H., Stevens, F. & Malone, A. F. (1980). *Manual of developmental diagnosis. The administration and interpretation of the revised Gesell and Amatruda developmental and neurologic examination.* Hagerstown: Harper & Row

Mac Rae, J. M. (1955). Retests of children given mental tests as infants. *The Journal of Genetic Psychology, 87,* 111–119

Nelson, V. L. & Richards, T. W. (1938). Studies in mental development: I. Performance on Gesell items at six months and its predictive value for performance on mental tests at two and three years. *The Journal of Genetic Psychology, 52,* 303–325

Nelson, V. L. & Richards, T. W. (1939). Studies in mental development: III. Performance of twelve-months-old children on the Gesell schedule, and its predictive value for mental status at two and three years. *The Journal of Genetic Psychology, 54,* 181–191

Nelson, V. L. & Richards, T. W. (1940). Fels mental age values for Gesell schedules. *Child Development, 11,* 153–157

O'Malley, J. J. & Clarke, C. (1975). Field dependence and the Gesell Developmental Tests. *Perceptual and Motor Skills, 41,* 70

Pasamanick, B. (1946). A comparative study of the behavioral development of Negro infants. *The Journal of Genetic Psychology, 69,* 3–44

Pease, D. Rosauer, J. & Wolins, L. (1961). Reliability of three infant developmental scales administered during the first year of life. *The Journal of Genetic Psychology, 98,* 295–298

Pollak, M. & Mitchell, S. (1974). Early development of negro and white babies. *Archives of Disease in Childhood, 49,* 40–45

Richards, T. W. & Nelson, V. L. (1938). Studies in mental development: II. Analysis of abilities tested at the age of six months by the Gesell schedule. *The Journal of Genetic Psychology, 52,* 327–331

Richards, T. W. & Nelson, V. L. (1939). Abilities of infants during the first eighteen months. *The Journal of Genetic Psychology, 55,* 299–318

Roe, K. V. (1977). Correlations between Gesell scores in infancy and performance on verbal and non-verbal tests in early childhood. *Perceptual and Motor Skills, 45,* 1131–1134

Schamberger, R. (1973). Die „Gesell-Entwicklungs-Skalen". *Der Kinderarzt, 4,* 142–145

Simon, A. J. & Bass, L. G. (1956). Toward a validation of infant testing. *American Journal of Orthopsychiatry, 26,* 340–350

Stott, L. H. & Ball, R. S. (1965). Infant and preschool mental tests: Review and evaluation. *Monographs of the Society for Research in Child Development, 30,* (Serial No. 101)

Thomas, H. (1970) Psychological assessment instruments for use with human infants. *Merrill-Palmer Quarterly, 16,* 179–224

Williams, J. & Scott, R. (1953). Growth and development in negro infants. IV: Motor development and its relationship to child rearing practices in two groups of negro infants. *Child Development, 24,* 103–121

Wittenborn, J. R. (1956). A study of adoptive children: II. The predictive validity of the Yale developmental examination of infant behavior. *Psychological Monographs, 70,* 59–92

2.1.2 Bayley Scales of Infant Development

Autor/Erscheinungsjahr:	Bayley, 1969 Vorläufer: Bayley, 1933b; Jaffa, 1934; Bayley, 1935
Material:	Testkoffer mit Handanweisung, Protokollbögen und Material für die Darbietung der Items, außerdem einige weitere im Manual angegebene Gegenstände
Zweck:	Erfassung des aktuellen kognitiven und motorischen Entwicklungsstandes
Altersbereich:	2–30 Monate
Normen:	Für die kognitive und die motorische Skala jeweils Standardwerte mit Mittelwert 100 und Standardabweichung 16. Für den Infant Behavior Record werden nur beobachtete Frequenzen zum Vergleich mitgeteilt
Zeit:	Für die Durchführung von Mental und Motor Scale im Durchschnitt 45 Minuten

1) Konzept. Die Bayley Scales of Infant Development sollen eine dreiteilige Grundlage für die Beurteilung des kindlichen Entwicklungsstandes in den ersten 2½ Jahren bieten (Bayley, 1969).

Die beiden ersten Skalen gehen auf drei frühere Verfahren zurück: die California First-Year Mental Scale (Bayley, 1933b), die California Preschool Mental Scale (Jaffa, 1934) und die California Infant Scale of Motor Development (Bayley, 1935). Diese Instrumente wurden für Untersuchungen im Rahmen der Berkeley Growth Study (Bayley, 1933a) entwickelt und an dieser Längsschnittstichprobe auch normiert. 1958 wurde eine erste Revisionsfassung für die ersten 15 Monate erarbeitet, 1960 eine erweiterte Forschungsfassung, die an etwa 1 400 Kindern im Alter von 1–15 Monaten und 160 Kindern zwischen 18 und 30 Monaten erprobt wurde. Daraus resultierte eine erneute Überarbeitung und Normierung, und 1969 wurde von Bayley die gegenwärtige Fassung mit einer Mental Scale und einer Motor Scale für den gesamten Zeitraum von 2–30 Monaten publiziert. Einzelne Items werden dabei sowohl der kognitiven als auch der motorischen Skala zugerechnet.

Der dritte Teil des Verfahrens, der Infant Behavior Record, basiert auf Ratingskalen, die ebenfalls in der Berkeley Growth Study verwendet wurden. Sie sollen Hinweise auf Persönlichkeitsmerkmale wie Aktivität, soziale und objektbezogene Orientierung geben.

Eine deutsche Fassung liegt bisher nicht vor, obwohl das Verfahren auch in der Bundesrepublik – zumindest im Rahmen von Forschungsarbeiten – nicht selten verwendet wird.

Bayley ging bei der Konstruktion dieses Instruments davon aus, daß sich in den ersten beiden Lebensjahren noch keine Fähigkeiten im Sinne verschiedener Faktoren unterscheiden lassen. Vielmehr entwickeln sich ihrer Ansicht nach hier zunächst grundlegende Funktionen, die die Basis für später sich herausdifferenzierende Fähigkeiten darstellen. Eine weitere Unterteilung in einzelne Funktionsbereiche lehnt die Autorin deshalb ab.

Das Verfahren ist sowohl für klinische Anwendungen als auch für Forschungszwecke gedacht. Geliefert werden soll ein Bild des gegenwärtigen kindlichen Entwicklungsstandes; die prognostische Bedeutung wird nach den Erfahrungen mit den früheren Fassungen und mit anderen Säuglingstests gering eingeschätzt. Dennoch ist Bayley der Ansicht, bei Verzögerungen der geistigen oder motorischen Entwicklung könne man mit diesem Instrument – vor allem in Verbindung mit anderen Daten etwa über sensorische Defizite, neurologische Defekte, emotionale Störungen oder ungünstige Umgebungsbedingungen – eine Grundlage für eine Frühbehandlung gewinnen.

2) Aufgaben. Die *kognitive Skala* enthält 163 Aufgaben zu Aufmerksamkeit und Wahrnehmung (z. B. „reagiert auf Geräusch der Glocke", „verfolgt einen in Kreisbewegung dargebotenen roten Ring mit den Augen"), zum Sozialverhalten (z. B. „soziales Lächeln", „vokalisiert, wenn der Untersucher es anlächelt und mit ihm spricht", „ist sich fremder Situation bewußt"), zur Feinmotorik und feinmotorischen Exploration (z. B. „greift nach Würfel", „gibt Gegenstand von einer Hand in die andere", „untersucht Glocke"), zur Problemlösung (z. B. Formbrettaufgaben) und zu Vokalisation und Sprachverhalten (z. B. „sagt da-da", „macht Einstellungen sprachlich deutlich"). Als Ergebnis der Prüfung mit dieser Skala erhält man den Mental Development Index (MDI).

Die *motorische Skala* umfaßt 81 Items. Dabei geht es um Körperkontrolle und um grob- und feinmotorische Koordination. Das Resultat wird im Psychomotor Development Index (PDI) ausgedrückt.

Sowohl in der kognitiven als auch in der motorischen Skala erfordern meist mehrere Items dieselbe Situation zur Überprüfung, etwa weil dasselbe Material verwendet wird, an dem unterschiedlich schwierige Reaktionen beobachtet werden (z. B. unterschiedliche Reaktionen auf roten Ring) oder weil das zu beobachtende Verhalten ähnlich ist (z. B. Vokalisationen und Worte). Solche Items werden jeweils durch denselben Situationscode als zusammengehörend gekennzeichnet. Die Testdurchführung soll so erleichtert werden, indem man gleich auf mehrere Reaktionen achtet, statt später eine Situation erneut herzustellen.

3) Durchführung. Die Items der kognitiven und der motorischen Skala sind in den Protokollformularen jeweils nach aufsteigender Schwierigkeit aufgeführt. Ausschlaggebend ist dabei das Alter, in dem die betreffende Aufgabe von 50% der Kinder gelöst wird. Diese Anordnung soll die Kontrolle erleichtern, ob alle relevanten Items durchgeführt wurden, ist aber nicht als Reihenfolge der Durchführung zu verstehen. Vielmehr richtet sich die Abfolge der Aufgaben nach dem Verhalten des Kindes. In der Regel wird die Mental Scale vor der Motor Scale, und zwar insbesondere vor den Items, die eine Fortbewegung im Raum verlangen, durchgeführt.

Bei der Durchführung geht es darum, Basis, Decke und die Reaktionen auf die dazwischenliegenden Items zu erfassen. Das Basisniveau ist durch jenes Item gekennzeichnet, das auf das einfachste nichtgelöste Item folgt, als Decke wird die schwierigste gelöste Aufgabe bezeichnet. Bayley empfiehlt, zunächst so schnell wie möglich den Bereich der Erfolge und Fehlschläge abzutesten, dann zur Feststellung der Basis 1 Monat unter dem frühesten Mißerfolg zu beginnen, dann aufwärts alle bisher unbewerteten Items zu prüfen, bis man sicher ist, daß das Kind keine schwierigere Aufgabe mehr lösen kann. Wie weit der Untersucher nach oben und nach unten Aufgaben vorgibt, bleibt ihm selbst überlassen; als Faustregel für unerfahrene Tester rät Bayley, bei der Mental Scale 10 und bei der Motor Scale 6 aufeinanderfolgende Lösungen bzw. Nichtlösungen als Indikator für Basis bzw. Decke anzusehen. Basis- und Deckenitem werden auf dem Protokollbogen durch Umkreisung markiert. Da es das Ziel ist, die bestmöglichen Leistungen des Kindes zu erfassen, werden auch Verhaltensweisen, die zwar nicht bei der eigentlichen Itemdarbietung, aber zu einem anderen Zeitpunkt während der Untersuchung gezeigt werden, als Lösungen angerechnet. Auch kann die Bezugsperson des Kindes, die während der Testung anwesend ist, gebeten werden, einzelne Aufgaben vorzugeben, wenn davon eine bessere Reaktion des Kindes zu erwarten ist.

Die Durchführung verlangt vom Untersucher also erhebliche Flexibilität, und eine intensive Einarbeitung ist erforderlich.

4) Auswertung. Bei jedem interessierenden Item der kognitiven und der motorischen Skala wird das Ergebnis durch Abhaken in einer von drei mit „P" (= gelöst), „F" (= nicht gelöst) oder "Other" (= Sonstiges) überschriebenen Spalten festgehalten. Die Spalte „Sonstiges" wird benutzt, wenn eine Aufgabe ausgelassen wurde, das Kind hier eine Reaktion verweigert hat oder die Bezugsperson zwar berichtet, das Kind beherrsche die betreffende Verhaltensweise bereits, diese Lösung aber in der Testsituation nicht gelingt. Außerdem können in einer weiteren Spalte jeweils Besonderheiten notiert werden. Bei mehr als drei Auslassungen zwischen Basis und Decke erfolgt keine weitere Auswertung. In allen anderen Fällen wird zunächst für jede der beiden Skalen der Rohwert bestimmt, der die Zahl der gelösten Aufgaben repräsentiert und sich aus der Ordnungszahl des Basisitems plus der Zahl der darüberliegenden bewältigten Aufgaben ergibt. Dann werden unter Berücksichtigung des exakten Alters des Kindes im Tabellenanhang der Handanweisung die entsprechenden Standardwerte nachgeschlagen. Diese reichen von 50–150. Schlechtere bzw. bessere Ergebnisse werden als „unter 50" oder „über 150" charakterisiert. Bei subnormal oder besonders weit entwickelten Kindern kann für klinische Zwecke in beiden Skalen ein Entwicklungsalter-Äquivalent bestimmt werden, indem in diesen Tabellen das Alter aufgesucht wird, in dem der Rohwert des Kindes einem Standardwert von 100 entspricht.

Der Infant Behavior Record wird im Anschluß an die Durchführung von Mental und Motor Scale ausgefüllt. Im Anhang des Manuals sind zu Vergleichszwecken die Verteilungen der Einschätzungen in der Standardisierungsstichprobe mitgeteilt.

5) Interpretation. Spezielle Interpretationshinweise werden in der Handanweisung nicht gegeben.

6) Normierung. Die Normen der Vorläufertests basieren auf den längsschnittlichen Untersuchungen der ursprünglich 61 Kinder aus der Berkely Growth Study. Diese Stichprobe war, wie die Daten zum sozioökonomischen Status und spätere Intelligenztestergebnisse zeigten, in positiver Hinsicht verzerrt.

Die Neubearbeitung dagegen zählt zu den am besten standardisierten Entwicklungstests. Die Zusammensetzung der Normierungsstichprobe spiegelt im wesentlichen die Zusammensetzung der US-Bevölkerung entsprechenden Alters zum damaligen Zeitpunkt wider. In die Stichprobe aufgenommen wurden jedoch nur zu Hause lebende normale Kinder, nicht berücksichtigt wurden auch Kinder, die mehr als 1 Monat zu früh geboren waren und solche, die aus einem zweisprachigen Elternhaus stammten und im Alter von mehr als 12 Monaten Schwierigkeiten in der Sprachentwicklung zeigten. Kinder aus ländlichen Gebieten sowie Kinder von Eltern mit niedrigem Ausbildungsniveau waren in der Stichprobe etwas unterrepräsentiert.

Zu jedem Item wurde berechnet, in welchem Alter 5, 50 und 95% der Stichprobe die Lösung gelang, die Aufgaben wurden dann nach der 50%-Marke in eine Reihenfolge gebracht. Die Altersplazierungen unter 2 Monaten stellen nur Ungefährangaben dar. Für jede Altersstufe wurde die kumulierte Häufigkeitsverteilung der Rohwerte berechnet, und jedem Rohwert wurde ein Standardwert zugeordnet. Kleinere Unregelmäßigkeiten wurden durch Glättung beseitigt.

Die von Bayley ermittelte Schwierigkeitsrangreihe innerhalb der Motorikskala bestätigte sich in einer Untersuchung an Kindern in Yucatan, Mexiko (Solomons & Solomons, 1975; Solomons, 1980), und in einer türkischen Stichprobe fand Özelli (1978) für beide Leistungsskalen Mittelwerte, die gut mit denen der Normierungsstichprobe übereinstimmten.

Für *geistig behinderte Kinder* scheinen bestimmte Itemgruppen leichter oder schwerer zu sein als für normale Kinder gleichen Entwicklungsalters. Auf niedrigem Entwicklungsniveau fielen diesen Kindern Aufgaben zum sozialen und Objektbewußtsein sowie motorisch-adaptive und motorisch-imitative Aufgaben, bei denen es um die Annahme eines dritten Würfels und um die Kombination von Materialien nach Demonstration geht, besonders schwer. Bei weiterentwickelten geistig Retardierten bereiteten die sprachlichen Items besondere Probleme (Hunt & Bayley, 1971). Eine Gruppe geistig behinderter Kinder mit Down-Syndrom, die Carr (1970) testete, schnitt bereits mit 6 Wochen schlechter ab als eine Kontrollgruppe, der Unterschied vergrößerte sich bis zum Alter von 10 Monaten erheblich.

Das *Geschlecht* und der *sozioökonomische Status* oder das *Ausbildungsniveau* der Eltern scheinen vor allem in den ersten 1½–2 Jahren keinen wesentlichen Einfluß auf die Testergebnisse zu haben (Bayley, 1965; Bayley & Schäfer, 1964; Gottfried & Brody, 1975; Ireton, Thwing & Grawem, 1970; Özelli, 1978; Solomons & Solomons, 1975; Willerman & Fiedler, 1974), allerdings schnitten die Mädchen in der Zwillingsuntersuchung von Wilson und seinen Mitarbeitern (Wilson, 1974; Wilson & Harpring, 1972) immer etwas besser ab als die Jungen. Kein Unterschied trat auch zwischen Frühgeborenen und Normalgeborenen im Alter von 18 Monaten auf, wenn auf gleiches Konzeptionsalter geachtet wurde (O'Connor, 1980). Gruppenunterschiede in den Ergebnissen treten offenbar vor allem in der Motor Scale auf: In einer Untersuchung 1–15 Monate alter Kinder mit der vorläufigen Revisionsfassung wiesen schwarze Kinder vor allem zwischen 3 und 12 Monaten im Mittel bessere Ergebnisse auf als weiße, und die mexikanischen Kinder aus Yucatan waren den amerikanischen Kindern aus der Normierungsstichprobe in den ersten 8 Monaten voraus (Solomons & Solomons, 1975; Solomons, 1980), Zwillinge wiesen in den ersten beiden Jahren niedrigere Mittelwerte auf als die Normierungsstichprobe (Wilson, 1974).

7) Reliabilität. Werner und Bayley (1966) überprüften die *Auswertungsobjektivität* der Forschungsfassung, indem sie 90 Kinder im Alter von 8 Monaten jeweils von einem in dem Verfahren geübten Psychologen untersuchen ließen, während ein Kollege die Testung durch eine Einwegscheibe verfolgte und gesondert bewertete. Berichtet werden Übereinstimmungsprozentsätze für jene Items, die dem Alter von 6-12 Monaten zugeordnet waren. Die mittlere Übereinstimmung betrug für die Mental Scale 89,4% und für die Motor Scale 93,4%. Da jedoch nicht für alle Items die Prozentsätze angegeben werden und die Randfrequenzen für diese Stichprobe nicht mitgeteilt werden, sind diese Zahlen schwierig zu beurteilen. Das gilt auch für die von Seegmiller u. King (1975) berichteten Untersucher-Beobachter-Übereinstimmungen für den Infant Behavior Record. Die Prozentsätze lagen in dieser Untersuchung zwischen 68 und 100, mit einem Median von 89. Als Übereinstimmungen wurden dabei Abweichungen um nicht mehr als einen Skalenpunkt gewertet.

Die korrigierten *Split-half-Reliabilitäten* der ursprünglichen Skalen liegen für den kognitiven Bereich je nach Altersstufe zwischen 0,51 und 0,95. Am niedrigsten sind sie in den ersten 4 Monaten, danach bewegen sich alle Koeffizienten im Intervall von 0,75-0,95. Für die alte motorische Skala zeigt sich ein ähnlicher Trend; allerdings liegen die Werte hier insgesamt etwas niedriger. Das ist jedoch offensichtlich vor allem auf die geringere Länge der Skala zurückzuführen (Bayley, 1935). Für die vorläufige Revisionsfassung werden – für die ersten 15 Monate – etwas höhere Werte berichtet (Bayley, 1965; Werner & Bayley, 1966); im Manual von 1969 werden für die Mental Scale Koeffizienten zwischen 0,81 und 0,93 mitgeteilt, bei einem Median von 0,88, für die Motor Scale solche von 0,68-0,92, der Median liegt hier bei 0,84. Solomons (1980) gibt für seine Stichprobe mexikanischer Kinder vergleichbare Werte an. Etwas niedriger lagen die Werte – bei verringerter Streuung der Indexwerte – in einer Untersuchung an ausschließlich schwarzen Kindern in Harlem (King & Seegmiller, 1973).

Für die Bayley-Skalen werden auch – was bei Entwicklungstests rar ist – Standardmeßfehler und kritische Differenzen mitgeteilt. Bei der kognitiven Skala beträgt der Standardmeßfehler 4,2-6,9 Standardwertpunkte, bei der motorischen 4,6-9,0. Die Tabelle der kritischen Differenzen enthält Angaben für das 5%- und das 15%-Niveau. Der Unterschied zwischen den (Standardwert-)Ergebnissen in den beiden Leistungsskalen muß bei Verwendung des 15%-Niveaus je nach Alter des Kindes mindestens 10,1-15,8 Punkte, bei Zugrundelegung des 5%-Risikos mindestens 13,8-21,6 Punkte betragen. Die mittlere kritische Differenz (über die verschiedenen Altersstufen) liegt bei 12,3 bzw. 16,7 Punkten.

Werner und Bayley (1966) überprüften die *Retest-Reliabilität* bei 28 achtmonatigen Kindern. Zwischen den beiden Testungen lag ein Intervall von 1 Woche; bei beiden Gelegenheiten wurde das Verfahren von demselben Untersucher durchgeführt. Dabei wurden jeweils die Items für 6–12 Monate verwendet. Angegeben werden Übereinstimmungsprozentsätze. Die durchschnittliche Übereinstimmung betrug für die Mental Scale 76,4%, für die Motor Scale 75,3%. Besonders gut ist die Übereinstimmung nach Werner und Bayley innerhalb der kognitiven Skala bei Aufgaben zur Augen-Hand-Koordination, zur anhaltenden Aufmerksamkeit, zur Objektkonstanz und zum Vokabular, besonders gering bei Items, die Reaktionen des Kindes auf Sprechen und Annäherung des Untersuchers, Nachahmung, einzelne verbale Verhaltensweisen und spontane Exploration betreffen. Innerhalb der Motor Scale befriedigen Aufgaben, die auf „abgeschlossene Reifungsprodukte" wie Sitzen, Stehen, Gehen abzielen, während bei Items, die eine Kooperation zwischen Untersucher und Kind oder feinmotorische Koordination verlangen, die Fluktuation größer ist. Allerdings ist bei diesen Angaben die Lösungswahrscheinlichkeit der Aufgaben nicht berücksichtigt. Horner (1980) befaßte sich nur mit der Stabilität der Mental Scale, das Intervall betrug hier ebenfalls im Mittel 1 Woche. Untersucht wurden je 24 Kinder im Alter von 9 und 15 Monaten. Die mittleren Übereinstimmungsprozentsätze lagen hier mit 84,6 und 84,5 etwas höher als in der Studie von Werner und Bayley. Die Korrelationen betrugen für die 9 Monate alten Jungen 0,67, für die gleichaltrigen Mädchen 0,42 und für die 15monatigen Kinder 0,72 (Jungen) und 0,96 (Mädchen). Die durchschnittliche Standardwertdifferenz betrug in der jüngeren Gruppe 9,33, in der älteren 5,58. Um bis zu 3 Punkte differierten die Ergebnisse bei 37,5% der 9monatigen und 45,8% der 15monatigen Kinder, um 4–7 Punkte lagen die MDIs bei 20,8 bzw. 25% auseinander, und bei 16,7 bzw. 8,3% betrug der Unterschied zwischen erster und zweiter Messung eine Standardabweichung oder mehr. Die Retest-Reliabilität ist in diesem Alter also offensichtlich geringer als Auswertungsobjektivität und Split-half-Reliabilität, und obwohl drei Viertel bis vier Fünftel der Aufgaben nach 1 Woche noch in gleicher Weise gelöst oder nicht gelöst werden, ist mit erheblichen Punktwertfluktuationen und Verschiebungen in der relativen Position zu rechnen. Bei etwas älteren Kindern (16–21 Monate) stellten Durham und Black (1978) fest, daß bei einem Retest-Intervall von 3–15 Tagen dann mit einem deutlichen Mittelwertanstieg gerechnet werden kann, wenn die erste Untersuchung im Labor, die zweite zu Hause durchgeführt wird. Dieser Anstieg war vor allem auf Leistungsverbesserungen in verbalen Aufgaben zurückzuführen.

8) Validität. Die Übergänge zwischen Retest-Reliabilität und *prognostischer Validität* sind wie immer fließend. So werden zu den Vorläufertests die Korrelationen für die um 1 Monat auseinanderliegenden Untersuchungen mitgeteilt; bei jüngeren Kindern unterscheiden sich die bei beiden Gelegenheiten vorgegebenen Itemmengen stärker als bei älteren Kindern. In den ersten 4 Monaten sind die Stabilitätskoeffizienten tatsächlich auch am geringsten. In der kognitiven Skala liegen – nach dem Alter von 5 Monaten – alle Korrelationen zwischen aufeinanderfolgenden Tests über 0,70. Entsprechendes gilt für die motorische Skala, mit Ausnahme des Zeitraums zwischen 15 und 27 Monaten, wo die Stabilität mit Werten zwischen 0,26 und 0,61 sogar ausgesprochen gering ist. Zur Überprüfung der Stabilität über größere Zeitspannen in den ersten 3 Lebensjahren faßte Bayley jeweils die drei Ergebnisse aus benachbarten Untersuchungen zusammen und verwendete den Durchschnittswert. Dabei zeigte sich – wie bei anderen allgemeinen Entwicklungstests –, daß die Konstanz über einen längeren Zeitraum recht gering ist, vor allem, wenn die erste Untersuchung noch im 1. Lebensjahr liegt (Bayley, 1933a, 1935). Zu ähnlichen Ergebnissen gelangten Wilson und Harpring (1972), die Kinder zwischen 3 und 24 Monaten in 3monatigen Abständen mit den BSID prüften. Die Interkorrelationen lagen zwischen −0,05 und 0,62 und waren jeweils am höchsten für benachbarte Altersstufen. King und Seegmiller (1973) berichten für die Mental Scale Korrelationen von 0,62, 0,70 und 0,57 für die drei Altersspannen 14 und 18, 18 und 22 und 14 und 22 Monate. Für die Motor Scale lagen die entsprechenden Koeffizienten hier mit 0,17, 0,38 und 0,42 niedriger.

In einer vielzitierten Arbeit faktorenanalysierte Hofstätter (1954) die von Bayley (1949) mitgeteilte Matrix der Korrelationen zwischen Mental-Scale- und Intelligenztestergebnissen im Alter von 2 Monaten bis zu 18 Jahren (Zentroidmethode). Er fand drei Faktoren und glaubte, diese inhaltlich so interpretieren zu können, daß zu verschiedenen Zeitpunkten mit den verwendeten Verfahren Unterschiedliches erfaßt würde: Bis zu 20 Monaten gehe es vornehmlich um "sensorimotor alertness", zwischen 20 und 40 Monaten um "persistence", und erst von 48 Monaten an werde das gemessen, was man üblicherweise unter „Intelligenz" verstehe. Cronbach (1967) hat jedoch mittlerweile darauf aufmerksam gemacht, daß diese Anwendung der Thurstone-Methode auf Längsschnittdaten mit Simplexstruktur zu Artefakten führt und meint: "Students of child development should drop the Hofstaetter analysis from further consideration. It was an interesting exploration, nothing more" (1967, S. 289).

Bei Einbeziehung von Risikokindern scheinen die Stabilitäten befriedigender zu sein. Siegel (1981) untersuchte eine heterogen zusammengesetzte Stichprobe mit zahlreichen Frühgeburten und einem hohen Anteil von Kindern aus niedrigeren sozialen Schichten im Alter zwischen 4 und 24 Monaten 5mal. Für die Mental Scale lagen die Werte zwischen 0,37 und 0,73, in der Motor Scale zwischen 0,52 und 0,84. Noch höher fiel die Korrelation mit 0,972 in einer Studie von Vander-Veer und Schweid (1974) an einer Stichprobe von 23 Kindern, die im Alter von 18–30 Monaten von Eltern und/oder Allgemeinärzten als verdächtig im Hinblick auf Entwicklungsverzögerung bzw. geistige Behinderung angesehen und deshalb mit der Mental Scale geprüft wurden. Die Zweituntersuchung erfolgte 12–39 Monate später entweder erneut mit der Bayley-Skala oder mit dem Stanford-Binet-Test. Der Bereich der Werte war bei beiden Untersuchungen sehr hoch. Allerdings wurde nur ein Kind bei beiden Untersuchungen als normal angesehen, der überwiegende Teil wurde als "moderately to profoundly retarded" klassifiziert. Die Untersuchung läßt jedoch – ebenso wie die vergleichbaren Untersuchungen von Illingworth zum Gesell-Test (vgl. Abschn. 2.1.1) – viele Fragen offen. Während die Autoren den Wert des Entwicklungstests bei retardierten Kindern für nachgewiesen halten, könnte man aufgrund dieser Ergebnisse auch zu dem Schluß kommen, daß der Informationsgehalt des Tests sehr gering ist, hatten doch in 22 von 23 Fällen bereits Eltern und/oder Arzt das Kind richtig eingeschätzt. Inwieweit mit dem Test auch zusätzliche, bisher unverdächtige Kinder frühzeitig identifiziert werden können, bleibt in dieser Untersuchung offen.

Ähnlich fielen die Ergebnisse in einer Untersuchung mit etwas älteren mehrfach behinderten Kindern aus, in der allerdings nicht nur die Bayley-Skala ver-

Allgemeine Entwicklungstests

wendet wurde (DuBose, 1976). Auch hier waren die Testbefunde innerhalb der Gruppe behinderter Kinder relativ stabil.

Holden (1972) verglich die weitere Entwicklung von Kindern, die im Alter von 8 Monaten unauffällige Werte in den beiden Bayley-Leistungsskalen zeigten, mit der von solchen, die in diesem Alter entweder in der Mental Scale oder in der Motor Scale Rückstände aufwiesen. Er fand, daß ein normaler Entwicklungsstand im Säuglingsalter eine spätere geistige Retardierung (5 von 115 Kindern hatten einen IQ unter 70 im Alter von 4 und 7 Jahren) nicht ausschließt, daß das Risiko einer solchen Behinderung aber bei unterdurchschnittlich entwickelten Säuglingen höher ist (13 bzw. 12 von 115). Von jenen 20 Kindern, die mit 8 Monaten um 3 oder mehr Monate zurück waren, hatten mit 4 Jahren nur 7 Stanford-Binet-IQs von mindestens 85. Alle 3 Kinder mit extremer Verzögerung in der Mental Scale (Entwicklungsalter unter 3,0) zeigten mit 4 Jahren auch extrem schlechte Intelligenztestleistungen (IQ zwischen 9 und 33). Je größer im Säuglingsalter also der Entwicklungsrückstand, desto höher ist offensichtlich das Risiko einer geistigen Behinderung.

Der Frage der Vorhersagbarkeit weit überdurchschnittlicher Intelligenz durch die Ergebnisse in den Bayley-Skalen gingen Willerman und Fiedler (1974) nach. Aus den Daten einer umfangreicheren Längsschnittstudie zogen sie jene 114 Kinder heraus, die mit 4 Jahren in einer Kurzform des Stanford-Binet-Tests IQs von mindestens 140 erhielten und überprüften die Entwicklungstestergebnisse, die diese Kinder mit 8 Monaten erzielt hatten. Von 100 Kindern lagen entsprechende Daten vor. Zwar lagen die Mittelwerte der Kinder mit hohem IQ in beiden Leistungsskalen etwas über dem Mittelwert der Gesamtgruppe, doch beide Korrelationen mit dem IQ waren mit $-0,11$ und $-0,08$ für die Jungen und 0,04 und 0,12 für die Mädchen bedeutungslos, im Gegensatz zum Zusammenhang zwischen elterlichem Ausbildungsniveau und IQ bei den Jungen.

Bezüglich der *langfristigen Vorhersagbarkeit des IQ* liegen vor allem Ergebnisse zu den Vorläufertests vor, die im Rahmen der Berkeley Growth Study gewonnen wurden (Bayley, 1940, 1949). Danach weisen Entwicklungstestresultate, die in den ersten 9 Lebensmonaten erhoben wurden, überhaupt gar keine Beziehungen zu späteren Intelligenztestergebnissen auf, die Korrelationen steigen dann an, und mit 2 und 2½ Jahren erhobene Entwicklungsdaten korrelieren mit den Stanford-Binet-Ergebnissen im Alter von 6, 7, 8 und 9 Jahren zwischen 0,51 und 0,59.

Zusammenfassend läßt sich zur prognostischen Brauchbarkeit des Verfahrens festhalten, daß

- bei normalen und überdurchschnittlich intelligenten Kindern mit der gewöhnlichen Umgebungsvariation die Testergebnisse des ersten Lebensjahres keine für eine Vorhersage verwertbaren Informationen bieten,
- bei solchen Kindern der prädiktive Wert des Tests im Verlauf des zweiten und dritten Lebensjahres steigt, für individuelle Prognosen aber immer noch zu niedrig ist,
- bei Kindern, die zu einem erheblichen Teil gleiche Umgebungsbedingungen erfahren – wie z. B. Kindern einer Krippe – möglicherweise die relative Position auch stabiler bleibt.

— und daß es schließlich Anhaltspunkte dafür gibt, daß die Ergebnisse bei auffälligen bzw. behinderten Kindern stabiler sind, aufgrund methodischer Probleme der entsprechenden Untersuchungen hierzu jedoch keine sicheren Aussagen gemacht werden können.

Eine Verbesserung der Vorhersage läßt sich nach Willerman, Broman und Fiedler (1970), die eine umfangreiche Stichprobe von Kindern aus einer bestimmten Geburtsklinik im Alter von 8 Monaten mit den Bayley-Skalen und im Alter von 4 Jahren mit dem Stanfort-Binet-Test prüften, erzielen, wenn man den sozioökonomischen Status mitberücksichtigt. Bei Kindern, die im Alter von 8 Monaten sowohl in der Mental Scale als auch in der Motor Scale besonders gute Werte erreichten, war kein Zusammenhang zwischen sozioökonomischem Status und niedrigen IQ-Werten (<80) im Alter von 4 Jahren festzustellen, während bei den Kindern mit niedrigen Entwicklungstestergebnissen niedrige IQ-Werte mit 4 Jahren wesentlich wahrscheinlicher waren, wenn sie aus niedrigen sozialen Schichten stammten. Anders gewendet war das Ergebnis des Säuglingstests bei Kindern aus niedrigeren sozialen Schichten besser zur Vorhersage des Intelligenzniveaus im Vorschulalter geeignet als bei Kindern aus höheren sozialen Schichten.

Befriedigender als die prognostische Validität ist offensichtlich die *Übereinstimmung mit anderen Entwicklungsmaßen*, die etwa zum gleichen Zeitpunkt erhoben wurden. Erickson, Johnson und Campbell (1970) untersuchten 30 Kinder im Alter von 6 Monaten bis 6½ Jahren, die zur Abklärung von Entwicklungsproblemen überwiesen worden waren und ein Entwicklungsalter im Bereich der Kleinkindertests aufwiesen, außer mit der Bayley Mental Scale auch mit dem Entwicklungstest von Cattell (vgl. Abschn. 5.13) und mit der Vineland Social Maturity Scale (vgl. Abschn. 7.1). Die Korrelation zwischen Bayley- und Cattell-Ergebnis fiel mit 0,97 sehr hoch aus, die zur VSMS etwas niedriger (0,79). Mittelwertsvergleiche zeigten, daß die Werte im Cattell-Test und insbesondere in der VSMS im Durchschnitt höher lagen als die in der Bayley Mental Scale. Auch im Vergleich zum Griffiths-Test (vgl. Abschn. 2.1.6) lagen die Ergebnisse in den Bayley-Skalen im Durchschnitt niedriger (Ramsey & Fitzhardinge, 1977) bei hohen Korrelationen. Das Gesamtergebnis des Griffiths-Tests korrelierte mit Mental Scale und Motor Scale 0,73 bzw. 0,85, die Übereinstimmung zwischen der Lokomotionsskala im Griffiths-Verfahren und dem Bayley-PDI betrug 0,96, und die Korrelation zwischen dem Durchschnittswert der restlichen Griffiths-Skalen und dem MDI lag bei 0,83.

Etwas geringer sind anscheinend die Zusammenhänge zu Skalen, die in Anlehnung an Piaget konstruiert wurden. King und Seegmiller (1973) untersuchten eine Stichprobe schwarzer Kinder aus Harlem im Alter von 14, 18 und 22 Monaten mit den Bayley-Skalen und den Infant Psychological Development Scales von Uzgiris und Hunt (vgl. Abschn. 5.16). Die Mental Scale korrelierte mit den Uzgiris-Hunt-Skalen mindestens ebenso hoch wie diese untereinander; das Zusammenhangsmuster war in den 3 Altersstufen unterschiedlich: Mit 14 Monaten wies das Mental-Scale-Resultat signifikante Korrelationen mit den Skalen „Schemata", „Raum", „Kausalität" und „Mittel", mit 18 Monaten nur mit „Schemata" und „Kausalität" auf, und mit 22 Monaten war wiederum der Zusammenhang mit „Schemata" bedeutsam, außerdem auch der mit „Mittel", und die höchste Korrelation überhaupt fand sich mit 0,54 zwischen dem Mental-Test-Ergebnis in diesem Alter und der Skala „vokale Imitation". Die Zusammenhänge des motorischen Teils der Bayley-Skalen mit den IPDS waren insgesamt geringer als die des kognitiven; eine Ausnahme stellte in der jüngsten und der ältesten Gruppe die Skala „Objektpermanenz" dar. Nur mit 14 Monaten fanden sich noch weitere signifikante Korrelationen zwischen Motor Scale und IPDS. Ähnliche Ergebnisse traten in einer Untersuchung von Gottfried und Brody (1975) an 207 schwarzen Kindern am Ende des 1. Lebensjahres auf: Auch hier war der Zusammenhang zwischen Mental-Scale-Wert und der Einstufung auf der in etwas abgewandelter Form durchgeführten „Schemata"-Skala von Uzgiris und Hunt signifikant, mit 0,84 sogar ausgesprochen hoch, wenn dabei das gezeigte Leistungsmittel verwendet wurde. Signifikant war auch die Übereinstimmung mit der „Objektpermanenz"-Skala von Corman und Escalona. Die Zusammenhänge beider Maße mit der Motorikskala von Bayley waren jeweils etwas niedriger, aber mit 0,34–0,59 immer noch statistisch bedeutsam.

Bezüglich des *Zusammenhangs der Ergebnisse in den beiden Leistungsskalen* teilt Bayley (1935) für die alte Fassung mit, die für die ersten 15 Monate – mit einer Ausnahme im Alter von 2 Monaten – zwischen 0,44 und 0,64, danach – wiederum mit einer Ausnahme, und zwar in der höchsten Altersstufe – zwischen 0,14 und 0,34 liegen. Ähnlich fallen die Skalenkorrelationen bei der Neubearbeitung aus. Bei Verwendung der Rohwerte schwanken die Korrelationen hier für die einzelnen Altersstufen zwischen 0,24 und 0,78; legt man die Indexwerte zugrunde, liegen sie zwischen 0,18 und 0,75. Der mittlere Koeffizient beträgt in beiden Fällen 0,46; der Zusammenhang nimmt auch in der Neufassung tendenziell mit dem Alter ab (Bayley, 1969). Auch King und Seegmiller (1973) berichten für das 2. Lebensjahr Skalenkorrelationen zwischen 0,13 und 0,34. Der von Özelli (1978) für eine türkische Stichprobe mitgeteilte sehr hohe Zusammenhang von $r = 0,96$ zwischen den Skalen kann offensichtlich überwiegend durch die hohe Altersstreuung erklärt werden. Die Korrelation beider Skalenergebnisse mit dem Alter lag nämlich in vergleichbarer Höhe.

Seegmiller und King (1975) eruierten in ihrer Längsschnittstudie u. a. die *Beziehungen zwischen den beiden Leistungsskalen einerseits und den Verhaltensratings* im Infant Behavior Record andererseits. Sie untersuchten im Alter von 14, 18 und 22 Monaten zwischen 32 und 49 Kinder. Von 29 Korrelationen pro Altersstufe waren für die Mental Scale mit 14 Monaten 9, mit 18 Monaten 2 und mit 22 Monaten 15 auf dem 5%-Niveau signifikant, wobei vor allem Zusammenhänge zwischen kognitivem Niveau und Items der Objektorientierung zunahmen. Signifikante Korrelationen zwischen dem Ergebnis in der motorischen Skala und IBR-Ratings waren mit 4 pro Altersgruppe insgesamt seltener, wobei erwartungsgemäß jeweils die ausgeprägteste Beziehung zwischen Motorikwert und der Beurteilung der grobmotorischen Koordination auftrat. Ungewöhnliches oder abweichendes Verhalten war mit der kognitiven Entwicklung auf zwei Altersstufen signifikant positiv, mit der motorischen Entwicklung hingegen in einem Fall negativ assoziiert. Eine nach Geschlechtern getrennte Auswertung nahmen Matheny, Dolan und Wilson (1974) vor, die 60 Jungen und 50 Mädchen im Alter von 6, 12, 18 und 24 Monaten u. a. mit Mental Scale und IBR prüften. Es fanden sich eine Reihe mäßiger bis hoher Zusammenhänge, und die Autoren faßten die IBR-Daten zur weiteren Analyse zu zwei Skalen zusammen. Die erste, die die Ratings zu Objektorientierung, Zielgerichtetheit, Aufmerksamkeitsspanne, Reaktivität, grob- und feinmotorischer Koordination sowie ab 12 Monaten zur Vokalisation enthielt, nannten sie „primäre Kognition", die zweite, bei der es um soziale Orientierung gegenüber dem Untersucher, Kooperation und allgemeine emotionale Tönung ging, „Extraversion". Der Extraversionswert korrelierte bei Mädchen, jedoch nicht bei Jungen, signifikant mit dem zum gleichen Alterszeitpunkt erhobenen Wert in der kognitiven Skala, während der zusammengesetzte Wert für primäre Kognition bei beiden Geschlechtern signifikante Korrelationen aufwies, bei Jungen jedoch noch deutlicher. Bei Prüfung der Übereinstimmung mit später erhobenen Mental-Scale-Ergebnissen erwies sich der Extraversionswert als bedeutungslos im Gegensatz zum Wert für primäre Kognition. Der Extraversionswert war auch über die verschiedenen Untersuchungszeitpunkte wenig stabil, während die jeweiligen Einschätzungen für primäre Kognition insbesondere bei Jungen mäßige Interkorrelationen zeigten.

Geschlechtsunterschiede in den Zusammenhangsmustern hatten bereits Bayley und Schaefer (1964) berichtet.

Studien zu und mit den Bayley-Skalen sind so zahlreich, daß auf Literatur zu weiteren Themenkomplexen hier nur verwiesen werden kann: Mit den Zusammenhängen zu prä-, peri- und neonatalen Merkmalen und den Ergebnissen pädiatrischer und neurologischer Untersuchungen befassen sich z. B. Crockenberg (1983), Honzik, Hutchings und Burnip (1965), Klatskin, McGarry und Steward (1966), O'Connor (1980), Siegel (1983), Sostek und Anders (1977) sowie Wilson und Harpring (1972), und über Zusammenhänge von mütterlichem Verhalten und häuslicher Umgebung einerseits und Testergebnis andererseits berichten z. B. Bayley und Schaefer (1964), Bradley und Caldwell (1976) sowie Seegmiller und King (1975).

Literatur

Bayley, N. (1926). Performance tests for three, four, and five year old children. *The Pedagogical Seminary and Journal of Genetic Psychology, 33*, 435–454
Bayley, N. (1931). The consistency of mental growth during the first year. *Psychological Bulletin, 28*, 225–226
Bayley, N. (1933a). Mental growth during the first three years. *Genetic Psychology Monographs, 14*, 1–92
Bayley, N. (1933b). *The California First-Year Mental Scale.* Berkeley: University of California Press
Bayley, N. (1935). The development of motor abilities during the first three years. *Monographs of the Society for Research in Child Development, 1*, (Serial No. 1)
Bayley, N. (1936). *The California Infant Scale of Motor Development: Birth to three years.* Berkeley: University of California Press
Bayley, N. (1940). Mental growth in young children. *Yearbook of the National Society for the Education, 39*, 11–47
Bayley, N. (1949). Consistency and variability in the growth of intelligence from birth to eighteen years. *The Journal of Genetic Psychology, 75*, 165–196
Bayley, N. (1954). Some increasing parent-child similarities during the growth of children. *The Journal of Educational Psychology, 45*, 1–21

Bayley, N. (1955). On the growth of intelligence. *American Psychologist, 10,* 805–818

Bayley, N. (1958). Value and limitations of infant testing. *Children, 5,* 129–133

Bayley, N. (1965). Comparisons of mental and motor test scores for ages 1–15 months by sex, birth order, race, geographical location, and education of parents. *Child Development, 36,* 379–411

Bayley, N. (1968). Behavioral correlates of mental growth: birth to thirty-six years. *American Psychologist, 23,* 1–17

Bayley, N. (1969). *Manual for the Bayley Scales of Infant Development.* New York: The Psychological Corporation

Bayley, N. & Schaefer, E. S. (1964). Correlations of maternal and child behaviors with development of mental ability. Data from the Berkeley Growth Study. *Monographs of the Society for Research in Child Development, 29,* (Serial No. 97)

Bradley, R. H. & Caldwell, B. M. (1976). Early home environment and changes in mental test performance in children from 6 to 36 months. *Developmental Psychology, 12,* 93–97

Carr, J. (1970). Mental and motor development in young mongol children. *Journal of Mental Deficiency Research, 14,* 205–220

Crockenberg, S. (1983). Early mother and infant antecedents of Bayley Scale performance at 21 months. *Developmental Psychology, 19,* 727–730

Cronbach, L. J. (1967). Year-to-year correlations of mental tests: A review of the Hofstaetter analysis. *Child Development, 38,* 283–289

Du Bose, R. F. (1976). Predictive value of infant intelligence scales with multiply handicapped children. *American Journal of Mental Deficiency, 81,* 388–390

Durham, M. & Black, K. N. (1978). The test performance of 16–21-month-olds in home and laboratory settings. *Infant Behavior and Development, 1,* 216–223

Erickson, M. T., Johnson, N. M. & Campbell, F. A. (1970). Relationships among scores on infant tests for children with developmental problems. *American Journal of Mental Deficiency, 75,* 102–104

Eska, B. (1973). Bayley Scales of Infant Development. *Der Kinderarzt, 4,* 338–346

Francis-Williams, J. & Yule, W. (1967). The Bayley Infant Scales of Mental and Motor development. *Developmental Medicine and Child Neurology, 9,* 391–401

Gottfried, A. W. & Brody, N. (1975). Interrelationships between and correlates of psychometric and Piagetian scales of sensorimotor intelligence. *Developmental Psychology, 11,* 379–387

Hofstätter, P. R. (1954). The changing composition of "intelligence": A study in T-technique. *The Journal of Genetic Psychology, 85,* 159–164

Holden, R. H. (1972). Prediction of mental retardation in infancy. *Mental Retardation, 12,* 28–30

Honzik, M. P., Hutchings, J. J. & Burnip, S. R. (1965). Birth record assessments and test performance at eight months. *American Journal of Diseases of Children, 109,* 416–426

Horner, T. M. (1980). Test-retest and home-clinic characteristics of the Bayley Scales of Infant Development in nine- and fifteen-month-old infants. *Child Development, 51,* 751–758

Hunt, J. V. & Bayley, N. (1971). Explorations into patterns of mental development and prediction from the Bayley Scales of Infant Development. *Minnesota Symposium on Child Psychology, 5,* 52–71

Ireton, H., Thwing, E. & Gravem, H. (1970). Infant mental development and neurological status, family socioeconomic status, and intelligence at age four. *Child Development, 41,* 937–945

Jähnichen, E. (1982). Diagnose der kognitiven Entwicklung bei geistig behinderten Kindern im Vorschulalter: Überprüfung der Brauchbarkeit der Bayley Scales als Entwicklungsskala. *Frühförderung interdisziplinär, 1,* 56–68

Jaffa, A. S. (1934). *The California Preschool Mental Scale: Form A.* Berkeley: University of California Press

Kaplan, H. E. (1976). Interview techniques versus developmental tests in assessing the intellectual levels of young children. *Perceptual and Motor Skills, 42,* 937–938

King, W. L. & Seegmiller, B. (1973). Performance of 14- to 22-month-old black, firstborn male infants on two tests of cognitive development: The Bayley Scales and the Infant Psychological Development Scale. *Developmental Psychology, 8,* 317–326

Klatskin, E. H., McGarry, M. E. & Steward, M. S. (1966). Variability in developmental test patterns as a sequel of neonatal stress. *Child Development, 37,* 819–826

Kohen-Raz, R. (1967). Scalogram analysis of some developmental sequences of infant behavior as measured by the Bayley Infant Scale of Mental Development. *Genetic Psychology Monographs, 76,* 3–21

Matheny, A. P. Jr., Dolan, A. B. & Wilson, R. S. (1974). Bayley's Infant Behavior Record: Relations between behaviors and mental test scores. *Developmental Psychology, 10,* 696–702

Matheny, A. P. Jr. (1975). Twins: Concordance for Piagetian–equivalent items derived from the Bayley Mental Test. *Developmental Psychology, 11,* 224–227

Nichols, P. L. & Broman, S. H. (1974). Familial resemblance in infant mental development. *Developmental Psychology, 10,* 442–446

O'Connor, M. J. (1980). A comparison of preterm and full-term infants on auditory discrimination at four months and on Bayley Scales of Infant Development at eighteen months. *Child Development, 51,* 81–88

Özelli, L. B. (1978). A pilot study with the Bayley Infant Scales of Mental and Motor Development: A turkish sample. *The Turkish Journal of Pediatrics, 20,* 35–43

Ramey, C. T., Campbell, F. A. & Nicholson, J. E. (1973). The predictive power of the Bayley Scales of Infant Development and the Stanford-Binet Intelligence Test in a relatively constant environment. *Child Development, 44,* 790–795

Ramsey, M. & Fitzhardinge, P. M. (1977). A comparative study of 2 developmental scales: the Bayley and the Griffiths. *Early Human Development, 1/2,* 151–157

Robinson, J. S. & Bayley, N. (1967). Behavioral criteria for diagnosing mental retardation in the first two years of life. Progress report. *California Mental Health Research Digest, 51,* 180–181

Rosenblith, J. F. (1974). Relations between neonatal behaviors and those at eight months. *Developmental Psychology, 10,* 779–792

Seegmiller, B. R. & King, W. L. (1975). Relations between behavioral characteristics of infants, their mother's behaviors and performance on the Bayley Mental and Motor Scales. *The Journal of Psychology, 90,* 99–111

Serunian, S. A. & Broman, S. H. (1975). Relationship of Apgar scores and Bayley mental and motor scores. *Child Development, 46,* 696–700

Siegel, L. S. (1981). Infant tests as predictors of cognitive and language development at two years. *Child Development, 52,* 545–557

Siegel, L. S. (1983). Correction for prematurity and its consequences for the assessment of the very low birth weight infant. *Child Development, 54,* 1176–1188

Solomons, G. & Solomons, H. C. (1975). Motor development in Yucatecan infants. *Developmental Medicine and Child Neurology, 17,* 41–46

Solomons, H. C. (1980). Standardization of the Bayley Motor Scale of Infant Development in Yucatan, Mexico. *Developmental Medicine and Child Neurology, 22,* 580–587

Sostek, A. M. & Anders, T. F. (1977). Relationships among the Brazelton Neonatal Scale, Bayley Infant Scales, and early temperament. *Child Development, 48,* 320–323

VanderVeer, B. & Schweid, E. (1974). Infant assessment: Stability of mental functioning in young retarded children. *American Journal of Mental Deficiency, 79,* 1–4

Werner, E. E. & Bayley, N. (1966). The reliability of Bayley's revised scale of mental and motor development during the first year of life. *Child Development, 37,* 39–50

Willerman, L., Broman, S. & Fiedler, M. (1970). Infant development, preschool IQ, and social class. *Child Development, 41,* 69–77

Willerman, L. & Fiedler, M. F. (1974). Infant performance and intellectual precocity. *Child Development, 45,* 483–486

Willerman, L., Naylor, A. F. & Myrianthopoulos, N. C. (1974). Intellectual development of children from interracial matings. Performance in infancy and at 4 years. *Behavior Genetics, 4,* 83–99

Wilson, R. S. (1974). Twins: Mental development in the preschool years. *Developmental Psychology, 10,* 580–588

Wilson, R. S. & Harpring, E. B. (1972). Mental and motor development in infant twins. *Developmental Psychology, 7,* 277–287

2.1.3 Bühler-Hetzer-Kleinkindertests

Autor/Erscheinungsjahr:	Bühler und Hetzer, 1932
Material:	Handanweisung, Karton mit Materialien zur Durchführung
Zweck:	Erfassung des Gesamt-Entwicklungsstandes und der Entwicklungsstruktur sowie Gewinnung von Anhaltspunkten hinsichtlich der Ursachen von Entwicklungsabweichungen
Altersbereich:	0,0–5,9 Jahre
Normen:	Entwicklungsalter und Entwicklungsquotient
Zeit:	Im 1. Lebensjahr 10–20 Minuten, im 2. Lebensjahr 30–45 Minuten, später rund 1 Stunde

1) Konzept. Die BHKT zählen zu den ältesten entwicklungsdiagnostischen Verfahren. Sie basieren auf den zahlreichen entwicklungspsychologischen Arbeiten der „Wiener Schule" in den 20er Jahren, vor allem auf den 24stündigen Dauerbeobachtungen kleiner Kinder. Hetzer und Wolf legten 1928 eine Testserie für das 1. Lebensjahr vor, 2 Jahre später folgten von Hetzer und Koller Aufgaben für das 2. Lebensjahr, und 1932 veröffentlichten Bühler und Hetzer die komplette und bis heute kaum veränderte Gesamtfolge von Entwicklungstestreihen vom 1. Lebensmonat bis zum Ende des 6. Lebensjahres in Buchform. Die Aufgabenreihen für die ersten beiden Jahre waren dabei erheblich überarbeitet worden.

Das Verfahren ist in mehrere Sprachen übersetzt. Weiterführende Testreihen für das Schulalter wurden von Hetzer (1937, 1939a, o.J.), Klimpfinger (1947) und Schenk-Danzinger (1953) erarbeitet, eine modifizierte Fassung für taube, schwerhörige und sprachlich gestörte Kinder von Baar (1957, vgl. Abschn. 2.1.4).

Ziel des Verfahrens ist vor allem die Erfassung des Gesamt-Entwicklungsstandes und der Entwicklungsstruktur, außerdem sollen Anhaltspunkte hinsichtlich der Ursachen von Entwicklungsrückständen und -vorsprüngen gewonnen werden. Zur Frage, inwieweit auch Aufschlüsse über relativ konstante individuelle Merkmalsausprägungen gemacht werden können, werden unterschiedliche Aussagen gemacht. Während es bei Hetzer und Koller (1930) sowie Bühler und Hetzer (1932) heißt, man wolle nur das entwicklungstypische Verhalten – unter Abstraktion von individuellen Besonderheiten und Milieueinflüssen – erfassen, hält Hetzer das Verfahren an anderer Stelle auch für geeignet als Grundlage einer Persönlichkeitsdiagnose (1937, 1954).

Als entwicklungstypisches Verhalten wird entsprechend der Bühlerschen Konzeption des Entwicklungsverlaufs als „Stufenfolge geschlossener Aufbausysteme" (Bühler, 1928) von den Testautorinnen jenes Verhalten angesehen, das für eine bestimmte Altersstufe insofern charakteristisch ist, als es zum Verhaltensrepertoire des durchschnittlichen Kindes dieser Altersstufe gehört, während es bei Kindern der vorhergehenden Altersstufe nur selten zu beobachten ist. Die Entwicklung soll dabei nicht von einzelnen Funktionen her erfaßt werden, wie dies etwa bei den Binet-Tests der Fall ist, sondern vom „Gesamtsystem des Handelns her" (Hetzer & Wolf, 1928, S. 66 f.). Dieses Gesamtsystem wird unter dem Aspekt der von Charlotte Bühler unterschiedenen sechs Grundrichtungen des Verhaltens betrachtet, und es werden die Dimensionen sinnliche Rezeption, Körperbewegungen, Sozialität und Sprache, Lernen und Nachahmung, Materialbearbeitung sowie geistige Produktivität unterschieden. Die Entwicklungsschwerpunkte können in den einzelnen Altersstufen unterschiedlich gelagert sein, entsprechend unterscheidet sich die Zahl der Aufgaben für die einzelnen Bereiche bei unterschiedlichem Alter. Da die Entwicklung in den ersten Lebensmonaten rascher voranschreitet als später, werden zu Beginn mehr Entwicklungs-(=Alters-)Stufen unterschieden als später. Im ersten Lebensjahr umfaßt eine solche Stufe 1–2 Monate, im zweiten 3–6 Monate und später jeweils 1 Jahr.

2) Aufgaben. Für jede Altersstufe sind 10 Aufgaben vorgesehen. Aufgabenbeispiele sind in Tabelle 4 dargestellt.

Die insgesamt 170 Items verteilen sich ungleichmäßig auf die verschiedenen Verhaltensbereiche. So umfaßt die Dimension Körperbewegungen 44 Aufgaben, der Bereich geistige Produktivität nur 18. Neben diesen primären Zuordnungen von Aufgaben werden die Items bei der Auswertung z. T. jedoch auch noch in anderen Verhaltensbereichen berücksichtigt, so daß eine Unabhängigkeit der Teilbereiche von vornherein nicht gegeben ist. Bereits erwähnt wurde, daß sich die Aufgaben innerhalb der einzelnen Bereiche unterschiedlich auf die Altersstufen verteilen. So spielen in den ersten Lebensmonaten nur Wahrnehmung, Bewegung, Sozialverhalten und Anpassung eine Rolle. Von der zweiten Hälfte des 2. Lebensjahres an gibt es keine Aufgaben mehr zur sinnlichen Rezeption, der motorische Bereich ist nur noch mit einem Item pro Altersstufe vertreten, und die Dimension geistige Produktivität wird dominant.

Die Beschreibung der Aufgabenvorgabe und der Lösungskriterien ist weniger präzise als bei manchen anderen Verfahren. Einzelne Aufgaben sind schwierig durchzuführen in der vorgesehenen Altersstufe. So wird zu Beginn des 2. Lebensjahres verlangt, dem Kind 30 Sekunden lang einen Hohlwürfel zu zeigen, ohne

Tabelle 4. Aufgabenbeispiele zum BHKT. (Nach Bühler & Hetzer, 1977, Beilage)

	1. Monat	4. Lebensjahr
Sinnliche Rezeption	Bei Berührungen der Wange den Kopf drehen	–
Körperbewegungen	Fluchtbewegung bei behindernder Berührung	Mit Wasser gefülltes Gefäß tragen
Soziales Verhalten	–	Sittliche Bewertung dargestellter Handlungen
Lernen	Mund nach Verlust der Nahrungsquelle öffnen	Drei von vier versteckten Dingen finden
Betätigung am Material	–	Bauwerk benennen
Geistige Produktion	–	Ding durch Abheben eines Rings vom Haken holen

daß es diesen berühren darf, dann wird vor seinen Augen eine Kette hineingelegt, es darf sich dann 1 Minute lang mit Würfel und Kette beschäftigen, beides wird dann weggenommen, und nach einer Latenzzeit von 3 Minuten wird der Würfel mit der Öffnung nach unten wieder präsentiert. Die Aufgabe gilt als gelöst, wenn das Kind den Würfel sofort in die Hand nimmt und offensichtlich die Kette vermißt. Es ist in diesem Alter nicht einfach, das Kind zunächst für 30 Sekunden von der Manipulation abzuhalten oder später, wenn es sich gerade mit einem anderen Gegenstand befaßt, die Aufmerksamkeit wieder auf den Würfel zu lenken.

3) Durchführung. Bezüglich der äußeren Umstände der Testdurchführung kommt es den Testautorinnen nicht auf objektiv identische Bedingungen an, sondern auf „funktionale Gleichheit", d. h. auf Gleichheit der Wirkung auf das Individuum. So soll das Kind möglichst in einem ihm vertrauten Raum untersucht werden; das Testmaterial kann – falls es z. B. aus irgendwelchen Gründen vom Kind abgelehnt wird – durch funktional äquivalentes ersetzt werden; löst ein Kind eine Aufgabe nicht, während der Untersucher jedoch Grund hat zu der Annahme, daß das Kind die Aufgabe eigentlich doch schon bewältigen kann, so kann er sie zu einem anderen Zeitpunkt während der Untersuchung wiederholen; die Reihenfolge der Aufgabendarbietung ist flexibel.

In der Regel wird mit der Testreihe begonnen, die dem chronologischen Alter des Kindes entspricht, außerdem werden meist die beiden vorhergehenden und die beiden nachfolgenden Testreihen durchgeführt, insgesamt also fünf Aufgabenserien. Von der Durchführung aller fünf Testreihen kann unter bestimmten Umständen abgesehen werden. Löst ein Kind z. B. von einer Testreihe mindestens acht Aufgaben, so muß die vorhergehende nicht mehr dargeboten werden, sondern gilt ohne weitere Überprüfung als vollständig gelöst. Werden von einer Reihe weniger als drei Aufgaben bewältigt, so wird die nächst schwerere Serie nicht mehr vorgelegt und gilt als vollständig ungelöst. „Sollte die Leistungsgrenze nach oben mit der zweithöheren Testreihe noch nicht erreicht sein, so müssen dem Prüfling noch schwierigere Testreihen vorgelegt werden. Die obere Leistungsgrenze gilt erst dann als erreicht, wenn der Prüfling von einer vorgelegten Testreihe nur zwei oder weniger Testaufgaben zu lösen vermag" (Bühler & Hetzer, 1932, S. 90). Entsprechend wird nach unten hin verfahren: Werden von der zweitniedrigeren Testreihe weniger als acht Aufgaben gelöst, so wird die nächstniedrigere Reihe vorgelegt usw., bis mindestens acht Aufgaben einer Serie bewältigt sind. Außerdem werden bei Kindern mit spezifischen Defiziten oder Vorsprüngen Ausnahmen von der üblichen Vorlage von fünf Testreihen gemacht sowie natürlich bei den jüngsten Kindern, für die keine leichteren Aufgaben existieren.

Zu jeder Aufgabe wird festgehalten, ob sie gelöst oder nicht gelöst wurde, und zwar in den ersten Lebensmonaten entweder durch einen Helfer oder erst im Anschluß an die Untersuchung, um den Test so rasch wie möglich durchführen zu können. Daneben wird im Hinblick auf die qualitative Auswertung ein ausführliches Beobachtungsprotokoll empfohlen, in dem das Wie der Aufgabenbearbeitung festgehalten wird.

4) Auswertung. Die quantitative Auswertung umfaßt die Bestimmung des Entwicklungsalters und die Berechnung des Entwicklungsquotienten; der qualitativen Auswertung dienen die Erstellung eines Entwicklungsprofils und die Zusammenfassung der Beobachtungen in der Testsituation.

Bei der Berechnung des *Entwicklungsalters* wird zunächst das Ausgangsalter bestimmt, das ist die untere Altersgrenze der altersentsprechenden Testreihe. Bei einem Kind von 7 Monaten und 5 Tagen beträgt das Ausgangsalter 7,0, da die

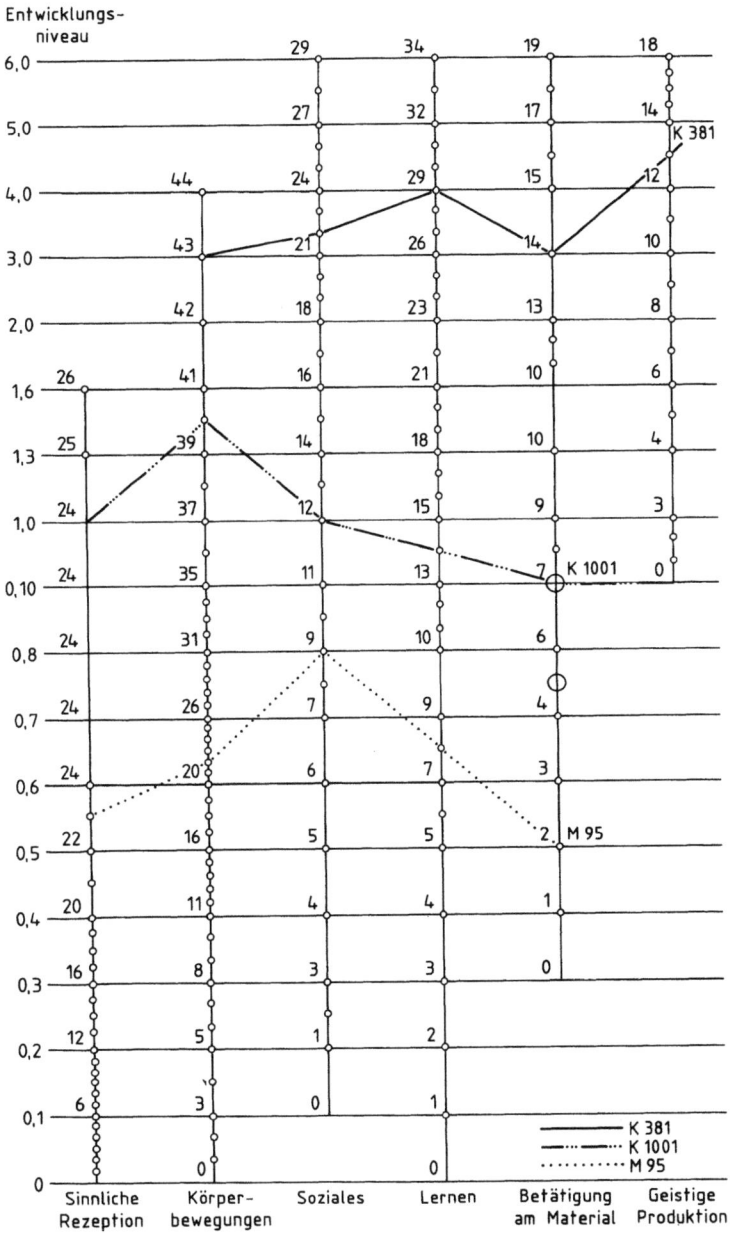

Abb. 13. Schema zum Eintragen des Entwicklungsprofils. (Aus Bühler & Hetzer, 1977, Anhang)

Testreihe von 7,0–7,29 reicht. Zum Ausgangsalter werden dann für alle Aufgaben, die in der altersentsprechenden Testreihe und in schwereren Serien gelöst wurden, Tage hinzugerechnet, für alle Items, die in leichteren Aufgabenreihen nicht bewältigt wurden, Tage abgezogen. Altersgemäße und darüberliegende Aufgaben, die nicht gelöst wurden, bleiben bei der Berechnung also ebenso unberücksichtigt wie leichtere gelöste Aufgaben. Mit wieviel Tagen eine Aufgabe veranschlagt wird, hängt davon ab, welchen Zeitraum die Reihe umfaßt, zu der sie gehört. Es wird davon ausgegangen, daß ein durchschnittliches Kind zu Beginn des betreffenden Zeitraums noch keine Aufgabe lösen kann und nach dessen Ablauf alle bewältigen kann, und daß der Erwerb jedes der Items gleichviel Zeit braucht. Die Zahl der Tage dieses Zeitraums wird deshalb durch die Zahl der vorgesehenen Aufgaben zur Ermittlung der Wertigkeit geteilt. Die bereits angeführte Testreihe für den 8. Lebensmonat gilt für 30 Tage und besteht wie alle anderen Testreihen aus 10 Aufgaben. Jede Aufgabe zählt deshalb 3 Tage. Vom 3. Lebensjahr an wird eine Aufgabe mit 36 Tagen verbucht.

Durch Division des Entwicklungsalters durch das Lebensalter wird anschließend der *Entwicklungsquotient* berechnet.

Darüber hinaus soll zur Darstellung der Entwicklungsstruktur das *Entwicklungsprofil* ermittelt werden. Dazu wird ausgezählt, wieviel Aufgaben in jedem Verhaltensbereich gelöst bzw. ohne Vorgabe als gelöst veranschlagt wurden. In dem in Abb. 13 dargestellten Profilschema sind die Aufgaben jedes Bereichs von unten nach oben aufsteigend durch Kreise symbolisiert. Es wird jeweils der Kreis markiert, dessen Ordinalzahl der Zahl der gelösten Aufgaben in dieser Dimension entspricht, und die Markierungen werden miteinander verbunden. Anders als bei der Ermittlung von Entwicklungsalter und -quotient werden bei der Erstellung des Profils also alle Aufgaben als gleichwertig betrachtet. Ein Problem besteht in der unterschiedlichen und vielfach sehr geringen Zahl der Aufgaben pro Verhaltensbereich in einer Testserie. Das Profil dürfte deshalb nicht sehr zuverlässig sein (Reinert, 1964).

Hinweise zur qualitativen Auswertung der Beobachtungsprotokolle finden sich bei Hetzer (1937).

Diese Auswertung stellt gegenüber der ursprünglichen Vorgehensweise (Hetzer & Wolf, 1928) zwar immerhin eine Vereinfachung dar, ist aber doch recht umständlich. Daran ändert auch die Verwendung des von Zierl (1962) vorgeschlagenen Protokoll- und Auswertungsblattes nicht viel.

5) Interpretation. Für die Entwicklungsquotienten werden keine Mittelwerte und Standardabweichungen mitgeteilt; die Angaben, welche Werte auf „Entwicklungsnormalität" hinweisen, sind unterschiedlich. Bei Hetzer (1937) wird der Bereich von 0,90–1,10 angegeben, in der Handanweisung (Bühler & Hetzer, 1977) reicht die Spanne von 0,84–1,16.

Die Interpretation des Entwicklungsprofils erfolgt zunächst auf der Basis der einzelnen Entwicklungsalterniveaus im Sinne von Vorsprüngen und Rückständen. Der Art des Profils können nach Ansicht der Testautorinnen entwicklungspsychologisch Bewanderte außerdem Hinweise auf die Ursachen von Entwicklungsauffälligkeiten entnehmen. Fallbeispiele dazu finden sich in der ersten Auflage des Manuals.

6) Normierung. Auf der Grundlage der Wiener Dauerbeobachtungen und anderer kinderpsychologischer Untersuchungen wurden zur Erstellung der Testserien Vorversuche durchgeführt, in deren Verlauf zahlreiche Items als ungeeignet ausgeschieden wurden. Gründe dafür waren z. B. mangelndes Interesse der Kinder, fehlendes Instruktionsverständnis, zu große Abhängigkeit vom sozialen Milieu oder zu große interindividuelle Unterschiede. Für die Hauptversuche wurden dann für jede Altersgruppe 12 Aufgaben zusammengestellt. Während nach Hetzer und Koller (1930) zunächst Items mit einem Lösungsprozentsatz von 75 als wünschenswert angesehen wurden, berichten Bühler und Hetzer (1932), das Ziel bei der Normierung seien Schwierigkeiten von 66% gewesen, und zwar habe man dann damit gerechnet, daß unter den weniger günstigen späteren Praxisbedingungen die Erfüllungsprozentsätze dann etwa bei den eigentlich angestrebten 50% lägen.

Die Normierungsstichprobe setzte sich aus gesunden Kindern aus Wiener Institutionen wie Kinderübernahmestelle, Zentralkinderheim, Landesgebäranstalt und Kindergärten zusammen. Entsprechend gehörten die Kinder alle „den ärmeren Schichten der Bevölkerung" (Bühler & Hetzer, 1932, S. 163) an. Pro Altersstufe wurden 20–115 Kinder zur Normierung herangezogen; die Ergebnisse von Kindern, die besonders schlecht abschnitten, wurden z. T. offensichtlich nicht berücksichtigt (Hetzer & Wolf, 1928, S. 74). Innerhalb der einzelnen Altersgruppen verteilten sich die Kinder gleichmäßig über die betreffende Zeitspanne. Jeder Altersgruppe wurden drei Testreihen vorgelegt.

Die Itemzahl pro Altersstufe wurde aufgrund der Ergebnisse auf zehn reduziert. Die Trefferzahlen für die einzelnen Items liegen nach Angaben von Bühler und Hetzer (1932) zwischen 50 und 82%, die mittleren Schwierigkeiten für die Testreihen zwischen 63 und 70%. Ausführliche Angaben über die Lösungsprozentsätze werden nur für das 4. Lebensjahr (Bühler & Hetzer, 1932) sowie für die alte Fassung der zweiten Testreihe des 2. Lebensjahres (Hetzer & Koller, 1930) gemacht.

In späteren Untersuchungen wurden erheblich größere Schwankungen in den Itemschwierigkeiten gefunden (Ackerman, 1942; Hoffgaard, 1973), wie sie dem Auswertungskonzept nicht entsprechen. Vor allem aber fanden sich bereits in den 30er Jahren in der Regel höhere Entwicklungsquotienten als in der Normierungsstichprobe (Ackerman, 1942; Herring, 1937; Hubbard, 1935), und in einer Vergleichsuntersuchung fand Wolf (1935a) bei Kindern im 1.–5. Lebensjahr „aus gehobenem sozialem Milieu" (S. 191) im Mittel erheblich höhere Werte (durchschnittliche Entwicklungsquotienten zwischen 1,28–1,40). Bei einer Überprüfung der Normen an Kindern im 3. Lebensjahr aus Rostocker Kinderkrippen im Jahre 1970 ergab sich eine mittlere Lösungshäufigkeit der Items von 80% und ein mittlerer Entwicklungsquotient von 1,39 (Hoffgaard, 1973). In dieser Untersuchung fanden sich – ebenso wie in einer frühen amerikanischen Untersuchung (McGraw, 1931) – keine bedeutsamen Geschlechtsunterschiede im Entwicklungsniveau, jedoch traten hier signifikante Unterschiede nach Schulbildung und Beruf des Vaters und der Mutter auf.

Der Entwicklungsquotient weist also offensichtlich schon vom 1. Lebensjahr an Beziehungen zu den Lebensumständen der Kinder auf, und ähnliches gilt offensichtlich auch für die Entwicklungshöhe in den einzelnen Verhaltensbereichen

(Danzinger & Frankl, 1934; Hofstätter, 1937). Der Maßstab wurde von den Testautorinnen vor mehr als einem halben Jahrhundert schon niedrig angesetzt, und allgemeine Akzelerationserscheinungen haben den Abstand im Entwicklungsstand zwischen den damals untersuchten Kindern und einem Querschnitt heutiger Kinder vermutlich vergrößert.

7) Reliabilität. Im Testhandbuch finden sich keine Angaben zur Reliabilität.

Die *Objektivität* dürfte eigentlich nicht sehr hoch sein, da die Beschreibung der Aufgaben und Lösungskriterien – wie bereits erwähnt – weniger präzise ist als bei manchen vergleichbaren Verfahren.

Ackerman (1942) ermittelte bei 200 Kindern aus vier Altersgruppen des 1. Lebensjahres korrigierte *Split-half*-Koeffizienten zwischen 0,92 und 0,96 für das Entwicklungsalter und 0,90–0,96 für die Entwicklungsquotienten. Etwas niedriger lag mit 0,84 die Schätzung für die Split-half-Reliabilität im 1. Lebensjahr in einer Untersuchung von Hubbard (1935). Der Wert für das 2. Lebensjahr fiel mit 0,54 noch deutlich kleiner aus. Ebenfalls auf das 1. Lebensjahr sowie auf den Beginn des 2. Lebensjahres bezieht sich eine Studie von Herring (1937). Die korrigierten Split-half-Werte für die einzelnen Altersstufen lagen hier, sieht man vom 1. Monat ab, alle über 0,80, die meisten über 0,85.

In dieser Untersuchung wurde außerdem am jeweils nächsten Tag eine *Retest*-Untersuchung durchgeführt. Diese Koeffizienten fielen mit 0,61–0,94 für die Rohwerte und 0,40–0,96 für die Entwicklungsquotienten in den einzelnen Altersstufen geringer aus. Über alle Altersbereiche hinweg lag die Korrelation für die Quotienten hier bei 0,83. Da die Testungen alle von derselben Untersucherin vorgenommen wurden, führt die Autorin diese nicht ganz befriedigenden Stabilitätswerte vor allem auf Befindlichkeitsschwankungen bei den Kindern zurück und schlägt vor, das Mittel aus zwei Testergebnissen als Indikator für die Leistungsfähigkeit zu verwenden.

8) Validität. Wurde in der Untersuchung von Herring (1937) bei Kindern im Alter von 1 Monat ein solcher Durchschnitt aus den Ergebnissen zweier aufeinanderfolgender Tage zugrundegelegt und die Übereinstimmung mit Nachtests im Alter von 5 und 6 Monaten sowie von 9 und 10 Monaten überprüft, so war die *prognostische Validität* bei Rangkorrelationen von 0,29 und 0,35 gering, etwas besser war mit Rho = 0,45 der Zusammenhang zwischen der zweiten und der dritten Messung. Hubbard (1935), die 78 Kinder, die bei der Erstuntersuchung 1–20 Monate alt waren, nach 1–9 Monaten erneut testete, fand zwar Veränderungen von −9 bis zu +46 EQ-Punkten mit einem Durchschnitt von +12 Punkten, doch lag die Retest-Korrelation der Quotienten mit 0,70 deutlich höher als bei Herring. Betrug der Abstand zwischen den Testungen bei Kindern im 1. Lebensjahr jeweils 1 Monat, so traten in einer Studie von McGraw (1931) EQ-Differenzen von 0–20 mit einer mittleren Differenz von 9 auf. Diese Ergebnisse stimmen überein mit Angaben von Hetzer und Jenschke (1930), die bei Kindern vorwiegend des 1. und 2. Lebensjahres nach einem Intervall von 3–14 Monaten eine durchschnittliche EQ-Differenz von zehn Punkten (−31 bis +38 Punkte) ermittelten.

Die Übereinstimmung zwischen dem BHKT im Alter von 1–20 Monaten und der 1–26 Monate später durchgeführten Merrill-Palmer-Scale lag nach Hubbard (1935) bei 0,52.

Der Frage nach der *Struktur* des Verfahrens ging Hofstätter (1939) in einer Faktorenanalyse der Testergebnisse von 100 fünfjährigen Kindern nach. Er fand dabei vier bedeutsame Faktoren, die er als „Erfassung von Zusammenhängen", „Verwendung von Erfahrungen", „sozialer Kontakt" und „körperliche Aktivität" interpretierte. Der erste Faktor, der etwa der Dimension „geistige Produktion" bei C. Bühler entspricht, spielte bezüglich des Entwicklungsquotienten bei weitem die größte Rolle. Die einzelnen Items zeigten fast immer auf mehreren Faktoren erhebliche Ladungen, was im Hinblick auf die vorgeschlagene Profilinterpretation problematisch ist.

Literatur

Ackerman, D. S. (1942). The critical evaluation of the viennese tests as applied to 200 New York infants six to twelve months old. *Child Development, 13*, 41–53

Baar, E. (1949). Ein psychologischer Beitrag zur Diagnose postencephalitischer Entwicklungs- und Persönlichkeitsstörungen im frühesten Kindesalter. *Österreichische Zeitschrift für Kinderheilkunde und Kinderfürsorge, 3*, 218–233

Baar, E. (1957). *Psychologische Untersuchung von tauben, schwerhörigen und sprachlich speziell gestörten Kleinkindern*. I. Sprachfreie Teste in verschiedenen Ländern. II. Sprachfreie Durchführung der regulären Entwicklungsteste von Bühler und Hetzer sowie Schenk-Danzinger für das Alter von 1–7 Jahren. Basel: Karger

Bühler, C. (1928). *Kindheit und Jugend*. Leipzig: Hirzel

Bühler, C. & Hetzer, H. (1932). *Kleinkindertests*. Entwicklungstests vom 1. bis 6. Lebensjahr. Leipzig: Barth

Bühler, C. & Hetzer, H. (1977). *Kleinkindertests*. Entwicklungstests vom 1. bis 6. Lebensjahr (4. Aufl.). Berlin: Springer

Danzinger, L. & Frankl, L. (1934). Zum Problem der Funktionsreifung. *Zeitschrift für Kinderforschung, 43*, 219–254

Durfee, H. & Wolf, K. (1934). Anstaltspflege und Entwicklung im 1. Lebensjahr. *Zeitschrift für Kinderforschung, 42*, 273–320

Ehle, J. (1972). Bühler-Hetzer-Kleinkindertests (BHKT). *Der Kinderarzt, 3*, 506–509

Engelmann, W. (1966). Ein vergleichendes Untersuchungsverfahren bei geistig behinderten Kindern. *Praxis der Kinderpsychologie und Kinderpsychiatrie, 15*, 23–27

Gindl, I., Hetzer, H. & Sturm, M. (1937). Unangemessenheit der Anstalt als Lebensraum für das Kleinkind. *Zeitschrift für Angewandte Psychologie und Charakterkunde, 52*, 310–358

Hege, M. & Bischof, D. (1963). Psychologische Analyse eines Säuglings- und Kleinkinderheims. *Praxis der Kinderpsychologie und Kinderpsychiatrie, 12*, 15–23 und 68–72

Herring, A. (1937). An experimental study of the reliability of the Bühler baby tests. *Journal of Experimental Education, 6*, 147–160

Hetzer, H. (1930). Praktische Erfahrungen mit den Babytests. *Zeitschrift für Kinderforschung, 36*, 577–594

Hetzer, H. (1936). Psychologische Begutachtung mißhandelter Kinder. *Zeitschrift für Angewandte Psychologie und Charakterkunde, 50*, 209–250

Hetzer, H. (1937). *Psychologische Untersuchung der Konstitution des Kindes*. Leipzig: Barth

Hetzer, H. (1939a). *Psychologische Begutachtung von Grundschülern. Entwicklungstests für 7–9jährige*. Leipzig: Barth

Hetzer, H. (1939b). Psychologische Begutachtung von Kindern aus geschiedenen Ehen. *Zeitschrift für Angewandte Psychologie und Charakterkunde, 57*, 277–302

Hetzer, H. (1951a). Können Prüfungen mit den Entwicklungstests dem Erzieher bei seiner Arbeit helfen? *Schola, 6*, 337–346

Hetzer, H. (1951b). Säuglingspsychologie und psychologische Frühdiagnose. *Heilpädagogische Blätter, 2*, 367–378

Hetzer, H. (1954). Entwicklungsdiagnose im Kindesalter. Entwicklungstestreihen von Bühler, Hetzer und Schenk-Danzinger. In E. Stern (Hrsg.), *Die Tests in der klinischen Psychologie* (Bd. 1, S. 144–165). Zürich: Rascher

Hetzer, H. (1970). *Entwicklungstestverfahren. Aufbau, Ausbau und praktische Anwendung* (3. Aufl.). Weinheim: Beltz

Hetzer, H. (o. J.). *Anleitung für die Durchführung der Entwicklungstests vom 2.–13. Lebensjahr.* Unveröffentlichtes Manuskript, Pädagogisches Institut, Weilburg

Hetzer, H. & Braun, A. (1932). Der Entwicklungstest beim Kleinkind im Dienste der Psychodiagnose. *Charakter, 1*, 147–151

Hetzer, H. & Gier, E. (1960). Entwicklungsprofile von Kindern mit Anpassungsschwierigkeiten. *Psychologische Beiträge, 4*, 26–37

Hetzer, H. & Jenschke, M. T. (1930). Nachprüfung von Testgutachten im zweiten Lebensjahr. *Zeitschrift für Kinderforschung, 37*, 653–660

Hetzer, H. & Koller, L. (1930). Vier Testreihen für das zweite Lebensjahr. *Zeitschrift für Psychologie, 117*, 257–306

Hetzer, H. & Wolf, K. (1928). Babytests. Eine Testserie für das erste Lebensjahr. *Zeitschrift für Psychologie, 107*, 62–104

Hetzer, H. & Zeller, W. (1935). Ambulante Beobachtung psychisch auffälliger Kleinkinder. *Zeitschrift für Kinderforschung, 44*, 137–179

Hoffgaard, R. (1973). *Nacheichung der Kleinkindertests von Ch. Bühler und H. Hetzer für das 3. Lebensjahr.* Dissertation, Fakultät für Medizin der Universität Rostock, Rostock

Hofstätter, P. R. (1937). Testuntersuchungen an japanischen Kindern und das Reifungsproblem. *Zeitschrift für Kinderforschung, 46*, 71–112

Hofstätter, P. R. (1939). Was besagen Testergebnisse? Ein Beitrag zum Dimensionsproblem der Entwicklungstests. *Zeitschrift für Kinderforschung, 47*, 72–96

Hubbard, R. M. (1935). A study of the reliability and validity of the Bühler infant scale. *The Journal of Genetic Psychology, 47*, 361–383

Kirchner, W. (1953). Das Problem der farbigen Besatzungskinder. *Westermanns Pädagogische Beiträge, 5*, 53–54

Klimpfinger, S. (1944). Die Testmethode in der Persönlichkeitsbegutachtung. Möglichkeiten und Grenzen. *Akademie der Wissenschaften in Wien, Philosophisch-historische Klasse, Sitzungsberichte, 223. Band*, 3. Abhandlung

Klimpfinger, S. (1947). Eine Entwicklungstestreihe für das 7. Lebensjahr. *Wiener Zeitschrift für Philosophie, Psychologie, Pädagogik, 1*, 49–67

Leuner, H. (1954). Entwicklungsdiagnostik im vergleichenden Testverfahren. *Zeitschrift für Kinderpsychiatrie, 21*, 141–151

McGraw, M. B. (1931). A comparative study of a group of southern white and negro infants. *Genetic Psychology Monographs, 10*, 1–105

Mordhorst, G. (1940). Die Brauchbarkeit der Tests nach Bühler-Hetzer zur Ermittlung des Schwachsinns bei vorschulpflichtigen Kindern. *Psychiatrisch-Neurologische Wochenschrift, 42*, 372–376 und 384–388

Reichenberg, W. (1936). The Bühler test as an index of environmental influence on child development. *Bulletin of the Menninger Clinic, 1*, 70–77

Rind, W. (1971). Testergebnis und Tageszeit. *Schule und Psychologie, 18*, 154–158

Rüdiger, D. (1970). Ansatz und erste Befunde einer experimentellen Längsschnittstudie zum Lesenlernen im Vorschulalter. *Schule und Psychologie, 17*, 72–96

Schenk-Danzinger, L. (1953). *Entwicklungstests für das Schulalter. I. Teil: Altersstufe 5–11 Jahre.* Schriften zur Schulpsychologie, Pädagogisch-Psychologische Arbeiten, Nr. 2. Wien: Jugend und Volk

Schmalohr, E. (1969). Psychologische Untersuchung zum Duisburger Frühleseversuch. *Schule und Psychologie, 16*, 145–159

Simonsen, K. M. (1947). *Examination of children from children's homes and day-nurseries by the Bühler-Hetzer developmental tests.* Copenhagen: Nyt nordisk forlag

Vowinckel, E. (1936). Erbgesundheitsgesetz und Ermittlung kindlicher Schwachsinnszustände mit den Entwicklungstests von Bühler-Hetzer. *Archiv für Kinderheilkunde, Beiheft 9.* Stuttgart: Enke

Wolf, M. (1935a). Kleinkindertests. Erprobung der Bühler'schen Entwicklungstests an Kindern aus gehobenem sozialen Milieu. *Archiv für die gesamte Psychologie, 94,* 215–246

Wolf, M. (1935b). Kleinkindertests an Wohlstandskindern. *Zeitschrift für Kinderforschung, 44,* 191–193

Wolff, H. (1970). Faktorenanalyse von Entwicklungstestaufgaben an Hand einer Stichprobe von geistig schwer behinderten Kindern. *Probleme und Ergebnisse der Psychologie, 32,* 75–90

Zierl, W. (1962). Ein Arbeitsblatt zum Bühler-Hetzer-Entwicklungstest. *Praxis der Kinderpsychologie und Kinderpsychiatrie, 11,* 85–87

2.1.4 Sprachfreie Entwicklungstestreihen

Autor/Erscheinungsjahr:	Baar, 1957
Material:	Handanweisung, Testkoffer zum Bühler-Hetzer-Kleinkindertest sowie zusätzliche Materialien
Zweck:	Feststellung des Entwicklungsstandes, der Entwicklungsstruktur und des Entwicklungstempos bei tauben, schwerhörigen und sprachlich speziell gestörten Kindern, Hilfe bei der Differentialdiagnose von Hör-/Sprach- und Intelligenzstörungen (Parallelserie zu den Bühler-Hetzer-Kleinkindertests und dem Test für das Schulalter von Schenk-Danzinger
Altersbereich:	1,0–6,11 Jahre
Normen:	Keine speziellen Normen, Berechnung von Entwicklungsalter und Entwicklungsquotient wie beim BHKT
Zeit:	Keine Angaben

1) Konzept. Das Verfahren wurde von Baar als Parallelserie zu den Bühler-Hetzer-Kleinkindertests (s. Abschn. 2.1.3) und der Testreihe für das Schulalter von Schenk-Danzinger (1953) entwickelt, um Kinder untersuchen zu können, „mit welchen eine sprachliche Verständigung nicht oder nur mangelhaft möglich ist – sei es infolge Taubstummheit oder Schwerhörigkeit, Hörstummheit oder Aphasie" (Baar, 1957, S. 1).

Für das 1. Lebensjahr wird der BHKT auch bei diesen Kindern als anwendbar angesehen, die Bearbeitung betraf deshalb erst die Serien vom 2. Lebensjahr an. Dabei wurden Konzept, Auswertungs- und Interpretationsmodus von Bühler und Hetzer übernommen, für die nicht im eigentlichen Sinne sprachlichen Aufgaben wurden sprachfreie Anweisungen und Lösungen erarbeitet, und für die sprachlichen Aufgaben wurden psychologisch vergleichbare nichtsprachliche gesucht. Außerdem wurden Veränderungen in der Zuordnung der Aufgaben zu den sechs Verhaltensdimensionen vorgenommen.

2) Aufgaben. Es werden dieselben Altersstufen unterschieden wie in den ursprünglichen Verfahren; für jede dieser Stufen sind auch hier zehn Aufgaben vor-

Tabelle 5. Aufgabenbeispiel zu den sprachfreien Entwicklungstestreihen. (Nach Baar, 1957, S. 38f.)

Aufgabe III/10: Äußerungen über abwesende Menschen und Dinge

Sprachliche Form	*Sprachfreie Form*
Falls das Kind im Laufe der psychologischen Untersuchung nicht spontan etwas erzählt, kann man es fragen: „Wer ist bei Euch zu Hause?" „Wer noch?" „Was macht die Mutter?" (der Vater, die Großmutter) „Was hast Du zu Hause zum Spielen?" „Was hast Du heute schon gegessen?" „Wo warst Du gestern?" „Was hat das Christkind (der Osterhase) gebracht?"	Spontane Äußerungen, Mitteilungen und Fragen durch Gebärden. Bei Mitteilungen von Angehörigen des Kindes ganz konkrete Beispiele verlangen und kritisch beurteilen. (Für die Lösung der sprachfreien Form sind im Manual Beispiele genannt.)
Antworten auf die letzte Frage kritisch beurteilen, da mitunter „eingelernt".	
Jeder eindeutige sprachliche Ausdruck von Vorstellungen.	

gesehen, die den sechs Verhaltensbereichen nach Bühler zugeordnet sind. Ein Aufgabenbeispiel findet sich in Tabelle 5.

3) Durchführung. Die Auswahl der Testaufgaben erfolgt wie in den Originaltestserien.

Prinzipiell wird zunächst mit jedem Kind gesprochen, bis zum Auftreten von Verständigungsschwierigkeiten wird auch erst immer sprachlich geprüft. Eine sprachfreie Untersuchung ist dann bei tauben Kindern sowie bei solchen mit sensorischer und motorischer Hörstummheit und Aphasie erforderlich. Kinder mit Agrammatismus, bei denen das übrige Leistungsniveau höher liegt als das sprachliche, sowie Kinder, bei denen der Aufbau der Lautsprache noch nicht altersentsprechend ist, werden teils sprachlich, teils sprachfrei getestet. Bei speziellen Problemfällen kann es nach Ansicht der Testautorin auch sinnvoll sein, sowohl die sprachliche als auch die sprachfreie Form durchzuführen.

4) Auswertung. Die Auswertung erfolgt im wesentlichen wie beim BHKT. Abweichend wird bei der Berechnung des Entwicklungsquotienten mit 100 multipliziert. Bei wiederholter Untersuchung wird die Bestimmung des Entwicklungstempos nach der Formel

$$ET = \frac{ER_2 - ER_1}{LA_2 - LA_1} \cdot 100$$

empfohlen. EA, EQ und ET sollten nach Ansicht von Baar nur bei synchroner Entwicklung, d.h. bei ausgeglichenem Entwicklungsprofil, interpretiert werden.

5) Interpretation. Die Ergebnisse werden ähnlich wie beim BHKT interpretiert. Deutlicher als dort werden aber aus dem Testergebnis – wie die Fallbeispiele zeigen – Schlüsse über die Intelligenz bzw. Begabung gezogen. Dazu wird auch von Baar eine Klassifikation für normal hörende Kinder vorgeschlagen, die zusätzlich ätiologische Bestimmungen enthält.

110–130:	sehr gute Begabung und sehr günstige Familienverhältnisse
90–110:	durchschnittliche Begabung und günstige Familienverhältnisse
80–100:	durchschnittliche Begabung bei Verwahrlosung bzw. Hospitalismus
80– 90:	Grenzdebilität bei günstigen Familienverhältnissen
70– 80 (90):	Sonderschulfähigkeit
40– 70:	Hilfsschulfähigkeit (rein praktische Bildungsfähigkeit)

Bei tauben, schwerhörigen und sprachlich speziell gestörten Kindern muß man nach Baar, jedenfalls solange sie kein spezifisches Training erhalten haben, mit etwas niedrigeren Werten rechnen.

6) Normierung. Eine Studie mit 140 Untersuchungen an 104 Kindern im Alter von 2,2–7,7 Jahren ergab bei tauben und hochgradig schwerhörigen Kindern einen durchschnittlichen EQ von 94, bei anderen schwerhörigen Kindern von 91 und bei hörstummen und aphatischen Kindern von 84. Nähere Angaben über diese Kinder werden nicht gemacht. Es handelt sich hier auch nicht um eine echte Normierungsuntersuchung, sondern die Normen der Ausgangsverfahren werden übernommen.

7) Reliabilität. Keine Angaben.

8) Validität. Keine Angaben.

Literatur

Baar, E. (1957). *Psychologische Untersuchung von tauben, schwerhörigen und sprachlich speziell gestörten Kleinkindern.* Basel: Karger

Baar, E. (1959). Psychologische Untersuchung von tauben, schwerhörigen und sprachgestörten Kindern. In R. Luchsinger & G. Arnold (Hrsg.), *Lehrbuch der Stimm- und Sprachheilkunde* (2. Aufl., S. 385–402). Wien: Springer

Bühler, C. & Hetzer, H. (1932). *Kleinkindertests.* Entwicklungstests vom 1. bis 6. Lebensjahr. Leipzig: Barth

Schenk-Danzinger, L. (1953). *Entwicklungstests für das Schulalter. I. Teil: Altersstufe 5–11 Jahre.* Schriften zur Schulpsychologie, Pädagogisch-Psychologische Arbeiten, Nr. 2. Wien: Jugend und Volk

2.1.5 Échelle de Développement

Autor/Erscheinungsjahr:	Brunet und Lézine, 1951 Revision: Brunet und Lézine, 1965
Material:	Handanweisung, Untersuchungsbogen, Koffer mit Testmaterial
Zweck:	Feststellung des allgemeinen Entwicklungsstandes und des Entwicklungsprofils
Altersbereich:	1 Monat bis 5 Jahre (alte Fassung) bzw. 6 Jahre (Revision)
Normen:	Entwicklungsalter und Entwicklungsquotient insgesamt und für Teilbereiche
Zeit:	20–30 Minuten

1) Konzept. Ausgangspunkt für die Konstruktion dieses Verfahrens waren die Entwicklungsskalen von Gesell (vgl. Abschn. 2.1.1). Es wird deshalb auch gelegentlich als Modifikation des Gesell-Tests betrachtet (Brunet, 1956; Karlberg et al., 1968). Brunet und Lézine störte an den Gesell-Skalen die unterschiedliche Zahl der Items für die einzelnen Altersstufen und die wenig formalisierte Auswertungsmethode. Außerdem waren ihnen erhebliche Diskrepanzen in der Alterszuordnung von Aufgaben bei Gesell und in den Wiener Kleinkindertests (vgl. Abschn. 2.1.3) aufgefallen. Sie entwickelten deshalb in den 40er Jahren im Verlauf der Untersuchung mehrerer Kindergruppen ein neues Verfahren mit jeweils gleicher Aufgabenzahl für die einzelnen Testreihen innerhalb der beiden Teile (für 0–2 Jahre und für 2–5 Jahre). Für die jüngere Altersgruppe übernahmen sie dabei die Gruppierung der Items in vier Verhaltensbereiche von Gesell, bei den späteren Testreihen wurde auf eine solche Unterteilung verzichtet. Im Jahre 1951 wurde die Handanweisung publiziert. Ab Mitte der 50er Jahre wurden die BLED in international koordinierten Längsschnittstudien eingesetzt. 14 Jahre nach der Erstveröffentlichung erschien eine Revisionsfassung. Diese unterscheidet sich von der vorherigen Version durch eine Ausweitung des Altersbereichs bis zu 6 Jahren gegenüber bisher 5, die Präzisierung von Techniken und Modifikationen der Notation für Kinder bis zu 2 Jahren sowie den Versuch, bei den höheren Aufgabenreihen (2½–5 Jahre) den sprachlichen Anteil zu minimieren. Wurde vorher nur ein Gesamtquotient berechnet, so werden jetzt außerdem entsprechende Angaben für die einzelnen Verhaltensbereiche gemacht.

2) Aufgaben. In der revidierten Fassung gibt es für 15 Altersstufen zwischen 1 und 24 Monaten jeweils eine Testreihe mit 10 Items, wovon sechs Testaufgaben sind und vier Fragen an die Bezugsperson. Die Aufgaben sind intuitiv den vier Verhaltensbereichen nach Gesell (Grobmotorik, Augen-Hand-Koordination, Sprache, persönlich-sozialer Bereich) zugeordnet. Die Itemzahl pro Bereich schwankt in den einzelnen Testreihen zwischen 1 und 5. Klackenberg-Larsson und Stensson (1968) bemängeln insbesondere bei der persönlich-sozialen Skala die Heterogenität der Aufgaben. Es gehe sowohl um das Selbstkonzept als auch um die Beziehung zu anderen Personen, die Anpassung an soziale Situationen und Forderungen (wie z. B. Sauberkeit) als auch schließlich um das Spiel.

Für die höheren Altersstufen (2½, 3, 4, 5 und 6 Jahre) sind jeweils vier Testaufgaben vorgesehen. Eine Unterscheidung nach Bereichen entfällt dabei. Aufgrund der starken Milieuabhängigkeit sprachlicher Items wurde bei der Überarbeitung versucht, den sprachlichen Anteil in diesen Testreihen zu verringern. Die Autorinnen meinen, das Verfahren könne deshalb nun eine Ergänzung zum stark sprachgebundenen Stanford-Binet-Test darstellen.

3) Durchführung. Die Untersuchung beginnt damit, daß von den Eltern Hintergrundinformationen erhoben und auf dem Testblatt vermerkt werden. Anschließend werden den Eltern die Fragen zum Entwicklungsstand gestellt, und zwar wird mit denen, die dem chronologischen Alter entsprechen, begonnen und dann solange mit Fragen zu leichteren und schwereren Verhaltensweisen fortgefahren, bis das Kind nach unten hin alle vier Verhaltensweisen einer Serie beherrscht bzw. nach oben hin alle vier nicht beherrscht. Anschließend werden mit dem Kind die Tests durchgeführt, ebenfalls mit der dem chronologischen Alter entsprechenden Reihe beginnend, sofern nicht die bisherigen Beobachtungen und die Auskünfte der Eltern eine Retardierung oder Akzeleration nahelegen. Die Abfolge der Positionen des Kindes während der Untersuchung ist vorgegeben (z. B. erst Aufgaben im Sitzen, dann grobmotorische Items). Die Abbruchkriterien sind hier nicht eindeutig fixiert.

4) Auswertung. Auf dem Untersuchungsbogen wird jeweils notiert, ob ein Item gelöst wurde oder nicht. Den Aufgaben sind nach dem Alter, für das die betreffende Testserie gedacht ist, unterschiedliche Punktwerte zugeordnet. Diese Werte werden summiert, und man erhält das *Entwicklungsalter*, indem man diese Summe durch 10 dividiert. Bei Frühgeburten wird nun das Lebensalter um die Zeit, die die Geburt vor dem vorgesehenen Termin erfolgte, korrigiert. Über die übliche Formel $EQ = (EA/CA) \cdot 100$ kann dann der Entwicklungsquotient berechnet werden. Die Testautorinnen raten dabei vor allem aufgrund von Flooreffekten davon ab, vor dem Alter von 4 Monaten einen EQ zu berechnen. Anders als in der ersten Fassung werden daneben heute auch *Quotienten für die Teilbereiche* berechnet. Aufgrund der geringen Itemzahlen pro Bereich und Altersstufe empfehlen allerdings die Testautorinnen selbst hier Vorsicht in der Interpretation. Die Vorgehensweise entspricht der für den Gesamtquotienten: Die Punktwerte der Items werden pro Bereich summiert, aus einer Tabelle kann man dann das entsprechende EA ablesen, und der Quotient wird auf die übliche Weise gebildet.

Die Auswertung ist insgesamt recht umständlich und fehlerträchtig.

5) Interpretation. Zur Interpretation werden – von Fallbeispielen abgesehen – kaum Hinweise gegeben. Brunet und Lézine warnen davor, das Testergebnis als Indikator für den zukünftigen Entwicklungsverlauf oder das spätere Intelligenzniveau zu werten. Lediglich besonders niedrigen Werten sei eine gewisse prognostische Bedeutung zuzumessen. Als „anormal" betrachtet Wallon (1965) Gesamtwerte unter 70.

6) Normierung. Brunet und Lézine (1951) berichten, das Verfahren sei in den 40er Jahren an 725 Versuchspersonen aus 16 Altersklassen (25–65 Kinder pro Altersgruppe) zwischen 4 Monaten und 5 Jahren, die über verschiedene Quellen gewonnen wurden, normiert worden. Es habe sich nur um gesunde, zum normalen Zeitpunkt geborene Kinder gehandelt. Über die Zusammensetzung der Stichprobe werden keine genaueren Mitteilungen gemacht, wie insgesamt die Angaben zur Normierung recht wenig detailliert sind. Bei der Auswahl und Zuordnung der Items legten die Testautorinnen Wert darauf, daß der Lösungsprozentsatz in einer Altersstufe mittelhoch, in der vorhergehenden niedrig und in der folgenden hoch war. Die Aufgabenschwierigkeiten werden mit 46–78% bei einem Median von 68 angegeben. Die Schwierigkeitsverteilungen werden nicht mitgeteilt, es werden nur einige Beispiele gegeben. Die mittleren Entwicklungsquotienten für den Gesamttest liegen nach Brunet und Lézine zwischen 98 und 106 für die Altersgruppen von 0,4–4,0 Jahren.

In späteren Untersuchungen in der Schweiz, Schweden und Belgien fanden sich höhere Lösungsprozentsätze, und die mittleren IQs lagen weitgehend über 100 (Fischer, 1960; Klackenberg-Larsson & Stensson, 1968; Sand & Emery-Hauzeur, 1962). Die Mittelwerte und Standardabweichungen erwiesen sich dabei als recht unterschiedlich auf den einzelnen Altersstufen. Bei den Koordinationsitems entsprach die Verteilung am ehesten der von Brunet und Lézine vorgenommenen Alterseinstufung.

Zu der Frage nach *Geschlechtsunterschieden* liegen keine ganz einheitlichen Ergebnisse vor. Während Brunet (1956) sowie Sand und Emery-Hauzeur (1962) berichten, keine bemerkenswerten Differenzen im Gesamt-Entwicklungsquotienten gefunden zu haben, schneiden die Mädchen in der schwedischen Längsschnittstudie sowohl im Gesamtergebnis als auch in den Einzelskalen fast immer besser ab als die Jungen. Vor allem im sprachlichen Bereich, aber auch im Gesamttest und bei den persönlich-sozialen Aufgaben sind die Mittelwertunterschiede z.T. statistisch signifikant (Klackenberg-Larsson & Stensson, 1968). Auch bei Studien aus der Schweiz und der DDR fielen die Ergebnisse dann, wenn Geschlechtsunterschiede zu verzeichnen waren, zugunsten der Mädchen aus (Fischer, 1960; Klose, Fuchs-Kittowski & Holländer, 1971).

Die Zugehörigkeit zu höheren sozialen *Schichten* scheint im 1. Lebensjahr noch keine Bedeutung für das Gesamtergebnis zu haben (Brunet, 1956; Klose et al., 1971; Sand & Emery-Hauzeur, 1962) bzw. sogar eher mit einem Rückstand verbunden zu sein (Klackenberg-Larsson & Stensson, 1968). Erst im Verlauf des 2./3. Lebensjahres bildete sich in den Untersuchungen der aus Intelligenztestergebnissen gewohnte Vorsprung heraus. Bei ungünstigen Bedingungen in außerfamiliärer Unterbringung zeigen sich auch im 1. Lebensjahr schon unterdurchschnittliche Werte (Brunet, 1956).

7) Reliabilität. Zu *Objektivität* und *innerer Konsistenz* werden keine Aussagen gemacht. Zur *Retest-Reliabilität* wird ohne nähere Angaben mitgeteilt, bei Testwiederholung nach 1 Monat habe man eine Korrelation von 0,85 zwischen den beiden Testergebnissen gefunden (Brunet & Lézine, 1965).

8) Validität. Zahlreicher sind die Berichte zur Übereinstimmung zeitlich weiter auseinanderliegender Ergebnisse. Dabei zeigt sich das für die *prognostische Validität* von Kleinkindertests übliche Bild: Je länger das Intervall zwischen zwei Testungen und je früher die erste Untersuchung, desto geringer die Korrelation. Zur Vorhersage des Intelligenztestergebnisses im Vorschulalter leisten die BLED-Resultate bei normalen Kindern im 1. Lebensjahr keinen Beitrag. Der Gesamt-EQ im Alter von 2 Jahren korreliert mit dem EQ mit 6 Monaten um 0,30, mit dem im Alter von 18 Monaten um 0,60 (Filliozat-Cosson, 1959; Fischer, 1960; Klakkenberg-Larsson & Stensson, 1968; Lézine, 1958; Sand & Emery-Hauzeur, 1962).

Wälti (1971) verglich eine Gruppe von 104 Kindern, die wegen des Verdachts auf eine Entwicklungsstörung zur Untersuchung an eine Klinik verwiesen worden waren, mit 30 unauffälligen Kindern vergleichbaren Entwicklungsalters. Während in der Kontrollgruppe keine signifikanten Abweichungen der Einzel-EQs vom Gesamt-EQ zu verzeichnen waren, schnitten die verdächtigen Kinder in der Grobmotorik signifikant besser, im sprachlichen Bereich signifikant schlechter ab als im Gesamtergebnis. Auch der Quotient für die Feinmotorik lag etwas über dem Gesamt-EQ. Etwa die Hälfte der klinischen Stichprobe ließ sich bestimmten Syndromen zuordnen (Trisomie 21, Zerebralparese und Epilepsien). Bei allen drei Syndromgruppen war das Bild dabei ähnlich, selbst bei den zerebralparetischen Kindern lag der Wert für die Grobmotorik über dem Gesamtwert. Wälti schließt daraus, daß das Verfahren für eine Differentialdiagnose dieser Störungen nicht geeignet sei.

Literatur

Brucefors, A., Johannesson, I., Karlberg, P., Klackenberg-Larsson, I., Lichtenstein, H. & Svenberg, I. (1974). Trends in development of abilities related to somatic growth. *Human Development, 17*, 152–159

Brunet, O. (1956). Genèse de l'intelligence chez des enfants de trois milieux très différents. *Enfance, 9*, 85–94

Brunet, O. & Lézine, I. (1949). Psychologie de la première enfance: Une contribution du groupe des jeunes parents. *Enfance, 2*, 355–363

Brunet, O. & Lézine, I. (1951). *Le développement psychologique de la première enfance.* Paris: Presses Universitaires de France

Brunet, O. & Lézine, I. (1965). *Le développement psychologique de la premiere enfance* (2me éd.). Paris: Presses Universitaires de France

Filliozat-Cosson, A. M. (1959). Valeur pronostique du quotient de développement au cours des deux premières années. *Acta Psychologica, 15*, 447–448

Fischer, H. (1960). Längsschnittuntersuchungen an Kleinkindern mit den Entwicklungstests von O. Brunet und J. Lézine. *Schweizerische Zeitschrift für Psychologie, 19*, 325–332

Karlberg, P., Klackenberg, G., Klackenberg-Larsson, I., Lichtenstein, H., Stensson, J. & Svennberg, I. (1968). The development of children in a Swedish urban community. A prospective longitudinal study. I. Introduction, design and aims of the study. Description of the sample. *Acta Paediatrica Scandinavica,* (Suppl. 187), 9–27

Klackenberg-Larsson, I. & Stensson, J. (1968). The development of children in a Swedish urban community. A prospective longitudinal study. IV. Data on the mental development during the first five years. *Acta Paediatrica Scandinavica,* (Suppl. 187), 67–93

Klose, O., Fuchs-Kittowski, M. & Holländer, H. (1971). Vergleichende Untersuchungen der Entwicklung von Säuglingen in Krippen- bzw. Familienbetreuung. *Wissenschaftliche Zeitschrift der Humboldt-Universität zu Berlin. Mathematisch-naturwissenschaftliche Reihe, 20*, 907–929

Lézine, J. (1958). Problèmes éducatifs du jeune prématuré. *Enfance, 11*, 213–243

Lézine, I. & Spionek, H. (1959). Quelques problèmes de développement psychomoteur et d'éducation des enfants dans les crèches. *Enfance, 11*, 245–268

Sand, E. A. & Emery-Hauzeur, C. (1962). Le développement psychomoteur de l'enfant au cours des deux premières années (Test de Brunet-Lézine). *Acta Neurologica et Psychiatrica Belgica, 62*, 1087–1102

Wälti, U. (1971). Der Entwicklungstest nach O. Brunet und I. Lézine als Untersuchungsmethode zur Beurteilung des psychomotorisch retardierten Kleinkindes. *Schweizerische Zeitschrift für Psychologie, 30*, 21–39

Wallon, H. (1965). Préface. In O. Brunet & I. Lézine (Eds.), *Le développement psychologique de la première enfance* (2me éd., pp. VII–IX). Paris: Presses Universitaires de France

2.1.6 Griffiths-Entwicklungsskalen

Autor/Erscheinungsjahr: Für die ersten beiden Lebensjahre: Griffiths, 1954
Für 0–8 Jahre: Griffiths, 1970
Deutsche Bearbeitung durch Brandt, 1983

Material: Handanweisung, Testbogen,
Koffer mit Testmaterial

Zweck: Feststellung des Gesamt-Entwicklungsstandes und des Entwicklungsprofils, insbesondere zur Diagnose von Entwicklungsrückständen und zur Kontrolle von Behandlungserfolgen

Altersbereich: 1 Monat–24 Monate (Griffiths, 1954, 1983)
1 Monat–8 Jahre (Griffiths, 1970)

Normen: Entwicklungsalter und Entwicklungsquotienten für Gesamttest und Subskalen; Aufgaben jeweils dem Alter zugeordnet, in dem sie von 50% der Kinder in der Eichstichprobe beherrscht wurden; außerdem jeweils 5. und 95. Perzentil angegeben

Zeit: 20–45 Minuten (Durchführung)

1) Konzept. Ruth Griffiths publizierte das Verfahren zunächst 1954 für das Alter bis zu 2 Jahren; 1970 legte sie eine Fassung vor, die den Anwendungsbereich auf bis zu 8 Jahren ausdehnte, wobei die Zahl der Items für die ersten beiden Lebensjahre verringert wurde. Die deutsche Bearbeitung basiert auf der Verwendung der 54er Version in einer Längsschnittstudie zur Entwicklung von Früh- und Reifgeborenen an der Bonner Universitäts-Kinderklinik. Die folgende Darstellung konzentriert sich deshalb auch auf das Verfahren für die ersten beiden Lebensjahre.

Griffiths verfolgte das Ziel, ein Verfahren zu entwickeln, das sowohl die Feststellung des allgemeinen Entwicklungsstandes als auch der Entwicklungsniveaus in einzelnen Verhaltensbereichen erlaubte. Dabei unterschied sie intuitiv die Bereiche Motorik (locomotor), persönlich-soziales Verhalten (personal-social), Hören und Sprechen (hearing and speech), Auge und Hand (eye and hand) und Leistungen (performance), in der 70er Version außerdem praktisches Denken (practical reasoning). Um eine vergleichbare Beurteilungsgrundlage für die verschiedenen Verhaltensbereiche zu haben, wurden für jeden dieser Bereiche und die einzelnen Altersstufen – anders als bei den Gesell-Skalen oder den Wiener Kleinkindertests – gleich viele Items gesammelt. Die Subskalen können nach Auffassung von Griffiths (1954) auch einzeln verwendet werden. Als Kurzmethode zur Beurteilung der geistigen Entwicklung wird von Brandt die Skala E: Leistungen empfohlen.

Die Zuordnung der Aufgaben zu den Verhaltensbereichen erfolgte nicht auf empirischer Basis und ist nicht immer klar nachvollziehbar. So findet sich etwa das Item „zeigt kräftige Armbewegungen" in der Skala Leistungen, die die kognitive Entwicklung erfassen soll, während entsprechende Items zu Beinbewegungen unter Grobmotorik klassifiziert sind. Manche Veränderungen der Zuordnung, die im Zuge der deutschen Bearbeitung vorgenommen wurden, sind außerdem weniger plausibel als die ursprünglichen. So erscheint die Aufgabe „hilft beim An- und Ausziehen aktiv mit" in der deutschen Fassung unter Grobmotorik, bei Griffiths wird sie dem persönlich-sozialen Verhalten zugerechnet, und das Item „kann längere Zeit auf dem Boden sitzen und dabei spielen", das 1954 unter Skala A: Motorik aufgeführt wurde, wird von Brandt unter persönlich-sozialem Verhalten geführt.

2) Aufgaben. Die ursprüngliche englische Fassung enthielt 260 Items – 52 für jeden Verhaltensbereich und 3 pro Woche im ersten Lebensjahr, 2 im zweiten. Die deutsche Bearbeitung umfaßt nur noch 208 Aufgaben, die Zahl der Aufgaben pro Bereich liegt bei 41–43. Es kommt nicht mehr allen Aufgaben gleiches Gewicht zu, sondern manche zählen doppelt. Zu einigen Items muß eine Bezugsperson des Kindes befragt werden, manche werden aufgrund des spontanen Verhaltens in der Testsitzung beurteilt, und der überwiegende Teil betrifft durch den Untersucher evoziertes Verhalten. Die Itembeschreibung im Testhandbuch ist nicht immer präzise (Hanson, 1982), so daß es verständlich erscheint, daß das Untersuchungsmaterial der englischen Fassung offensichtlich nur an Personen abgegeben wird, die ein Training zur Einübung absolviert haben.

3) Durchführung. Die Untersuchung wird möglichst in Gegenwart einer vertrauten Bezugsperson des Kindes durchgeführt, die auch gebeten werden kann, statt des Untersuchers einzelne Aufgaben vorzugeben, wenn auf diese Weise mit einer besseren Leistung des Kindes zu rechnen ist.

Es gibt keine feste Reihenfolge in der Aufgabendarbietung; Griffiths (1954) meint jedoch, es solle zumindest der Versuch gemacht werden, die Einzelskalen nacheinander abzuprüfen, soweit es sich um evoziertes Verhalten handelt. In der deutschen Ausgabe wird dabei empfohlen, Aufgaben zur Reaktion auf visuelle und akustische Reize sowie zur Augen-Hand-Koordination zuerst vorzugeben und diejenigen zur Grobmotorik zuletzt, da das Kind dazu ausgezogen werden muß.

In der Regel beginnt die Testung innerhalb jeder Skala etwa 2 Monate unter dem kalendarischen Alter des Kindes. Innerhalb der Skalen wird dann so lange „heraufgetestet", bis das Kind sechs aufeinanderfolgende Items nicht mehr löst, und so lange „herunter", bis es sechs aufeinanderfolgende Aufgaben geschafft hat (Griffiths, 1954) bzw. bis keine Lücken mehr auftauchen (Griffiths, 1983). Jede Testaufgabe, die nicht auf Anhieb bewältigt wurde, darf ein zweites Mal vorgegeben werden.

In der Publikation von 1954 sind die Testdurchführung und der Umgang mit möglicherweise auftretenden Problemen ausführlich an Beispielen erläutert.

4) Auswertung. Gelöste Aufgaben werden unmittelbar nach der Beobachtung auf dem Testbogen mit „+", nichtgelöste mit „−" markiert. Für jede Skala wird die Zahl der gelösten Aufgaben bestimmt, außerdem wird der Gesamtrohwert als Summe der Aufgabenlösungen in den Einzelskalen berechnet. „Um das Entwicklungsalter in Monaten zu erhalten, wird die Gesamtpunktzahl durch 10 geteilt. Anschließend teilt man das Entwicklungsalter durch das chronologische Alter; multipliziert mit 100 ergibt sich daraus der Gesamt-Entwicklungsquotient. Dies gilt allerdings nur für Kinder ab 4 Monaten. Bei jüngeren Kindern muß zusätzlich eine Korrektur zur Vermeidung des sog. Flooreffektes durchgeführt werden" (Griffiths, 1983, S. 67). Dies geschieht, indem man sowohl zum Entwicklungsalter als auch zum Lebensalter 2 Monate addiert. Ab 18 Monaten kann das Ergebnis aufgrund des Deckeneffektes zu niedrig ausfallen.

Auf ähnliche Weise wie für das Gesamtergebnis kann man auch für die Subskalen Entwicklungsalter und -quotienten berechnen.

Bei Frühgeburten wird in der deutschen Fassung eine Korrektur des Lebensalters empfohlen.

5) Interpretation. Als untere Grenze der normalen Entwicklung wird ein Gesamt-Entwicklungsstand angesehen, der zwei Standardabweichungen unter dem Mittelwert liegt. In der englischen Fassung wird empfohlen, Kinder mit sehr niedrigen Ergebnissen wiederholt zu untersuchen, um dann, wenn der Gesamtwert mehrfach unter 76 liegt, von einer „wahrscheinlich subnormalen" Entwicklung zu sprechen, wobei Werte zwischen 73 und 79 als im Grenzbereich (borderline) liegend betrachtet werden. In der deutschen Bearbeitung wird die Grenze zum Subnormalen bei 78 angesetzt.

Zur Profilinterpretation finden sich in der deutschen Fassung nur einige nicht ausführlich dokumentierte Beispiele, die englische Version (Griffiths, 1954) ist in dieser Hinsicht ergiebiger. Empirisch-statistisch fundierte Interpretationshilfen fehlen.

Griffiths (1954) hebt selbst hervor, daß auch innerhalb des Normalbereichs, z. B. wegen wechselnder Interessenschwerpunkte, mit Instabilität des Profils zu rechnen sei.

6) Normierung. Zur *Eichung* der ursprünglichen Form untersuchte Griffiths 571 Kinder, überwiegend aus Institutionen wie Infant Welfare Centers oder Krippen. Es wurden etwa gleichviele Jungen wie Mädchen untersucht, und alle Kinder wohnten in einem Bezirk. Pro Lebensmonat wurden 16–31 Kinder getestet, die Daten wurden so gruppiert, daß die Ergebnisse jeweils dem nächsten vollen Monat zugeschlagen wurden. Stichprobenzusammensetzung und diese Art der Altersgruppenbildung lassen vermuten, daß der Maßstab mit diesem Instrument eher niedrig angesetzt wird.

Die deutsche Eichung erfolgte – wie bereits erwähnt – auf der Grundlage der Daten aus einer pädiatrischen Längsschnittstudie. Die Stichprobe umfaßt zwei Gruppen: 58 Reifgeborene mit unkompliziertem Schwangerschaftsverlauf, deren Eltern überwiegend aus höheren sozialen Schichten stammten, sowie 44 Frühgeborene. Die Daten der Frühgeborenen wurden dann mit einbezogen, wenn bei einem Item keine signifikanten Unterschiede in dem Alter, in dem das betreffende Verhalten erstmalig zu beobachten war, auftraten, wobei das Lebensalter der Frühgeborenen um die Zeit des Zufrühgeborenseins korrigiert war. Tendenziell waren die Frühgeborenen im 1. Lebensjahr, die Reifgeborenen im 2. Lebensjahr überlegen, was vielleicht durch den höheren Anregungsgehalt der extrauterinen gegenüber der intrauterinen Umgebung und die zunehmende Bedeutung der – schichtenspezifischen – Qualität dieser extrauterinen Umgebung erklärt werden kann. Die Kinder wurden im 1. Lebensjahr monatlich, im zweiten monatlich bis vierteljährlich untersucht. Der genaue Untersuchungszeitpunkt (z. B. Monatsgeburtstag ± 2 Tage oder Vorgehen wie bei Griffiths) ist nicht genau beschrieben.

Im Protokollbogen sind die Aufgaben nach zunehmender Schwierigkeit angeordnet, und es sind jeweils das mittlere Alter der erstmaligen Bewältigung sowie das 5. und 95. Perzentil mitgeteilt.

Die Mittelwerte der Skalenquotienten liegen – von den problematischen Werten bis zu 3 Monaten und mit 24 Monaten abgesehen – zwischen 97 und 108.

In dem Gesamtquotienten traten keine signifikanten Geschlechts*unterschiede* auf, jedoch berichtet Hindley (1960), daß die Mädchen tendenziell besser abschnitten als die Jungen.

7) Reliabilität. Eine Studie zur *Objektivität* wurde von Aldridge Smith, Bidder, Gardner und Gray (1980) durchgeführt. Hier bewerteten 7 Rater 8 Videobänder mit Griffiths-Untersuchungen an Kindern zwischen 6 Monaten und 7 Jahren. Bei keinem dieser Kinder wurden vorher Entwicklungsverzögerungen vermutet. Beurteilt wurden Gesamtergebnis und Entwicklungsstand in den Einzelbereichen. Die Übereinstimmung im Gesamtergebnis und in den Teilskalen Auge-Hand-Koordination, Leistung und praktisches Denken erwies sich als zufriedenstellend, schlechter waren die Werte für die restlichen Skalen. Keine derartigen Unterschiede in der Objektivität der Subskalen fanden sich dagegen bei Hanson (1982). Hier wurden auch einzelne Items beurteilt. Bei 437 Items, zu denen drei Darbietungen vorlagen, wurden 112 Items nicht immer völlig übereinstimmend in den 7–10 erfahrene Tester zählenden Auswertungsgruppen ausgewertet, bei 23 weiteren Items traten häufiger Beurteilungsunterschiede auf. In dieser Untersuchung zeigten sich Unterschiede in der Reliabilität nach dem Alter der Kinder. Dies entspricht dem bereits 1960 von Hindley geäußerten Eindruck, daß bei den Items für die ersten Altersstufen die Beurteilungskriterien weniger präzise definiert seien als bei späteren Aufgaben.

8) Validität. Caldwell und Drachmann (1964) gingen der Frage des *Zusammenhangs zwischen Griffiths-Test und anderen Entwicklungstests* nach. Bei – allerdings recht kleinen Zahlen von – Kindern aus drei Altersgruppen wurden Griffiths-Test und Cattell-Test angewendet. Die Produkt-Moment-Korrelation der Quotienten liegt jeweils recht hoch (0,84–0,94). Beide Verfahren wurden allerdings nacheinander durch dieselbe Untersucherin durchgeführt.

Die Übereinstimmung von Griffiths-Skalen und Denver Developmental Screening Test prüfte Cox (1978) an einer Stichprobe mit vielen geistig behinderten und entwicklungsrückständigen Kindern. Einige Kinder wiesen außerdem Sinnesschädigungen auf. Die Griffiths-Ergebnisse wurden als unauffällig betrachtet, wenn sie mindestens bei 80 lagen; Werte unter 73 galten als abnorm, und Quotienten zwischen 73 und 79 wurden – wie bei Griffiths angegeben – dem Grenzbereich zugerechnet. Berechnet man aus den von Cox mitgeteilten Werten einen Kappa-Koeffizienten für Ordinaldaten als Übereinstimmungsmaß, so ergibt sich der recht hohe Wert 0,85. Eine entgegengesetzte Klassifikation (normal – abnorm) kam nur in einem von 169 Fällen vor.

Eine Angabe zur prädiktiven Validität wurde bereits 1954 von Griffiths gemacht. Sie untersuchte 60 der 571 Kinder aus der Eichstichprobe mehrfach. Der Zeitabstand zwischen den Testungen lag bei 7–70 Wochen mit einem Mittelwert von 30 Wochen, in keinem Fall traten Überlappungen zwischen den Aufgaben in aufeinanderfolgenden Untersuchungen auf. Die Korrelation im Gesamtquotienten lag nach Griffiths bei 0,87; wurden die Ergebnisse, bei denen besondere Umstände wie etwa Krankheit vorlagen, aus der Verrechnung herausgenommen, stieg der Wert sogar auf 0,92. Derart hohe Übereinstimmungen wurden allerdings in keiner der weiteren Untersuchungen zu dieser Fragestellung gefunden. Z.T. können solche Unterschiede in den Ergebnissen vielleicht dadurch erklärt werden, daß Griffiths die Untersuchungen alle selbst durchführte, wohl am meisten Erfahrung mit dem Instrument hatte und vermutlich selbst ziemlich präzise Vorstellungen zur Itembewertung hatte, wo das Testhandbuch, auf das andere Untersucher im wesentlichen angewiesen waren, keine hinreichend genauen Angaben für eine reliable Beurteilung macht.

Ausführliche Angaben zur Konstanz der Ergebnisse stammen von Hindley (1960). Die 108 Kinder wurden hier im Alter von 6 und 18 Monaten, eine Teilstichprobe (n = 51) außerdem im Alter von 3 Monaten getestet, je zur Hälfte von einem der beiden zur Verfügung stehenden Untersucher. Ergebnisse, bei denen aufgrund der Beobachtung des Verhaltenszustandes die Gültigkeit fraglich war, wurden nicht in die Untersuchung einbezogen.

Unterschiede ergaben sich bereits in der Höhe der mittleren Gesamtquotienten, die mit 18 Monaten erheblich niedriger lagen als – bei denselben Kindern – mit 6 Monaten. Im Alter von 3 Monaten unterschied sich außerdem die Verteilung der Werte bei den beiden Testern. Die Korrelationen der Gesamtquotienten lagen bei 0,53 (3 Monate – 6 Monate), 0,46 (3 Monate – 18 Monate) und 0,56 (6 Monate – 18 Monate). Das Entwicklungsniveau der Mädchen ließ sich dabei über den Gesamtzeitraum besser vorhersagen als das der Jungen (0,75 vs. 0,41).

Diese Kinder wurden zu einem späteren Zeitpunkt mit dem Stanford-Binet-Test nachuntersucht (Hindley, 1965). Für 80 Kinder lagen die Ergebnisse für alle vier Altersstufen (6 und 18 Monate, 3 und 5 Jahre) komplett vor. Die Mittelwerte der Gesamtquotienten schwankten zwischen den Altersstufen von 103–114. Die Interkorrelationen lagen zwischen 0,32 und 0,78 und waren, wie bei anderen Verfahren, um so höher, je näher die Testzeitpunkte aneinanderlagen und je älter die Kinder waren. Auch hier war die Konstanz bei den Mädchen in der Regel etwas höher. Hindley schließt aus diesen Ergebnissen, daß die Griffiths-Skala in den ersten beiden Lebensjahren offenbar eine ähnliche Stabilität aufweise wie entsprechende Instrumente und ebensowenig – zumindest bei normalen Kindern – wie diese zur Prognose des Stanford-Binet-IQ geeignet sei.

Dies bestätigte sich in einer späteren Publikation (Hindley & Owen, 1978). Die Zusammenhänge zwischen den Ergebnissen in den Griffiths-Skalen im Alter von 6 Monaten und den Ergebnissen im Stanford-Binet-Test mit 8 und 11 Jahren und im AH 4, einem Gruppentest mit sowohl sprachlichen als auch nichtsprachlichen Aufgaben, mit 14 und 17 Jahren lagen zwischen 0,09 und 0,15. Zwischen 6 Monaten und 17 Jahren änderten sich dabei nur bei 25% der Kinder die Werte um weniger als 12 IQ-Punkte, bei 25% dagegen sogar um mehr als 30 Punkte. Die Zusammenhänge zwischen den späteren Intelligenztestwerten und Griffiths-Ergebnissen mit 18 Monaten lagen jeweils etwas höher, jedoch auch alle unter 0,30. Minderungskorrekturen für Unreliabilität führten nur zu geringfügigen Verbesserungen der Korrelationen.

Bei 15 überwiegend geistig behinderten Kindern, die 1–2 Jahre nach der Untersuchung mit der Griffiths-Skala mit dem Stanford-Binet-Test geprüft wurden, fand Lister (1979) befriedigende Übereinstimmungen: Bei 13 dieser Kinder betrug die Differenz in den Quotienten 0–7 Punkte. Die Kinder waren bei der Erstuntersuchung alle mindestens 2 Jahre alt und machten bereits einen zurückgebliebenen Eindruck, so daß durch diese Untersuchung nicht die Frage beantwortet werden kann, ob denn zumindest im unteren Leistungsbereich in den ersten beiden Lebensjahren einigermaßen sichere Diagnosen und Prognosen möglich sind.

Literatur

Aldrige Smith, J., Bidder, R. T., Gardner, S. M. & Gray, O. P. (1980). Griffiths Scales of Mental Development and different users. *Child: Care, Health and Development*, 6, 11–16

Bayley, N. (1959). Review of the Griffiths Mental Development Scale for testing babies from birth to two years. In O. K. Buros (Ed.) *The Fifth Mental Measurement Yearbook* (537–538). Highland Park: Gryphon Press

Brandt, I. (1975). Postnatale Entwicklung von Früh-Mangelgeborenen. *Gynäkologe*, 8, 219–233

Caldwell, B. M. & Drachman, R. H. (1964). Comparability of three methods of assessing the developmental level of young infants. *Pediatrics*, 34, 51–57

Cox, M. (1978). Comparison of the Denver Developmental Screening Test (DDST) with the Griffiths Mental Development Scales (GMDS). In W. K. Frankenburg (Ed.), *Proceedings of the Second International Conference on Developmental Screening at Santa Fe 1977* (pp. 261–270). Denver: Editor

Griffiths, R. (1954). *The abilities of babies: A study in mental measurement*. New York: McGraw-Hill

Griffiths, R. (1970). *The abilities of young children*. Bristol: Chard

Griffiths, R. (1983). *Griffiths Entwicklungsskalen (GES) zur Beurteilung der Entwicklung in den ersten beiden Lebensjahren*. Deutsche Bearbeitung I. Brandt. Weinheim: Beltz

Hanson, R. (1982). Item reliability for the Griffiths Scales of Mental Development. *Child: Care, Health and Development, 8,* 151–161

Hindley, C. B. (1960). The Griffiths Scale of Infant Development: Scores and predictions from 3 to 18 months. *Journal of Child Psychology and Psychiatry, 1,* 99–112

Hindley, C. B. (1965). Stability and change in abilities up to 5 years: Group trends. *Journal of Child Psychology and Psychiatry, 6,* 85–99

Hindley, C. B. & Owen, C. F. (1978). The extent of individual changes in I. Q. for ages between 6 months and 17 years, in a British longitudinal sample. *Journal of Child Psychology and Psychiatry, 19,* 329–350

Lister, C. M. (1980). Early developmental assessment to meet practical needs. *Acta Paedopsychiatrica, 45,* 219–223

Ramsey, M. & Fitzhardinge, P. M. (1977). A comparative study of two developmental scales: the Bayley and the Griffiths. *Early Human Development, 1/2,* 151–157

Schröder, M. R. (1977). *Longitudinalstudie über Wachstum und Entwicklung von früh- und reifgeborenen Kindern von der Geburt bis zum 6. Lebensjahr.* Ergebnisse der bisherigen Auswertung der psychologischen Untersuchungsbefunde. Forschungsbericht des Landes Nordrhein-Westfalen, Nr. 2691, Fachgruppe Medizin. Opladen: Westdeutscher Verlag

2.1.7 McCarthy Scales of Children's Abilities

Autor/Erscheinungsjahr: McCarthy, 1972

Material: Manual, Testkasten, Protokollbogen sowie einige zusätzliche im Manual angegebene Gegenstände

Zweck: Erfassung des kognitiven und motorischen Entwicklungsstandes sowie der individuellen Stärken und Schwächen

Altersbereich: 2½–8½ Jahre

Normen: Standardwerte mit einem Mittelwert von 100 und einer Standardabweichung von 16 für den allgemeinen kognitiven Index sowie einen Mittelwert von 50 und einer Standardabweichung von 10 für die Einzelskalen. Außerdem sind Entwicklungsalter- und Prozentrang-Äquivalente angegeben

Zeit: Bei Kindern unter 5 Jahren 45–50 Minuten, bei älteren rund 1 Stunde

1) Konzept. Als Ziel des Verfahrens nennt die Autorin (McCarthy, 1972) die Bestimmung des allgemeinen intellektuellen Niveaus und der Stärken und Schwächen in wichtigen Fähigkeitsbereichen. Als Anwendungsbereiche kommen nach Kaufman und Kaufman (1977) vor allem klinisch-psychologische Untersuchungen bei Kleinkindern und pädagogisch-psychologische Beratungen in Betracht. Da die MSCA weniger Wissensaufgaben enthalten als etwa die Wechsler-Verfahren, halten die Kaufmans die Skalen außerdem für besonders geeignet zur Einzeluntersuchung von Kindern aus ungünstigem sozialen Milieu.

Die MSCA bestehen aus 18 Subtests, die in sechs Skalen zusammengefaßt sind sowie aus Ratings der Augen- und Handdominanz. Neben der allgemeinen kognitiven Skala gibt es eine verbale, eine quantitative und eine motorische Skala

Tabelle 6. Skalen und Subtests der MSCA. (Reproduced by permission from the McCarthy Scales of Children's Abilities. Copyright 1970, 1972 by The Psychological Corporation. All rights reserved)

Subtests in der vorgesehenen Reihenfolge	Skalen					
	verbale Skala (V)	Handlungs- skala (P)	quanti- tative Skala (Q)	allgemei- ne kogni- tive Skala (GC)	Gedächt- nisskala (Mem)	moto- rische Skala (Mot)
1. Bauen mit Klötzchen		×		×		
2. Puzzle		×		×		
3. Bildgedächtnis	×			×	×	
4. Wortschatz	×			×		
5. Zahlenfragen			×	×		
6. Tonfolgen		×		×	×	
7. Verbales Gedächtnis	×			×	×	
8. Rechts-links-Orientierung	×			×		
9. Beinkoordination						×
10. Armkoordination						×
11. Bewegungsimitation						×
12. Musterabzeichnen		×		×		×
13. Kindzeichnung		×		×		×
14. Numerisches Gedächtnis			×	×	×	
15. Wortflüssigkeit	×			×		
16. Zählen und Sortieren			×	×		
17. Gegensatzanalogien	×			×		
18. Klassifikation		×		×		

sowie eine Handlungs- und eine Gedächtnisskala. Die Skalen sind – wie in Tabelle 6 zu erkennen ist – z.T. überlappend. Die kognitive Skala umfaßt alle Aufgaben bis auf die drei grobmotorischen Tests. Die verbale, die quantitative und die Handlungsskala enthalten keine gemeinsamen Items und bilden zusammen die allgemeine kognitive Skala. Die Tests der Gedächtnisskala sind alle in der verbalen, der quantitativen oder der Handlungsskala enthalten. Die Motorikskala beinhaltet die beiden Zeichentests aus der Handlungsskala sowie drei grobmotorische Tests, die in keine der anderen Skalen eingehen.

Die Verteilung der Subtests auf die Skalen nahm die Autorin aufgrund ihrer diagnostischen Erfahrung und aufgrund von Faktorenanalysen der Standardisierungsdaten vor. Kurzformen wurden von Kaufman (1977, Abschn. 2.2.6) und Taylor, Slocumb und O'Neill (1979) vorgeschlagen.

Bei der Konstruktion der MSCA wurde besonderer Wert darauf gelegt, das Verfahren für die Kinder interessant zu gestalten. Das gilt sowohl für das Testmaterial als auch für die Länge der Einzeltests und die Testreihenfolge. So wird mit Aufgaben begonnen, die kaum sprachlichen Ausdruck verlangen, so daß eine allmähliche Gewöhnung an die Untersuchungssituation möglich ist. Um dem Bewegungsbedürfnis von Vorschulkindern Rechnung zu tragen, wurden die motorischen Aufgaben in die Mitte der Testung gelegt. Außerdem wurde bezüglich der Art der Durchführung versucht, unnötige Frustrationen zu vermeiden, indem etwa der Testleiter bei den Puzzle-Aufgaben die richtige Lösung zeigen darf, wenn

Tabelle 7. Aufgaben der MSCA. (Reproduced by permission from the McCarthy Scales of Children's Abilities. Copyright 1970, 1972 by The Psychological Corporation. All rights reserved)

Subtest	Skala (außer GC)	Aufgabenbeschreibung
Bildgedächtnis	V	Es wird 10 Sekunden lang eine Karte gezeigt, auf der mehrere Dinge abgebildet sind. Der Untersucher benennt die Gegenstände und verdeckt die Karte nach Ablauf der vorgesehenen Zeit. Das Kind wird aufgefordert, sich an so viele abgebildete Gegenstände wie möglich zu erinnern.
Wortschatz	V, Mem	In Teil I werden dem Kind Bildkarten gezeigt, bei denen es auf bestimmte Dinge/Personen deuten oder den abgebildeten Gegenstand benennen soll. In Teil II müssen Worte definiert werden.
Verbales Gedächtnis	V, Mem	Das Kind soll Wortketten und Sätze nachsprechen und eine Geschichte nacherzählen.
Wortflüssigkeit	V	Innerhalb von 20 Sekunden sollen zu einer bestimmten Kategorie (z. Tiere) soviele Elemente wie möglich gefunden werden.
Gegensatzanalogien	V	Sätze vom Typ: Ein Baum ist groß und eine Blume ist? müssen vervollständigt werden.
Bauen mit Klötzchen	P	Gebilde, die der Untersucher mit Klötzchen erstellt, sollen nachgebaut werden.
Puzzle	P	Der Untersucher legt die Teile in einer bestimmten Anordnung vor das Kind hin und fordert es auf, die Stücke zusammenzufügen und daraus eine Katze usw. zu machen.
Tonfolgen	P, Mem	Der Untersucher demonstriert auf einem Xylophon jeweils eine bestimmte Tonfolge, die das Kind anschließend wiederholen soll.
Rechts-links-Orientierung	P	Bei den ersten 5 Aufgaben soll das Kind ein bestimmtes Körperteil (z. B. rechte Hand) zeigen oder bestimmte Bewegungen ausführen (z. B. Kinn in die linke Hand stützen). Bei den weiteren Items sollen auf einer Karte bestimmte rechte oder linke Körperteile des abgebildeten Jungen gezeigt werden, z.T. mit einer bestimmten Hand.
Musterabzeichnung	P, Mot	9 geometrische Muster sollen abgezeichnet werden.
Kindzeichnung	P, Mot	Jungen werden aufgefordert, einen Jungen, Mädchen, ein Mädchen zu malen. Bewertet wird, ob bestimmte Körperteile dargestellt sind und wie präzise die Darstellung ist.
Klassifikation	P	Aus 12 Bauklötzen in verschiedenen Farben, Formen und Größen sollen jeweils diejenigen, die bestimmten Gesichtspunkten entsprechen, herausgesucht werden.
Zahlenfragen	Q	Das Kind soll Fragen zur Anzahl beantworten und einfache einkleidete Rechenaufgaben lösen.
Numerisches Gedächtnis	Q, Mem	In Teil I nennt der Untersucher Folgen von 2–7 Zahlen, die das Kind jeweils unmittelbar anschließend wiederholen soll. In Teil II bestehen die Sequenzen aus 2–6 Zahlen und müssen rückwärts wiederholt werden.

Tabelle 7 (Fortsetzung)

Subtest	Skala (außer GC)	Aufgabenbeschreibung
Zählen und Sortieren	Q	Das Kind soll eine bestimmte Anzahl von Würfeln aus einer Menge von Würfeln heraussuchen, angeben, wieviele Würfel jeweils vorhanden sind, eine bestimmte Menge von Würfeln gleichmäßig auf zwei Karten verteilen und bestimmte Würfel in einer Reihe (z. B. den zweiten) zeigen.
Beinkoordination	Mot	Das Kind soll rückwärts, auf den Zehenspitzen und auf einer geraden Linie gehen, auf einem Fuß stehen und hüpfen.
Armkoordination	Mot	Ein Gummiball soll geprellt, ein mit Bohnen gefülltes Säckchen ein- und beidhändig gefangen und mit jeder Hand auf ein Ziel geworfen werden.
Bewegungsimitation	Mot	Der Untersucher verschränkt seine Füße, faltet seine Hände in einer bestimmten Weise und schaut durch ein Papprohr. Das Kind soll diese Bewegungen jeweils nachahmen.

das Kind sie nicht selbst findet, und beim Wortflüssigkeitstest wurde die Zeit pro Item auf 20 Sekunden begrenzt, um belastende Pausen zu vermeiden.

Diese Methoden sind besonders auf Vorschulkinder, weniger auf Schulkinder zugeschnitten. Aus diesem Grunde sowie wegen des Fehlens von Aufgaben zum abstrakten Problemlösen und der mangelnden Differenzierung vor allem der Motorikskala bei älteren Kindern sehen Kaufman und Kaufman (1977) sowie Eiser (1978) den Anwendungsbereich der MSCA vor allem in der Diagnostik von Vorschulkindern, sofern es nicht bei älteren Kindern um die Abklärung eines Verdachts auf Lernbehinderung, neurologische Beeinträchtigung oder geistige Behinderung geht.

2) Aufgaben. In Tabelle 7 findet sich ein Überblick über das, was in den einzelnen Subtests verlangt wird. Zur Beurteilung der Handdominanz werden vier Beobachtungen während der Durchführung der Motorikskala herangezogen: Der Untersucher registriert, mit welcher Hand das Kind zeichnet, den Ball prellt und das mit Bohnen gefüllte Säckchen fängt und wirft. Die Einschätzung der Augenpräferenz richtet sich danach, mit welchem Auge das Kind durch die Röhre schaut.

3) Durchführung. Die Autorin empfiehlt, das Kind möglichst nicht in Anwesenheit anderer Personen zu testen.

Wie beim HAWIK werden nicht allen Kindern alle Aufgaben gestellt, sondern bei manchen Subtests beginnen ältere Kinder gleich mit schwierigeren Aufgaben, und bei manchen Tests wird die Bearbeitung nach einer bestimmten Zahl von Fehlern abgebrochen. Die Aufgaben zur Rechts-links-Orientierung werden nur Kindern gegeben, die mindestens 5 Jahre alt sind. Um die Aufgabenauswahl korrekt vornehmen zu können, muß zu Beginn das Alter des Kindes errechnet werden.

Die Subtests werden dann in der aus Tabelle 6 ersichtlichen Reihenfolge durchgeführt. Verweigert jedoch ein Kind bei einem oder mehreren Tests die Mitarbeit, so kann der Untersucher mit den folgenden Tests fortfahren und auf die verweigerten am Schluß zurückkommen. Gelingt es nicht, die gesamte Testbatterie in einer Sitzung durchzuführen, so soll versucht werden, am folgenden Tag, spätestens aber innerhalb 1 Woche, die restlichen Aufgaben vorzugeben.

Während der Untersuchung notiert der Untersucher zu jedem Item entweder ein Zeichen für gelöst oder nicht gelöst, eine Zahl (wenn eine mehrstufige Bewertung vorgesehen ist) oder er beschreibt die Reaktion des Kindes. Darüber hinaus werden Besonderheiten festgehalten, d. h. es wird registriert, wenn das Kind gar keine Reaktion auf eine Aufgabenstellung zeigt, der Untersucher nachfragen muß usw. Das Manual enthält zu jeder Aufgabe ausführliche Durchführungs- und Bewertungshinweise. Weitergehende Empfehlungen zur Durchführung, Auswertung und Interpretation finden sich bei Kaufman und Kaufman (1977). Diese Autoren schlagen u. a. in den Fällen, in denen man die Ursachen eines Versagens ergründen will oder unsicher bezüglich der Gültigkeit eines Testwertes ist, ein "testing the limits" vor. Die Aufgaben werden dabei im Anschluß an die reguläre Testdurchführung in abgewandelter Form – entsprechend den Hypothesen über mögliche Gründe der Fehllösung – erneut vorgegeben. Dabei kann z. B. auf eine Zeitbegrenzung verzichtet werden, oder es können gezielte Hilfen gegeben werden.

4) Auswertung. Wurde bei einzelnen Tests entsprechend den Durchführungsregeln auf die einfachsten Items verzichtet, so müssen zunächst für diese Aufgaben die entsprechenden Punkte gutgeschrieben werden. Für jeden Test (bzw. bei Tests, die aus mehreren Teilen bestehen, für jeden Teiltest) wird dann die Punktsumme berechnet und in das „Total"-Kästchen eingetragen. Ist dieses Kästchen dunkel getönt, so ist für diesen Test bzw. Teiltest zunächst keine weitere Berechnung erforderlich. Ist es dagegen hell, so muß dieser Rohwert erst mit ½ oder 2 multipliziert oder mit einem anderen Rohwert kombiniert werden, ehe das Ergebnis ebenfalls in einem dunklen Kästchen notiert wird. Die Zahlen in diesem Kästchen sind die *gewichteten Rohwerte*; diese werden auf die Rückseite des Protokollbogens übertragen. Für jede Skala wird dann als Summe der entsprechenden gewichteten Testrohwerte der sog. *zusammengesetzte Rohwert* errechnet und auf die erste Seite des Testbogens übertragen. Aus der Addition der zusammengesetzten Rohwerte für die verbale, quantitative und Handlungsskala ergibt sich der Rohwert für die allgemeine kognitive Skala. Anschließend werden die dem Alter des Kindes entsprechenden Seiten im Tabellenanhang des Manuals aufgeschlagen, die den zusammengesetzten Rohwerten entsprechenden *Indexwerte* werden abgelesen und in die Skalen-Index-Spalte des Protokollbogens eingetragen. Diese Werte können außerdem in das Profilschema eingezeichnet werden. Zusätzlich können für jede Skala *Prozentrangäquivalente* und für den allgemeinen kognitiven Index (GCI) *Entwicklungsalteräquivalente* im Manual nachgeschlagen werden. Die Indexwerte reichen beim GCI von 50–150 mit einem Mittelwert von 100 und einer Standardabweichung von 16, bei den anderen Skalen liegen sie zwischen 22 und 78 und haben einen Mittelwert von 50 und eine Standardabweichung von 10.

Kaufman und Kaufman (1977) halten die von McCarthy vorgestellte Tabelle zur Umrechnung des GCI in einen MA-Wert für unbefriedigend, da sie auf Einsetzung des chronologischen Alters und des GCI in die Formel $MA = \frac{GCI \cdot CA}{100}$ basiert und entsprechend nur für Kinder mit GCI-Werten zwischen 50 und 150 gilt. Die Angabe von MA-Werten scheint ihnen aber gerade bei extremen Leistungen sinnvoll, und sie schlagen deshalb eine Umwandlungstabelle vor, der eine andere Berechnungsmethode zugrunde liegt. Sie geben darin auch Entwicklungsalterwerte für die Einzelskalen an.

Bei den Items, die zur *Beurteilung der Händigkeit* herangezogen werden, muß der Untersucher jeweils festhalten, ob die Aufgabe mit der rechten Hand, der linken oder mit beiden Händen ausgeführt wurde. Die Kinder erhalten dann die Einschätzung „Dominanz etabliert", wenn bei mindestens drei der vier Items eine Klassifikation vorgenommen werden konnte und alle diese Klassifikationen in dieselbe Kategorie fallen, das Kind also bei allen einschlägigen Aufgaben als rechtshändig oder linkshändig eingestuft wurde. Sind nur zwei Items verwertbar und fallen die Beurteilungen gleichsinnig aus, wird die Händigkeit als nicht zu beurteilen angesehen. Sind die Einschätzungen nicht konsistent, gilt die Dominanz als nicht etabliert. Die *Augenpräferenz* wird – wie erwähnt – nur anhand einer Beobachtung beurteilt. Die Einschätzungen zu Augen- und Handdominanz werden auf der ersten Seite des Protokollbogens vermerkt. Zum Vergleich können die Dominanzklassifikationen aus der Standardisierungsstichprobe herangezogen werden.

Die Auswertung ist insgesamt verhältnismäßig umständlich, und aufgrund der vielen Übertragungen von Werten können sich leicht Fehler einschleichen.

5) Interpretation. Zur Kennzeichnung des allgemeinen intellektuellen Niveaus vermied McCarthy den Begriff IQ "because of the many misinterpretations of that concept and the unfortunate connotations that have become associated with it" (1972, S. 5) und führte statt dessen die Bezeichnung *"general cognitive index"* (GCI) ein. Dieser wird als Indikator "of the child's functioning at a given point in time" (1972, S. 5) verstanden. Inwieweit damit dasselbe gemeint ist, wie mit einem deskriptiven Intelligenzkonzept, bleibt unklar. Zur Interpretation des GCI macht McCarthy Klassifikationsvorschläge, die den von anderen Autoren vorgelegten IQ-Einteilungen entsprechen. Die Bezeichnungen reichen von "mentally retarded" (bei einem GCI ≤ 69) bis zu "very superior" (bei GCIs von 130 an). Der Bereich von 90–110 wird als durchschnittlich bezeichnet. Die Kaufmans (1977) halten die Bezeichnung "mentally retarded" bei GCIs unter 70 für mißverständlich, da es sich hier um einen diagnostischen Begriff handele und zur Erstellung einer solchen Diagnose weitere Untersuchungen, vor allem zur sozialen Reife, erforderlich seien. Sie empfehlen statt dessen den Begriff "cognitively deficient" zu verwenden.

Der *verbale Index* spiegelt – so die Testautorin (McCarthy, 1972) – die Fähigkeit des Kindes, sich sprachlich auszudrücken sowie die Reife seiner verbalen Konzepte wider. Der *Handlungsindex* soll die Denkfähigkeit des Kindes beim Umgang mit Material zeigen, der *quantitative Index* sein Verständnis für quantitative Begriffe und seine Gewandtheit im Umgang mit Zahlen. Der *Gedächtnisindex* wird als Indikator für das Funktionieren des Kurzzeitgedächtnisses verstanden, der *motorische Index* soll die grob- und feinmotorische Koordination kennzeichnen, wobei die Zeichenaufgaben jedoch wohl komplexere Leistungen erfordern.

Zur *Profilinterpretation* werden in dem für einen Entwicklungstest außergewöhnlich vollständigen Manual kritische Differenzen für den Vergleich von jeweils zwei Indizes mitgeteilt. Diese stellen allerdings Durchschnittswerte über die 10 Altersgruppen der Normierungsstichprobe dar. Differenzierte Angaben finden sich bei Ysseldyke und Samuel (1973). Kaufman und Kaufman (1977) weisen auf einen Nachteil der Verwendung kritischer Skalendifferenzen hin: Man erhält möglicherweise eine Fülle von praktisch wenig bedeutsamen Einzelaussagen. Alternativ schlägt Kaufman (1975b) vor, die Abweichungen der Einzelskalen von der eigenen durchschnittlichen Testleistung zu betrachten. Bei Einschluß aller Altersgruppen der Standardisierungsstichprobe liegen die für eine Signifikanz auf dem 5%-Niveau erforderlichen Differenzen für die Verbalskala bei 6,4, die Handlungsskala bei 7,1, die quantitative Skala bei 7,5, die Gedächtnisskala bei 7,8 und die motorische Skala bei 8,0. In einer weiteren Untersuchung zeigte sich allerdings, daß erhebliche Abweichungen zwischen den Skalenwerten häufig vorkommen und bei der Profilinterpretation deshalb vorsichtig verfahren werden muß. So betrug in der Gesamt-Standardisierungsstichprobe der durchschnittliche Unterschied zwischen dem höchsten und dem niedrigsten Skalenwert 14,4 Punkte (bei einem Skalenmittelwert von 50 und einer Standardabweichung von 10!). Dieses Ergebnis konnte nicht hinreichend durch den Einbezug der Motorikskala erklärt werden, da auch bei den vier kognitiven Skalen die durchschnittliche Differenz immerhin noch 11,9 Punkte betrug. Ging man nach der von Kaufman ursprünglich vorgeschlagenen Methode vor und betrachtete die Abweichungen vom individuellen Mittelwert, so wiesen nur 38% der Kinder hier keine signifikanten Differenzen auf, 30% hatten eine bedeutsame Abweichung, 23% zwei und immerhin 9% drei oder mehr derartige Differenzen.

Kaufman und Kaufman (1977) schlagen deshalb vor, zunächst zu bestimmen, ob ein flaches oder markantes Profil vorliegt. Dazu kann einmal der niedrigste Skalenwert vom höchsten abgezogen und die Differenz mit den von Kaufman (1976) ermittelten Differenzen verglichen werden. Als normale intraindividuelle Skalenwertstreuung wird der Bereich von einer Standardabweichung um die durchschnittliche Differenz angesehen. Bezüglich der Abweichungen vom eigenen Skalenmittelwert gelten bis zu zwei signifikante Differenzen als üblich, bei mehr wird von ausgeprägter Streuung gesprochen. Beide Methoden werden als gleichwertig angesehen; ergibt sich bei einer eine markante Streuung, so wird ein ungewöhnliches Ausmaß der Variabilität im Fähigkeitsspektrum konstatiert.

Zur weiteren Interpretation der Stärken und Schwächen schlagen Kaufman und Kaufman (1977) vor, von den gewichteten Rohwerten der 18 Einzeltests auszugehen, anhand einer von ihnen entwickelten Testaltertabelle das Testalter für jeden dieser Tests zu bestimmen und zu prüfen, ob diese aus der normalen Streuung um das allgemeine kognitive Alter herausfallen. Der Nutzen dieser Tabellen wird jedoch durch z.T. erhebliche Lücken eingeschränkt, auch dürfte die Reliabilität der Werte in den Einzeltests für eine Interpretation, die über Hypothesenbildung hinausgeht, vermutlich zu niedrig sein. Deshalb hatte McCarthy ja auch auf eine Interpretation der Einzeltests verzichtet.

Im Handbuch von Kaufman und Kaufman (1977) finden sich zahlreiche weitere Hinweise zur Interpretation sowie Fallbeispiele.

6) Normierung. Die *Normierung* (McCarthy, 1972) wurde in den Jahren 1970/71 an 1 032 Kindern aus 10 Altersgruppen zwischen 2½ und 8½ Jahren durchgeführt. Die Zusammensetzung der Stichprobe entsprach hinsichtlich Hautfarbe, Region und Beruf des Vaters weitgehend den Zensusdaten für die US-Bevölkerung aus den Jahren 1969/70. Aus der Untersuchung ausgeschlossen wurden hospitalisierte geistig behinderte Kinder, Kinder mit schwerwiegenden Verhaltens- oder emotionalen Problemen sowie solche mit bekannten Hirnschädigungen oder offensichtlichen körperlichen Defekten.

Aufgrund der in dieser Studie ermittelten Standardabweichungen der Testrohwerte und des Urteils der Testautorin bezüglich der relativen Bedeutung der Tests wurden die Gewichte der Tests bestimmt. Anschließend wurden für jedes Kind zusammengesetzte Rohwerte für die sechs Skalen ermittelt, kumulative Häufigkeitsverteilungen gebildet, Normalisierungen vorgenommen und Umwandlungen in Skalenwerte durchgeführt. Diese Werte wurden im Hinblick auf den Verlauf mit dem Alter noch geglättet, so daß geringfügige Abweichungen von den vorgesehenen Mittelwerten und Standardabweichungen entstanden.

Zur Überprüfung von *Geschlechtsunterschieden* in den Skalenwerten wurden die Standardisierungsdaten zu sieben Altersgruppen zusammengezogen (Kaufman & Kaufman, 1973b). Sowohl im GCI als auch in den übrigen Indizes schnitten Mädchen im Durchschnitt durchweg besser ab als die Jungen, nur zwei von 42 Vergleichen fielen zugunsten der Jungen aus, und in einem Fall trat kein Unterschied auf. Die Differenzen waren jedoch statistisch nie signifikant. Im GCI betrug der Mittelwertunterschied zwischen 0,6 und 5,3 Punkten, bei den Einzelskalen wiesen die Jungen Mittelwerte von 48–50 auf, die Mädchen von 50–51,5. Zusätzlich wurden in drei Altersklassen die Rohwerte für die Tests verglichen. Auch hier überwogen nichtsignifikante Ergebnisse. Signifikant besser schnitten die Mädchen im Alter von 5–5½ Jahren im ersten Teil der Aufgaben zum verbalen Gedächtnis ab, in dem es um das unmittelbare Erinnern von Wortketten und Sätzen geht, außerdem mit 3–3½ Jahren und 5–5½ Jahren in der Beinkoordination sowie mit 5–5½ und 7½–8½ Jahren beim Zeichnen eines Kindes. Die Jungen waren in der Armkoordination mit 5–5½ und 7½–8½ Jahren statistisch bedeutsam besser. Auch in einer Untersuchung von Long (1976) wiesen die Mädchen in allen Skalen bessere Ergebnisse auf, der Unterschied war jedoch nur in der Gedächtnisskala statistisch signifikant. Der durch das Geschlecht erklärte Varianzanteil des GCI betrug nur knapp 1%. Entsprechende Ergebnisse zur Frage von Geschlechtsunterschieden in den Skalen erhielten Krohn und Traxler (1979) sowie Tivnan und Pillemer (1978). Weitgehend ähnlich fielen auch die Ergebnisse in einer englischen Untersuchung von Lynch, Mitchell, Vincent, Trueman und Macdonald (1982) an 4¼jährigen Kindern aus. Auch hier waren die Mädchen in allen Skalen im Mittel besser, im allgemeinen kognitiven Index, im

Handlungsindex sowie im motorischen Index war der Geschlechtsunterschied sogar signifikant. Auch in allen Subtests lagen die Mädchen vorn, statistisch bedeutsam war der Vorsprung in den Zeichentests sowie in der Beinkoordination.

Größer als die Unterschiede zwischen den Geschlechtern fallen in der Regel die zwischen den *sozialen Schichten* aus. Kaufman und Kaufman (1975) verwendeten in einer Reanalyse der Standardisierungsdaten den Beruf des Vaters, unterteilt in fünf Kategorien, als Schichtkriterium. Bezüglich des GCI zeigte sich sowohl bei schwarzen als auch bei weißen Kindern ein Anstieg im Mittelwert mit zunehmender Qualifikation. Die Mittelwertdifferenz zwischen den Extremgruppen betrug bei den weißen Kindern 14, bei den schwarzen 15 Punkte. Ähnliche Ergebnisse zeigten sich auch bezüglich der einzelnen kognitiven Skalen. Zwischen dem Mittelwert der beruflich qualifiziertesten und dem der am wenigsten qualifizierten Gruppe lag jeweils etwa eine Standardabweichung. Bei der motorischen Skala fanden sich signifikante Unterschiede zwischen den sozialen Schichten in entsprechender Richtung, der Mittelwertunterschied betrug hier jedoch nur rund eine halbe Standardabweichung. Auch hier werden die Ergebnisse der Kaufmans im wesentlichen durch die von Lynch et al. (1982) bestätigt.

Unterschiede zwischen Kindern aus unterschiedlichen vorschulischen Einrichtungen bzw. solchen, die keinen Kindergarten besuchen, wie sie von Long (1976) berichtet werden, sind schlecht zu interpretieren, da der soziale Status hier nicht kontrolliert wurde.

7) Reliabilität. Zur *Objektivität* liegen keine Angaben vor.

Im Testhandbuch werden für jede Skala und Altersgruppe Reliabilitätskoeffizienten angegeben, die in der Regel auf *korrigierten Split-half-Koeffizienten* für die Einzeltests basieren. Für die allgemeine kognitive Skala liegen die Werte zwischen 0,90 und 0,96, für die verbale zwischen 0,84 und 0,92. Die Koeffizienten der anderen Skalen sind etwas niedriger, das gilt insbesondere für die motorische Skala ab 6½ Jahren. Auf dieser Basis wurden auch Standardmeßfehler und kritische Differenzen berechnet. Der durchschnittliche Standardmeßfehler liegt sowohl beim GCI als auch bei den Indizes der Einzelskalen zwischen 3 und 5 Punkten, dabei ist die unterschiedliche Maßeinheit zu berücksichtigen.

Zur Überprüfung der *Retest-Reliabilität* wurden 125 Kinder aus der Normierungsstichprobe nach rund 1 Monat nachuntersucht. Drei Altersgruppen wurden unterschieden: 3–3½ Jahre, 5–5½ Jahre und 7½–8½ Jahre, die jeweils 40–45 Kinder umfaßten. Die Stichprobe war hinsichtlich der bei der Normierung berücksichtigten Merkmale einigermaßen repräsentativ. Für die allgemeine kognitive Skala wurden Stabilitätskoeffizienten zwischen 0,89 und 0,91 ermittelt, für die anderen Skalen zwischen 0,75 und 0,89; nur im motorischen Bereich lag die Korrelation bei den ältesten Kindern niedriger.

Zur Lateralität werden Übereinstimmungsprozentsätze von 61–76% mitgeteilt. Da aber bereits mit 3 Jahren rund $^2/_3$ der Kinder in eine der möglichen Kategorien („Dominanz etabliert") fielen, sind diese Prozentsätze zumindest bezüglich der Handpräferenz nicht überzeugend.

In einer Untersuchung an 5- und 6jährigen Kindern von Bryant und Roffe (1978) betrug das Retest-Intervall 3–6 Wochen. Für die Motorikskala werden kei-

ne Angaben gemacht, bei den anderen Einzelskalen liegen die Stabilitätskoeffizienten zwischen 0,71 und 0,77, in der kognitiven Gesamtskala bei 0,85.
Davis und Slettedahl (1976) verwendeten in ihrer Stabilitätsuntersuchung an 43 Kindern aus einer ländlichen Gemeinde in der Nähe der mexikanischen Grenze, deren Mittelwert außer in der Handlungs- und der motorischen Skala unter dem der Normierungsstichprobe lag, ein Intervall von rund 1 Jahr. Die Kinder besuchten zu Beginn der Studie den Kindergarten, beim Retest die erste Schulklasse. Auch hier war die Reliabilität zufriedenstellend, sieht man von der Motorikskala ab, deren geringe Werte mit der relativ niedrigen Testdecke erklärt werden können. Wurden wie bei McCarthy Rohwerte verwendet, so lag der Korrelationskoeffizient für die verbale Skala hier bei 0,80, für den kognitiven Gesamtwert bei 0,77 und für die anderen kognitiven Einzelskalen bei 0,67–0,68.

8) Validität. Im Manual finden sich Angaben zu den *Skaleninterkorrelationen*. Danach ist der – im Hinblick auf Testüberlappungen korrigierte – Zusammenhang zwischen dem GCI und dem Motorikwert in den unteren Altersstufen mit 0,59 und 0,70 recht hoch, sinkt dann mit 3 ½ Jahren auf 0,48 und ist danach noch geringer. Diese Abnahme dürfte z. T. auf die nachlassende Reliabilität der Motorikskala zurückzuführen sein. Die Zusammenhänge zwischen dem GCI-Wert und den vier kognitiven Einzelskalen ist naturgemäß hoch (0,74–0,95), da diese Skalen ja alle vollständig in der allgemeinen kognitiven Skala enthalten sind. Die höchste Korrelation mit dem Gesamtwert weist jeweils die verbale Skala auf, die ja auch die zuverlässigste Einzelskala ist. Die Korrelationen zwischen verbaler, quantitativer und Handlungsskala liegen in der Regel zwischen 0,60 und 0,70, etwas höher sind meist die Zusammenhänge dieser Skalen und der Gedächtnisskala, da ja auch hier Überlappungen vorkommen. Ähnlich fielen die Ergebnisse anscheinend in einer Untersuchung von Davis und Slettedahl (1976) aus; da bei der Erstellung der entsprechenden Tabellen hier offensichtlich eine Verschiebung unterlaufen ist, kann dies allerdings nur vermutet werden.

Bei Faktorenanalysen der Einzeltests ließ sich die Gruppierung in eine allgemeine kognitive Skala, eine verbale und eine motorische Skala in der Regel nachvollziehen (Kaufman, 1975a; Kaufman & Dicuio, 1975; Trueman, Lynch & Branthwaite, 1984). Der motorische Faktor betraf dabei vorwiegend die grobmotorischen Tests, während die Plazierung der beiden Zeichentests auf dieser Skala nicht bestätigt wurde. Bezüglich des postulierten Gedächtnisfaktors sind die Ergebnisse uneinheitlich: Während Kaufman (1975a) glaubte, auf allen fünf Altersstufen der Standardisierungsstichprobe zwischen 2 ½ und 8 ½ Jahren mindestens einen Gedächtnisfaktor ausmachen zu können, fanden Trueman et al. (1984) bei englischen Kindern keinen derartigen Faktor, und bei gesonderten Analysen der Daten schwarzer und weißer Kinder trat auch bei der Eichstichprobe ein Gedächtnisfaktor nur bei schwarzen Kindern auf (Kaufman & DiCuio, 1975). Trueman et al. (1984) machen darauf aufmerksam, daß in der erwähnten Arbeit von Kaufman (1975a) bei den 4jährigen Kindern – die sie hier ausschließlich untersuchten – ebenfalls Nicht-Gedächtnis-Tests hoch auf dem mit "Memory" charakterisierten Faktor luden, die Interpretation auch hier also problematisch war. Eine gesonderte Behandlung der quantitativen Tests ist offensichtlich höchstens

Tabelle 8. Zusammenhänge zwischen GCI und IQ

Autor/Jahr	n	Alter der Kinder	Stanford-Binet		WPPSI	WISC
			60er Normen	72er Normen		
Davis & Rowland, 1976	33	2;5–8;6	0,85	0,77		
Davis & Walker, 1976	53	5–6		0,82		
Davis & Walker, 1977	51	7;0–8;7				Verbal-IQ: 0,65 Handlungs-IQ: 0,62 Gesamt-IQ: 0,75
Gerken, Hancock & Wade, 1978	44	3;11–5;4	0,90			
Harrison & Wiebe, 1977	59	2;6–6;0	0,56	0,45		
	63	6;0–8;6				Verbal-IQ: 0,59 Handlungs-IQ: 0,73 Gesamt-IQ: 0,74
Krohn & Traxler, 1979	46	2;8–5;1		0,82		
Levenson & Zino, 1979	15	4;2–8;5		0,90		
	15 (retard. Kinder)	4;2–8;5		0,76		
McCarthy, 1972	35	6;0–6;7	0,81		Verbal-IQ: 0,63 Handlungs-IQ: 0,62 Gesamt-IQ: 0,71	

vom Ende des Vorschulalters an durch Faktorenanalysen zu rechtfertigen. Dagegen ließ sich bei den meisten Analysen ein Handlungsfaktor extrahieren, dem zusätzlich zu den von McCarthy vorgesehenen Tests anscheinend auch der Test „Zählen und Sortieren" zugerechnet werden könnte.

Die Zusammenhänge zwischen *kognitivem Gesamtwert und IQ* sind in der Regel recht hoch (Tabelle 8), das gilt besonders für den Stanford-Binet-Test, wenn die alten Normen zugrundegelegt werden; allerdings stimmen die Werte in ihrer Höhe dann nicht überein: Die nach den 60er Normen ermittelten IQs liegen im Schnitt um etwa 10 Punkte höher als die GCI-Werte. Im Manual erklärt McCarthy die etwas niedrigeren Korrelationen zwischen GCI und WPPSI-Ergebnissen mit der geringen Streuung des WPPSI bei der verwendeten Altersgruppe. Andere Untersuchungen mit Wechsler-Tests bestätigten jedoch die Höhe der von McCarthy mitgeteilten Zusammenhänge: Danach korreliert der GCI mit dem Wechsler-Gesamt-IQ 0,71–0,75, mit dem Verbal-IQ 0,59–0,65, mit dem Handlungs-IQ 0,62–0,73. Der Zusammenhang zum Gesamtergebnis im Illinois Test of Psycholinguistic Abilities sowie im Test for Auditory Comprehension of Language, die beide auch als Intelligenztests aufgefaßt werden können, ist nach Davis und Walker (1976) mit Werten von 0,84 und 0,83 ähnlich hoch wie der zum Stanford-Binet-Test. Niedriger ist nach einer Untersuchung von Krohn und Traxler (1979) mit 0,48 und 0,60 bei zwei verschiedenen Auswertungsmethoden die Übereinstimmung zwischen kognitiver Gesamtskala und dem Mann-Zeichen-Test nach Goodenough/Harris.

In dieser Studie wurde auch den Zusammenhängen der MSCA mit einem visuomotorischen (Developmental Test of Visual-Motor-Integration von Beery) und einem motorischen Maß (Motorikteil aus dem Denver Developmental Screening Test) nachgegangen. Die Handlungsskala der MSCA korrelierte 0,61, die motorische Skala 0,34 mit dem Ergebnis im Beery-Test. Beim Vergleich von Denver-Test und MSCA-Motorikskala ergaben sich offensichtlich erhebliche Diskrepanzen in der Klassifikation verdächtiger Kinder.

Ein Hauptanwendungsbereich der McCarthy-Skalen ist die schulbezogene Beratung. Von besonderem Interesse waren deshalb bei Validitätsstudien die *Zusammenhänge zur Schulleistung*. Long (1976) untersuchte 139 Kinder vor Eintritt in die Schule und nach 6 Monaten Schulbesuch mit dem Peabody Individual Achievement Test. Bei der ersten Testung wurden außerdem die MSCA eingesetzt. Die Korrelationen zwischen dem Gesamtwert im Schulleistungstest zu den beiden Testzeitpunkten und dem kognitiven Gesamtwert zu Beginn betrugen 0,75 und 0,73. Die Zusammenhänge zwischen dem Punktezuwachs im PIAT und den McCarthy-Skalen war zwar – bis auf die Motorik- und die Handlungsskala – signifikant, aber gering. In anderen Untersuchungen lagen die Korrelationen zwischen kognitivem Gesamtergebnis vor Schulbeginn bzw. in den ersten Monaten und der Schulleistung am Ende der ersten Klasse bei 0,49 (Kaufman, 1973 b), 0,56 (Lorton, 1976) und 0,75 (Harrison, 1981). Verglich man hier den prädiktiven Wert der MSCA mit dem anderer Verfahren, so schnitten diese Skalen besser ab als der Zahnentwicklungsstand und ein Elternfragebogen (Harrison, 1981) und auch etwas besser als die WPPSI-IQs (Kaufman, 1973 a), gleich gut wie der Stanford-Binet-Test (Kaufman, 1973 b) und etwas schlechter als spezielle Verfahren zur Schuleingangsdiagnostik (Lorton, 1976). Betrachtet man die Einzelskalen, so erwies sich der Motorikwert in diesem Kontext als unbrauchbar. Bemerkenswert war, daß der Verbalindex sich keineswegs als der beste kognitive Einzelprädikter erwies und sogar vielfach recht niedrige Zusammenhänge etwa zu Lese-Aufgaben und anderen sprachbezogenen Schulleistungen zeigte. Weiss (1978) ging speziell der Frage nach, inwieweit die MSCA zur Identifikation jener Kinder, bei denen mit Leseschwierigkeiten zu rechnen sei, geeignet sei. Kriterium war die anhand einer umfangreichen Testbatterie vorgenommene Klassifikation von Kindergartenkindern als niedrig, mäßig oder stark gefährdet im Hinblick auf Leseprobleme. Der GCI diskriminierte die Kinder zufriedenstellend, die ergiebigste Einzelskala war die Handlungsskala. Die Risikokinder zeigten übrigens nicht, wie vermutet, höhere Werte in der Verbal- als in der Handlungs- und Gedächtnisskala.

Kaufman (1972) interessierte sich für die Brauchbarkeit der MSCA zur *Diagnose von Kindern mit minimaler zerebraler Dysfunktion*. Von Schulen wurden ihr Kinder mit Lernstörungen, welche nach Ansicht des Schulpsychologen auf eine neurologische Beeinträchtigung zurückzuführen waren, benannt. Alle 22 ausgewählten Kinder besuchten Spezialklassen. Die Leistungen dieser Kinder in den

MSCA wurden mit denen einer nach den Merkmalen Geschlecht, Hautfarbe, Alter, Berufsgruppe des Vaters und Ergebnis im Wortschatztest parallelisierten Kontrollgruppe aus der Normierungsstichprobe verglichen. Nur bei einem der Untertests (Bildgedächtnis) schnitt die MCD-Gruppe nicht schlechter ab als die Vergleichsgruppe; besonders groß waren die Unterschiede bei den Untertests Zahlenfragen, Musterzeichnen, Zählen und Sortieren, Puzzle, Zahlennachsprechen rückwärts, Klassifikation, Wiedergabe von Wortketten und Sätzen sowie Bewegungsimitation, also vor allem in quantitativen und Handlungsaufgaben sowie bei jenen Gedächtnistests, die das Behalten von Folgen verlangen. Entsprechend niedrig war mit 66 der mittlere GCI dieser Gruppe (Kontrollgruppe: 91). Bei vorhergehenden Intelligenztests hatten diese Kinder in der Regel besser abgeschnitten. In einer späteren Publikation (Kaufman & Kaufman, 1974) werden zu dieser Studie noch weitere Ergebnisse mitgeteilt. In der Kontrollgruppe wies ein größerer Anteil von Kindern eine ausgeprägte Handdominanz auf. Bei vier der sechs Skalenwerte lagen die Mittelwerte der MCD-Kinder um mehr als zwei Standardabweichungen unter dem Mittelwert der Normierungsstichprobe. Bei 20 dieser Kinder ließ sich das Profil einem von drei Typen zuordnen. Der erste Profiltyp zeichnete sich dadurch aus, daß der verbale Index signifikant über dem Handlungs- und/oder quantitativen Index lag. Im zweiten Fall lagen die Werte durchgängig mindestens zwei Standardabweichungen unter dem Mittelwert der Normierungsstichprobe. Bei der dritten Variante fielen alle Indizes außer dem motorischen derart niedrig aus.

Literatur

Ammons, R. B. & Ammons, C. H. (1974). Review of the McCarthy Scales of Children's Abilities. *Psychological Reports, 34*, 1347
Bryant, C. K. & Roffe, M. W. (1978). A reliability study of the McCarthy Scales of Children's Abilities. *Journal of Clinical Psychology, 34*, 401–406
Davis, E. E. & Rowland, T. (1974). A replacement for the venerable Stanford-Binet? *Journal of Clinical Psychology, 30*, 517–521
Davis, E. E. & Slettedahl, R. W. (1976). Stability of the McCarthy Scales over a 1-year-period. *Journal of Clinical Psychology, 32*, 798–800
Davis, E. E. & Walker, C. (1976). Validity of the McCarthy Scales for southwestern rural children. *Perceptual and Motor Skills, 42*, 563–567
Davis, E. E. & Walker, C. (1977). McCarthy Scales and WISC-R. *Perceptual and Motor Skills, 44*, 966
Eiser, C. (1978). An evaluation of the McCarthy Scales of Children's Abilities. *British Journal of Educational Psychology, 48*, 351–353
Gerken, K. C., Hancock, K. A. & Wade, T. H. (1978). A comparison of the Stanford-Binet Intelligence Scale and the McCarthy Scales of Children's Abilities with preschool children. *Psychology in the Schools, 15*, 468–472
Harrison, P. L. (1981). Mercer's Adaptive Behavior Inventory, the McCarthy Scales, and dental development as predictors of firstgrade achievement. *Journal of Educational Psychology, 73*, 78–82
Harrison, K. A. & Wiebe, M. J. (1977). Correlational study of McCarthy, WISC, and Stanford-Binet Scales. *Perceptual and Motor Skills, 44*, 63–68
Hollenbeck, G. P. (1972). A comparison of analyses using the first and second generation little Jiffy's. *Educational and Psychological Measurement, 32*, 45–51

Kaufman, A. S. (1973a). Analysis of the McCarthy Scales in terms of Guilford's Structure of Intellect Model. *Perceptual and Motor Skills, 36*, 967–976

Kaufman, A. S. (1973b). Comparison of the WPPSI, Stanford-Binet, and McCarthy Scales as predictors of first-grade achievement. *Perceptual and Motor Skills, 36*, 67–73

Kaufman, A. S. (1975a). Factor structure of the McCarthy Scales at five age levels between 2½ and 8½. *Educational and Psychological Measurement, 35*, 641–656

Kaufman, A. S. (1975b). Note on interpreting profiles of McCarthy Scale Indexes. *Perceptual and Motor Skills, 41*, 262

Kaufman, A. S. (1976). Do normal children have "flat" ability profiles? *Psychology in the Schools, 13*, 284–285

Kaufman, A. S. (1977). A McCarthy Short Form for rapid screening of preschool, kindergarten, and first-grade children. *Contemporary Educational Psychology, 2*, 149–157

Kaufman, A. S. & DiCuio, R. F. (1975). Separate factor analyses of the McCarthy Scales for groups of black and white children. *Journal of School Psychology, 13*, 10–18

Kaufman, A. S. & Hollenbeck, G. P. (1973). Factor analysis of the standardization edition of the McCarthy Scales. *Journal of Clinical Psychology, 29*, 358–362

Kaufman, A. S. & Kaufman, N. L. (1973a). Black-white differences at ages 2½ to 8½ on the McCarthy Scales of Children's Abilities. *Journal of School Psychology, 11*, 194–204

Kaufman, A. S. & Kaufman, N. L. (1973b). Sex differences on the McCarthy Scales of Children's Abilities. *Journal of Clinical Psychology, 29*, 361–365

Kaufman, A. S. & Kaufman, N. L. (1975). Social-class differences on the McCarthy Scales for black and white children. *Perceptual and Motor Skills, 41*, 205–206

Kaufman, A. S. & Kaufman, N. L. (1977). *Clinical evaluation of young children with the McCarthy Scales.* New York: Grune & Stratton

Kaufman, N. L. (1972). Evaluation of the McCarthy Scales of Children's Abilities for use with children having minimal brain dysfunction. *Proceedings of the 80th Annual Convention of the American Psychological Association, 7*, 555–556

Kaufman, N. L. & Kaufman, A. S. (1974). Comparison of normal and minimally brain dysfunctioned children on the McCarthy Scales of Children's Abilities. *Journal of Clinical Psychology, 30*, 69–72

Krichev, A. (1974). Review of the McCarthy Scales of Children's Abilities. *Psychology in the Schools, 11*, 252–254

Krohn, E. J. & Traxler, A. J. (1979). Relationship of the McCarthy Scales of Children's Abilities to other measures of preschool cognitive, motor, and perceptual development. *Perceptual and Motor Skills, 49*, 783–790

Kronstadt, D., Levine, M. D. & Ferb, T. (1978). A bi-disciplinary comparison of a developmental finding in an early education project. In W. K. Frankenburg (Ed.), *Proceedings of the Second International Conference on Developmental Screening at Santa Fe 1977* (pp. 77–87). Denver: Editor

Levenson, R. L. & Zino, T. C. (1979). Assessment of cognitive deficiency with the McCarthy Scales and Stanford-Binet: a correlational analysis. *Perceptual and Motor Skills, 48*, 291–295

Long, M. L. Jr. (1976). The influence of sex, race, and type of preschool experience on scores on the McCarthy Scales of Children's Abilities. *Dissertation Abstracts International, 37*, 7640 A. (University Microfilms No. 77-12, 400)

Lorton, E. F. (1976). Prediction of academic achievement with the First Grade Screening Test and the McCarthy Scales of Children's Abilities. *Dissertation Abstracts International, 37*, 4285-A. (University Microfilms No. 77-749)

Lynch, A., Mitchell, L. B., Vincent, E. M., Trueman, M. & Macdonald, L. (1982). The McCarthy Scales of Children's Abilities: A normative study on English 4-year-olds. *British Journal of Educational Psychology, 52*, 133–143

McCarthy, D. (1972). *McCarthy Scales of Children's Abilities.* New York: The Psychological Corporation

Neglieri, J. A. (1982). Interpreting WISC-R and McCarthy scatter: a caution. *Contemporary Educational Psychology, 7*, 90–94

Perino, J. & Ernhardt, C. B. (1973). Relation of subclinical lead levels to McCarthy Scale performance in black preschool children. *Proceedings of the 81st Annual Convention of the American Psychological Association, 8*, 719–720

Rentfrow, R. K., Durning, K., Conrad, E. & Goldupp, O. (1975). Use of three new instruments in a Head Start Program evaluation. *Psychology in the Schools, 12,* 34–39

Sarimski, K. (1983). McCarthy Scales of Children's Abilities (MSCA). *Der Kinderarzt, 14,* 627–629

Sturner, R. A. (1978). A developmental approach to routine health procedures – a preliminary study of visual acuity screening. In W. K. Frankenburg (Ed.), *Proceedings of the Second International Conference on Developmental Screening at Santa Fe 1977* (pp. 109–121). Denver: Editor

Sturner, R. A., Funk, S. G., Barton, J., Sparrow, W. & Frothingham, T. E. (1980). Simultaneous screening for child health and development: a study of visual/developmental screening of preschool children. *Pediatrics, 65,* 614–621

Taylor, R. L., Slocumb, P. R. & O'Neill, J. (1979). A short form of the McCarthy Scales of Children's Abilities: Methodological and clinical applications. *Psychology in the Schools, 16,* 347–350

Tivnan, T. & Pillemer, D. B. (1978). The importance of small but consistent group differences on standardized tests: The case of sex differences on the McCarthy Scales of Children's Abilities. *Journal of Clinical Psychology, 34,* 443–445

Trueman, M., Lynch, A. & Branthwaite, A. (1984). A factor analytic study of the McCarthy Scales of Children's Abilities. *British Journal of Educational Psychology, 54,* 331–335

Weiss, L. I. (1978). The utility of the McCarthy Scales of Children's Abilities in the identification of potentially reading disabled kindergarten children and its application to the maturational lag hypothesis. *Dissertation Abstracts International, 38,* 5050 B. (University Microfilms No. 7802940)

Wiebe, M. J. & Harrison, K. A. (1978). Relationships of the McCarthy Scales of Children's Abilities and the Detroit Test of Learning Aptitude. *Perceptual and Motor Skills, 46,* 355–359

Ysseldyke, J. E. & Samuel, S. (1973). Identification of diagnostic strengths and weaknesses on the McCarthy Scales of Children's Abilities. *Psychology in the Schools, 10,* 304–307

2.1.8 Münchener Funktionelle Entwicklungsdiagnostik

Autor/Erscheinungsjahr: 1. Lebensjahr: Hellbrügge, Lajosi, Menara, Schamberger, Rautenstrauch, 1978
2./3. Lebensjahr: Köhler und Egelkraut, 1984

Material: Für das 1. sowie für das 2. und 3. Lebensjahr jeweils
– Handanweisung
– Koffer mit Testmaterialien
– Auswertungs-/Untersuchungsbogen
– Testprofil/Beurteilungsschema

Zweck: Behandlungsorientierte Frühdiagnose angeborener oder früherworbener Störungen durch Kinderarzt, Psychologen

Altersbereich: 1.–3. Lebensjahr

Normen: Im 1. Lebensjahr sind die Aufgaben den – meist monatlichen – Altersabschnitten so zugeordnet, daß sie von 90% der (gesunden) Kinder dieses Alters gelöst werden können. Im 2. und 3. Lebensjahr erfolgt die Anordnung nach der

50%-Marke, außerdem ist jeweils das Alter angegeben, in dem 95% der Kinder die Aufgabe schaffen. Bestimmt werden Entwicklungsalter für einzelne Verhaltensbereiche

Zeit: 1. Lebensjahr: Keine Angaben
2./3. Lebensjahr: Rund 50 Minuten

1) Konzept. Der Test basiert auf den „Entwicklungsphysiologischen Tabellen für das Säuglingsalter" (ET) von Hellbrügge und Pechstein (1968), deren Items wiederum aus verschiedenen Entwicklungstests und aufgrund eigener Beobachtungen der Autoren zusammengestellt wurden. Gegenüber den ET wurden einige Items fallengelassen oder neu aufgenommen, anderen wurden auf dem Hintergrund der Ergebnisse der Münchener Pädiatrischen Längsschnittstudie (Lajosi et al., 1978) und der Ergebnisse von Normierungsstudien (Egelkraut & Köhler, 1983) neue Alterswerte zugeordnet.

Ziel dieser „ethologischen Entwicklungsdiagnostik" (Hellbrügge et al., 1978, S. 44) ist die Früherkennung angeborener oder früherworbener Störungen. Den Hintergrund bildet die Annahme sensibler Phasen der Funktionsentwicklung mit besonderen Kompensationsmöglichkeiten in der frühen Kindheit. Die Diagnose der Störungen soll so angelegt sein, daß daraus Anhaltspunkte für die Behandlung gewonnen werden können. Dies verspricht man sich von einer differenzierten Erfassung des Entwicklungsstandes in acht bzw. sieben Funktionsbereichen (1. Lebensjahr: Krabbeln, Sitzen, Laufen, Greifen, Perzeption, Sprechen, Sprachverständnis, Sozialverhalten; 2. und 3. Lebensjahr: Statomotorik, Handmotorik, Wahrnehmungsverarbeitung, Sprechen, Sprachverständnis, Selbständigkeit, Sozialverhalten). Die Unterscheidung dieser Dimensionen erfolgte a priori, nicht aufgrund statistischer Zusammenhänge zwischen den Aufgaben. Auf die Bestimmung eines globalen Entwicklungsalters oder eines Entwicklungsquotienten wird verzichtet.

Einzelne Items des Tests sind auch in einem Elternbuch enthalten (Hellbrügge & von Wimpffen, 1973), allerdings ist die altersmäßige Zuordnung z.T. anders. Die Eltern sollen so in die Früherkennung einbezogen und bei einer vom Durchschnitt abweichenden Entwicklung ihres Kindes veranlaßt werden, einen Kinderarzt aufzusuchen (Hellbrügge, 1979).

2) Aufgaben. Die Aufgaben des 1. Lebensjahres sind nach Funktionsbereichen und Lebensmonaten so geordnet, daß 90% der gesunden Kinder die Aufgaben in dem entsprechenden Lebensmonat bewältigen können. Die Zahl der Aufgaben in den acht Funktionsbereichen ist unterschiedlich, auch verteilt sich die Zahl der Aufgaben in den einzelnen Funktionsbereichen unterschiedlich auf die 13 verschiedenen Altersstufen des 1. Lebensjahres. Die Erfassung des Sprachverständnisses wird erst mit 10 Monaten bedeutsam.

In der Fassung für das 2. und 3. Lebensjahr sind die Aufgaben ebenfalls nach Verhaltensbereichen und Alter geordnet, doch orientierte sich die Zuordnung hier jeweils am Altersmedian. Zusätzlich ist bei jedem Item die 95%-Marke angegeben (Abb. 14). Für die einzelnen Verhaltensbereiche sind 17–30 Aufgaben angegeben, von denen sich die leichtesten jeweils noch auf das 1. Lebensjahr beziehen.

Münchener Funktionelle Entwicklungsdiagnostik für das 2. und 3. Lebensjahr
G. J. Köhler und H. D. Egelkraut

Name des Kindes: ——————————   Untersuchungsdatum: ——————————

50%	Handgeschicklichkeitsalter	95%	Lebensalter	
33	Zeichnet einen geschlossenen Kreis	43		
32	Zeichnet einen deutlich abgesetzten, waagrechten Strich nach	42		
31	Formt eine Walze aus Knetmasse	40		
30	Imitiert Schreibbewegungen	39		
29	Reißt Papier mit einer Gegenbewegung der Hände auseinander	38		
28	Schneidet zweimal mit der Schere	36		
26	Baut einen Turm aus acht Würfeln	34		
25	Schraubt den Verschluß des Fläschchens auf und zu	32		
24	Malt gekonnt eine runde Spirale	31		
23	Fädelt eine Perle auf	30		

Abb. 14. Aufgabenbeispiele zur Münchener Funktionellen Entwicklungsdiagnostik (Ausschnitt aus dem Protokollbogen zum Handgeschicklichkeitsalter)

3) **Durchführung.** Die Untersuchung durch den Arzt oder Psychologen findet in der Regel in Gegenwart einer Bezugsperson des Kindes statt, die auch in die Testung einbezogen werden kann. Die Funktionsbereiche werden hier weitgehend durch Provokation des Zielverhaltens geprüft, jedoch können auch die Eltern zu einzelnen Items befragt werden, wenn man ihnen eine zuverlässige Beantwortung zutraut. Die Durchführung beginnt in der Regel mit Aufgaben, die etwas unter dem (gegebenenfalls korrigierten) Lebensalter liegen, und wird so lange mit Items zunehmender Schwierigkeit fortgesetzt, „bis sich der Untersucher überzeugt hat, daß keine Aufgaben höherer Altersstufen mehr gelöst werden können" (Hellbrügge et al., 1978, S. 70). Die Handanweisung für das 2. und 3. Lebensjahr präzisiert dies dahingehend, daß nach unten drei Aufgaben richtig gelöst und nach oben in der Regel drei aufeinanderfolgende Items nicht mehr bewältigt sein sollen. Hier müssen also pro Bereich mindestens sechs Aufgaben vorgegeben werden. In dieser Handanweisung wird weiter empfohlen, die fein- und grobmotorischen Aufgaben zumindest z. T. mit Rechts und Links ausführen zu lassen, um Asymmetrien oder einseitige Pathologien beobachten zu können.

4) Auswertung. Die *Dokumentation der Ergebnisse* erfolgt für das 1. Lebensjahr anhand eines Auswertungsbogens. Dort sind die Items für jede Altersstufe (ausschlaggebend ist bei Frühgeburten das korrigierte chronologische Alter) durch Kästchen repräsentiert. Wurde die Aufgabe gelöst, wird in das entsprechende Kästchen ein Plus, wurde sie nicht gelöst, ein Minus eingetragen. Beruht diese Beurteilung auf Angaben der Bezugsperson, wird zusätzlich ein „M" vermerkt. Ist die betreffende Verhaltensweise nicht zu beurteilen, wird dies durch ein Fragezeichen festgehalten; werden abnorme Bewegungsmuster beobachtet, so wird ein „P" notiert.

Für das 2. und 3. Lebensjahr stehen statt dieser Auswertungsbögen Untersuchungsbögen zur Verfügung, die Kurzbezeichnungen der Items und die 50%- und 95%-Marken enthalten und auf denen das Ergebnis jeweils mit einer von sieben möglichen Signierungen festgehalten wird. Diese Vielzahl der Auswertungssymbole soll bei einer späteren Interpretation Hinweise auf das Zustandekommen des Skalenwertes liefern, für die formale Auswertung werden diese Signierungen zu zwei Klassen: „gelöst" und „nicht gelöst" zusammengezogen.

Das *Entwicklungsalter* wird für jeden Funktionsbereich gesondert bestimmt und als „Krabbelalter", „Sitzalter" usw. bezeichnet. Im 1. Lebensjahr entspricht es in der Regel der Altersstufe, bis zu der alle Aufgaben gelöst wurden (wobei die Aufgaben hier – wie erwähnt – nach dem 90. Perzentil zugeordnet sind). Wurden zwischen zwei gelösten Aufgaben Items nicht bewältigt, so wird in dem betreffenden Funktionsbereich das Entwicklungsalter als Zeitspanne angegeben.

Bei der Fassung für das 2. und 3. Lebensjahr liegen die Entwicklungsalter vergleichsweise niedriger, da sie an den Altersmedianen orientiert sind. Im Unterschied zur Säuglingsversion wird in der Regel nicht die letzte gelöste, sondern die erste nichtgelöste Aufgabe als Grundlage zur Bestimmung des Entwicklungsalters herangezogen. Treten Lücken im Lösungsmuster auf, muß sich der Auswerter hier an den in der Handanweisung mitgeteilten Beispielen orientieren.

Die Entwicklungsalterswerte sowie das (gegebenenfalls korrigierte) Lebensalter werden in einen *Profilbogen* eingetragen. Im 2. und 3. Lebensjahr wird außerdem die Toleranzgrenze, die durch das 95. Perzentil bestimmt ist, eingezeichnet.

5) Interpretation. Entsprechend der Zielsetzung des Tests werden alle Kinder, die mindestens die Aufgaben der dem chronologischen Alter (nach der 90%- bzw. 95%-Grenze) entsprechenden Altersstufe gelöst haben, als unauffällig klassifiziert. Entwicklungsvorsprünge werden also nicht interpretiert. Ist die Leistung in einem oder mehreren Bereichen schlechter, ist nach Ansicht der Autoren eine Kontrolluntersuchung vorzusehen, es sind Hypothesen zu den Ursachen der Retardierung zu entwickeln, und die Frage der Therapieindikation ist zu erwägen. Bezüglich der Ursachen soll das Entwicklungsprofil Anhaltspunkte bieten. Entsprechende Interpretationshinweise, die weitgehend auf den klinischen Erfahrungen der Testautoren – nicht auf empirischen Untersuchungen – basieren, finden sich bei Hellbrügge et el. (1978).

6) Normierung. Bei der Bearbeitung der ET wurden für die *Normierung der Säuglingsversion* 85 Säuglinge und Kleinkinder aus dem Untersuchungsgut der Münchener Pädiatrischen Längsschnittstudie ausgewählt. Diese hatten sich bei den übrigen Untersuchungen offensichtlich als somatisch und psychisch unauffällig erwiesen (Hellbrügge & Lajosi, 1973; Hellbrügge et al., 1978; Rautenstrauch et al., 1973). Über die weiteren Auswahlgesichtspunkte und über die Zusammensetzung der Normierungsstichprobe liegen keine näheren Angaben vor. Auch ist den Publikationen nicht eindeutig zu entnehmen, ob für jeden Monat die Angaben für alle 85 Kinder vorlagen. Die Normierungsdaten beruhen auf den Aufzeichnungen der Eltern über das Verhalten ihres Kindes, die anhand eines Beobachtungsheftes vorgenommen wurden. Die Items des Beobachtungsheftes sowie die Ergebnisse dieser Elternbeobachtungen im einzelnen werden nicht mitgeteilt, sondern es wird nur darauf verwiesen, daß die Items anschließend den Altersstufen zugeordnet wurden, in denen sie von 90% der Kinder beherrscht wurden.

Die Normierung der *Fassung für das 2. und 3. Lebensjahr* basiert auf umfangreicherem Datenmaterial, jedoch ist das Vorgehen der entsprechenden Publikation (Egelkraut & Köhler, 1983) nicht ganz eindeutig zu entnehmen. Zunächst wurden offensichtlich die aus verschiedenen Untersuchungen mit der Experimentalfassung stammenden Ergebnisse von 701 Fällen (Stichprobe 1) im Hinblick auf die Itemschwierigkeiten in den einzelnen Altersgruppen analysiert. Nur für einen Teil dieser Stichprobe liegen demographische Angaben vor. Ungeeignete Items wurden nach dieser Analyse ausgeschieden. In einem zweiten Schritt wurden die unklaren Aufgaben der Experimentalfassung sowie zusätzliche Items aus anderen Entwicklungstests zusammengestellt und an einer zweiten Stichprobe von 503 Kindern überprüft. Dazu wurden offenbar alle Eltern von Kindern im interessierenden Alter in – nicht näher bezeichneten – Einwohnermeldeamtsbezirken telefonisch oder – wenn kein Telefon vorhanden – brieflich um Teilnahme an der Untersuchung gebeten. Von den Eltern mit Telefon waren 86–92% mit einer Untersuchung ihres Kindes einverstanden, bei den brieflich kontaktierten Familien betrug die Rücklaufquote 20%. Bezogen auf alle von den Einwohnermeldeämtern genannten Kinder wurden 73–78% einbezogen. Dabei waren Unterschichtkinder offensichtlich etwas unterrepräsentiert. Weitere Angaben zur Stichprobenzusammensetzung werden nicht gemacht. Die Untersuchung fand 1981/82 statt. Dabei wurde ein sehr differenziertes Signierungssystem verwendet. Im Verlauf der Studie wurden problematische Items noch modifiziert bzw. ersetzt. Auf der Grundlage dieser Daten wurden wiederum Schwierigkeitsindizes für die verschiedenen Altersgruppen berechnet, und aus den geeigneten Items der Experimentalfassung und der Itemsammlung der Normierungsuntersuchung wurde eine neue Version zusammengestellt, die inzwischen anscheinend erneut überarbeitet wurde. Zu jeder Aufgabe wird auf dem Untersuchungsbogen mitgeteilt, in welchem Alter 50% und 95% der Kinder dieses Item bewältigten.

7) Reliabilität. Im Hinblick auf die *Durchführungsobjektivität* wurden bei der Säuglingsfassung alle Aufgaben, bei denen dies sinnvoll ist, nicht nur verbal erläutert, sondern das Vorgehen des Untersuchers auch durch eine Zeichnung illustriert. Die verbale Beschreibung ist dabei an der medizinischen Terminologie orientiert. Im Hinblick auf die *Auswertungsobjektivität* wurden „26 Säuglinge im Alter von 6 und 12 Monaten in ihrem Verhalten von zwei unabhängigen Untersuchern beobachtet. Die Untersuchung ergab eine Übereinstimmung der beiden Beobachter von 88%" (Hellbrügge et al., 1978, S. 67). Angaben über die Übereinstimmung in den einzelnen Kategorien werden nicht gemacht.

Zur Retest-Reliabilität und zur internen Konsistenz der Skalen werden keine Ergebnisse mitgeteilt.
Zur Serie für das 2. und 3. Lebensjahr liegen noch keine Daten zur Reliabilität vor.

8) Validität. Für die Aufgaben wird Augenscheinvalidität in Anspruch genommen. Weder zur Repräsentativität der Items für die Entwicklungsschritte im betreffenden Lebensabschnitt noch zur Brauchbarkeit der vorgenommenen Unterteilung in 8 bzw. 7 Dimensionen oder zur kriterienbezogenen und prognostischen Validität liegen publizierte Untersuchungen vor.

9) Sonstiges. Da das Verfahren in zwei gesonderten Gebührenziffern für die kassenärztliche Abrechnung aufgeführt ist (Nr. 716 und 717 EGO und BMÄ) und häufig benutzt wird, scheinen weitere Untersuchungen wünschenswert.
Abzuklären sind insbesondere
- die Gültigkeit der durch Elternbeobachtungen in München gewonnenen Normen (1. Lebensjahr) für die Untersuchung für den Arzt/Psychologen und für andere Regionen,
- die Übereinstimmung bei der Benutzung durch verschiedene Personengruppen (Ärzte–Psychologen),
- die Reliabilität der Messung und die Konstanz der Merkmale,
- die Validität, wobei die Validierungsstrategie an einem klaren Anspruch des Verfahrens ausgerichtet werden muß. Da es sich bei den Kindern der Normierungsstichprobe für das 1. Lebensjahr ausschließlich um gesunde Kinder handelte, muß hier im Hinblick auf die Zielsetzung des Verfahrens vor allem die klinische Bedeutung von Auffälligkeiten geklärt werden.

Literatur

Coulin, S., Heiss-Begemann, H., Köhler, G., Lajosi, F. & Schamberger, R. (1982). *Münchener Funktionelle Entwicklungsdiagnostik 2. und 3. Lebensjahr.* Experimentalfassung 1977 (Überarbeitung 1981). München: Universität München, Institut für Soziale Pädiatrie und Jugendmedizin
Egelkraut, H. D. & Köhler, G. (1983). *Abschlußbericht zum Forschungsprojekt „Normierung eines entwicklungsdiagnostischen Verfahrens für das 2. Lebensjahr".* München: Universität München, Institut für Soziale Pädiatrie und Jugendmedizin
Ernst, B. (1983). *Grundsätze der neuromotorischen und psychologischen Entwicklungsdiagnostik.* Stuttgart: Enke
Gehler, W., Weinke, I. & Nehmzow, M. (1981). Zur Früherfassung entwicklungsgefährdeter Kinder mit Hilfe der psychomotorischen Entwicklungsdiagnostik. *Kinderärztliche Praxis, 49,* 142–151
Hellbrügge, T. (1972). Funktionelle Entwicklungsdiagnostik. *Der Kinderarzt, 3,* 402–407
Hellbrügge, T. (1979). Ethologische Entwicklungsdiagnostik in ihrer Bedeutung für Therapie und Prophylaxe von frühen Entwicklungsstörungen. *Therapiewoche, 29,* 1173–1182
Hellbrügge, T. (1980). The ethological diagnosis of the handicapped infant and young child. In S. C. Harel (Ed.), *The at risk infant* (pp. 241–243). Amsterdam: Exerpta Medica
Hellbrügge, T. & Lajosi, F. (1973). Zur Systematik der Funktionellen Entwicklungsdiagnostik. *Der Kinderarzt, 4,* 149–151

Hellbrügge, T., Menara, D., Reiner, R. & Stünkel, S. (1971). Funktionelle Entwicklungsdiagnostik im 2. Lebensjahr. *Fortschritte der Medizin, 89,* 558–562

Hellbrügge, T. & Pechstein, J. (1968). Entwicklungsphysiologische Tabellen für das Säuglingsalter. *Fortschritte der Medizin, 86,* 608–609

Hellbrügge, T. & von Wimpffen, J. H. (Hrsg.) (1973). *Die ersten 365 Tage im Leben eines Kindes.* München: Knaur

Hellbrügge, T., Lajosi, F., Menara, D., Schamberger, R. & Rautenstrauch, T. (1978). *Münchener Funktionelle Entwicklungsdiagnostik. Erstes Lebensjahr.* München: Urban & Schwarzenberg

Köhler, G. (1984). Iterative Prozesse bei der Erstellung eines entwicklungsdiagnostischen Verfahrens – Erfahrungen mit der Testentwicklung der MFE. In K. E. Grossmann & P. Lütkenhaus (Hrsg.), *Bericht über die 6. Tagung Entwicklungspsychologie* (Bd. 2, S. 402–404). Regensburg: Universität Regensburg

Köhler, G. & Egelkraut, H. (1984). *Münchener Funktionelle Entwicklungsdiagnostik für das zweite und dritte Lebensjahr.* Handanweisung (Vorabdruck). München: Universität München, Institut für Soziale Pädiatrie und Jugendmedizin

Köhler, G., Egelkraut, H. & Hellbrügge, T. (1983). Neufassung der Münchener Funktionellen Entwicklungsdiagnostik für das 2. und 3. Lebensjahr. *Der Kinderarzt, 14,* 1405–1407

Lajosi, F., Ludwig, T. B., Schirm, H., Welzl, G., Bradenstahl, A., Haarmann, W., Roos, G., Stolley, H. & Lange, H. J. (1978). *Münchener pädiatrische Längsschnittstudie: Früherkennung entwicklungsgefährdender Störungen mittels Vorsorgeuntersuchungen. Beschreibung des Teilvorhabens „klinische Untersuchungen".* München: Gesellschaft für Strahlen- und Umweltforschung mbH

Lajosi, F., Rautenstrauch, T., Beinroth, I., Bär, M., Hellbrügge, T., Menara, D., Schamberger, R. & Warner, H. (1973). Zur Diagnostik des „Greifalters". *Der Kinderarzt, 4,* 352–362

Lajosi, F., Rautenstrauch, T., Beinroth, I., Bär, M., Menara, D., Schamberger, R. & Warner, H. (1973). Zur Diagnostik des „Sitzalters". *Der Kinderarzt, 4,* 209–215

Menara, D., Schamberger, R. & Lajosi, F. (1973). Zur Diagnostik des „Sprechalters". *Der Kinderarzt, 4,* 647–654

Rautenstrauch, T., Lajosi, F., Bär, M., Beinroth, I., Menara, D., Schamberger, R. & Warner, H. (1973). Zur Diagnostik des „Krabbelalters". *Der Kinderarzt, 4,* 154–159

Schamberger, R., Menara, D., Hellbrügge, T. & Lajosi, F. (1973). Zur Diagnostik des „Sprachverständnisalters". *Der Kinderarzt, 4,* 740–743

Schamberger, R., Menara, D., Lajosi, F. & Rautenstrauch, T. (1973). Zur Diagnostik des „Perceptionsalters". *Der Kinderarzt, 4,* 494–498

Scheidt, B. (1974). *Vergleichende Untersuchungen über die psychomotorische Entwicklung von Säuglingen und Kleinkindern in Familie und Heim mit Hilfe der Funktionellen Entwicklungsdiagnostik.* Dissertation, Medizinische Fakultät der Ludwig-Maximilians-Universität, München

2.1.9 Educational Evaluation

Autor/Erscheinungsjahr: Haeussermann, 1958
Revision: Jedrysek, Klapper,
Pope und Wortis, 1972

Material: Beschreibung des Verfahrens
Untersuchungsmaterialien, die vom Untersucher anhand der Beschreibungen, Abbildungen oder Vorlagen in den Texten von Haeussermann (1958) und Jedrysek et al. (1972) selbst zusammengestellt werden

Zweck:	Als Grundlage für die Planung pädagogischer Maßnahmen für behinderte Kinder soll ein umfassendes Bild der lernbezogenen individuellen Möglichkeiten und Defizite der Kinder gewonnen werden. Durchführung durch (Sonder-)Pädagogen und Psychologen mit Erfahrungen im Umgang mit behinderten Kindern dieser Altersgruppe. Das revidierte Verfahren weitet den Anwendungsbereich auf nichtbehinderte Kinder aus
Altersbereich:	2–6 Jahre und ältere Kinder mit vergleichbarem Entwicklungsstand (Jedrysek et al., 1972: 3–6 Jahre)
Normen:	keine
Zeit:	In der Regel 45–120 Minuten, u. U. verteilt auf mehrere Sitzungen

1) Konzept. Das Verfahren (auch "developmental evaluation" oder "psychoeducational evaluation" genannt) wird von Haeussermann (1958) als strukturiertes Interview bezeichnet, das bei behinderten Kindern die medizinische Diagnose und die Ergebnisse normierter Tests ergänzen soll. Die Zielsetzung ist zweifach: Die Intaktheit von Funktionen, die für schulisches Lernen wichtig sind, wird überprüft, und bei Ausfällen werden deren Ausmaß und Art systematisch untersucht. Der Vergleich mit den Leistungen der Altersgruppe spielt nur eine untergeordnete Rolle; das Ergebnis wird nicht zahlenmäßig, etwa in Form eines Entwicklungsquotienten, dargestellt, sondern besteht in einem Inventar von Entwicklungsniveaus. Dieses individuelle Leistungsprofil soll als Grundlage für die Planung von Training und Unterricht dienen. Das Verfahren kann auch mit Kindern durchgeführt werden, die nicht sprechen oder mit Gegenständen hantieren können.

1972 wurde von Jedrysek et al. eine Bearbeitung vorgelegt. Ziele waren dabei vor allem eine Vereinfachung und weitere Standardisierung der Testdurchführung und die Ausweitung des Anwendungsbereiches auf nichtbehinderte Kinder. Die Aufgaben sind hier fünf Funktionsbereichen zugeordnet (körperliche und sensorische Funktionen, Wahrnehmung, Lernfähigkeit bei kurzfristigem Behalten, Sprache, kognitiver Bereich). Für die Untersuchung behinderter Kinder gilt weiterhin der Text von Haeussermann als grundlegend.

2) Aufgaben. In der ursprünglichen Fassung besteht die Aufgabenreihe aus 40 in ansteigender Schwierigkeit angeordneten Basisitems vom Mehrfachwahltyp. Die Kinder können die gewählte Lösung dabei so anzeigen, wie es der individuellen Behinderung entspricht, z. B. durch Zeigen oder Fixieren mit den Augen. Auch die Darbietung der Items kann auf das jeweilige Handicap abgestellt werden (Tabelle 9). Bei jedem Item ist angegeben, welche Hauptbereiche und welche weiteren Funktionen angesprochen werden.

Tabelle 9. Aufgabenbeispiele zur Educational Evaluation. (Nach Haeussermann, 1958. Adapted by permission from Haeussermann E, Developmental potential of preschool children: An evaluation of intellectual, sensory, and emotional functioning; Grune & Stratton, New York, 1958)

Item-Nr.	Beschreibung des Items	Darge-boten	Lösung erwartet
		im Alter von	
1	Objekte, die der Untersucher benennt, identifizieren	2;0–6 J.	ab 2;0 J.
	Hauptsächliche Bereiche: Sprachverständnis, Erkennen von Objekten		
	Andere Bereiche: Hören und Sehen, Orientierung in der Umgebung, Körperbewußtheit, Bewußtheit von Mengen >1		
	Material: Löffel, Tasse, Kamm, Bürste, Schuh		
	Vorgehen: Alle Objekte werden in einer bestimmten Reihenfolge mit bestimmten Zwischenräumen auf den Tisch gelegt. Bei Kindern mit unwillkürlichen Armbewegungen und hyperaktiven Kindern werden die Gegenstände außerhalb der Reichweite plaziert. Der Untersucher verwendet jeweils die den Reaktionsmöglichkeiten des Kindes angemessenste Aufgabenformulierung, z. B. „gib mir ...", „zeig mir ...", „schau auf ...". In vorgegebener Reihenfolge wird so nach den Objekten gefragt. Gelingt dem Kind die Aufgabe nicht, werden später beschriebene Modifikationen verwendet, um herauszufinden, warum die Lösung nicht gelang.		
35	Zeitorientierung: Jahreszeiten	3;0–6 J.	ab 4;0 J.
	Hauptsächliche Bereiche: Bewußtheit für Wechsel der Jahreszeiten und Erkennen regelmäßiger Wiederholung der Jahreszeiten. Fähigkeit, einer bildlichen Darstellung einen Hinweis zu entnehmen und darauf eine Schlußfolgerung zu gründen. Fähigkeit, schwarz-weiße Illustrationen wahrzunehmen.		
	Andere Bereiche: Sprachverständnis, Fähigkeit, ein Gesamtbild zu erkennen, Glaube an den Weihnachtsmann.		
	Material: 2 schwarz-weiße Zeichnungen (Sommerszene mit Apfelbaum und Kindern, die Äpfel pflücken; Winterszene mit einem Schnee fegenden Mann).		
	Vorgehen: Bilder werden nebeneinander dem Kind vorgelegt. Nachdem das Kind sie eine Weile betrachtet hat, wird nach dem Winterbild gefragt bzw. dem Bild, bei dem man an den Weihnachtsmann denkt. Das Wort Schnee darf nicht erwähnt werden. Bei Nachfragen muß klar erkennbar sein, daß das Kind den Schnee erkannt hat und Schnee mit Winter assoziiert. Für Kinder, die nicht hören oder Sprache nicht verstehen können, sind Modifikationen beschrieben.		

In der revidierten Fassung sind die – hier 41 – Items nach Funktionsbereichen und erst innerhalb jedes Bereichs nach Schwierigkeit geordnet.

Schafft ein Kind eine Aufgabe nicht, werden Modifikationen dieser Aufgabe verwendet, um herauszufinden, ob das Kind entsprechende Aufgaben überhaupt noch nicht lösen kann oder ob bestimmte Aspekte der ursprünglichen Art der Aufgabenstellung eine Lösung verhinderten.

3) Durchführung. Vor der eigentlichen Untersuchung werden die Entwicklungsgeschichte des Kindes und Informationen über sein gegenwärtiges gewohnheitsmäßiges Verhalten zu Hause im Gespräch mit den Eltern erhoben. Diese Angaben sollen vor der Testdurchführung Anhaltspunkte geben, wie das Kind im Hinblick auf seine spezielle Behinderung am günstigsten zu untersuchen ist und sollen später die Ergebnisse der Untersuchung ergänzen. Hinweise zur Durchführung dieses Interviews finden sich bei Haeussermann (1958) ebenso wie zahlreiche Empfehlungen zur Gestaltung der Untersuchungssituation, zur Untersuchung von Kindern mit Körperbehinderungen, Sinnesbeeinträchtigungen und Störungen des Sprachverständnisses und zur Abwandlung des Standardverfahrens bei verhaltensgestörten, autistischen, schizophrenen und hyperaktiven Kindern. Werden solche Abweichungen vom üblichen Vorgehen erforderlich, ist dies zu vermerken.

In der ursprünglichen Fassung erfolgt die Darbietung der Basisitems in aufsteigender Schwierigkeit. In der revidierten Fassung werden diese Items nach Funktionsbereichen geordnet vorgelegt; innerhalb jedes Funktionsbereiches wird bei älteren Kindern die Darbietung der Aufgabe in absteigender, bei jüngeren Kindern in aufsteigender Schwierigkeit empfohlen. Ob und welche Modifikationen der Basisitems zu verwenden sind, ist in den Manualen angegeben.

Da die Durchführung des Verfahrens bei behinderten Kindern erhebliche Flexibilität vom Untersucher verlangt, sind nach Haeussermann (1958) neben einer gründlichen Einarbeitung in die Methode entwicklungspsychologische und sonderpädagogische Kenntnisse und Erfahrungen im Umgang mit behinderten Kindern dieses Alters erforderlich.

4) Auswertung. In einem Protokollbogen sind die Items in der vorgesehenen Reihenfolge aufgeführt. In der ursprünglichen Fassung ist zu jeder Aufgabe außerdem hier vermerkt, ab welchem Alter das Item anwendbar ist und in welchem Alter die Lösung erwartet wird. Diese Altersangaben beruhen nicht auf speziellen statistischen Erhebungen zu diesem Verfahren, sondern auf den sonderpädagogischen Erfahrungen der Autorin und auf Angaben in der Literatur. Zu jeder Basisaufgabe wird notiert, ob sie gelöst, nicht gelöst oder nicht vorgegeben wurde; in der bearbeiteten Fassung sieht der Protokollbogen entsprechende Angaben auch für die Aufgabenmodifikationen vor. Daneben sind Beobachtungen während der Testdurchführung im Protokollbogen festzuhalten. Um den Untersuchungsablauf nicht zu stören, wird empfohlen, den Protokollbogen im Anschluß an die Testsitzung auszufüllen.

5) Interpretation. Auf der Grundlage des Interviews mit den Eltern, der Beobachtungen während der Untersuchungssituation und der eigentlichen Untersuchungsergebnisse wird ein Bereich erstellt, der als „Inventar von Entwicklungsniveaus" die Informationen nach Funktionsbereichen zusammenfaßt und in dem beurteilt wird, inwieweit die Leistungen altersadäquat sind bzw. welche Funktionen intakt und welche gestört sind. Außerdem werden hier Erklärungen für das Zustandekommen des gezeigten Leistungsmusters, Prognosen zum weiteren Entwicklungsverlauf und Hinweise für den Lehrer oder Erzieher versucht.

6) Reliabilität. Keine Angaben.

7) Validität. Keine Angaben.

Literatur

Haeussermann, E. (1958). *Developmental potential of preschool children: An evaluation of intellectual, sensory and emotional functioning.* New York: Grune & Stratton

Jedrysek, E., Klapper, Z., Pope, L. & Wortis, J. (1972). *Psychoeducational evaluation of the preschool child: A manual utilizing the Haeussermann approach.* New York: Grune & Stratton

2.2 Screeningverfahren

2.2.1 Denver-Entwicklungsskalen

Autor/Erscheinungsjahr:	Frankenburg und Dodds, 1967 Revisionen: Frankenburg, Dodds und Fandal, 1970; Frankenburg, Dodds, Fandal, Kazuk und Cohrs, 1975; Frankenburg, Fandal, Sciarillo und Burgess, 1981 Kurzformen: Short-full-DDST; Prescreening Developmental Questionnaire Deutsche Fassung: Flehmig, Schloon, Uhde und von Bernuth, 1973
Material:	Handanweisung, Testbogen, Beutel mit Testmaterial
Zweck:	Screening-Verfahren zur frühen Identifikation entwicklungsverzögerter Kinder, vor allem für Untersucher ohne spezielle psychologische Kenntnisse
Altersbereich:	0–6 Jahre
Normen:	Zu jedem Item ist angegeben, in welchem Alter 25%, 50%, 75% und 90% der Eichstichprobe die Lösung gelang
Zeit:	15–20 Minuten

1) Konzept. Als Ziel des Denver Entwicklungs-Siebtests (Denver Developmental Screening Test, DDST) wird in der Regel die Früherkennung von Kindern mit Entwicklungsproblemen genannt. Auf ökonomische Weise sollen solche Kinder identifiziert werden, die intensiverer fachärztlicher und/oder psychologischer Diagnostik und gegebenenfalls Behandlung bedürfen. Aus mehr als einem Dutzend Entwicklungs- und Intelligenztests für Säuglinge und Kleinkinder wurden deshalb von Frankenburg und Dodds (1967) solche Items ausgewählt, die leicht und ohne großen Materialaufwand durchführbar und klar zu bewerten sind und die einen engen Zusammenhang mit dem Lebensalter aufweisen. Nach einer Erprobung verblieben unter diesen Gesichtspunkten 105 Items, die intuitiv in vier Bereiche gruppiert wurden: persönlich-sozialer Bereich, Feinmotorik/Anpassung, Sprache und Grobmotorik. Je nach Anzahl und Ausmaß von Rückständen gegenüber der Gleichaltrigengruppe wird die Testleistung als normal, fraglich oder abnorm klassifiziert. Gesonderte Kennwerte oder Klassifikationen für die einzelnen Bereiche werden nicht ermittelt, die Unterscheidung der vier Entwicklungsbereiche ist jedoch für die Interpretation und damit das Zustandekommen der Globalklassifikation bedeutsam.

Aus der Anlage mancher Validierungsstudien kann man den Eindruck gewinnen, daß das eigentliche Ziel gelegentlich über das Screening von Entwicklungsrückständen gegenüber der Vergleichspopulation hinausgehend in der Früherkennung bestimmter Störungsarten gesehen wird: Schwachsinn (Frankenburg, Goldstein & Camp, 1971), Schulschwierigkeiten sowohl im Sinne von Lernschwierigkeiten als auch im Sinne von Verhaltensauffälligkeiten in der Schule (Camp, van Doorninck, Frankenburg & Lampe, 1977) sowie neurologischer Auffälligkeiten (Flehmig, 1980; Richter, 1973).

Der DDST hat in relativ kurzer Zeit weite Beachtung gefunden. Neben Normierungen an verschiedenen Bevölkerungsgruppen der USA und der deutschen Fassung liegen nach Angaben von Frankenburg (persönliche Mitteilung, Oktober 1983) Standardisierungen aus Japan, Kanada, Costa Rica, Chile, Kuba, den Niederlanden, Wales, der Türkei, Israel, China und den Philippinen vor.

Von Frankenburg und seinen Mitarbeitern wurden zwei Kurzverfahren vorgeschlagen, der Prescreening Developmental Questionnaire (PDQ, s. Abschn. 2.2.2) und der sog. Short-full-DDST (s. Abschn. 2.2.3).

2) Aufgaben. Alle 105 Aufgaben des DDST sind auf der Vorderseite eines Testbogens aufgeführt, und zwar von links nach rechts in ansteigender Schwierigkeit und von oben nach unten nach Bereichen geordnet (Abb. 15).

Bei 49 Testaufgaben handelt es sich um sog. Reportitems. Es geht dabei um Verhaltensweisen, die in der Testsituation kaum beobachtbar sind und zu denen deshalb die Eltern des Kindes befragt werden.

Unter Berücksichtigung des chronologischen Alters wird jedem Kind bzw. dessen Eltern eine Auswahl von in der Regel 20–25 Items vorgelegt.

3) Durchführung. Die Auswahl der Aufgaben erfolgt, indem auf der oberen und unteren Altersachse des Protokollbogens die dem Lebensalter des jeweiligen Kindes entsprechenden Punkte aufgesucht und durch einen senkrechten Strich miteinander verbunden werden. Bei Kindern, die mindestens 2 Wochen zu früh geboren wurden, wird das Alter entsprechend korrigiert. Die Bereiche werden dann üblicherweise in der auf dem Testblatt erkennbaren Reihenfolge abgetestet, und zwar wird innerhalb jedes der vier Testbereiche mit Aufgaben begonnen, die links von der Alterslinie des Kindes liegen. Es werden dann so lange Items zunehmender Schwierigkeit vorgegeben, bis das Kind drei Items nicht geschafft hat. Dabei sollen alle von der Altersgeraden berührten Aufgaben dargeboten werden. In der

126 Allgemeine Entwicklungstests

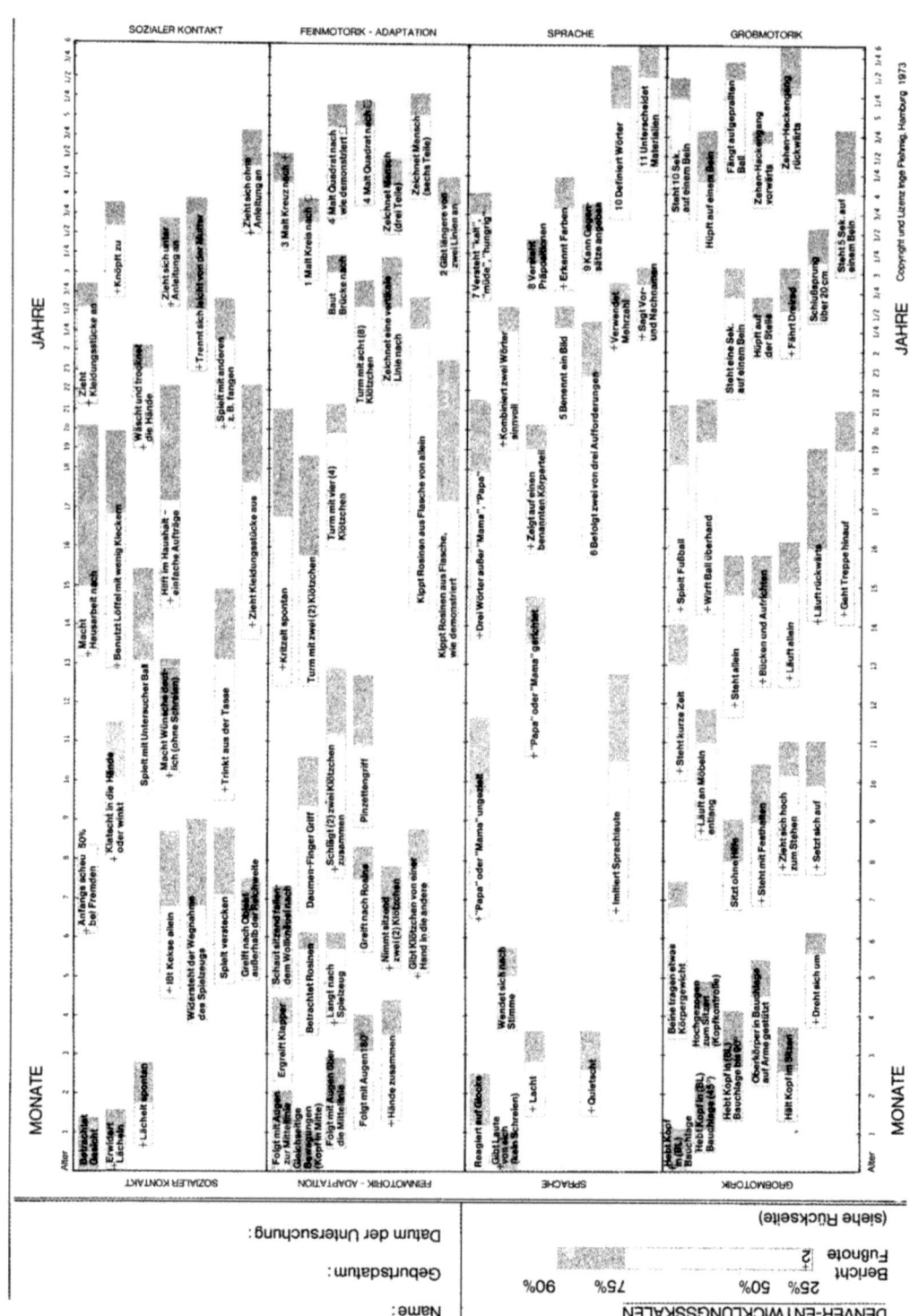

Abb. 15. Testformular des DES (Aus Flehmig et al. 1973)

Regel werden dem Kind drei Lösungsversuche pro Item zugestanden (Frankenburg, Dodds & Fandal, 1973). Auf der Rückseite des Testblattes finden sich Durchführungshinweise zu einzelnen Items. Außerdem werden hier Beobachtungen zum Verhalten des Kindes während der Untersuchung vermerkt.

Die Testdurchführung kann von eingearbeitetem Hilfspersonal vorgenommen werden. Verweigert ein Kind ein Item, können auch die Eltern gebeten und angeleitet werden, die Aufgabe vorzugeben.

Im Anschluß an die Testdurchführung werden die Eltern gefragt, ob die Leistungen des Kindes im Test typisch waren oder seine Leistungsfähigkeit möglicherweise durch Krankheit, Müdigkeit, Übererregung o. ä. beeinträchtigt war. Insbesondere in dem Manual für paramedizinisches Personal (Frankenburg et al., 1973) sind Durchführung und Bewertung der einzelnen Aufgaben sehr ausführlich beschrieben und z. T. durch Zeichnungen und Abbildungen erläutert. Außerdem werden dort schwierige Testsituationen diskutiert.

Zur Aufrechterhaltung einheitlicher Standards empfehlen Frankenburg, Golstein und Camp (1971) ein periodisches Neutraining bzw. einen regelmäßigen Durchführungscheck.

4) Auswertung. Die *Dokumentation der Ergebnisse* erfolgt anhand des Testbogens. Hier ist jedes Item durch einen Balken repräsentiert, dessen Markierungen in Verbindung mit den Altersangaben am oberen und unteren Rand des Bogens erkennen lassen, in welchem Alter 25%, 50%, 75% und 90% der Vergleichsstichprobe die betreffende Aufgabe geschafft haben.

Jedes vorgegebene Item wird unmittelbar im Anschluß an die Lösungsversuche an der 50%-Marke gekennzeichnet, und zwar mit einem B (bzw. P in der amerikanischen Fassung), wenn eine richtige Lösung erzielt wurde, mit F, wenn das Kind die Aufgabe nicht bewältigen konnte, und mit V (bzw. R), wenn eine Aufgabenlösung vom Kind verweigert wurde. Hatte ein Kind nach Aussagen der Eltern noch keine Gelegenheit, die betreffende Fertigkeit (z. B. Fahrradfahren) zu erlernen, wird KG (bzw. NO) notiert.

Als *Verzögerung* gilt jede nicht gelöste Aufgabe links von der Alterlinie, d. h. jedes Versagen bei einer Aufgabe, die 90% der Kinder in einem früheren Alter bewältigen. Frankenburg et al. schlugen 1981 eine Neugestaltung des Testblattes und eine Änderung der Notierung dahingehend vor, daß nur noch die gelösten Items mit einem P am rechten Rand des Balkens gekennzeichnet werden, also die Signierungen F und V entfallen. Diese Modifikationen wurden bisher nicht in die deutsche Fassung des Verfahrens übernommen.

5) Interpretation. Der Untersucher zählt aus, a) in wie vielen Testbereichen zwei oder mehr Verzögerungen notiert wurden, und zählt außerdem b) die Sektoren, die eine Verzögerung aufweisen und bei denen zugleich keine von der Alterslinie berührte Aufgabe gelöst wurde. Das Testergebnis wird dann klassifiziert

– als abnorm: bei mindestens zwei Sektoren nach a) oder einem Sektor nach a) und mindestens einem nach b),
– als fraglich: bei einem Testbereich nach a) oder einem nach b),

- als untestbar, wenn so viele Aufgaben verweigert wurden, daß das Testergebnis als fraglich oder abnorm gelten müßte, wenn die betreffenden Items als nicht gelöst gewertet würden,
- als normal, wenn keine der anderen Bedingungen zutrifft.

Kinder, die nicht als „normal" eingestuft werden, sollen nach wenigen Wochen erneut mit dem DDST geprüft werden. Persistiert die Abweichung, und geben die Eltern an, das Verhalten in der Testsituation sei charakteristisch für das Kind, wird eine Überweisung an den Pädiater oder Kinderpsychologen empfohlen.

Richter (1973) hält die Bezugnahme auf einzelne Testbereiche in der Interpretation für nicht gerechtfertigt, da die Unabhängigkeit dieser Bereiche nicht empirisch überprüft sei. Es ist z. B. unklar, warum ein Proband, der in jedem der vier Bereiche eine Verzögerung aufweist, u. U. noch als „normal" klassifiziert wird, während ein anderer mit ebenfalls vier Verzögerungen bereits als „abnorm" gilt, weil jeweils zwei davon in einen Bereich fallen.

Außerdem weist Richter auf einen Widerspruch zwischen dem Vorgehen bei der Durchführung und dem bei der Interpretation hin: In jedem Bereich soll so lange „hinuntergetestet" werden, bis das Kind wenigstens drei Items geschafft hat, und es soll so lange „hinaufgetestet" werden, bis es drei Aufgaben nicht mehr lösen kann (vgl. z. B. Frankenburg et al., 1973). In die Interpretation gehen aber nur die Items auf und unter der Alterslinie ein, nicht solche darüber. Richter schlägt deshalb vor, sich auf Items auf und unmittelbar unter der Altersgeraden zu beschränken. Dies dürfte auch dem Screeningcharakter des Verfahrens besser entsprechen.

6) Normierung. Die amerikanische Fassung wurde an 1036 Jungen und Mädchen aus Denver im Alter von 2 Wochen bis zu 6,4 Jahren normiert. Die Zusammensetzung dieser Stichprobe entsprach hinsichtlich der rassisch-ethnischen Zugehörigkeit und dem Beruf des Vaters etwa den Zensusdaten, jedoch waren Risikokinder von vornherein ausgeschlossen, und Kinder von Arbeitern und Ungelernten waren etwas unterrepräsentiert. Gewisse Verzerrungen der Testleistungen in der Stichprobe zur positiven Seite könnten nach Frankenburg und Dodds (1967) auch durch die Freiwilligkeit der Teilnahme seitens der Mütter eingetreten sein. Die Beschränkung auf unauffällige Kinder wird von Richter (1973) im Hinblick auf die Zielsetzung des Verfahrens für verfehlt gehalten.

Die Kinder wurden in 25 Altersgruppen eingeteilt. In den ersten 14 Monaten umfaßte eine Altersgruppe jeweils 1 Monat. Dieses Intervall vergrößerte sich bis auf Halbjahresschritte zwischen 2,6 und 4,4 Jahren und betrug bei den 5- und 6jährigen 9 Monate bzw. 1 Jahr. Auf die einzelnen Altersklassen entfielen zwischen 34 und 47 Kinder.

Die Lösungshäufigkeiten für die Altersklassen wurden errechnet, und für jedes Item wurde das Alter bestimmt, in dem 25%, 50%, 75% und 90% der Stichprobe die Aufgabe lösten.

Zwischen Jungen und Mädchen traten bei mehreren Items tendenzielle Unterschiede auf. Der Beruf des Vaters spielte vor allem bei Sprachentwicklungsaufgaben ab dem 3. Lebensjahr eine Rolle. Ähnliche Geschlechts- und Schichtunterschiede fanden sich auch in Wales (Bryant, Davies & Newcombe, 1979), dort waren vom Alter von 2 Jahren an außerdem Schichtunterschiede in der Feinmotorik zuungunsten der Kinder An- und Ungelernter zu beobachten. Über Schichtunterschiede in nichterwarteter Richtung berichten Barnes und Stark (1975) aus Kanada. Die Stichprobe war hier jedoch recht klein, und der Publikation ist nicht zu entnehmen, ob die verglichenen Kinder auch etwa gleich alt waren, so daß die Ergebnisse kaum zu interpretieren sind. Allerdings waren auch in einer anderen kanadischen Untersuchung mit dem Denver-Test (Pedneault, Daigle & Demirjian, 1981) die Schichtunterschiede nicht so klar strukturiert wie in Denver und Cardiff.

Geschlechts- oder schichtspezifische Normen liegen nicht vor.

Unterschiede in den Lösungsprozentsätzen oder im Alter, zu dem ein bestimmter Prozentsatz an Richtig-Lösungen auftritt, fanden sich zwischen Stichproben aus verschiedenen Ländern oder Regionen (Bryant, Davie & Newcombe, 1974; Pedneault et al., 1981; Ueda, 1978 b, 1978 d).

Eine deutsche Normierung erfolgte Anfang der 70er Jahre in Hamburg und Düsseldorf an 1455 Kindern im Alter von 2 Wochen bis 6 Jahren (Flehmig, 1979). Die Kinder wurden in 36 Altersgruppen mit der Regel 40 Kindern eingeteilt. Die Berechnung der Normen erfolgte dann wie bei der amerikanischen Ausgabe.

85% dieser Kinder wurden in einer Universitäts-Kinderklinik getestet, 15% in einem Kindergarten. Aus der Veröffentlichung ist nicht ersichtlich, ob die in der Klinik untersuchten Kinder Patienten der betreffenden Krankenhäuser waren oder ob die Kliniken nur Räume für die Untersuchung zur Verfügung stellten. Auch im Hinblick auf andere Merkmale der Stichprobe wird die Frage der Repräsentativität nicht erörtert, es werden auch nicht – wie bei Frankenburg und Dodds (1967) – Zensusdaten zum Vergleich mitgeteilt.

7) Reliabilität. Aussagen zur *Objektivität* einzelner Items wurden auf unterschiedliche Weise gewonnen.

Frankenburg und Dodds (1967) arbeiteten im Rahmen der Normierung mit vier Untersuchern, die jeweils 12 Kinder testeten. Jeder Untersucher prüfte vier Kinder gemeinsam mit einem der drei anderen Untersucher. Die beiden Prüfungen eines Kindes folgten unmittelbar aufeinander. Die Übereinstimmung bezüglich Lösung/Nichtlösung lag bei den einzelnen Aufgaben zwischen 85 und 95%.

In anderen Untersuchungen (Frankenburg, Camp, van Natta, DeMersseman & Voorhees, 1971; Frankenburg et al., 1981; Ueda, 1978 d) wurde die Auswerteübereinstimmung festgestellt, indem jeweils ein Untersucher ein Kind testete, ein oder mehrere andere zuschauten und unabhängig voneinander beurteilten, ob ein Item geschafft war oder nicht. Der Prozentsatz der Übereinstimmung war hier mit jeweils durchschnittlich rund 97% etwas höher; der Mittelwert lag bei den sog. Reportitems bei 98%, bei den anderen bei 96%.

Bryant und seine Mitarbeiter (Bryant, Davies, Richards & Voorhees, 1973) kombinierten Aspekte der *Untersucherübereinstimmung und der Stabilität*, indem sie Kinder in einem Intervall von 1–2 Wochen von zwei verschiedenen Untersuchern testen ließen. In 13% der Fälle wichen die Beurteilungen einzelner Items voneinander ab. Außerdem wurde bezüglich der vier Einzelbereiche jedes Kind als nicht verzögert, eventuell verzögert oder ernsthaft verzögert klassifiziert. Der

Prozentsatz der Nichtübereinstimmung lag zwischen 5% bei der Grobmotorik und 21% im persönlich-sozialen Bereich. In der Gesamtbeurteilung stimmten die Untersucher in 94% der Fälle überein. Zu vergleichbaren Ergebnissen (97% Übereinstimmung) kamen Frankenburg, Goldstein & Camp (1971 c).

In einer ebenfalls ähnlich konzipierten Studie bestimmten Schloon, Schelhorn und Flehmig (1974) aufgrund der DDST-Ergebnisse für jedes Kind ein Entwicklungsalter und fanden unterschiedliche Test-Retest-Korrelationen bei verschiedenen Untersuchern und einem Zeitintervall von 7–14 Tagen in unterschiedlichen Altersklassen: Relativ niedrig lag der Wert mit 0,66 bei den 6monatigen Kindern. Im Alter von etwa 1½ und 3 Jahren lagen die Korrelationen höher (0,82 und 0,83). Allerdings unterschied sich die Altersstreuung in den drei Altersklassen, und über die Homogenität bzw. Heterogenität der Stichprobe in anderen Merkmalen werden keine Angaben gemacht.

Frankenburg, Camp, van Natta, DeMersseman und Voorhees (1971), die Übereinstimmung und Stabilität in einem entsprechenden Zeitintervall bei 13 – allerdings nur schwach besetzten – Altersgruppen zwischen 1,5 und 49 Monaten in ähnlicher Weise überprüften, stellten keinen vergleichbaren Alterstrend fest. Anders bei Hermanns und Cools (1978a): Während in allen drei überprüften Altersklassen des 1. Lebensjahres diejenigen Kinder, die bei der ersten Untersuchung ein normales Ergebnis aufwiesen, nach 2 Wochen entsprechend abschnitten, ergab sich bei Kindern mit fraglichem oder abnormem Ergebnis insgesamt eine niedrige Übereinstimmung zwischen erster und zweiter Testung, und besonders schlecht war die Übereinstimmung im Alter von 2 Monaten. Im Alter von 1½ Jahren lag die Retest-Reliabilität bei auffälligen Kindern erheblich höher.

Barnes und Stark (1975) teilen ohne nähere Angaben Interrater-Reliabilitäten bei fünf Untersuchern zwischen 0,93 und 0,95 mit.

Über eine *reine Stabilitätsuntersuchung* berichten Frankenburg und Dodds (1967). 20 Kinder im Alter von 2 Monaten bis 5½ Jahren wurden im Abstand von 1 Woche zweimal von demselben Untersucher getestet. Diesem lagen zwar die Ergebnisse der ersten Durchführung beim zweiten Mal nicht schriftlich vor, doch halten die Autoren Erinnerungseffekte für möglich. Bei jedem Kind wurden – den üblichen Regeln entsprechend – Basis und Decke bestimmt. Der Anteil der Items mit gleichem Ergebnis lag bei den einzelnen Kindern zwischen 90 und 100%.

Bei Hermanns und Cools (1978a) waren die Zeitabstände erheblich größer. Sie untersuchten fast den gesamten Geburtsjahrgang einer Stadt u. a. im 2., 6. und 10. Lebensmonat und drückten das DDST-Ergebnis jeweils in T-Werten aus. Die Korrelationen zwischen erster und zweiter Untersuchung sowie erster und dritter Untersuchung waren gering, diejenige zwischen zweiter und dritter Testung lag bei 0,40.

Die *Übereinstimmung zwischen den Angaben der Eltern und der Beurteilung durch einen Untersucher* liegt bei 97 der 105 DDST-Items zwischen 68% und 100%, mit einem Mittelwert von 93% (Frankenburg, van Doorninck, Liddell & Dick, 1976).

Bezüglich der *internen Konsistenz* berichtet Richter (1973), daß die Korrelationen zwischen Items und Testbereichen nicht der intuitiv vorgenommenen Zuordnung entsprechen: Zwei Items wiesen in seiner Untersuchung keine Korrelationen mit dem „eigenen" Bereich auf, viele andere Items korrelierten mit „fremden" Bereichen höher als mit dem „eigenen".

8) **Validität.** Untersuchungen zur Validität des DDST befassen sich mit der Übereinstimmung mit anderen psychometrischen Verfahren oder dem Ergebnis einer pädiatrischen oder neurologischen Untersuchung, oder sie betreffen die Dimensionalität des Verfahrens.

Frankenburg und Dodds (1967) berichten über den *Zusammenhang zwischen DDST und einem anderen Entwicklungstest*, der Yale Developmental Schedule, bei 18 Kindern zwischen 4 und 68 Monaten. Die Leistungen wurden jeweils auf einer dreistufigen Skala bewertet (DDST: keine Verzögerung bei irgendeinem Item, Verzögerung bei einem Testitem oder mindestens ein Item auf der Altersline in jedem Bereich nicht gelöst, zwei oder mehr Verzögerungen in einem Sektor; Yale Developmental Quotient: ≥ 90, 70–89, ≤ 69). Dennoch wurde zur Kennzeichnung des statistischen Zusammenhangs der Pearsonsche Produktmoment-Korrelationskoeffizient verwendet, der einen Wert von $r = 0,97$ ergab. Da allerdings 7 von 18 Kindern bei beiden Tests in die unterste Kategorie fielen, dürfte der Wert durch extreme Fälle überhöht sein. Dies gilt auch für die Studie von Cox (1978), in der eine hohe Übereinstimmung von Griffiths-Test und DDST festgestellt wurde.

Bei Frankenburg, Camp und van Natta (1971) wurden mehrere Kriterientests eingesetzt. Insgesamt 236 Kinder bearbeiteten neben dem DDST Bayley-Skalen, Cattell-Test, RYDS oder Stanford-Binet. Das DDST-Ergebnis wurde als normal, fraglich oder abnorm klassifiziert. Zusätzlich wurde für jeden Testbereich ein Entwicklungsalter angegeben, und für den Gesamttest wurden ein Durchschnitts-MA und ein Entwicklungsquotient ermittelt. Korrelationen zwischen DST und Kriterientests sowie multiple Regressionen lagen zwischen 0,84 und 0,97. Hierbei ist jedoch zu berücksichtigen, daß die Streuung des Lebensalters z.T. recht hoch und die Berechnung des MA im Hinblick auf die Zusammenhänge mit anderen Verfahren optimiert war. Wurden bei den Kriterientests Entwicklungs- und Intelligenzquotienten von 70 und mehr als normal aufgefaßt, solche darunter als abnorm, so lag die Übereinstimmung zwischen DDST und Stanford-Binet sowie RYDS in der Identifizierung abnormer Fälle recht hoch (100 bzw. 97%); hinsichtlich der normalen Fälle war die Übereinstimmung mit Cattell- und Bayley-Skalen höher.

Um eine noch bessere Übereinstimmung mit den Ergebnissen anderer Entwicklungs- und Intelligenztests zu erreichen, wurde der DDST 1970 im Sinne einer Senkung der Selektionsrate revidiert, und die neuen Grenzen [vgl. Abschn. 5)] wurden kreuzvalidiert. Dazu wurden aus 1292 Kindern alle Kinder mit einem fraglichen oder abnormen sowie zahlreiche mit einem normalen Ergebnis im Denver-Test ausgewählt und zusätzlich je nach Alter mit den Bayley-Skalen oder dem Stanford-Binet untersucht. Das DDST-Ergebnis wurde den im Abschn. 5) dargestellten Regeln entsprechend klassifiziert, die Entwicklungs- und Intelligenzquotienten aus den Kriterientests wurden in die Kategorien ≥ 80, 70–79, und < 70 eingeteilt. Der Anteil der Kinder, die bei beiden Verfahren der untersten Kategorie zugeteilt wurden, an der Gesamtheit der Kinder mit einem DQ/IQ unter 70 (Kopositivität) lag bei 79%. Verrechnet man wie die Autoren Normale und Fragliche gemeinsam, erhält man einen Wert von 97% für die Konegativität. Rund 3% der Kinder erhielten im Vergleich zu den Bayley-Skalen bzw. dem Stanford-Binet ein falsch positives, etwa ein halbes Prozent der Stichprobe ein falsch negatives Ergebnis im DDST.

Eine gute Übereinstimmung zwischen DDST und Binet- bzw. Cattell-Test berichtet auch Ueda (1978 d). Allerdings scheinen die Grenzen bei den Kriterientests recht willkürlich festgesetzt, und über die Verteilung der Werte werden keine Angaben gemacht.

Die vorliegenden Untersuchungen vermitteln insgesamt den Eindruck, daß der Denver-Test in ähnlicher Weise zwischen Normalen und Auffälligen differenziert wie gängige Entwicklungs- und Intelligenztests, wenn der Cut-off-Punkt im weit unterdurchschnittlichen Bereich angelegt wird.

Hermanns und Cools (1978 a) ließen diejenigen Kinder eines Geburtsjahrganges, die beim Denver-Test im Alter von 2, 6, 10 oder 18 Monaten auffällig waren, von einem Kinderarzt untersuchen und mit den Bayley-Skalen prüfen. Urteilte der Kinderarzt, diese Überweisung sei sinnvoll oder wahrscheinlich sinnvoll, oder lag der Wert in einer der beiden Bayley-Skalen mindestens zwei Standardabweichungen unter dem Mittelwert, galt das DDST-Ergebnis als bestätigt. Bei insgesamt kleiner Überweisungsrate erwiesen sich im 1. Lebensjahr ein Sechstel bis zwei Fünftel der Fälle als falsch positiv. Besonders problematisch aber war die hohe Zahl der nach dem kombinierten Kriterium falsch negativen Ergebnisse in einer Kontrollgruppe, die im DDST unauffällig war. Mit 1 ½ Jahren – als auch die Retest-Reliabilität höher lag [vgl. Abschn. 7)] – sahen die Ergebnisse insgesamt günstiger aus, allerdings war auch in diesem Alter der Anteil falsch negativer DDST-Befunde noch relativ hoch.

Richter (1973) befaßte sich mit der *Übereinstimmung zwischen DDST und neurologischer Untersuchung*. Aus den Karteien von Kliniken und Krankengymnastinnen wurden 67 Kinder im Alter von 2¼–2¾ Jahren und 28 Kinder im Alter von 9 und 10 Monaten für die Untersuchung gewonnen. Die Ergebnisse in den Untersuchungsverfahren wurden jeweils als normal oder abnorm eingestuft. Kinder, die neurologisch nicht eindeutig zu klassifizieren waren, wurden nicht in die Auswertung einbezogen. In beiden Altersklassen wurden keine Kinder mit unauffälligem neurologischen Befund und abnormem DDST-Ergebnis beobachtet, der umgekehrte Fall trat jedoch nicht selten auf. Nur 50% bzw. 44% der neurologisch auffälligen Kinder wurden durch den DDST identifiziert.

Noch etwas niedrigere Entdeckungsraten berichtet Flehmig (1980), allerdings sind die Angaben innerhalb dieser Publikation nicht alle konsistent.

Richter (1973) hält die Übereinstimmung für unbefriedigend und macht dafür die niedrig angesetzten Trennwerte in der revidierten Fassung des Denver-Test verantwortlich. Dabei ist allerdings zu berücksichtigen, daß der Test offensichtlich vor allem auf die Früherkennung abweichender intellektueller Leistungen orientiert ist und die Senkung des Cut-off-Punktes damit vor allem als Verschiebung entlang der Intelligenzskala vorzustellen ist. Neurologische Auffälligkeiten müssen aber keineswegs mit einer Intelligenzminderung oder auch einer verzögerten allgemeinen Entwicklung einhergehen. Auf die unterschiedliche Zielsetzung von Entwicklungstests und neurologischen Untersuchungen weist z. B. Touwen (1976) hin.

Bryant et al. (1973) führten bei 96 mit dem DDST geprüften Kindern nach 6 Monaten eine *Follow-up-Untersuchung* durch. Von vier Kindern mit fraglichem Ergebnis war ein Kind nicht mehr erreichbar, die drei anderen waren mit Griffiths-Quotienten über 100 offensichtlich normal entwickelt. Von den sieben Kindern, die bei der Erstuntersuchung als entwicklungsverzögert aufgefallen waren, zeigte ein Kind Anzeichen einer neurologischen Störung, bei sechs anderen war die motorische oder sprachliche Entwicklung weiterhin verzögert. Zwei Kinder mit abnormen Leistungen vor 6 Monaten wiesen jetzt Griffiths-Quotienten von 89 und 106 auf. Auf die für ein Screeningverfahren wichtige Frage, wie sich die als normal eingestuften Kinder entwickelten, wird in dem Artikel nicht eingegangen.

Camp et al. (1977) befaßten sich mit der *Vorhersagevalidität* des DDST *im Hinblick auf Schulschwierigkeiten*. Dazu wurden bei 65 Kindern aus Familien mit niedrigem Einkommen, die zuerst im Alter von 4–6 Jahren mit dem Denver-Test und dem Stanford-Binet-Test untersucht worden waren, nach 3 Jahren Informationen von Lehrern erfragt oder aus den Schul- und Gesundheitsakten entnommen, um festzustellen, ob jetzt ein niedriger IQ (<80) oder Schulprobleme (d.h. hier Leistungs- oder Verhaltensprobleme in der Schule) vorlägen. Bei 12 der 65 Kinder wurde ein IQ unter 80 ermittelt, bei 25 weiteren wurden Schulprobleme im angegebenen Sinne registriert. Das eine oder das andere war bei 88% der Kinder mit abnormem, 66% der Kinder mit fraglichem und 32% der Kinder mit normalem DDST-Ergebnis der Fall. Für den Stanford-Binet werden ähnliche Werte berichtet. Eine Kombination beider Verfahren ergab keine wesentliche Verbesserung der Vorhersage. Eine weitere Studie, bei der dasselbe zusammengesetzte Kriterium verwendet wurde, gelangte zu übereinstimmenden Ergebnissen bezüglich der Vorhersage von Schulschwierigkeiten durch den DDST (van Doorninck, 1978). Die Autoren beider Publikationen schlagen wegen des hohen Anteils von Kindern mit Schulproblemen vor, fragliche und abnorme Ergebnisse zur Vorhersage von Schulschwierigkeiten zusammenzufassen. Bei der Bewertung der Daten von Camp et al. und van Doorninck muß man sich vor Augen halten, daß zwischen Prävalenz und Vorhersagewert eines auffälligen Resultates beim Kriterium eine positive Beziehung besteht (Chambers, Cadman, Feldman, Smith, Ferguson & Jones, 1981) und die „Prävalenz" von Schulproblemen bzw. intellektuellen Problemen in den untersuchten Stichproben immerhin 37/65 ($=57\%$) bzw. 91/151 ($=60\%$) betrug. Dies hängt mit der mangelnden Repräsentativität der Stichprobe und mit der Heterogenität des Kriteriums zusammen.

Wegen des Problems, ausreichend auffällige Kinder in die Untersuchung einbeziehen zu müssen, arbeitete keine der bisher dargestellten Untersuchungen mit repräsentativen Stichproben. Validierungsstudien bei Subpopulationen mit besonders hoher Prävalenz sind nach Chambers et al. (1981) eher für Case-finding-Verfahren als für Screeningtests geeignet. Da allerdings der Zeitaufwand für die Durchführung des DDST zu hoch für die Verwendung in der Gesamtpopulation sein dürfte, wird der DDST in der üblichen Form wohl tatsächlich auch eher im Sinne eines Case-finding-Instruments bei Risikogruppen eingesetzt werden.

Hermanns und Cools (1978b), welche die Prädiktion von Schulschwierigkeiten im Rahmen der niederländischen Normierung des DDST untersuchten, fanden zwar deutliche Gruppenunterschiede in Intelligenz- und Schulleistungstests zwischen Kindern mit normalem und nichtnormalem DDST-Ergebnis, jedoch beurteilten sie den Vorhersagewert bei unausgelesenen Stichproben für den Einzelfall als unbefriedigend.

9) Sonstiges. Das Verfahren ist im Gebührenkatalog für die kassenärztliche Abrechnung mit einer speziellen Ziffer enthalten (Nr. 715 EGO und BMÄ).

Film- und Videomaterial zur Einübung in das Verfahren kann bei der LADOCA Publishing Foundation (East 51st Avenue at Lincoln Street, Denver, CO 80216) käuflich erworben oder gegen Gebühr entliehen werden.

Literatur

Barnes, K. E. & Stark, A. (1975). The Denver Developmental Screening Test: normative study. *American Journal of Public Health, 65*, 363–369

Bryant, G. M. & Davies, K. J. (1974). The effect of sex, social class and parity on achievement of Denver Developmental Screening Test items in the first year of life. *Developmental Medicine and Child Neurology, 16*, 485–493

Bryant, G. M., Davies, K. J. & Newcombe, R. G. (1974). The Denver Developmental Screening Test. Achievement of test items in the first year of life by Denver and Cardiff infants. *Developmental Medicine and Child Neurology, 16*, 475–484

Bryant, G. M., Davies, K. J. & Newcombe, R. G. (1979). Standardisation of the Denver Developmental Screening Test for Cardiff Children. *Developmental Medicine and Child Neurology, 21*, 352–364

Bryant, G. M., Davies, K. J., Richards, F. M. & Voorhees, S. (1973). A preliminary study of the use of the Denver Developmental Screening Test in a health department. *Developmental Medicine and Child Neurology, 15*, 33–40

Camp, B. W., van Doorninck, W. J., Frankenburg, W. K. & Lampe, J. M. (1977). Preschool developmental testing in prediction of school problems. *Clinical Pediatrics, 16*, 257–263

Chambers, L. W., Cadman, D., Feldman, W., Smith, K., Ferguson, R. & Jones, J. (1981). *Evaluation of the Denver Developmental Screening Test in school entry mass screening.* Paper presented at the IXth Scientific Meeting of the International Epidemiological Association, Edinburgh

Cools, A. T. M. & Hermanns, J. M. A. (1976). Vroegtijdige onderkenning van problemen in de ontwikkeling van kinderen: de Denver Ontwikkeling Screeningtest (DOS). *Nederlands Tijdschrift voor de Psychologie, 31*, 179–200

Coons, C. E. & Frankenburg, W. K. (1980). A combined developmental and environmental screening procedure. A preliminary report. In S. Harel (Ed.), *The at risk infant* (pp. 229–233). Amsterdam: Excerpta Medica

Cox, M. (1978). Comparison of the Denver Developmental Screening Test (DDST) with the Griffiths Mental Developmental Scales (GMDS). In W. K. Frankenburg (Ed.), *Proceedings of the Second International Conference on Developmental Screening at Santa Fe 1977* (pp. 261–270). Denver: Editor

Dick, N. P. (1973). The Denver Developmental Screening Test. *Developmental Medicine and Child Neurology, 15*, 849–850

Doorninck, W. J., van (1978). Prediction of school performance from infant and preschool developmental screening. In W. K. Frankenburg (Ed.), *Proceedings of the Second International Conference on Developmental Screening at Santa Fe 1977* (pp. 163–172). Denver: Editor

Elliman, A. M., Bryan, E. M. & Elliman, A. D. (1983). *Developmental screening tests – should we correct for prematurity?* Paper presented at the Fourth International Conference on the Early Identification of the Child at Risk. Aspen, Colorado

Flehmig, I. (1972). Der „Denver-Suchtest" als Screeningmethode. *Der Kinderarzt, 2*, 61–63

Flehmig, I. (1979). Standardisierung der Denver Entwicklungsskalen (DES). In I. Flehmig (Hrsg.), *Normale Entwicklung des Säuglings und ihre Abweichungen* (S. 286–295, Anhang). Stuttgart: Thieme

Flehmig, I. (1980). Die Denver-Skalen als Screening bei Entwicklungsstörungen im Kindesalter. *Sozialpädiatrie, 2,* 466–468
Flehmig, I., Schloon, M., Uhde, J. & von Bernuth, H. (1973). *Denver-Entwicklungsskalen. Testanweisung.* Hamburg: Hamburger Spastikerverein.
Frankenburg, W. K., Camp, B. W., van Natta, P. A. (1971). Validity of the Denver Developmental Screening Test. *Child Development, 42,* 475–485
Frankenburg, W. K., Camp, B. W., van Natta, P. A., DeMersseman, J. A. & Voorhees, S. F. (1971). Reliability and stability of the Denver Developmental Screening Test. *Child Development, 42,* 1315–1325
Frankenburg, W. K. & Dodds, J. B. (1967). The Denver Developmental Screening Test. *The Journal of Pediatrics, 71,* 181–191
Frankenburg, W. K. & Dodds, J. B. (1968). *The Denver Developmental Screening Test. Manual.* Denver: University of Colorado Press
Frankenburg, W. K., Dodds, J. B. & Fandal, A. (1970). *The revised Denver Developmental Screening Test Manual.* Denver: University of Colorado Press
Frankenburg, W. K., Dodds, J. B. & Fandal, A. W. (1973). *Denver Developmental Screening Test. Manual/Workbook for nursing and paramedical personnel.* Denver: LADOCA
Frankenburg, W. K., Dodds, J. B., Fandal, A., Kazuk, E. & Cohrs, M. (1975). *Denver Developmental Screening Test: Reference Manual* (revised 1975 edition). Denver: LADOCA
Frankenburg, W. K., van Doorninck, W. J., Liddell, T. N. & Dick, N. P. (1976). The Denver Prescreening Developmental Questionnaire (PDQ). *Pediatrics, 57,* 744–753
Frankenburg, W. K., Fandal, A. W., Kemper, M. B. & Thornton, S. M. (1980). A practical approach to routine and periodic developmental screening of all children. In S. Harel (Ed.), *The at risk infant* (pp. 221–224). Amsterdam: Excerpta Medica
Frankenburg, W. K., Fandal, A. W., Sciarillo, W. & Burgess, D. (1981). The newly abbreviated and revised Denver Developmental Screening Test. *The Journal of Pediatrics, 99,* 995–999
Frankenburg, W. K., Goldstein, A. D. & Camp, B. W. (1971). The revised Denver Developmental Screening Test: Its accuracy as a screening instrument. *The Journal of Pediatrics, 79,* 988–995
Hermanns, J. & Cools, T. (1978a). Developmental Screening: A longitudinal study with the Denver Ontwikkeling Screeningtest (DOS). In W. K., Frankenburg (Ed.), *Proceedings of the Second International Conference on Developmental Screening at Santa Fe 1977* (pp. 125–129). Denver: Editor
Hermanns, J. & Cools, T. (1978b). The prediction of school problems: A follow-up study into the validity of the DOS and an attempt to construct a multivariate screening-index. In W. K. Frankenburg (Ed.), *Proceedings of the Second International Conference on Developmental Screening at Santa Fe 1977* (pp. 175–182). Denver: Editor
Jaffe, M., Harel, J., Goldberg, A., Rudolph-Schnitzer, M. & Winter, S. T. (1980). The use of the Denver Developmental Screening Test in infant welfare clinics. *Developmental Medicine and Child Neurology, 22,* 55–60
Kemper, M. (1978). The two- or three-stage screening procedure. In W. K. Frankenburg (Ed.), *Proceedings of the Second International Conference on Developmental Screening at Santa Fe 1977* (pp. 273–281). Denver: Editor
Pedneault, M., Daigle, R. & Demirjian, A. (1981). Utilisation du test de dépistage Denver chez les bébés canadeens-francais: étude comparative à 3 et à 6 mois. *Canadian Journal of Public Health, 72,* 41–48
Richter, W. (1973). *Validierung des Denver-Entwicklungstests an einem Außenkriterium (kinderärztliche Diagnose).* Unveröffentlichte Diplomarbeit, Psychologisches Institut der Universität Hamburg
Sandler, L., Jamison, D., Deliser, O., Cohen, L., Emkey, K. & Keith, H. (1972). Developmental test performance of disadvantaged children. *Exceptional Children, 39,* 201–208
Sauer, M. (1980). Vorsorgeuntersuchungen und Denver-Test. *Der Kinderarzt, 11,* 861
Schelhorn, B. (1974). *Die Zuverlässigkeit des Denver-Entwicklungstest.* Unveröffentlichte Dissertation, Fachbereich Medizin der Universität Hamburg
Schloon, M., Schelhorn, B. & Flehmig, I. (1974). Die Zuverlässigkeit des Denver-Entwicklungstests. *Zeitschrift für Entwicklungspsychologie und Pädagogische Psychologie, 6,* 39–50
Solomons, G. & Solomons, H. C. (1975). Motor development in Yucatecan infants. *Developmental Medicine and Child Neurology, 17,* 41–46

Touwen, B. (1976). *Neurological development in infancy.* Clinics in Developmental Medicine, No. 58. Philadelphia: Lippincott

Ueda, R. (1978a). Characteristics of child development in Okinawa: The comparisons with Tokyo and Denver and the implications for the developmental screening. In W. K. Frankenburg (Ed.), *Proceedings of the Second International Conference on Developmental Screening at Santa Fe 1977* (pp. 151–160). Denver: Editor

Ueda, R. (1978b). Child development in Okinawa compared with Tokyo and Denver, and the implications for developmental screening. *Developmental Medicine and Child Neurology, 20,* 657–663

Ueda, R. (1978c). The standardization of the Denver Developmental Screening Test on Japanese children. In W. K. Frankenburg (Ed.), *Proceedings of the Second International Conference on Developmental Screening at Santa Fe 1977* (pp. 133–148). Denver: Editor

Ueda, R. (1978d). Standardization of the Denver Developmental Screening Test on Tokyo Children. *Developmental Medicine and Child Neurology, 20,* 647–656

2.2.2 Prescreening Developmental Questionnaire

Autor/Erscheinungsjahr:	Frankenburg, van Doorninck, Liddell und Dick, 1976
Material:	5 Fragebogenformulare für unterschiedliche Altersstufen
Zweck:	Identifikation entwicklungsverzögerter Kinder bei routinemäßigem Screening aller Kinder (Vorschalttest zu den Denver-Entwicklungsskalen)
Altersbereich:	3 Monate – 6 Jahre
Normen:	Keine speziellen Normen
Zeit:	2–5 Minuten

1) Konzept. Der PDQ wurde – wie der Short Denver Developmental Screening Test (S-DDST, Abschn. 2.2.3) – aus dem Denver Developmental Screening Test (DDST, Abschn. 2.2.1) entwickelt. Er ist als Bestandteil eines mehrstufigen Screeningprozesses gedacht: Kinder, die im PDQ auffällige Ergebnisse zeigen, werden entweder gleich mit dem DDST untersucht oder nach einem bestimmten Zeitintervall zunächst erneut mit dem PDQ geprüft und erst dann, wenn die Resultate immer noch verdächtig sind, mit dem DDST untersucht (Kemper, 1978). Ebenso wie der S-DDST ist also der PDQ als „Vorschalttest" zum Denver-Test gedacht, um ein einigermaßen ökonomisches Entwicklungsscreening der Gesamtpopulation zu ermöglichen. Welches dieser beiden Verfahren zur Vorauswahl benutzt wird, hängt nach Frankenburg, Fandal, Kemper und Thornton (1980) vor allem vom Bildungsniveau der Eltern ab. Der PDQ wird vornehmlich Eltern gegeben, die mindestens High-School-Bildung haben.

Die Konstruktion des PDQ ging so vor sich, daß die DDST-Items in Fragen an die Eltern umformuliert wurden. Bei acht Items, die ein besonderes Material erforderten oder schwierig zu erläutern waren, war dies nicht möglich, so daß der PDQ insgesamt nur aus 97 statt aus 105 Items besteht. Eine jeweils altersangemessene Auswahl von 20 Fragen wurde dann 549 Eltern, die über Beratungsstellen,

Krippen, Kindergärten und Privatpraxen gewonnen wurden, vorgelegt. Außerdem wurden die Kinder durch einen Forschungsasssistenten, der die PDQ-Ergebnisse vorher nicht kannte, mit dem DDST untersucht. Diskrepante Beurteilungen wurden anschließend mit den Eltern diskutiert. Bei fünf Items bestand eine 100%ige Übereinstimmung, die anderen wurden aufgrund der Erfahrungen in dieser Untersuchung modifiziert. Bei der revidierten Fassung werden den Eltern nur noch zehn altersadäquate Fragen gestellt. Dazu stehen fünf Formen in unterschiedlichen Farben für verschiedene Altersgruppen (3–5 Monate, 9–12 Monate, 16–24 Monate, 3–4 Jahre, 5–6 Jahre) zur Verfügung. In den dazwischenliegenden Altersstufen werden jeweils beide altersmäßig benachbarten Formen verwendet. Die Formulare sind in englischer, französischer und spanischer Sprache erhältlich.

2) Aufgaben. Die Items sind nach der Schwierigkeit, wie sie bei der DDST-Normierung ermittelt wurde, ansteigend angeordnet (90%-Marke). Den Eltern werden – wie erwähnt – jeweils zehn altersangemessene Fragen gestellt, die mit „ja", „nein", „Verweigerung" oder „keine Gelegenheit" beantwortet werden können.

3) Durchführung. Frankenburg et al. (1980) denken vor allem daran, den Fragebogen von den Eltern, wenn sie mit dem Kind zur Vorsorgeuntersuchung kommen oder mit ihm anläßlich einer Krankheit den Arzt aufsuchen, in der Praxis ausfüllen zu lassen. Nach Ueda und Litt (1978) ist es – nach den Erfahrungen mit einer japanischen Version – ebenso gut möglich, den Fragebogen mit der Post an die Eltern zu senden und ihn nach dem Ausfüllen auf dem gleichen Wege zurückzuerhalten.

Bei der Durchführung in einer Beratungsstelle oder Praxis wird zunächst das Alter des Kindes berechnet, dabei wird auf ganze Monatszahlen auf- bzw. abgerundet. Danach werden die altersangemessenen 10 Fragen markiert, und die Eltern werden gebeten, die Instruktion oben auf dem Formular sorgfältig durchzulesen und dann jede der vorgegebenen Fragen zu beantworten, indem sie „ja", „nein", „Verweigerung" oder „keine Gelegenheit" umkreisen. Nach dem Ausfüllen wird überprüft, ob alle 10 Fragen beantwortet wurden, gegebenenfalls wird das Formular noch einmal zur Vervollständigung zurückgegeben.

4) Auswertung. Die Gesamtzahl der Ja-Antworten wird ausgezählt.

5) Interpretation. Bei neun oder zehn Ja-Antworten gilt das Ergebnis als unverdächtig, weniger bejahende Antworten werden als auffällig angesehen. Die Vorschläge für das weitere Vorgehen sind unterschiedlich.

Frankenburg et al. (1976) schlagen vor, bei sieben oder acht Ja-Antworten den PDQ nach 1 Monat zu wiederholen und, falls dann wieder acht oder weniger Ja-Antworten gegeben werden, den DDST vorzugeben. Kinder, die bei der ersten Durchführung sechs oder weniger zustimmende Item-Beantwortungen erhalten, sollen sofort mit dem DDST geprüft werden.

In einer späteren Publikation (Frankenburg et al., 1980) heißt es dagegen, man solle bei allen verdächtigen Resultaten nach 2–4 Wochen den Eltern erneut den PDQ vorlegen. Seien dann sechs oder weniger Ja-Antworten zu verzeichnen, sei eine ausführlichere Untersuchung angezeigt, bei mehr als sechs entsprechenden Beantwortungen reiche es, erst bei der nächsten Routineuntersuchung wieder den PDQ vorzulegen.

6) Normierung. Keine spezielle Normierung des PDQ, Alterszuordnungen aus DDST übernommen.

7) Reliabilität. Bei 202 Kindern, die Krippen und Kindergärten besuchten, wurde der DDST sowohl von den Eltern als auch vom Personal ausgefüllt (Frankenburg et al., 1976). Nur in 59% der Fälle wurden aufgrund dieser beiden Quellen Kinder übereinstimmend als verdächtig oder nicht verdächtig klassifiziert. Im allgemeinen urteilten die Eltern milder als die Erzieher.

8) Validität. Die Angaben zur Validität beziehen sich vor allem auf die Übereinstimmung von PDQ- und DDST-Ergebnis.

Im Rahmen der Entwicklung des Fragebogens (Frankenburg et al., 1976) wurde das revidierte Instrument an 1155 Eltern-Kind-Paaren, die über Beratungsstellen, Krippen, Kindergärten und Privatpraxen gewonnen wurden, erprobt, die Kinder wurden außerdem mit dem DDST untersucht. 87% der DDST-Ergebnisse wurden als normal klassifiziert, 9,2% als fraglich, 2,6% als abnorm und 1,2% als untestbar. Die Übereinstimmung zwischen Eltern und DDST-Untersucher bei den vergleichbaren Items reichte von 68–100%, mit einem Mittelwert von 93%. 31% der Kinder dieser Stichprobe erhielten acht oder weniger Ja-Antworten und wurden als verdächtig klassifiziert. Mit diesem Cut-off-Punkt wurden 87% der Kinder mit abnormem und 54% der Kinder mit fraglichem DDST-Ergebnis „erkannt", und 23% der im PDQ aufgefallenen Kinder hatten tatsächlich ein auffälliges DDST-Ergebnis.

Positiver fielen die Ergebnisse in einer japanischen Untersuchung (Ueda & Litt, 1978) aus. Obwohl die Übereinstimmung zwischen Eltern und Untersucher mit Mittelwerten von 91,5% (postalische Befragung) und 88,2% (Ausfüllen des PDQ in der Praxis, der Beratungsstelle etc.) bezüglich der einzelnen Items etwas niedriger lag, war sie in der Gesamtbeurteilung höher: 94% der Kinder mit abnormem und 73% derer mit fraglichem DDST-Ergebnis fielen im PDQ auf, und 60% aller im PDQ auffälligen Kinder hatten ein nichtnormales DDST-Ergebnis. Die Gesamtquote der im PDQ Verdächtigen war mit 36,5% etwas höher als bei Frankenburg et al. Anders als in der amerikanischen Untersuchung neigten die Eltern hier eher zu einer Unterschätzung ihrer Kinder. Wie bei Frankenburg et al. (1976) stieg der Anteil der im PDQ verdächtigen Kinder mit abnehmendem Bildungsniveau der Mütter, und der prädiktive Wert dieser Klassifikation stieg an. Die höhere Verdächtigenrate bei Müttern mit niedrigerem Bildungsniveau ist also wohl nicht darauf zurückzuführen, daß diese Mütter Leistungsfortschritte ihrer Kinder weniger sorgfältig registrieren. Vielmehr zeigen diese Kinder, wie Kemper (1978) berichtet, tatsächlich häufiger niedrige Entwicklungsquotienten und IQs. Das gilt allerdings auch dann noch, wenn man nur die Gruppe mit neun oder zehn Ja-Antworten im PDQ betrachtet. Dennoch ist nicht ganz einsichtig, warum Frankenburg et al. (1980) den PDQ vor allem zur Anwendung bei Eltern mit mindestens High-School-Bildung vorschlagen.

Literatur

Frankenburg, W. K., van Doorninck, W. J., Liddell, T. N. & Dick, N. P. (1976). The Denver Prescreening Developmental Questionnaire (PDQ). *Pediatrics, 57*, 744–753

Frankenburg, W. K., Fandal, A. W., Kemper, M. B. & Thornton, S. M. (1980). A practical approach to routine and periodic developmental screening of all children. In S. Harel (Ed.), *The at risk infant* (pp. 221–224). Amsterdam: Excerpta Medica

Kemper, M. (1978). The two-or three-stage screening procedure. In W. K. Frankenburg (Ed.), *Proceedings of the Second International Conference on Developmental Screening at Santa Fe 1977* (pp. 272–281). Denver: Editor

Ueda, R. & Litt, M. (1978). The comparison between the mailing method and office method of the Prescreening Developmental Questionnaire (PDQ). In W. K. Frankenburg (Ed.), *Proceedings of the Second International Conference on Developmental Screening at Santa Fe 1977* (pp. 284–295). Denver: Editor

2.2.3 Short Denver Developmental Screening Test

Autor/Erscheinungsjahr:	Frankenburg, van Doorninck, Liddell und Dick, 1976
Material:	Wie Denver Developmental Screening Test (DDST)/Denver Entwicklungsskalen (DES)
Zweck:	Kurzform des Denver-Tests für periodische Entwicklungskontrollen
Altersbereich:	3 Monate – 6 Jahre
Normen:	Alterszuordnung der Items entsprechend den Normierungsdaten für die Denver-Entwicklungsskalen
Zeit:	Rund 10 Minuten

1) Konzept. Da der Denver-Test (DDST) von medizinischen Praktikern meist als zu aufwendig für Routinedurchführungen bei allen Kindern angesehen wird, erarbeiteten Frankenburg und seine Mitarbeiter zwei Vorschläge für eine abgestufte Screeningprozedur, bei denen der DDST nur noch mit solchen Kindern durchgeführt wird, die in einer vorhergehenden schriftlichen Befragung der Eltern (Denver Prescreening Developmental Questionnaire, PDQ, Abschn. 2.2.2) oder bei Verwendung einer Kurzform des DDST verdächtig erschienen. Während der Fragebogen vor allem für Eltern mit High-School-Bildung gedacht ist, empfehlen Frankenburg, Fandal, Kemper und Thornton die Kurzform vor allem dann, wenn die Eltern ein niedrigeres Bildungsniveau haben.

Ziel bei der Konstruktion dieser Kurzform (S-DDST) war, herauszufinden, wie durch Vorgabe von weniger als den 20–25 Aufgaben beim DDST möglichst alle Kinder, die mit dem Gesamttest dann als verdächtig, d. h. als fraglich, abnorm oder untestbar klassifiziert werden, identifiziert werden könnten. Dazu wurden Computersimulationen mit mehr als 10 000 vorliegenden Denver-Test-Ergebnissen durchgeführt.

2) Aufgaben. Frankenburg, Fandal, Sciarillo und Burgess (1981) stellten fest, daß die Vorgabe von 12 Aufgaben ausreichend sei, um alle verdächtigen Kinder zu erkennen, und zwar werden bei der Kurzform innerhalb jedes der vier Verhaltensbereiche (persönlich-sozial, feinmotorisch-adaptiv, sprachlich und grobmotorisch) jene drei Items durchgeführt, die unmittelbar links von der Alterslinie des betreffenden Kindes liegen, ohne diese jedoch zu berühren (vgl. Abschn. 2.2.1). Das Abtesten der „Decke" entfällt also, und die Auswahl der Aufgaben entspricht stärker als beim DDST der Screeningabsicht.

3) Durchführung. Der Untersucher verwendet das Material der Langform, bestimmt zunächst wie dort das Alter des Kindes und zeichnet die Alterslinie auf dem Testbogen ein. Er führt dann, entsprechend der DDST-Instruktion, die vorgesehenen Items durch.

4) Auswertung. Die Bewertung der einzelnen Items erfolgt wie beim Gesamttest. Dann aber wird keine zunächst gesonderte Beurteilung nach Bereichen vorgenommen, sondern es wird nur geschaut, ob das Kind eines oder mehrere Items nicht gelöst oder verweigert hat.

5) Interpretation. In diesem Fall wird das Ergebnis als verdächtig angesehen und unmittelbar anschließend der DDST durchgeführt.

6) Normierung. Die Alterszuordnungen der Items basieren auf der DDST-Normierung. Wieviel Prozent einer repräsentativen Stichprobe von Kindern mit dieser Kurzform selegiert würden, ist noch nicht geklärt. Frankenburg et al. (1981) teilen nur mit, daß nach der Computersimulation 25% der Kinder aus der nicht näher charakterisierten Stichprobe von 10000 „verdächtige" Resultate erzielt hätten und entsprechend dem Gesamt-DDST unterzogen worden wären.

7) Reliabilität. Bezüglich der Objektivität dürften die Ergebnisse zum DDST übertragbar sein. Zur Stabilität der Ergebnisse bei verringerter Itemzahl liegen keine Angaben vor.

8) Validität. Frankenburg et al. (1981) berichten, mit dieser Kurzform seien bei der Computersimulation sämtliche Kinder mit verdächtigen DDST-Ergebnissen identifiziert worden. Weitere Angaben zur Validität liegen nicht vor.

Literatur

Frankenburg, W. K., Fandal, A. W., Kemper, M. B. & Thornton, S. M. (1980). A practical approach to routine and periodic developmental screening of all children. In S. Harel (Ed.), *The at risk infant* (pp. 221–224). Amsterdam: Excerpta Medica

Frankenburg, W. K., Fandal, A. W., Sciarillo, W. & Burgess, D. (1981). The newly abbreviated and revised Denver Developmental Screening Test. *The Journal of Pediatrics, 99*, 995–999

2.2.4 Revised Developmental Screening Inventory

Autor/Erscheinungsjahr:	Knobloch, Stevens und Malone, 1980
Material:	Anleitung, Dokumentationsbogen, Testmaterial zur Durchführung (kann nach der Anleitung selbst zusammengestellt werden)
Zweck:	Kurzform der Gesell-Skalen zur Früherkennung von Entwicklungsstörungen durch Allgemeinärzte, Kinderkrankenschwestern, trainierte Gesundheitsfürsorger. Bei Entwicklungsauffälligkeiten soll das Verfahren zwischen intellektuellen und motorischen Beeinträchtigungen unterscheiden
Altersbereich:	4 Wochen bis 36 Monate
Normen:	Keine spezielle Normierung dieses Verfahrens. Die Zuordnung der Items zu Altersstufen wurde aus den revidierten Gesell-Skalen übernommen
Zeit:	Keine Angaben

1) Konzept. Aus den Gesell-Skalen wurden zwei Kurzformen für einen zweistufigen Screeningprozeß entwickelt: als erste Stufe ein Fragebogen für Eltern (Revised Parent Developmental Questionnaire, RPDQ, s. Abschn. 2.2.5) und als zweite Stufe der RDSI, der für Fachpersonal ohne Spezialisierung auf Entwicklungsstörungen gedacht ist. Das theoretische Konzept entspricht dem des Ausgangsverfahrens. Auch hier werden fünf Verhaltensbereiche unterschieden: der adaptive, der grobmotorische, der feinmotorische, der sprachliche und der persönlich-soziale Bereich. Neben der eigentlichen Entwicklungsprüfung enthält der RDSI Items zur Funktionstüchtigkeit der Sinnesorgane, zu Anfällen, Gleichseitigkeit in der Motorik, Verlust von Fertigkeiten, Medikamenteneinnahme u. ä. Als Ergebnis der Auswertung erhält man für jeden Funktionsbereich und insgesamt eine Klassifikation des kindlichen Verhaltens als normal, fraglich oder abnorm.

Als Screeninginstrument soll das Verfahren keine Diagnose liefern, sondern nur als Grundlage für die Entscheidung dienen, ob eine Überweisung an Spezialisten zur Durchführung einer umfangreicheren Entwicklungsprüfung oder eine regelmäßige Kontrolle der Entwicklung erforderlich ist.

Während die erste Fassung (Knobloch, Pasamanick & Sherard, 1966) nur die ersten 18 Lebensmonate betraf, wurde von Knobloch und Pasamanick 1974 eine vorläufige Ergänzung für den Altersbereich von 21–36 Monaten vorgelegt. Die revidierte Fassung (Knobloch et al., 1980), die auf der Neunormierung der Gesell-Skalen beruht, umfaßt mit 4 Wochen bis 36 Monaten denselben Altersbereich wie diese. Den Testergebnissen im Alter bis zu 12 Wochen wird kein prognostischer Wert beigemessen, die entsprechenden Aufgaben wurden vor allem aufgenommen, um retardierte ältere Kinder untersuchen zu können.

2) Aufgaben. Die Aufgaben sind wie im Gesell-Test nach Funktionsbereichen und Altersstufen geordnet. In der Regel werden bei der Untersuchung eines Kindes die Items für 2–3 Altersstufen verwendet. Pro Altersstufe sind 8–16 Aufgaben vorgesehen, wobei die Zahl der Aufgaben in den einzelnen Verhaltensbereichen zwischen 0 und 5 liegt. Hinsichtlich der meisten Items werden sowohl die Eltern befragt als auch eigene Beobachtungen durch den Untersucher angestellt.

3) Durchführung. In den Dokumentationsbogen wird das – gegebenenfalls korrigierte – Alter des Kindes eingetragen, und die Eltern werden zum Verhalten des Kindes befragt. Dabei wird darauf hingewiesen, daß die erfragten Verhaltensweisen z. T. über dem gegenwärtigen Fähigkeitsniveau des Kindes liegen werden. Die Fragen sind wörtlich vorgegeben, die Antworten der Eltern werden in der H-Spalte des Bogens protokolliert. Sowohl bei diesem Interview als auch bei der anschließenden Verhaltensprüfung wird in der Regel mit solchen Items begonnen, die dem chronologischen Alter des Kindes entsprechen. Weisen vorhergehende Informationen auf eine offensichtliche Entwicklungsverzögerung hin oder werden die altersgemäßen Aufgaben nicht gelöst, werden Items früherer Altersstufen gewählt. Befragung und Untersuchung werden mit Aufgaben zunehmender Schwierigkeit so lange fortgesetzt, bis keine Lösungen mehr erzielt werden. Es wird empfohlen, jeweils einen Verhaltensbereich nach dem anderen abzuklären, statt nach Altersniveaus vorzugehen. Ehe der Untersucher mit der eigentlichen Verhaltensprüfung beginnt, wird die Kooperationsbereitschaft des Kindes festgestellt, indem ihm ein Spielzeug angeboten wird, das nicht Bestandteil des Testmaterials ist. Die eigenen Beobachtungen des Untersuchers werden in der O-Spalte des Dokumentationsbogens festgehalten.

4) Auswertung. Die Aufzeichnung der Ergebnisse im *Protokollbogen* erfolgt, indem ein „+" notiert wird, wenn das entsprechende Verhalten beim Kind vorhanden ist, ein „–", wenn dies nicht der Fall ist. Das Zeichen „X" bedeutet, daß aus irgendwelchen Gründen unklar ist, ob das Kind die Aufgabe bewältigen kann, und ein „±" wird eingetragen, wenn das gezeigte Verhalten zwischen zwei Altersstufen liegt oder zwar gelegentlich auftritt, aber nicht als dominantes Muster.

Anschließend werden für jeden der fünf Funktionsbereiche sog. *„Reifungsniveaus"* zugeordnet, d. h. das Verhalten wird durch die Angabe des Alters, in dem die gezeigten Verhaltensweisen typischerweise gezeigt werden, charakterisiert. Dabei werden sowohl die Aussagen der Eltern als auch die Beobachtungen des Untersuchers verwendet, und es wird jener Punkt auf dem Dokumentationsbogen aufgesucht, an dem die Ansammlung von Pluszeichen in eine Ansammlung von Minuszeichen übergeht. Interpolation zwischen angrenzenden Altersstufen ist möglich. Streuen die Leistungen in einem Funktionsbereich stark auf der Altersachse, so wird eine Altersspanne zur Charakterisierung des Entwicklungsstandes angegeben. Für jeden Bereich werden nach der üblichen Formel *Entwicklungsquotienten* berechnet. Wurde das Entwicklungsalter als Spanne angegeben, wird in die Formel der Mittelwert dieser Altersspanne eingesetzt.

5) Interpretation. Auf der Grundlage der Entwicklungsquotienten werden *für jeden der fünf Verhaltensbereiche diagnostische Kategorien* zugeordnet:

EQ ≤ 75:   A (= abnorm),
EQ 76–85: Q (= Grenzfall oder fraglich),
EQ ≥ 86:   N (= normal oder akzeleriert).

Der letzte Schritt besteht in der *Gesamtklassifikation*. Ist der Entwicklungsquotient entweder im adaptiven oder im grobmotorischen Bereich gleich 75 oder niedriger, wird die Gesamtentwicklung als abnorm (= A) bezeichnet. Liegt der Quotient in der Feinmotorik in entsprechender Höhe oder im adaptiven oder grobmotorischen Bereich zwischen 76 und 85, gilt die Entwicklung als fraglich. Weisen die genannten Gebiete Entwicklungsquotienten von 86 und mehr auf, wird das Kind als mindestens normal entwickelt angesehen. Unklar ist die Klassifikation bei einem Quotienten in der Feinmotorik zwischen 76 und 85 und besseren Leistungen im adaptiven und grobmotorischen Bereich.

Bei Kindern mit normalem intellektuellen Potential, das sich vor allem bei den adaptiven Items zeigen soll, und geringfügiger neuromotorischer Abweichung, d. h. motorischen Leistungen in der „fraglich"-Kategorie, wird eine weitere Kontrolle der Entwicklung als notwendig angesehen, doch ist nach Ansicht der Autoren mit Kompensation der Beeinträchtigung zu rechnen, so daß von einer Überweisung an Spezialisten zunächst abgesehen wird.

6) Normierung. Die Alterszuordnung der Items wurde aus den revidierten Gesell-Skalen übernommen (Knobloch et al., 1980), eine gesonderte Normierung für den RDSI erfolgte nicht.

7) Reliabilität. Zur alten Fassung, dem DSI, wird eine Untersuchung berichtet (Knobloch et al., 1966), bei der ein abnormes und ein normales Kind von einem Medizinstudenten untersucht und die Exploration und die Verhaltensprüfung von anderen Studenten beobachtet und getrennt ausgewertet wurden. Außerdem ordnete anhand dieser Untersuchung ein Mitglied des pädiatrischen Teams Entwicklungsniveaus und diagnostische Kategorien zu. Von 34 Studenten, die die Leistungen des normalen Kindes bewerteten, bezeichneten alle außer einem es als normal in den Bereichen Adaption, Grobmotorik, Feinmotorik und Sozialverhalten; drei sahen die Sprachentwicklung als fraglich an. Die Entwicklungsquotienten für den adaptiven Bereich lagen bei 90% der Studenten innerhalb einer Spanne von 10 Punkten um den Wert, den das Teammitglied ermittelt hatte. [Dabei ist nicht klar zu entnehmen, ob ein Intervall von EQ (Staff) ± 5 oder ± 10 gemeint ist.]

Die körperliche Erscheinung des abnormen Kindes stimmte mit seinem Entwicklungsalter von etwa 1 Jahr überein, nicht mit seinem Lebensalter von 20 Monaten. Den Studenten wurde das chronologische Alter erst mitgeteilt, nachdem sie die Entwicklungsalter zugeordnet hatten. Alle sahen das Kind dann in sämtlichen Bereichen als retardiert an. Die Entwicklungsquotienten für den adaptiven Bereich stimmen bei 85% der Studenten innerhalb von 10 Punkten mit dem vom Experten ermittelten überein. Da davon die Rede ist, das „normale" Kind sei akzeleriert gewesen, handelte es sich bei den beurteilten Kindern offenbar um recht extreme Fälle.

8) Validität. Die Angaben zur Validität beziehen sich auf die Übereinstimmung mit den Ergebnissen der kompletten Gesell-Untersuchung.

Auf der Basis von 58 Gesell-Untersuchungen wurden von einem Büroangestellten DSI-Formulare ausgefüllt. Die Informationen über qualitative Merkmale und motorische Besonderheiten wurden dabei nicht übertragen. Zwei Jahre nach der ursprünglichen Untersuchung bestimmte dann anhand dieser DSI-Bogen ein Experte für Entwicklungsdiagnostik – ohne Kenntnis des Alters des Kindes – die Entwicklungsalter. Anschließend wurde das Alter ergänzt, und das Verhalten wurde in die diagnostischen Kategorien eingeordnet. In 50 Fällen wurde aufgrund des Screeningtests genauso klassifiziert wie aufgrund der Komplettuntersuchung; ein Kind mit größeren und drei Kinder mit geringfügigeren motorischen Auffälligkeiten wurden im Screening als normal klassifiziert. Vier Kinder wurden aufgrund des Screenings als schwerer beeinträchtigt angesehen als aufgrund des Gesell-Tests. Die Produktmomentkorrelationen der Entwicklungsquotienten werden für die fünf Verhaltensbereiche mit 0,94–0,98 angegeben (Knobloch et al., 1966). Dabei ist zu berücksichtigen, daß bei dieser Untersuchungsanlage die üblichen Beeinträchtigungen durch Reliabilitätsmängel weitgehend ausgeschlossen sind. Auch wurde das Screening nicht vom dafür vorgesehenen Personal durchgeführt.

Eine entsprechende Untersuchung für die revidierte Fassung des Verfahrens (Knobloch et al., 1980) ergab noch höhere Übereinstimmungen: Von 125 Kindern wurde kein abnormes Kind durch das Screening verfehlt, 4 Kinder wurden im RDSI als etwas problematischer angesehen als in den Gesell-Skalen. Eine detailliertere Analyse zeigte, daß auch hinsichtlich des neuromotorischen Status keine falsch negativen Urteile (gemessen am Gesell-Test) auftraten; in fünf Fällen jedoch Kinder beim Screening schlechter eingeschätzt wurden als mittels des Referenztests. Bei der Einschätzung des intellektuellen Potentials traten dagegen zwei Fälle von „Unterscreening" auf. Vier Kinder wären außerdem aufgrund des RDSI fälschlich überwiesen worden.

In einer anderen Untersuchung (Knobloch et al., 1966) wurde für die verschiedenen Untersuchungsarten unterschiedlich qualifiziertes Personal eingesetzt: Medizinstudenten der Anfangssemester ohne spezielle Unterweisung führten bei 58 Kindern das Screening durch, die Autoren als erfahrene und auf Entwicklungsdiagnostik spezialisierte Mediziner die Gesell-Untersuchung. Eine Exploration mit den Eltern zu den Items wurde nur von den Studenten gemacht. Autoren und Studenten teilten jeweils die Untersuchungsergebnisse in vier Gruppen ein: Die erste Gruppe umfaßte Kinder mit ausgeprägten neuromotorischen Auffälligkeiten, die zugleich geistig behindert waren, die zweite geistig normale, aber neuromotorisch erheblich beeinträchtigte Kinder. Die Kinder der beiden letzten Gruppen waren ebenfalls geistig normal, jedoch wiesen die der dritten Gruppe geringfügigere motorische Auffälligkeiten auf, die der vierten Gruppe nicht. Alle Kinder, die nach der Komplettuntersuchung den beiden ersten Kategorien zuzurechnen waren, wurden von den Studenten im Screening entdeckt, allerdings stimmten nur in 40 der 58 Fälle die Klassifikationen völlig überein. Die Autoren konnten Differenzen z. T. mit mangelnder Motivation und Sorgfalt bei den Studenten erklären (z. B. Alter bei Frühgeborenen nicht korrigiert).

Literatur

Knobloch, H. & Pasamanick, B. (1974). *Gesell and Amatruda's developmental diagnosis.* Hagerstown: Harper & Row

Knobloch, H., Pasamanick, B. & Sherard, E. S. (1966). A developmental screening inventory for infants. *Pediatrics, 38,* 1095–1104

Knobloch, H., Stevens, F. & Malone, A. (1980). *Manual of developmental diagnosis.* Hagerstown: Harper & Row

2.2.5 Revised Parent Developmental Questionnaire

Autor/Erscheinungsjahr:	Knobloch, Stevens und Malone, 1980
Material:	Fragebogenformular, Begleitbrief mit Erläuterungen und Zusatzfragen
Zweck:	Kurzform der Gesell-Skalen zur Früherkennung von Entwicklungsstörungen durch schriftliche Befragung der Eltern
Altersbereich:	4 Wochen bis 36 Monate
Normen:	Keine spezielle Normierung dieses Verfahrens. Die Zuordnung der Items zu Altersstufen wurde aus den revidierten Gesell-Skalen übernommen
Zeit:	Keine Angaben

1) Konzept. Der RPDQ stellt eine Kurzform der Gesell-Skalen dar. Er ist für ein ökonomisches erstes Screening aller Risikokinder gedacht und kann mit der Post verschickt oder im Wartezimmer oder bei Hausbesuchen ausgefüllt werden. In einem Begleitbrief wird der Zweck des Fragebogens erläutert, die Eltern erhalten Instruktionen für die Bearbeitung, und es werden Zusatzfragen z. B. zur Funktionstüchtigkeit der Sinnesorgane, zu Anfällen oder Medikamenteneinnahme gestellt.

Bei Auffälligkeiten schließt sich als zweite Stufe des Screenings eine Untersuchung durch Fachpersonal ohne Spezialisierung auf Entwicklungsstörungen an (Revised Developmental Screening Inventory, RDSI, s. Abschn. 2.2.4).

Das theoretische Konzept des RPDQ entspricht dem der revidierten Gesell-Skalen, aus denen für den Fragebogen solche Items ausgewählt wurden, von denen man annahm, daß das betreffende Verhalten von den Eltern beobachtbar sei. Wie beim Gesell-Test sind diese Aufgaben fünf Funktionsbereichen zugeordnet: adaptiver, grobmotorischer, feinmotorischer, sprachlicher und persönlich-sozialer Bereich. Die Eltern erhalten aus der Gesamtheit der Fragen jeweils eine dem Alter ihres Kindes entsprechende Auswahl. Die Autoren (Knobloch et al., 1980) schlagen sechs Teilskalen für verschiedene Altersstufen vor.

2) Aufgaben. Wie bei den Gesell-Skalen und dem RDSI sind die Aufgaben nach Bereichen und Alter geordnet, und zwar in 4-Wochen-Abständen zwischen 4 und 56 Wochen, dann in 3-Monats-Schritten, zwischen 2 und 3 Jahren schließlich in Halbjahresschritten.

3) Durchführung. Die Eltern lesen den Begleitbrief, füllen den Fragebogen aus und beantworten schriftlich die Zusatzfragen.

4) Auswertung. Die Auswertung erfolgt durch trainiertes Büropersonal, und zwar offensichtlich nach einem detaillierten Auswertungsschlüssel, der aber bei Knobloch et al. (1980) nicht dargestellt ist. Es werden – wie beim Gesell-Test und dem RDSI – Entwicklungsalter und Entwicklungsquotienten bestimmt.

5) Interpretation. Das Verhalten wird diagnostischen Kategorien zugeordnet (abnorm, fraglich, normal).

6) Normierung. Die Alterszuordnung der Items wurde aus den revidierten Gesell-Skalen übernommen, eine gesonderte Normierung für den RPDQ erfolgte nicht. Die zu den Gesell-Skalen mitgeteilten Schwierigkeitsindizes sind jedoch nur z. T. vergleichbar, da sie sich auf Befragung der Eltern plus Verhaltensprüfung durch einen Entwicklungsdiagnostiker beziehen.

7) Reliabilität. Keine Angaben.

8) Validität. Bei 526 Kindern wurden die Klassifikationen durch Elternfragebogen und kompletten Gesell-Test verglichen. Das Vorgehen bei dieser Untersuchung ist nicht genau beschrieben. Die Autoren berichten nur (Knobloch et al., 1980), daß in 12,6% der Fälle Kinder, die sich in den Gesell-Skalen als auffällig erwiesen, im RPDQ nicht richtig erkannt wurden, und daß umgekehrt in 6% der Fälle normale Kinder im Screening-Fragebogen als fraglich oder abnorm klassifiziert worden seien. Die Übereinstimmung zwischen den Fragebogen und Tests sei bei Eltern mit unterschiedlichem bildungsmäßigen und sozialen Hintergrund ähnlich gut gewesen.

Literatur

Knobloch, H., Stevens, F. & Malone, A. (1980). *Manual of developmental diagnosis*. Hagerstown: Harper & Row

2.2.6 McCarthy Short Form

Autor/Erscheinungsjahr:	Kaufman, 1977
Material:	Wie McCarthy Scales of Children's Abilities (MSCA)
Zweck:	Kurzform der McCarthy-Skalen zur Identifikation potentiell lerngestörter Kinder
Altersbereich:	2½–8½ Jahre, besonders jedoch 3–6 Jahre

Normen: Keine gesonderte Normierung,
Verwendung der MSCA-Normen
Zeit: ca. 25 Minuten

1) Konzept. Das Verfahren ist zum Massenscreening auf Lernstörungen gedacht. Es wurde 1977 von Kaufman auf der Grundlage der Normierungsdaten zu den MSCA (McCarthy, 1972, s. auch Abschn. 2.1.7) entwickelt, und zwar wollte er sechs Tests auswählen, deren Durchführung insgesamt 25 Minuten in Anspruch nähme und die eine gute Schätzung des allgemeinen kognitiven Indexes (GCI) abgäben. Bei der Auswahl dieser sechs Tests wurden außerdem folgende Kriterien angelegt: Die Tests sollten eine Vielfalt kognitiver Funktionen repräsentieren, verbale, Handlungs-, quantitative und Gedächtnisskala sollten anteilmäßig genauso vertreten sein wie im Ausgangsinstrument, die Tests sollten keine signifikanten Unterschiede in den Ergebnissen von Jungen und Mädchen zeigen, sie sollten besonders auf die Altersgruppe von 3–6 Jahren zugeschnitten und ökonomisch durchzuführen und auszuwerten sein. Wie bei den MSCA sollte mit „Eisbrechern" begonnen werden, die wenig verbale Aktivität vom Kind erfordern.

2) Aufgaben. Unter diesen Gesichtspunkten wurden aus den MSCA die Untertests Puzzle, Wortschatz, numerisches Gedächtnis, Wortflüssigkeit, Zählen/Sortieren und Klassifikation ausgewählt. Nähere Angaben zu den entsprechenden Aufgaben finden sich in Abschn. 2.1.7.

3) Durchführung. Die genannten Tests werden entsprechend der MSCA-Anleitung durchgeführt.

4) Auswertung. Zunächst wird für jeden Test der Testrohwert berechnet und wie im Protokollbogen vorgesehen gewichtet. Diese gewichteten Rohwerte werden zum Kurzformwert addiert, daraus wird dann der geschätzte GCI-Wert (Est.-GCI) bestimmt. Kaufman (1977) schlägt zu diesem Zweck für jedes Vierteljahr zwischen 2½ und 8½ Jahren eine spezielle Umwandlungsgleichung vor. Einfacher ist die Verwendung der von Kaufman und Kaufman (1977, S. 206f.) erstellten Umwandlungstabelle. In dieser Tabelle können geschätzte GCIs zwischen 64 und 136 abgelesen werden. Zusätzlich bieten Kaufman und Kaufman (1977, S. 208) eine Tabelle zur Umwandlung des Kurzformwertes in ein geschätztes allgemeines kognitives Alter an. Diese Autoren schlagen vor, außerdem für jeden Test ein Entwicklungsalter zu ermitteln.

5) Interpretation. Bezüglich der Interpretation geht es vor allem darum, zu entscheiden, ob ein Kind verdächtig ist und mit den verbleibenden MSCA-Tests zu untersuchen ist oder nicht. Einen starren Cut-off-Punkt, der etwa bei einer Standardabweichung unter dem Mittelwert liegen könnte, lehnen die Kaufmans ab, da auch Kinder mit darüberliegenden Ergebnissen, die bei der Testung Anzeichen einer Lern- oder emotionalen Störung erkennen lassen oder eine ausgeprägte intraindividuelle Streuung der Testergebnisse aufweisen, ihrer Ansicht nach ausführlicher untersucht werden müßten. Von einer ausgeprägten Streuung sprechen diese Autoren dabei, wenn zwischen dem besten und dem schlechtesten Einzeltest eine Differenz von 3–4 Entwicklungsjahren liegt, drei oder mehr signifikante Abweichungen der Tests vom allgemeinen kognitiven Alter dieses Kindes auftreten oder beträchtliche Diskrepanzen zwischen den Ergebnissen bei Aufgaben aus unterschiedlichen MSCA-Skalen vorliegen.

6) Normierung. Eine spezielle Normierung dieser Kurzform wurde nicht vorgenommen. Die verwendeten Normen wurden nachträglich aus den Normierungsdaten der MSCA gewonnen. Wieviel Prozent aller Kinder mit der Kurzform selektiert werden, ist unklar.

7) Reliabilität. Zur *Objektivität* liegen – ebenso wie bei der Langform – keine Angaben vor. Kaufman (1977) berechnete aus den Daten der Eichstichprobe der MSCA Reliabilitätskoeffizienten für jede der zehn untersuchten Altersgruppen, indem die *Split-half-Koeffizienten* jedes Tests in die von Guilford (1954) vorgeschlagene Formel für die Reliabilität einer Testbatterie eingesetzt wurden. Er erhielt so Werte zwischen 0,81 und 0,92, wobei kein Alterstrend deutlich wurde. Ähnliche Werte (0,82–0,89) ergaben sich bei Verwendung der *Retest-Ergebnisse* zu den MSCA.

8) Validität. Die Validität des Verfahrens betrifft vor allem die Übereinstimmung von Kurz- und Langform. Wurde diese Übereinstimmung aus demselben Datensatz (der Normierung der MSCA) berechnet, so ergaben sich je nach Altersgruppe Korrelationskoeffizienten zwischen 0,88 und 0,93 (Kaufman, 1977). Zur Bestimmung der Genauigkeit der Kurzform wurde in dieser Studie der Est.-GCI jedes Kindes aus den sechs Kurzformtests von dem GCI, den es bei der Normierung der Gesamtform tatsächlich erhielt, abgezogen. Die durchschnittliche Differenz betrug vier Punkte, der Standardschätzfehler sechs Punkte, d. h. in zwei Drittel aller Fälle liegt der geschätzte GCI eines Kindes innerhalb von sechs Punkten um seinen GCI in der Langform – sofern man Stabilitätsprobleme ausschaltet, wie dies in dieser Untersuchung geschah. Long (1976) berichtet ähnliche Korrelationen zwischen Kurz- und Langform. Die Übereinstimmung erwies sich dabei als unabhängig von den Faktoren Geschlecht, Rasse und Besuch vorschulischer Einrichtungen.

Der Zusammenhang zwischen Est.-GCI und dem Gesamtergebnis im gleichzeitig erhobenen Peabody Individual Achievement Test lag in dieser Studie bei 0,71, der zum Ergebnis im selben Leistungstest 6 Monate später bei 0,70. Kaufman (1977) verwendete die Daten aus der im MSCA-Manual berichteten Validierungsstudie zur Ermittlung der Übereinstimmung mit Intelligenztestergebnissen. Wurden nur die für die Kurzform ausgewählten sechs Tests berücksichtigt und auf die beschriebene Weise ausgewertet, so lag die Korrelation des Est.-GCI mit dem Stanford-Binet-IQ bei 0,78, die mit dem Gesamt-IQ des WPPSI bei 0,74 und die mit der Gesamtleistung im 6 Monate später durchgeführten Metropolitan Achievement Test bei 0,50.

Literatur

Guilford, J. P. (1954). *Psychometric methods* (2nd edn.). New York: McGraw Hill
Kaufman, A. S. (1977). A McCarthy Short Form for rapid screening of preschool, kindergarten, and firstgrade children. *Contemporary Educational Psychology, 2,* 149–157
Kaufman, A. S. & Kaufman, N. L. (1977). *Clinical evaluation of young children with the McCarthy Scales.* New York: Grune & Stratton
Long, M. L., jr. (1976). The influence of sex, race, and type of preschool experience on scores on the McCarthy Scales of Children's Abilities. *Dissertation Abstracts International, 37,* 7640-A. (University Microfilms No. 77–12, 400)
McCarthy, D. (1972). *Manual for the McCarthy Scales of Children's Abilities.* New York: The Psychological Corporation

2.2.7 Münchener Entwicklungsscreening

Autor/Erscheinungsjahr:	Egelkraut und Köhler, 1983
Material:	Wie Münchener Funktionelle Entwicklungsdiagnostik (MFE)
Zweck:	Grobauslese entwicklungsrückständiger Kinder
Altersbereich:	2. und 3. Lebensjahr
Normen:	Aus den Normierungsdaten der Münchener Funktionellen Entwicklungsdiagnostik für das 2. und 3. Lebensjahr wurden für alle Items Toleranzgrenzen beim 93. Perzentil berechnet
Zeit:	Keine Angaben

1) Konzept. Wegen der relativ langen Durchführungsdauer von rund 50 Minuten erschien die Kleinkindfassung der Münchener Funktionellen Entwicklungsdiagnostik den Autoren zu aufwendig für Routineanwendungen, etwa in der pädiatrischen Praxis. Sie entwickelten deshalb als Kurzform das Münchener Entwicklungsscreening, das sie 1983 in einer Experimentalfassung vorlegten. Dieses Verfahren bezieht sich statt auf sieben nur auf drei Verhaltensbereiche: „aktive Sprache", „Körperbewegung" und „Handgeschicklichkeit".

2) Aufgaben. Jedem dieser Verhaltensbereiche sind zwölf Items zugeordnet, die der MFE entstammen.

3) Durchführung. In jedem Bereich werden mindestens vier Aufgaben durchgeführt, zwei, die gelöst wurden, und zwei, die nicht gelöst wurden. Spezielle Anweisungen für diese Kurzform der MFE liegen z. Z. nicht vor.

4) Auswertung. Im Untersuchungsbogen wird bei den durchgeführten und bewältigten Items das (gegebenenfalls korrigierte) Alter des Kindes eingetragen.

5) Interpretation. „Liegt das ... Lebensalter des Kindes über der angegebenen Toleranzgrenze der letzten gelösten Aufgabe, besteht der Verdacht einer Retardierung. Eine genauere entwicklungsdiagnostische Abklärung mit Hilfe der Münchener Funktionellen Entwicklungsdiagnostik ist dann notwendig. Wenn weniger als vier Aufgaben eines Bereiches abgeklärt werden konnten oder das 'korrigierte Lebensalter' knapp unterhalb des Monatswertes der Toleranzgrenze liegt, ist eine Wiederholung des Entwicklungsscreenings erforderlich" (Egelkraut & Köhler, 1983, S. 62).

6) Normierung. Die Items wurden auf der Grundlage der Daten der Stichprobe I zur Normierung der MFE so ausgewählt und angeordnet, daß sie von etwa 93% der Kinder bis zu dem als Toleranzgrenze angegebenen Alter gelöst werden. Eine spezielle Normierung dieses Screeningverfahrens erfolgte bisher nicht. Auch ist nicht angegeben, welcher Prozentsatz der Kinder mit diesem Instrument insgesamt selektiert wird.

7) Reliabilität. Keine Angaben.

8) Validität. Keine Angaben über den Zusammenhang der Items mit dem Alter hinaus.

Literatur

Egelkraut, H. D. & Köhler, G. (1983). *Abschlußbericht zum Forschungsprojekt „Normierung eines entwicklungsdiagnostischen Verfahrens für das 2. Lebensjahr".* München: Universität München, Institut für Soziale Pädiatrie und Jugendmedizin

2.2.8 Entwicklungsgitter

Autor/Erscheinungsjahr:	Kiphard, 1975
Material:	Handbuch, Testbogen Untersuchungsmaterial (wird vom Untersucher selbst zusammengestellt)
Zweck:	Siebverfahren zur Identifikation von Entwicklungsstörungen für Eltern, Pädagogen, Psychologen und Ärzte
Altersbereich:	1–48 Monate
Normen:	Keine
Zeit:	Richtet sich danach, ob Items aufgrund vorhergehender Gelegenheitsbeobachtungen bewertet werden können oder speziell überprüft werden müssen

1) Konzept. Die Entwicklungsgitter sind für einen breiten Kreis von Anwendern gedacht: Eltern, Pädagogen, Ärzte, Psychologen. Ziel ist die Identifikation von Entwicklungsrückständen in insgesamt sechs Funktionsbereichen als Grundlage für eine gezielte Förderung rückständiger Bereiche.

Das Verfahren besteht aus zwei Teilen: dem sensomotorischen und dem psychosozialen Entwicklungsgitter. Der erste Teil soll Informationsaufnahme und -beantwortung überprüfen. Als wichtigste Sinnesorgane zur Informationsaufnahme aus der Umwelt werden Auge und Ohr angesehen, Reaktionen erfolgen durch Bewegungen des ganzen Körpers, der Hand oder des Mundes. Entsprechend wurden hier fünf Teilskalen konzipiert: A: optische Wahrnehmung; B: Handgeschick; C: Körperkontrolle; D: Sprache; E: akustische Wahrnehmung. Skala C hat nach Kiphard nur in den beiden ersten Lebensjahren eine Beziehung zur Intelligenz, und auch dann nur insofern, als der Erfahrungsraum des Kindes mit zunehmender Körperbeherrschung vergrößert wird; die Skalen A und B sollen die „praktische Intelligenz" repräsentieren; die Skalen D und E die „theoretische Intelligenz". Manchen Formulierungen nach scheint Kiphard zu glauben, hiermit stabile Fähigkeiten zu erfassen. „Ein hoher Entwicklungsstand in diesen beiden Säulen spricht für gute praktische Fähigkeiten. Der Bastler, der Techniker, Schlosser, Mechaniker verdankt seine Leistung vor allem diesen Funktionsbereichen" (Kiphard, 1975, S. 83). Das psychosoziale Entwicklungsgitter besteht nur aus einer Skala und soll die „Gemütstiefe" erfassen.

Dem Screeningcharakter des Verfahrens entsprechend orientieren sich die Entwicklungsgitter nicht an der durchschnittlichen Entwicklung, sondern wollen die Items jeweils jenem Alterszeitpunkt zuordnen, zu dem sie von 90% der Kinder gelöst werden. Kiphard (1975, S. 92) äußert, damit die Minimalentwicklung als unterste Grenze der Norm erfassen zu wollen. Entwicklungsrückstände über diese Grenze hinaus hätten immer eine Bedeutung und seien „Auswirkung einer oder mehrerer Ursachen".

Würde sich die Alterszuordnung der Items bestätigen [vgl. Abschn. 6)], so müßte dieses Verfahren einen höheren Anteil von Kindern selektieren als etwa der Denver-Test, der zwar auch die 90%-Marke zugrundelegt, Kinder aber erst als verdächtig oder abnorm aussiebt, wenn mehrere solcher Rückstände vorliegen. Auch wird bei Kiphard offenbar jedes Item, das später als von 90% der Altersgruppe gelöst wird, als Hinweis auf eine erklärungsbedürftige Störung angesehen, während der Denver-Test sich deutlicher als Methode zur „Vorsortierung" versteht.

2) Aufgaben. Die insgesamt 288 Items (Tabelle 10) wurden – mitsamt der Altersplazierung – z. T. aus vorliegenden entwicklungsdiagnostischen Verfahren übernommen.

Innerhalb jeder der 6 Einzelskalen gibt es für jeden Monat eine Aufgabe; jede Skala umfaßt damit insgesamt 48 Items. Die Aufgaben sind auf einem Bogen für das sensomotorische Entwicklungsgitter und einem anderen für das psychosoziale Entwicklungsgitter mit Kurzbezeichnungen zusammengestellt und in nach Lebensjahren und Funktionsbereichen geordneten Fragebögen ausführlicher erläutert.

Tabelle 10. Aufgabenbeispiele zum Entwicklungsgitter für das Alter von 4 Jahren. (Reprinted by permission from Kiphard E. J., Verlag Modernes Lernen, Dortmund, 1977)

Optische Wahrnehmung	Puzzle aus 2 Teilen
Handgeschick	Schneidet mit Schere
Körperkontrolle	Frei treppab, Fußwechsel
Sprache	Nennt 2 Gegenstände
Akustische Wahrnehmung	Zeigt alles was fliegt

3) Durchführung. Eltern und Erzieher können die Fragebögen soweit wie möglich aufgrund bisheriger Gelegenheitsbeobachtungen ausfüllen. Sind sie sich nicht sicher, benutzen sie die in den Fragebögen gegebene Versuchsbeschreibung zur Überprüfung.

Löst ein Kind eine Aufgabe nicht, weil es bisher noch keine entsprechende Gelegenheit hatte, so kann das Item geübt werden.

„Generell soll die Entwicklung in jeder der ... Funktionsspalten so weit nach oben überprüft werden, bis innerhalb eines Halbjahresbereichs keine einzige Aufgabe mehr gelöst wird. Umgekehrt soll die Entwicklungsprüfung so weit nach unten fortgesetzt werden, bis man sicher ist, daß ein Kind alle darunterliegenden Funktionen beherrscht. Bei den Entwicklungsaufgaben des 1. Lebensjahres genügt es, wenn man weiß, daß das inzwischen ältere Kind diese Funktionen irgendwann einmal beherrscht hat" (Kiphard, 1975, S. 12).

4) Auswertung. Gelöste Aufgaben werden im Testbogen mit „X", halb gelöste, d. h. solche, bei denen das Zielverhalten nur ansatzweise oder nur gelegentlich gezeigt wird, mit „/" markiert. Wurde eine Aufgabe nicht gelöst, bleibt das entsprechende Kästchen im Entwicklungsgitter frei. Weitere Auswertungsvorschriften existieren nicht, es werden nur entsprechende Vorschläge gemacht.

So nennt Kiphard die Möglichkeit, durch Auszählen der gelösten Aufgaben (wobei Halblösungen mit einem halben Punkt verrechnet werden) ein ungefähres „Spätestentwicklungsalter" für jeden Funktionsbereich zu bestimmen oder auch auf die übliche Weise daraus einen „sich an der Spätentwicklung orientierenden Entwicklungsquotienten (EQ)" (Kiphard, 1975, S. 13) zu berechnen. Für das Hauptziel der Grobauslese wird es als ausreichend angesehen, nur den Halbjahresbereich, in dem das Kind sich jeweils befindet, zu kennzeichnen. Dabei ist unklar, wie die Zuordnung zu Halbjahresbereichen vorzunehmen ist.

5) Interpretation. Spätestentwicklungsalter unter dem Lebensalter bzw. Entwicklungsquotienten unter 100 signalisieren nach Angaben des Autors „eine auf krankhafte Störungen verdächtige Entwicklungsverlangsamung" (Kiphard, 1975, S. 13).

6) Normierung. Eine Normierung wurde nicht durchgeführt. Kiphard schreibt, diejenigen Alterszuordnungen in den Entwicklungsgittern, die „auf wissenschaftlich-statistisch gesicherten Ergebnissen auf der 90%-Basis beruhen", seien mit einem Stern gekennzeichnet, alle anderen Alterszuordnungen seien „aufgrund von

Schätzungen vorgenommen" (Kiphard, 1975, S. 11) worden. Zwischen 6 und 23 der jeweils 48 Items einer Skala sind mit einem solchen Stern versehen. Dabei ist nicht angegeben, woher die Prozentangabe jeweils stammt. Es findet sich lediglich im Anhang ein „Quellennachweis zur Gitterkonstruktion" mit etlichen Literaturangaben. Die dort genannten Publikationen beziehen sich aber – sofern dort überhaupt eigene empirische Ergebnisse berichtet werden – auf sehr unterschiedliche Stichproben, so daß die hier gemachten Altersangaben insgesamt als wenig gesichert gelten müssen.

7) Reliabilität. Dazu werden keine Mitteilungen gemacht. Auch wenn man annimmt, daß das Handbuch vorwiegend für Eltern gedacht ist, wären solche Angaben hilfreich; denn das Konzept der Zuverlässigkeit eines Verfahrens ist für Eltern, die aus eigener Beobachtung wissen, wie unterschiedlich sich ihr Kind bei wechselndem gesundheitlichen Befinden, unterschiedlichem Gegenüber, zu verschiedenen Tageszeiten usw. verhält, unmittelbar einleuchtend.

8) Validität. Keine Angaben.

Literatur

Kiphard, E. J. (1972). Sensomotorische Frühdiagnostik und Frühtherapie. In D. Eggert & E. J. Kiphard (Hrsg.), *Die Bedeutung der Motorik für die Entwicklung normaler und behinderter Kinder* (S. 12–40). Schorndorf: Hofmann

Kiphard, E. J. (1975). Probleme der sensomotorischen Entwicklungsdiagnostik im Kleinkind- und Vorschulalter. In H. J. Müller, R. Decker & F. Schilling (Hrsg.), *Motorik im Vorschulalter. Wissenschaftliche Grundlagen und Erfassungsmethoden.* Schriftenreihe des Bundesinstituts für Sportwissenschaft (Bd. 1, S. 103–116). Schorndorf: Hofmann

Kiphard, E. J. (1977). *Wie weit ist ein Kind entwickelt?* Eine Anleitung zur Entwicklungsüberprüfung (3. Aufl.). Dortmund: Modernes Lernen

2.2.9 Entwicklungskontrolle für Krippenkinder

Autor/Erscheinungsjahr:	Zwiener und Schmidt-Kolmer, 1982
Material:	Arbeitsanleitung und Dokumentationsbogen, Testmaterial zur Durchführung (in der Regel in Krippen vorhanden)
Zweck:	Screening bei Krippenkindern und Evaluation der Arbeit der Krippen. Durchführung durch Erzieher
Altersbereich:	1 Monat bis 3½ Jahre
Normen:	Jede Aufgabe ist im Dokumentationsbogen jenem Alterszeitpunkt zugeordnet, zu dem sie von 65–75% der Kinder gelöst wurde. Außerdem liegen Perzentilwerte vor (Alter, in dem 5, 10, 25, 50, 75, 90 und 95% der Kinder die Aufgabe bewältigten
Zeit:	20–40 Minuten (verteilt auf verschiedene Situationen im Krippenalltag)

1) Konzept. Das Verfahren wurde von Schmidt-Kolmer im Zusammenhang mit der Untersuchung der Auswirkungen unterschiedlicher Betreuungsformen bei Kleinkindern entwickelt (Schmidt-Kolmer, 1959, 1963, 1974). In den 70er Jahren erfolgte in Zusammenarbeit mit Zwiener eine Bearbeitung und Neunormierung.

Mit diesem Instrument soll die Entwicklung von Krippenkindern durch Krippenerzieherinnen periodisch in der Alltagssituation der Einrichtung überprüft werden. Damit werden verschiedene Ziele verfolgt:

– Beim einzelnen Kind sollen Abweichungen der Entwicklung gegenüber der Altersnorm so früh wie möglich erkannt werden, um gezielt weitere diagnostische und gegebenenfalls therapeutische Maßnahmen anschließen zu können (Screeningfunktion).
– Treten in einer Kindergruppe gehäuft Abweichungen gegenüber der allgemeinen Altersnorm auf, soll dies zu einer Überprüfung und Verbesserung der materiellen Umgebungsbedingungen oder der pädagogischen Arbeit durch die Erzieherinnen führen.
– Beim Vergleich der Ergebnisse der Entwicklungskontrolle aus Krippen verschiedener Regionen sollen wissenschaftlich relevante Anhaltspunkte für pädagogisch und medizinisch günstigere oder ungünstigere Betreuungsbedingungen gefunden werden, die wiederum Auswirkungen auf Planungsentscheidungen (wie Aus- und Weiterbildung des Personals, Durchführung der krippenärztlichen Arbeit) haben sollen.

Hauptergebnis der Entwicklungskontrolle beim einzelnen Kind ist die Klassifikation seiner Gesamtleistung: Durchschnitt, Entwicklungsvorsprung, kleiner Entwicklungsrückstand, großer Entwicklungsrückstand. In den beiden letzten Fällen wird zusätzlich beurteilt, ob der Rückstand generalisiert ist oder sich auf einzelne Tätigkeitsbereiche konzentriert. Aufgrund von Expertenbefragungen werden dabei fünf Bereiche unterschieden (Körperbeherrschung/Lokomotion, kognitive Tätigkeit/Spracherwerb, gegenständliche Handlungen/Spieltätigkeit, musische Tätigkeit, soziale Beziehungen/Normverhalten).

Ein Teil der Aufgaben wurde in das Standardprogramm der Vorsorgeuntersuchungen durch die Mütterberatungsstellen in der DDR übernommen (Zwiener & Schoder, 1980).

2) Aufgaben. Die insgesamt 126 Aufgaben sind auf dem Dokumentationsbogen in altersmäßiger Reihenfolge aufgeführt (Abb. 16). Jedem Lebensmonat sind drei Aufgaben zugeordnet. Bei der Untersuchung werden in der Regel 18 Items abgeprüft. Bei den meisten Aufgaben beobachtet die Erzieherin, ob das Kind in einer umschriebenen Situation des Krippenalltags spontan etwas Bestimmtes tut, sagt usw. Vielfach sind Aufforderungen oder Nachfragen möglich, bei manchen Aufgaben sind sie erforderlich.

3) Durchführung. Jedes Kind soll etwa 6 Wochen nach seiner Aufnahme in Krippe oder Heim untersucht werden. Die weitere Entwicklung wird dann bei Kindern mit durchschnittlichen oder überdurchschnittlichen Ergebnissen halbjährlich, bei solchen mit unterdurchschnittlichen Leistungen vierteljährlich kontrolliert, und

Lebens-quartal	Leb. Mon. Aufg. Nr.	1. bis 16. Lebensmonat Kennzeichnung der Aufgaben	Bewertung: 0 = Aufg. nicht gelöst 1 = Aufg. gelöst 2 = Aufg. nicht oder nicht nach Arbeitsanl. geprüft		Ergeb-nis		Summen-felder tatsächl. Prüfdatum	Unter-schrift
01	01 1	Greift fest zu bei Berührung der Hand		KL				
	01 2	Reagiert unterschiedlich auf verschiedene Geschmacksqualitäten		KS				
	01 3	Gibt auf Ansprechen Laute von sich		KS				
	02 1	Hält in Bauchlage den Kopf hoch		KL				
	02 2	Folgt bewegten Gegenständen mit den Augen		KS				
	02 3	Lacht oder jauchzt hörbar beim Ansprechen		SN				
vorgeseh. Kontroll-zeitraum	03 1	Spielt mit seinen Fingern		KL			Lebensquartal 01 Σ1 Σ0	
	03 2	Läßt sich beim Vorsingen die Hände zusammenführen		M				
	03 3	Reagiert mimisch, gestisch oder lautlich auf Gesang bzw. Musik		M				
02	04 1	Bewegt aktiv über ihm hängendes Spielzeug		HS				
	04 2	Lauscht, wenn eine Melodie erklingt		M				
	04 3	Greift zielsicher nach einem Gegenstand		KL				
	05 1	Schüttelt aktiv einen Rasselwürfel		HS				
	05 2	Lokalisiert Schallquellen		KS				
	05 3	Hantiert mit zwei Gegenständen gleichzeitig		HS				
vorgeseh. Kontroll-zeitraum	06 1	Hält Becher beim Trinken mit Unterstützung des Prüfers		KL			Lebensquartal 02 Σ1 Σ0	
	06 2	Schmiegt sich vertrauten Personen an		SN				
	06 3	Lallt deutlich lange Lallfolgen		KS				
03	07 1	Verhält sich anders zu bekannten, als zu fremden Personen		SN				
	07 2	Reagiert anders auf eigenen als auf andere Vornamen		SN				
	07 3	Dreht sich auf den Bauch		KL				
	08 1	Zieht einen Gegenstand am Band von außerhalb der Box zu sich heran		KS				
	08 2	Führt den Löffel mit Unterstützung des Prüfers zum Mund		KL				
	08 3	Holt einen Rasselwürfel hervor, der unter einem Behältnis versteckt wurde		KS				
vorgeseh. Kontroll-zeitraum	09 1	Sitzt eine halbe Minute lang frei		KL			Lebensquartal 03 Σ1 Σ0	
	09 2	Kriecht 1,5 m vorwärts		KL				
	09 3	Hält Schnitte und beißt ab		HS				

Abb. 16. Ausschnitt aus dem Dokumentationsbogen der Entwicklungskontrolle für Krippenkinder. (Aus Schmidt-Kolmer, 1982)

zwar jeweils am Ende eines Lebensquartals (Zwiener, Schmidt-Kolmer & Schoder, 1982).

Die Krippenerzieherin stellt regelmäßig fest, welche Kinder in der nächsten Zeit zur Entwicklungskontrolle anstehen, sucht für jedes Kind aus der Arbeitsanleitung (Zwiener & Schmidt-Kolmer, 1982) die altersgemäßen Aufgaben heraus und überlegt, wann die entsprechenden Verhaltensweisen beim Kinde im geplanten Tages- oder Wochenablauf am besten zu beobachten oder hervorzurufen sind. Die Entwicklungskontrolle soll dabei so in den Krippenalltag integriert sein, daß das Kind nicht den Eindruck hat, besonders beachtet oder geprüft zu werden. Bei Kindern mit Entwicklungsrückstand werden so lange weitere Items aus vorhergehenden Lebensquartalen überprüft, bis mindestens fünf aufeinanderfolgende Aufgaben gelöst werden. Bei Entwicklungsvorsprung wird entsprechend so lange heraufgetestet, bis das Kind fünf aufeinanderfolgende Aufgaben nicht mehr bewältigt (Zwiener & Schmidt-Kolmer, 1982).

4) Auswertung. Durch Vergleich mit den Beschreibungen in der Arbeitsanleitung entscheidet die Erzieherin bei jeder Aufgabe, ob sie gelöst wurde oder nicht und notiert entsprechend „1" oder „0" im *Dokumentationsbogen*. Wurde die Aufgabe nicht oder nicht der Anleitung entsprechend vorgegeben, wird eine „2" eingetragen. Die Gesamtzahlen der gelösten und der nichtgelösten Aufgaben werden jeweils in einem Summenfeld vermerkt.

5) Interpretation. Wurden von den 18 Aufgaben zwischen 9 und 15 Aufgaben gelöst, wird der Entwicklungsstand als durchschnittlich klassifiziert, bei mehr Lösungen als überdurchschnittlich, bei weniger als unterdurchschnittlich (3–8 Lösungen: kleiner Entwicklungsrückstand, unter 3 Lösungen: großer Entwicklungsrückstand).

Bei Entwicklungsrückständen wird vorgeschlagen, außerdem ein *Entwicklungsalter* und einen *Entwicklungsquotienten* zu berechnen, wobei für jede Aufgabe 10 Tage veranschlagt werden.

Außerdem soll in diesen Fällen beurteilt werden, *in welchen Bereichen Verzögerungen* vorliegen. Hierzu wird eine Faustregel angegeben. Im Hinblick auf die mangelnde empirische Absicherung, die geringe Zahl der Items pro Funktionsbereich und Altersstufe sowie die unterschiedliche Schwierigkeit der Items ist eine solch differenzierte Auswertung jedoch problematisch.

6) Normierung. Standardisierung und Eichung erfolgten – anders als bei den meisten entwicklungsdiagnostischen Verfahren – in zwei gesonderten Schritten.

Bei der *Standardisierung* wurden in 70 Krippen aus allen Bezirken der DDR nach Schulung der Mitarbeiter insgesamt 7400 Kinder in drei aufeinanderfolgenden Lebensquartalen mit je 12 Aufgaben untersucht. Die Aufgaben wurden dann jenem Alterszeitpunkt zugeordnet, zu dem sie von 65–75% der Kinder dieser Stichprobe gelöst wurden. Außerdem wurden in diesem Stadium der Testkonstruktion vorläufige Itemkennwerte und Gütekriterien ermittelt, und die Items mit den ungünstigsten Werten wurden ausgesondert, bis für jedes Lebensquartal nur noch 9 Aufgaben verbleiben.

Mit dieser Endform wurden 1976 in denselben 70 Krippen bei allen anwesenden Kindern Entwicklungskontrollen zur *Eichung* durchgeführt. Wegen zu kleiner Stichprobenumfänge wurden die Ergebnisse aus dem 1. und dem 14. Lebensquartal ausgeschieden. Aus den vollständigen Daten von 4131 Kindern im 2.–13. Lebensquartal (n = 174–430 pro Altersgruppe) wurden für jede Aufgabe Perzentilwerte bestimmt, d.h. es wurde jeweils der Lebensmonat angegeben, in dem 5, 10, 25, 50, 75, 90 und 95% der Kinder die Aufgaben lösten. Der Mittelwert gelöster Aufgaben lag bei 12,39, die Streuung bei 3,28 Items.

Die mittlere *Schwierigkeit* der Items über alle Altersgruppen wird für die Eichpopulation mit 69% angegeben (Zwiener, Schmidt-Kolmer & Niebsch, 1982). Die mittleren Schwierigkeiten der jeweils 18 Aufgaben für die einzelnen Altersgruppen liegen in ähnlicher Höhe (66–74%), wobei die Streubreite bei den einzelnen Aufgaben von 11–99% reicht. Diese recht hohe Variation hängt damit zusammen, daß angrenzende Altersgruppen jeweils z.T. dieselben Aufgaben erhalten. Dies führt auch zu unterschiedlichen *Trennschärfenindizes* für die Aufgaben in unterschiedlichen Altersstufen. 86% der Items weisen Trennschärfekoeffizienten zwischen 0,31 und 0,60 auf.

7) Reliabilität. Zwiener und seine Mitarbeiterinnen (Zwiener, Schmidt-Kolmer & Niebsch, 1982) berichten, daß im Rahmen einer *Objektivitätsprüfung* bei Kindern vom 2. bis zum 13. Lebensquartal 3425 Zweitbeobachtungen durchgeführt worden seien, wobei sich bei 101 von den 108 Items für diese Altersgruppen Objektivitätskoeffizienten über 0,80 ergaben. Das Vorgehen bei dieser Untersuchung ist nicht genau beschrieben, und es ist nicht ersichtlich, welcher Koeffizient berechnet wurde.

Konsistenzkoeffizienten liegen für die einzelnen Altersgruppen zwischen 0,57 und 0,79, die meisten zwischen 0,71 und 0,79.

8) Validität. Ein Validitätskriterium ist der Konzeption des Verfahrens entsprechend der *Zusammenhang zwischen Aufgabenlösung und Lebensalter*. Dieser wurde überprüft, indem die Aufgaben denselben Kindern in aufeinanderfolgenden Lebensquartalen vorgegeben wurden und die Differenz zwischen den Ergebnissen zu jeweils zwei Zeitpunkten ermittelt wurde. Daraus wurde ein nicht näher erläuterter „Koeffizient der zeitlichen Gültigkeit" berechnet. Dieser ist im 1. Lebensjahr am höchsten, im 4. am geringsten.

Zur Überprüfung der *inhaltlichen Gültigkeit* wurde eine Faktorenanalyse durchgeführt. Aus der Publikation (Zwiener, Schmidt-Kolmer & Niebsch, 1982) ist nicht klar zu ersehen, welche Daten in diese Faktorenanalyse eingingen, welches faktorenanalytische Verfahren gewählt wurde und welche Anteile an der Gesamtvarianz durch die ermittelten Faktoren aufgeklärt wurden. Die mitgeteilten Kommunalitäten sind meist recht niedrig. Die Interpretation der Faktorenanalyse ist deshalb kaum nachvollziehbar. Bei der Zuordnung von Items zu Verhaltensbereichen für die Ergebnisinterpretation bei retardierten Kindern verlassen sich die Autoren auch nicht auf diese Faktorenanalyse, sondern beziehen sich auf die Ergebnisse einer nicht detailliert beschriebenen Expertenbefragung.

Zur Abschätzung der *prädiktiven Validität* wurden aus den Daten der Standardisierungsuntersuchung mit der vorläufigen Endform Daten für drei semilongitudinale Auswertungen gewonnen, und zwar durch Selektion der Fälle, von denen aus mindestens vier aufeinanderfolgenden Quartalen Testergebnisse vorlagen. Dies traf bei 630 Kindern für das 3.–6. Lebensquartal, bei 697 Kindern für das 6.–10. und bei 280 Kindern für das 10.–13. Quartal zu. Es ist nicht angegeben, inwieweit diese Kinder mit der Population vergleichbar waren. Für jedes Lebensquartal wurden Mittelwert und Streuung berechnet, und jedes Kind wurde in jeder Altersstufe entsprechend dem Abstand seiner Leistung vom Mittelwert als durchschnittlich, unterdurchschnittlich oder überdurchschnittlich klassifiziert. Die meisten Kinder (60–72%) zeigten einen gleichmäßigen Entwicklungsverlauf: 42–56% verbleiben im Durchschnittsbereich, 7–12% im unterdurchschnittlichen und 6–8% im überdurchschnittlichen Bereich. Mehr als die Hälfte der Kinder, die zum ersten der vier Zeitpunkte ein unterdurchschnittliches Ergebnis hatten, schnitt auch bei den weiteren Untersuchungen schlecht ab. Bei dieser Untersuchung wurde nicht – wie dies in der Interpretation des Verfahrens vorgesehen ist – zwischen kleinem und großem Entwicklungsrückstand unterschieden.

Literatur

Klose, O., Fuchs-Kittowski, M. & Holländer, H. (1971). Vergleichende Untersuchungen der Entwicklung von Säuglingen in Krippen bzw. Familienbetreuung. *Wissenschaftliche Zeitschrift der Humboldt-Universität zu Berlin. Mathematisch-naturwissenschaftliche Reihe, 20*, 907–929

Schmidt-Kolmer, E. (1959). *Verhalten und Entwicklung des Kleinkindes*. Berlin: Akademie-Verlag

Schmidt-Kolmer, E. (1963). *Der Einfluß der Lebensbedingungen auf die Entwicklung des Kindes im Vorschulalter*. Berlin: Akademie-Verlag

Schmidt-Kolmer, E. (Hrsg.) (1974). *Pädagogische Aufgaben und Arbeitsweise der Krippe* (5. Aufl.). Berlin: Volk und Gesundheit

Schmidt-Kolmer, E. (1977). *Zum Einfluß von Familie und Krippe auf die Entwicklung von Kindern in der frühen Kindheit*. Hygiene in Kinderkollektiven (Bd. 2). Berlin: Volk und Gesundheit

Schmidt-Kolmer, E. (Hrsg.) (1980). *Forschung im Dienst der jungen Generation*. Hygiene in Kinderkollektiven (Bd. 6). Berlin: Volk und Gesundheit

Schmidt-Kolmer, E. (1981). Über einige Zusammenhänge zwischen somatischer und neuropsychischer Akzeleration im frühen Kindesalter. *Zeitschrift für ärztliche Fortbildung, 75*, 1072–1077

Schmidt-Kolmer, E. (Hrsg.) (1982). *Entwicklungskontrolle in der frühen Kindheit in ihrer Bedeutung für die gesundheitliche Betreuung und Erziehung*. Hygiene in Kinderkollektiven (Bd. 7). Berlin: Volk und Gesundheit

Schmidt-Kolmer, E., Schoder, L. & Brunner, R. (1979). Ergebnisse der Kontrolle des Entwicklungsstandes der Kinder in der Krippe. *Heilberufe, 31*, 22–26

Zwiener, K. (1971). Zur periodischen Prüfung von Leistung und Verhalten bei Kleinkindern in Kinderkrippen. *Wissenschaftliche Zeitschrift der Humboldt-Universität zu Berlin. Mathematisch-naturwissenschaftliche Reihe, 20*, 934–938

Zwiener, K. (1974). Methoden und Ergebnisse der Entwicklungskontrolle. *Zeitschrift für die gesamte Hygiene und ihre Grenzgebiete, 20*, 884–885

Zwiener, K. & Schmidt-Kolmer, E. (1982). Arbeitsanleitung „Zur periodischen Kontrolle von Leistung und Verhalten bei Kindern von 0;1–3;6 Jahren für die Krippenerzieherinnen". In E. Schmidt-Kolmer (Hrsg.), *Entwicklungskontrolle in der frühen Kindheit in ihrer Bedeutung für die gesundheitliche Betreuung und Erziehung*. Hygiene in Kinderkollektiven (Bd. 7, S. 199–287). Berlin: Volk und Gesundheit

Zwiener, K., Schmidt-Kolmer, E. & Niebsch, G. (1982). Das Verfahren zur Kontrolle der Entwicklung von Krippenkindern. In E. Schmidt-Kolmer (Hrsg.), *Entwicklungskontrolle in der frühen Kindheit in ihrer Bedeutung für die gesundheitliche Betreuung und Erziehung*. Hygiene in Kinderkollektiven (Bd. 7, S. 13–89). Berlin: Volk und Gesundheit

Zwiener, K., Schmidt-Kolmer, E. & Schoder, L. (1982). Erfassung des Einflusses der Lebens- und Erziehungsbedingungen auf die Entwicklung. In E. Schmidt-Kolmer (Hrsg.), *Entwicklungskontrolle in der frühen Kindheit in ihrer Bedeutung für die gesundheitliche Betreuung und Erziehung*. Hygiene in Kinderkollektiven (Bd. 7, S. 90–167). Berlin: Volk und Gesundheit

Zwiener, K. & Schoder, L. (1979). Neuropsychische Entwicklung von Krippenkindern. *Pädiatrie und Grenzgebiete, 18*, 391–396

Zwiener, K. & Schoder, L. (1980). Entwicklungskontrolle und Entwicklungsstand als Bestandteil des Gesundheitszustandes. In E. Schmidt-Kolmer (Hrsg.), *Forschung im Dienst der jungen Generation*. Hygiene in Kinderkollektiven (Bd. 6, S. 41–50). Berlin: Volk und Gesundheit

2.3 Neugeborenentests

2.3.1 Brazelton Neonatal Behavioral Assessment Scale

Autor/Erscheinungsjahr: Brazelton, 1973
Revision: Brazelton, 1984

Material: Handanweisung, Untersuchungsmaterial
(Taschenlampe, Rassel, Glocke, Nadel, Ball, Tuch)

Zweck:	Erfassung der dem normalen Neugeborenen zur Verfügung stehenden Reaktionen auf die Umgebung sowie seiner Verhaltenszustände Einsatz vor allem in Forschungsarbeiten. Praktische Verwendungsmöglichkeiten werden in der Entdeckung grober neurologischer Auffälligkeiten und in der Vorhersage von Problemen in der Kommunikation zwischen Eltern und Kind (Elternberatung) gesehen Durchführung nur durch speziell trainierte Untersucher
Altersbereich:	Geburt – 30 Tage
Normen:	Keine
Zeit:	Ca. 20 Minuten Durchführung und ca. 15 Minuten Auswertung

1) Konzept. Zum theoretischen Hintergrund führt Als (1978) aus, das Funktionsniveau des ausgetragenen, gesunden Neugeborenen werde als Stufe in einem Entwicklungskontinuum gesehen, bei dem einzelne Entwicklungsstufen aufeinanderfolgen, die jeweils durch bestimmte Entwicklungsaufgaben charakterisiert sind. Das Erreichen jeder Stufe sei dabei von der Bewältigung der vorhergehenden abhängig, die Stufen seien qualitativ unterschiedlich, stellten also nicht nur Verbesserungen auf denselben Dimensionen dar. Bei Frühgeborenen seien solche Entwicklungsaufgaben etwa die Erreichung der Homöostase hinsichtlich der physiologischen Funktionen Herztätigkeit, Atmung und Temperaturkontrolle. Typisch für das nächste Niveau sei eine zunehmende motorische Kontrolle. Kurz nach der Geburt stehe dann die Differenzierung der Verhaltenszustände im Vordergrund. Durch ständiges Feedback aus der Umgebung gelangt das Kind nach dieser Auffassung zu einer Verhaltensanpassung (Abb. 17).

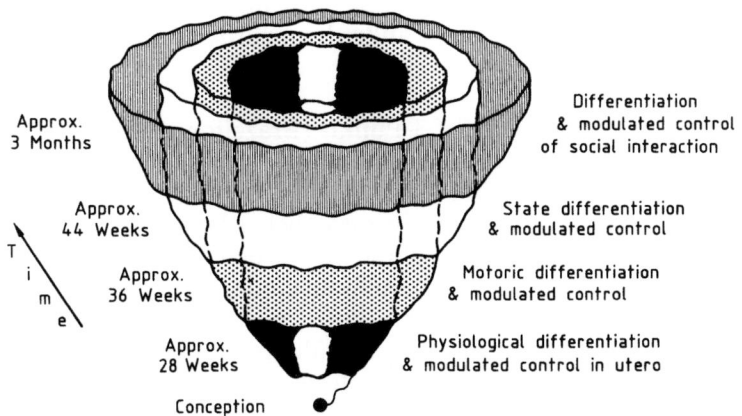

Abb. 17. Modell zunehmender kindlicher Organisation. (Aus Als, 1978)

Ziel der BNBAS ist die Erfassung der Bandbreite individueller Verhaltensmuster auf dem Niveau normaler Neugeborener. Das Verfahren wird vor allem zu Forschungszwecken eingesetzt. Praktische Bedeutung soll das Instrument in der Entdeckung grober neurologischer Auffälligkeiten und in der Vorhersage von Schwierigkeiten in der Eltern-Kind-Interaktion haben (Brazelton, 1977; Brazelton, Parker & Zuckerman, 1976). Wichtig für solche Vorhersagen ist nach Als, Tronick, Lester und Brazelton (1977) vor allem die Erholung der Gesamtorganisation des Verhaltens in den ersten Tagen nach der Geburt. Deshalb werden mehrfache Untersuchungen empfohlen, wozu der 3./4. Tag und der 9./10. Tag vorgeschlagen werden.

Zu einer umfassenden Neugeborenenuntersuchung gehören nach Ansicht des Testautors (Brazelton, 1973) die parallele Durchführung einer neurologischen Untersuchung, die Bestimmung des Reifezustandes und die Ermittlung intrauteriner Bedingungen.

Bei der BNBAS geht es um die Erfassung des bestmöglichen, nicht des durchschnittlichen Verhaltens. Deshalb sind Wiederholungen einzelner Items zulässig, und zu jeder Aufgabe ist angegeben, in welchem Verhaltenszustand des Kindes sie beobachtet werden soll. Diese Verhaltenszustände sind ähnlich wie bei Prechtl und Beintema (1964) definiert.

Die Skala besteht im wesentlichen aus zwei Teilen: 20 Reflexitems, die von Prechtl und Beintema übernommen wurden, und 27 (in der 2. Auflage 28) Verhaltensitems zu den Bereichen Orientierung, Habituation, motorisches Verhalten und allgemeine Erregung sowie zu Lächeln, Tröstbarkeit und Anschmiegsamkeit.

Die Einbeziehung der neurologischen Items wird von Touwen (1976) aus zwei Gründen kritisiert: Erstens seien Art und Zahl dieser Aufgaben für eine neurologische Untersuchung unzureichend, dem Benutzer werde jedoch – auch durch die Verwendung der Bezeichnung "Behavioral and Neurological Assessment Scale" auf dem Auswertungsblatt – nahegelegt, es gehe hier auch um eine neurologische Untersuchung. Zweitens sei der Stellenwert dieser Items im Gesamtverfahren unklar.

Eine Variante des Verfahrens wurde von Lancioni, Horowitz und Sullivan (1980) vorgelegt. Einige Items werden hier nicht nur hinsichtlich des besten, sondern auch des häufigsten Verhaltens beurteilt, außerdem wurden fünf Items neu aufgenommen.

2) Aufgaben. Die 20 Reflexitems werden auf 3-Punkt- (Brazelton, 1973) bzw. 4-Punkt-Skalen (Als et al., 1977; Brazelton, 1978) erfaßt. Die Verhaltensitems sind dem Auswertungsblatt zu entnehmen (Abb. 18).

In der 2. Auflage (Brazelton, 1984) wurde ein zusätzliches Item ("orientation inanimate auditory and visual") eingeführt, außerdem wurden bei einigen Items weitere Einschränkungen hinsichtlich der Verhaltenszustände, in denen eine entsprechende Prüfung zulässig ist, vorgenommen.

Die Items beziehen sich z. T. auf Beobachtungen während der gesamten Testdurchführung, z. T. geht es um Reaktionen auf spezifische Stimuli. Zu jeder Aufgabe ist angegeben, in welchem Verhaltenszustand sich das Kind bei der Durchführung befinden soll.

Behavior Scoring Sheet
Scale (Note State)

Initial State ....
Predominant State ....
 1   2   3   4   5   6   7   8   9

1. Response decrement to light (2.3) _____
2. Response decrement to rattle (2, 3) _____
3. Response decrement to bell (2, 3) _____
4. Response decrement to pinprick (1, 2, 3) _____
5. Orientation inanimate visual (4 only) _____
6. Orientation inanimate auditory (4, 5) _____
7. Orientation animate visual (4 only) _____
8. Orientation animate auditory (4, 5) _____
9. Orientation animate visual & auditory (4 only) _____
10. Alertness (4 only) _____
11. General tonus (4, 5) _____
12. Motor Maturity (4, 5) _____
13. Pull-to-sit (3, 5) _____
14. Cuddliness (4, 5) _____
15. Defensive movements (4) _____
16. Consolability (6 to 5, 4, 3, 2) _____
17. Peak of excitement (6) _____
18. Rapidity of buildup (from 1, 2 to 6) _____
19. Irritability (3, 4, 5) _____
20. Activity (alert states) _____
21. Tremulousness (all states) _____
22. Startle (3, 4, 5, 6) _____
23. Lability of skin color (from 1 to 6) _____
24. Lability of states (all states) _____
25. Self-quieting activity (6, 5 to 4, 3, 2, 1) _____
26. Hand-mouth facility (all states) _____
27. Smiles (all states) _____

Abb. 18. Beurteilungsbogen zu den Verhaltensitems der BNBAS. (From Brazelton, T. B., 1973). *Neonatal Behavioral Assessment Scale.* National Spastics Society Monographs, Clinics in Developmental Medicine. London: Heinemann

3) Durchführung. Die Untersuchung beginnt möglichst in der Mitte zwischen zwei Mahlzeiten, wenn das Kind schläft, zugedeckt und angezogen ist. Für die insgesamt ca. 30 verschiedenen Aktionen des Untersuchers ist eine bestimmte Reihenfolge vorgeschlagen; da sich die Durchführung jedoch an der wechselnden Verfassung des Kindes orientieren muß, ist Flexibilität in der Vorgabe erforderlich. Wird das Kind während der Untersuchung erregt und schreit, wartet der Untersucher zunächst 15 Sekunden und beobachtet das Selbstberuhigungsverhalten des Kindes. Tritt so keine Beruhigung ein, unternimmt er abgestufte Beruhigungsprozeduren. Die Beobachtungen in solchen Situationen bilden die Grundlage für die Beurteilung von "self-quieting activity" und "consolability".

4) Auswertung. Einige Items werden unmittelbar nach ihrer Vorgabe durch Ankreuzen auf dem Protokollblatt beurteilt, die meisten jedoch erst am Ende der gesamten Untersuchung. Brazelton (1973) empfiehlt, während der Untersuchungsdurchführung zu den Items, die sich auf die gesamte Beobachtungszeit beziehen,

Notizen zu machen, z. B. Zustand- und Farbänderungen zu vermerken. Bei den Verhaltensitems ist jede der 9 Stufen jeweils erläutert, die Reflexitems werden als nicht durchgeführt bzw. ausgelöst (O), niedrig (L), mittel (M) oder hoch (H) klassifiziert. Außerdem ist jede Asymmetrie festgehalten.

Ein Gesamtwert wird nicht berechnet, im Manual ist auch keine andere Methode zur Zusammenfassung der Ergebnisse angegeben.

Als et al. (1977) empfehlen zur Analyse der Ergebnisse die Ordnung der Items auf vier intuitiv gebildeten Dimensionen: interaktive Prozesse, motorische Prozesse, Organisationsprozesse: Statuskontrolle und Organisationsprozesse: physiologische Reaktionen auf Streß. Die ersten drei Dimensionen werden von 1–3 (besonders gute bis defiziente Leistung) skaliert, Dimension vier kann nur die Ausprägungen „gute Leistung" und „defiziente Leistung" annehmen. Die Zuordnungsregeln für die Items sind bei Als et al. (1977) angegeben.

5) Interpretation. Zur Interpretation werden – von Falldarstellungen (z. B. Aleksandrowicz & Aleksandrowicz, 1975; Brazelton, 1962) abgesehen – kaum Hinweise gegeben. Sind drei oder mehr Werte bei den neurologischen Items ungleich „2", wird eine intensive neurologische Untersuchung empfohlen (Als et al., 1977; Brazelton, 1978).

6) Normierung. Eine *Eichung* des Verfahrens wurde nicht vorgenommen. Als et al. (1977) halten auch Angaben über das Abschneiden gut definierter Subgruppen für sinnvoller als solche über typische Neugeborene. Bezüglich gesunder, ausgetragener weißer Neugeborener wird auf die Studie von Tronick et al. (1976) verwiesen.

Zahlreiche Untersuchungen haben sich mit der Frage nach *Gruppenunterschieden* befaßt. Unterschiede zwischen ethnischen Gruppen in den USA stellten Freedman und Freedman (1969) fest. Kinder europäischer Abstammung zeigten stärker wechselndes Verhalten, waren schwieriger zu beruhigen, habituierten langsamer und zeigten mehr defensive Bewegungen und spontane Kopfbewegungen als vergleichbare Kinder chinesischer Herkunft.

Der Vergleich von Neugeborenen aus Sambia und den USA, über den Brazelton, Koslowski und Tronick (1976) berichten, zeigt wohl eher die Unterschiede zwischen Kindern mit sehr verschiedenem intrauterinem Milieu. Die vorgeburtlichen Bedingungen der sambischen Kinder waren durch Mängelernährung (Proteinmangel) und häufige Infektionen der Mutter gekennzeichnet. Außerdem war der Abstand zu vorhergehenden Schwangerschaften der Mutter im Durchschnitt zu kurz. Die Kinder waren bei der Geburt entsprechend kleiner und leichter und zeigten Anzeichen einer Fehlernährung. Sie erholten sich jedoch rasch in den folgenden Tagen und verbesserten ihre Leistungen in der BNBAS deutlich vom 1. bis zum 10. Tag, während die amerikanischen Kinder zu Anfang bei mehreren Items besser abschnitten, das Verhalten sich jedoch auch weniger veränderte.

Während in mehreren Studien (Aleksandrowicz & Aleksandrowicz, 1974; Brackbill, Kane, Manniello & Abramson, 1974; Brazelton, 1962; Standley, Soule, Copans & Duchowny, 1974) auf negative Auswirkungen mütterlicher Medikamentierung bei der Geburt (Analgetika, Anästhetika) hingewiesen wird, heben Als et al. (1977) hervor, daß hier mit dem gleichzeitigen Einwirken anderer ungünstiger Bedingungen zu rechnen sei. Bei Berücksichtigung solcher Bedingungen fanden Lester, Emory, Hoffman und Eitzman (1976) bei 12–36 Stunden alten Neugeborenen keinen Einfluß dieses Faktor.

Schwierig zu interpretieren sind die Ergebnisse von Soule, Standley, Copans und Davis (1974) zum Abschneiden von Säuglingen heroinabhängiger Mütter, da diese Kinder sich von der Vergleichsgruppe auch im Hinblick auf Hautfarbe, sozialen Status und medizinische Versorgung während der Schwangerschaft unterschieden. Aber auch bei einer besser kontrollierten Studie von Strauss, Lessen-Firestone, Starr und Ostrea (1975) fanden sich einige Unterschiede zwischen Säuglingen süchtiger und solchen nichtsüchtiger Mütter: Die ersteren zitterten stärker, waren labiler in ihren Verhaltenszuständen, führten die Hand häufiger zum Mund, waren irritierbarer und weniger anschmiegsam, außerdem habituierten sie schlechter auf den Lichtreiz. Die Autoren weisen auf die Ähnlichkeit dieser Verhaltensbesonderheiten mit Entzugserscheinungen bei Erwachsenen hin.

Zusammenhänge zwischen Alkoholkonsum in der Schwangerschaft und schlechterer Habituation und niedrigem Erregungsniveau fanden Streissguth, Barr und Martin (1983).

Früh- und Mangelgeborene schneiden offensichtlich durchschnittlich schlechter ab als normale Neugeborene (Als, Tronick, Adamson & Brazelton, 1976; Brazelton, Tronick, Lechtig & Lasky, 1977; Lester et al., 1976; Tronick & Brazelton, 1975), wobei besonders die Bereiche der Interaktion mit Umgebungsreizen und der physiologischen Organisation betroffen sind. Allerdings fanden Lancioni et al. (1980), daß der Varianzanteil von Hintergrundvariablen wie Alter und Ausbildung der Eltern, Gewicht des Kindes, Apgar-Werte u.a.m. an der Aufklärung einzelner Faktoren des Tests sehr gering sei. Dabei ist jedoch zu berücksichtigen, daß Faktorenanalysen der BNBAS problematisch sind, da das Optimum bei den einzelnen Skalen unterschiedlich lokalisiert ist und deshalb oft keine linearen Beziehungen erwartet werden können (Als et al., 1977; Brazelton, 1978).

7) Reliabilität. Bei Reliabilitätsuntersuchungen wurden bei den Verhaltensitems in der Regel Abweichungen von mehr als einem Punkt als Nichtübereinstimmungen betrachtet.

Die *Objektivität* des Verfahrens ist – nach entsprechendem Training – offensichtlich gut. Osofsky und Danzger (1974), Brazelton, Parker und Zuckerman (1976) sowie Vaughn, Taraldson, Crichton und Egeland (1980) berichten Werte von 0,85–0,99. Nähere Angaben zur Vorgehensweise werden allerdings jeweils nicht gemacht.

Problematischer scheint die *Retest-Reliabilität* zu sein. Zwar berichten Brazelton (1977) und Horowitz und Brazelton (1973), die Retest-Reliabilität liege über 0,80 (wiederum ohne Einzelheiten der Untersuchung mitzuteilen), doch sind nach Lancioni et al. (1980), die 221 unauffällige Neugeborene an den ersten 3 Lebenstagen sowie eine Teilstichprobe außerdem im Alter von 2 Wochen und 1 Monat untersuchten, die Übereinstimmungen zwischen den Testdurchführungen sowohl bei den Einzelskalen als auch bei der Zusammenfassung nach Als et al. (1977, vgl. S. 162) recht gering. Nur mäßige Korrelationen zwischen dem Abschneiden am 7. und 10. Tag bei den Einzelitems fanden auch Vaughn et al. (1980), führen dies allerdings auf ungünstige Umstände in der Testdurchführung zurück. Hinsichtlich der ersten drei a-priori-Cluster nach Als et al. (1977) war die Übereinstimmung dagegen recht hoch, niedriger in der physiologischen Reaktion auf Streß. Erhebliche individuelle Schwankungen in den Einzelwerten werden auch von Lester (1980) und Taraldson (1978) berichtet.

8) Validität. Studien, die versuchten, die *Struktur der BNBAS* durch Faktorenanalysen aufzuhellen, erbrachten in der Regel vor allem zwei Faktoren, die als Orientierung/Aufmerksamkeit und Erregung/Zustandsvariabilität umschrieben werden können (Lancioni et al., 1980; Lester et al., 1976; Vaughn et al., 1980). Auf die Problematik der Verwendung von Faktorenanalysen bei der BNBAS wurde bereits hingewiesen.

Verbindungen zwischen Merkmalen des *Schmerzschreis* von Neugeborenen *und BNBAS-Ergebnissen* fanden Lester und Zeskind (1978).

Die *Zusammenhänge zwischen BNBAS-Ergebnissen*, die im Alter von 7 und 10 Tagen erhoben wurden, *und dem Verhalten in Fütterungs- und Spielsituationen* im Alter von 3 und 6 Monaten erwiesen sich in einer Untersuchung von Vaughn et al. (1980) insgesamt als gering. Höher waren die Übereinstimmungen zwischen Faktorenwerten und Dimensionswerten nach Als et al. (1977) und dem kognitiven Niveau im Alter von 9 Monaten, erfaßt durch die Bayley-Skala. Recht hohe Korrelationen (um 0,65) zwischen einem aus den Brazelton-Skalen auf nicht näher bezeichnete Weise gewonnenen Responsivitätswert und den Bayley-Skalen (hier dem motorischen Index im Alter von 6 Monaten und Merkmalen aus dem Infant Behavior Record mit 4 und 6 Monaten) fand auch Powell (1974).

Über eine Studie zur *langfristigen Vorhersagbarkeit von Auffälligkeiten* berichten Tronick und Brazelton (1975). Als Neugeborene wurden 53 Kinder sowohl neurologisch als auch mit den Brazelton-Skalen untersucht, und die prädiktive Validität dieser beiden Verfahren wurde im Hinblick auf ein komplexes Kriterium aus Lern-, Intelligenz-, Verhaltens- und neurologischen Auffälligkeiten im Alter von 7 Jahren verglichen. Prädiktoren und Kriterium klassifizierten die Kinder jeweils als normal, verdächtig oder abnorm. Wie eine solche Beurteilung aus den BNBAS gewonnen wurde, wird nicht mitgeteilt. Keines der 53 Kinder wurde mit 7 Jahren als verdächtig bezeichnet. Die neurologische Untersuchung entdeckte 13, die BNBAS 12 der später abnormen Kinder, jedoch fand sich bei der neurologischen Untersuchung ein sehr hoher Anteil falsch positiver Prognosen: 30 Kinder, die sich später als unauffällig herausstellten, wurden mit dieser Methode im Neugeborenenalter als verdächtig oder abnorm beurteilt. Bei der BNBAS wurden 9 Kinder vergleichbar fehlklassifiziert.

Die BNBAS wurde außerdem in mehreren Untersuchungen über die Effektivität von Stimulationsprogrammen bei Kindern mit niedrigem Geburtsgewicht als Evaluationskriterium verwendet (Powell, 1974; Scarr-Salapatek & Williams, 1973; Solkoff & Matuszak, 1975). Über Zusammenhänge zwischen BNBAS-Ergebnissen und Mutter-Kind-Interaktion berichten Osofsky und Danzger (1974), Osofsky (1976), Vaughn et al. (1980) sowie Fish und Crockenberg (1981).

Literatur

Aleksandrowicz, M. K. & Aleksandrowicz, D. R. (1974). Obstetrical pain-relieving drugs as predictors of infant behavior variability. *Child Development, 45,* 935–945

Aleksandrowicz, M. K. & Aleksandrowicz, D. R. (1975). The molding of personality: A newborn's innate characteristics in interaction with parents' personalities. *Child Psychiatry and Human Development, 5,* 231–241

Als, H. (1978). Assessing an assessment: Conceptual considerations, methodological issues, and a perspective on the future of the Neonatal Behavioral Assessment Scale. In A. J. Sameroff (Ed.), Organization and stability of newborn behavior: a commentary on the Brazelton Neonatal Behavior Assessment Scale. *Monographs of the Society for Research in Child Development, 43,* Serial No. 177, 14–28

Als, H., Lester, B. M. & Brazelton, T. B. (1979). Dynamics of the behavioral organization of the premature infant: A theoretical perspective. In T. M. Field, A. M. Sostek, S. Goldberg & H. H. Shuman (Eds.), *Infants born at risk: Behavior development* (pp. 173–192). Jamaica, N. Y.: Spectrum Press

Als, H., Tronick, E., Adamson, L. & Brazelton, T. B. (1976). The behavior of the full-term but underweight newborn infant. *Developmental Medicine and Child Neurology, 18,* 590–602

Als, H., Tronick, E., Lester, B. & Brazelton, T. B. (1977). The Brazelton Neonatal Behavioral Assessment Scale (BNBAS). *Journal of Abnormal Child Psychology, 5,* 215–223

Brackbill, Y., Kane, J., Manniello, R. L. & Abramson, M. D. (1974). Obstetric meperidine usage and assessment of neonatal status. *Anesthesiology, 40,* 116–120

Brazelton, T. B. (1961). Psychophysiologic reaction in the neonate. *The Journal of Pediatrics, 58,* 513–518

Brazelton, T. B. (1962), Observations of the neonate. *Journal of the American Academy of Child Psychiatry, 1,* 38–58

Brazelton, T. B. (1973). *Neonatal Behavioral Assessment Scale.* National Spastics Society Monographs, Clinics in Developmental Medicine. London: Heinemann

Brazelton, T. B. (1975). Anticipatory guidance. *Pediatric Clinics of North America, 22,* 533–544

Brazelton, T. B. (1977). Neonatal behavior and its significance. In A. S. Schaffer & M. E. Avery (Eds.), *Diseases in the newborn* (4th edn., pp. 37–56). Philadelphia: Saunders

Brazelton, T. B. (1978). Introduction. In A. J. Sameroff (Ed.), Organization and stability of newborn behavior: A commentary on the Brazelton neonatal behavior assessment scale. *Monographs of the Society for Research in Child Development, 43,* Serial Nr. 177, 1–13

Brazelton, T. B. (1984). *Neonatal Behavioral Assessment Scale* (2nd edn.). Spastics International Medical Publications. Clinics in Developmental Medicine. London: Blackwell

Brazelton, T. B., Koslowski, B. & Tronick, E. (1976). Neonatal behavior among urban Zambians and Americans. *Journal of the American Academy of Child Psychiatry, 15,* 97–107

Brazelton, T. B., Parker, W. B. & Zuckerman, B. (1976). Importance of behavioral assessment of the neonate. *Current Problems in Pediatrics, 7* (2)

Brazelton, T. B. & Robey, J. S. (1965). Observations of neonatal behavior: The effect of perinatal variables, in particular that of maternal medication. *Journal of the American Academy of Child Psychiatry, 4,* 613–637

Brazelton, T. B., Robey, J. S. & Collier, G. A. (1969). Infant development in the Zinacanteco Indians of Southern Mexico. *Pediatrics, 44,* 274–290

Brazelton, T. B., Tronick, E., Lechtig, A. & Lasky, R. (1977). Biomedical variables and neonatal performance of Guatemalan infants. *Developmental Medicine and Child Neurology, 19,* 364–372

de Vries, M. & Super, C. M. (1978). Contextual influences on the neonatal behavioral assessment scale and implications for its cross-cultural use. In A. J. Sameroff (Ed.), Organization and stability of newborn behavior: A commentary on the Brazelton Neonatal Behavior Assessment Scale. *Monographs of the Society for Research in Child Development, 43,* Serial No. 177, 92–101

Erickson, M. M. (1976). *Assessment and management of developmental changes in children.* Saint Louis: Mosby

Federmann, E. J. & Yang, R. (1976). A critique of "Obstetrical pain relieving drugs as predictors of infant behavior variability". *Child Development, 47,* 294–296

Fish, M. & Crockenberg, S. (1981). Correlate and antecedents of nine-month infant behavior and mother-infant interaction. *Infant Behavior & Development, 4*, 65–81

Freedman, D. G. & Freedman, N. C. (1969). Behavioral differences between Chinese-American and European-American newborns. Letter. *Nature, 224*, 1227

Horowitz, F. D. & Brazelton, T. B. (1973). Research with the Brazelton Neonatal Scale. In T. B. Brazelton (Ed.), *Neonatal Behavioral Assessment Scale*. Spastics International Medical Publications. Clinics in Developmental Medicine No. 50 (pp. 48–54). London: Heinemann

Horowitz, F. D., Sullivan, J. W. & Linn, P. (1978). Stability and instability in the newborn infant: The quest for elusive threads. In A. J. Sameroff (Ed.), Organization and stability of newborn behavior: a commentary on the Brazelton Neonatal Behavior Assessment Scale. *Monographs of the Society for Research in Child Development, 43*, Serial No. 177, 29–45

Kaye, K. (1978). Discriminating among normal infants by multivariate analysis of Brazelton scores: lumping and smoothing. In A. J. Sameroff (Ed.), Organization and stability of newborn behavior: A commentary on the Brazelton Neonatal Behavior Assessment Scale. *Monographs of the Society for Research in Child Development, 43*, Serial No. 177, 60–80

Lancioni, G. E., Horowitz, F. D. & Sullivan, J. W. (1980). The NBAS-K: A study of its stability and structure over the first month of life. *Infant Behavior and Development, 3*, 341–359 und 361–366

Lester, B. M. (1980). Behavioral assessment of the neonate. In E. J. Sell (Ed.), *Follow-up of the high risk newborn – a practical approach* (pp. 50–74). Springfield: Thomas

Lester, B. M. Emory, E. K., Hoffman, S. L. & Eitzman, D. V. (1976). A multivariate study of the effects of high-risk factors on performance on the Brazelton Neonatal Assessment Scale. *Child Development, 47*, 515–517

Lester, B. M. & Zeskind, P. S. (1978). Brazelton Scale and physical size correlates of neonatal cry features. *Infant Behavior and Development, 1*, 393–402

Maratos, O. (1980). Implications of risk factors in infant development and communication between mother and infant. In S. Harel (Ed.), *The at risk infant* (pp. 372–374). Amsterdam: Excerpta Medica

Osofsky, J. D. (1976). Neonatal characteristics and mother-infant interaction in two observational situations. *Child Development, 47*, 1138–1147

Osofsky, J. D. & Danzger, B. (1974). Relationships between neonatal characteristics and mother-infant interaction. *Developmental Psychology, 10*, 124–130

Powell, L. F. (1974). The effect of extra stimulation and maternal involvement on the development of low birth weight infants and on maternal behaviors. *Child Development, 45*, 106–113

Prechtl, H. & Beintema, O. (1964). *The neurological examination of the full term newborn infant.* London: Heinemann

Reynell, J. (1975). Review of the Brazelton Neonatal Assessment Scale. *Journal of Child Psychology and Psychiatry, 16*, 87–88

Sameroff, A. J. (1978). Summary and conclusions: The future of newborn assessment. In A. J. Sameroff (Ed.), Organization and stability of newborn behavior: A commentary on the Brazelton Neonatal Behavior Assessment Scale. *Monographs of the Society for Research in Child Development, 43*, Serial No. 177, 102–117

Sameroff, A. J., Krafchuk, E. E. & Bakow, H. A. (1978). Issues in grouping items from the Neonatal Behavioral Assessment Scale. In A. J. Sameroff (Ed.), Organization and stability of newborn behavior: A commentary on the Brazelton Neonatal Behavior Assessment Scale. *Monographs of the Society for Research in Child Development, 43*, Serial No. 177, 46–59

Scarr-Salapatek, S. & Williams, M. (1973). The effects of early stimulation of low birth weight infants. *Child Development, 44*, 94–101

Solkoff, N. & Matuszak, D. (1975). Tactile stimulation and behavioral development among low-birthweight infants. *Child Psychiatry and Human Development, 6*, 33–37

Sostek, A. M. (1978). Appendix: Annotated bibliography of research using the neonatal behavioral assessment scale. In A. J. Sameroff (Ed.), Organization and stability of newborn behavior: A commentary on the Brazelton Neonatal Behavior Assessment Scale. *Monographs of the Society for Research in Child Development, 43*, Serial No. 177, 124–134

Sostek, A. M. & Anders, T. F. (1977). Relationships among the Brazelton Neonatal Scale, Bayley infant scales and early temperament. *Child Development, 48*, 320–323

Soule, A. B., Standley, K., Copans, S. A. & Davis, M. (1974). Clinical uses of the Brazelton neonatal scale. *Pediatrics, 54,* 583–586
Standley, K., Soule, A. B., Copans, S. A. & Duchowny, M. S. (1974). Local-regional anesthesia during childbirth: Effect on newborn behaviors. *Science, 186,* 634–635
Strauss, M., Lessen-Firestone, J., Starr, R. & Ostrea, E. (1975). Behavior of narcotics-addicted newborns. *Child Development, 46,* 887–893
Strauss, M. E. & Rourke, D. L. (1978). A multivariate analysis of the neonatal behavioral assessment scale in several samples. In A. J. Sameroff (Ed.), Organization and stability of newborn behavior: A commentary on the Brazelton Neonatal Behavior Assessment Scale. *Monographs of the Society for Research in Child Development, 43,* Serial No. 177, 81–91
Streissguth, A. P., Barr, H. M. & Martin, D. C. (1983). Maternal alcohol use and neonatal habituation assessed with the Brazelton scale. *Child Development, 54,* 1109–1118
Taraldson, B. (1978). Infant temperament: Psychometric and theoretical considerations. *Dissertation Abstracts International, 39,* 6147-B
Touwen, B. (1976). *Neurological development in infancy.* Clinics in Developmental Medicine, No. 58. Philadelphia: Lippincott
Tronick, E. T. & Brazelton, T. B. (1975). Clinical uses of the Brazelton Neonatal Scale. In B. Z. Friedlander, G. M. Sterritt & G. E. Kirk (Eds.), *Exceptional infant* (Vol. 3, pp. 137–156). New York: Brunner & Mazel
Tronick, E., Wise, S., Als, H., Adamson, L., Scanlon, J. & Brazelton, T. B. (1976). Regional obstetric anesthesia and newborn behavior. Effect over the first ten days of life. *Pediatrics, 58,* 94–100
Vaughn, B. E., Taraldson, B., Crichton, L. & Egeland, B. (1980). Relationships between neonatal behavioral organization and infant behavior during the first year of life. *Infant Behavior and Development, 3,* 47–66

2.3.2 Graham-Rosenblith Behavior Test for Neonates

Autor/Erscheinungsjahr:	Graham, 1956 Revisionen: Rosenblith, 1961; Bench und Parker, 1970
Material:	Handanweisung
Zweck:	Erfassung des Neugeborenenverhaltens, vor allem zur besseren Vorhersage der Auswirkungen von Anoxie und anderen möglicherweise beeinträchtigenden prä-, peri- und postnatalen Bedingungen sowie zur Prognose von Störungen mit vermuteter neurologischer Grundlage wie Zerebralparese und geistige Behinderung
Altersbereich:	1.–5. Lebenstag
Normen:	Cut-off-Werte pro Skala für die ursprüngliche Fassung bei etwa 1% der Population normaler Säuglinge
Zeit:	30–40 Minuten

1) Konzept. Graham und ihre Mitarbeiterinnen (Graham, 1956; Graham, Matarazzo & Caldwell, 1956) interessierten sich für die Auswirkungen von Anoxie und

168 Allgemeine Entwicklungstests

anderen als ungünstig angesehenen vorgeburtlichen oder geburtsnahen Bedingungen auf die spätere Entwicklung von Kindern. Sie gingen davon aus, daß das Wissen um Vorliegen und Schweregrad dieser Bedingungen allein für eine Prognose unzureichend wäre und hofften, durch Erfassen der unmittelbaren Auswirkungen auf das Neugeborenenverhalten die Vorhersage verbessern zu können. Deshalb sollten vor allem solche Verhaltensweisen des Neugeborenen geprüft werden, bei denen sich Unterschiede zwischen normalen und potentiell hirngeschädigten Kindern zeigten.

Nach geringfügigeren Veränderungen im Zusammenhang mit Reliabilitätsuntersuchungen legte Rosenblith (1961) eine revidierte Fassung vor. Weitere Modifikationen wurden von Bench und Parker (1970) vorgeschlagen. Dabei ging es vor allem um eine stärkere Standardisierung der Itemvorgabe sowie um einzelne Veränderungen in der Lösungsbewertung.

2) Aufgaben. In der ursprünglichen Fassung bestand das Verfahren aus drei Einzeltests zur Schmerzschwelle, zum Reifungsstand und zur visuellen Wahrnehmung sowie aus zwei Ratings der Irritierbarkeit und des Muskeltonus. Rosenblith (1961) ließ die Bestimmung der *Schmerzschwelle* fort, da hierzu eine spezielle Apparatur erforderlich war und ihr eher ein allgemein anwendbares und unaufwendiges Untersuchungsinstrument vorschwebte. Die *Reifungsskala* wurde in zwei Skalen unterteilt: eine *motorische* und eine *taktil-adaptive Skala*. Bei der motorischen Skala werden in Bauchlage Kopfhaltung und Kriechbewegungen beobachtet, außerdem wird die Kraft beim Greifen bewertet, und es wird beurteilt, wie intensiv die Reaktion ausfällt, wenn dem Kind Stoff und Zellophan über Nase bzw. über Nase und Mund gelegt werden. Bei der taktiladaptiven Skala werden Art und Persistenz dieser Reaktionen auf störende Reize berücksichtigt. Zwei Items, die bei Graham ebenfalls zur Reifungsskala gehörten, wurden anderen Skalen zugeschlagen: Die Reaktion auf Druck gegen die Fußsohle wird bei der Beurteilung der Muskelspannung in Rechnung gestellt, und die Reaktionen auf auditive Reize bilden mit den unverändert übernommenen Aufgaben zur visuellen Wahrnehmung die *"sensory functioning scales"* (Rosenblith, 1975).

Bei der *auditiven Responsivität* geht es um die Reaktion auf Rassel und Fahrradklingel bei unterschiedlicher Lautstärke. Die Lösungsmöglichkeiten reichen von 0 = weder auf Rassel noch auf Klingel eine Reaktion bis zu 5 = Zuhörreaktion bei mindestens sechs von acht Reizdarbietungen.

Die Subskala zur *visuellen Responsivität* prüft, inwieweit das Kind Gegenstände fixiert und ihre Bewegungen mit dem Blick verfolgt. Elf Verhaltensmöglichkeiten sind in aufsteigender Schwierigkeit angeordnet. Der Punktwert ergibt sich aus der Ordnungszahl der am besten passenden Verhaltensbeschreibung.

Der *Muskeltonus* wird auf einer 9-Punkt-Skala eingeschätzt. Neben der bereits erwähnten Reaktion auf Druck gegen die Fußsohle gehen die Beinposition in Rückenlage, der Widerstand gegen Lageveränderung der Gliedmaßen, die Veränderung im Muskeltonus beim Hochziehen in die Sitzhaltung, das Ausmaß spontaner Aktivität und die Häufigkeit des Zitterns in die Beurteilung ein. Anders als in der ursprünglichen Fassung sind nach Rosenblith Doppelbewertungen möglich, um eventuellen Differenzen in der Muskelspannung verschiedener Körperregionen Rechnung zu tragen.

Irritierbarkeit betrifft die Angemessenheit von Schreien und Erregung im Hinblick auf die innere (Hunger etc.) und äußere Situation sowie das Ausmaß irritierten Verhaltens und die Leichtigkeit, mit der das Kind wieder beruhigt werden kann.

Die von Bench und Parker (1970) vorgeschlagenen Modifikationen betreffen Einzelheiten der Aufgabendurchführung und -bewertung.

3) Durchführung. Nach Graham (1956) werden pro Item auf der *Reifungsskala* ein bis drei Versuche durchgeführt. Im Sinne der Testökonomie wird ein Versuch als ausreichend angesehen, wenn dabei bereits die für dieses Item maximal mögliche Punktzahl erreicht wird. Ist dies nicht der Fall, wird ein zweiter Durchgang unternommen. Fällt die Reaktion genauso aus wie beim ersten Mal, wird dieses Ergebnis der Bewertung zugrundegelegt. In allen anderen Fällen sind drei Versuche erforderlich. Ausschlaggebend soll in der ursprünglichen Fassung das durchschnittliche Verhalten des Kindes sein. Die Möglichkeit, sich auf nur eine Darbietung zu beschränken, ist damit allerdings nicht in Einklang zu bringen. Auch ist unklar, was man sich unter einem durchschnittlichen Reifungsstand vorzustellen hat und warum dieser eher Beziehungen zu einer Hirnschädigung aufweisen soll als das Leistungslimit. In der revidierten Fassung verwendet Rosenblith dann auch die jeweils beste Reaktion für die Auswertung.

Bei der *visuellen Skala* werden mindestens fünf Versuche durchgeführt, wenn das Kind nicht bereits in weniger Versuchen einen Wert von sechs oder mehr erhält.

Zur Überprüfung der *akustischen Responsivität* werden Rassel und Klingel jeweils viermal mit 10-Sekunden-Intervallen dargeboten, und zwar in zunehmender Lautstärke. Wird nicht bereits im ersten Durchgang, d. h. bei niedrigster Intensität der Reize, der maximale Wert erreicht, wird ein zweiter Versuch gemacht. Wird auch dabei nicht die Höchstpunktzahl erlangt, schließt sich ein dritter Durchgang an.

Die beiden *Ratings* beziehen sich im wesentlichen auf das Verhalten während der gesamten Testsituation.

4) Auswertung. Für jede Skala wird ein Punktwert ermittelt. Ein Gesamtwert ist nicht vorgesehen.

5) Interpretation. Graham et al. (1956) nennen für die ursprüngliche Fassung pro Skala und Lebenstag Grenzwerte, unterhalb derer möglichst viele traumatisierte und möglichst wenige normale Kinder zu finden sein sollen. Diese Werte sind bei etwa 1% der Normalpopulation angesetzt. Kinder mit schlechteren Ergebnissen werden als potentiell hirngeschädigt angesehen.

6) Normierung. Graham und ihre Mitarbeiterinnen (1956) führten an Neugeborenen aus dem St. Louis Maternity Hospital eine Normierung durch. Dazu wurden zwei Gruppen untersucht: Die eine bestand aus nahezu allen ausgetragenen traumatisierten Kindern (d.h. Kindern mit Anoxie, mechanischem Trauma und Infektionen oder Krankheiten wie Hypoglykämie, Meningitis oder fetaler Erythroblastose), die zwischen Juli 1953 und Oktober 1955 in diesem Krankenhaus geboren wurden; die andere Stichprobe umfaßte nur Kinder ohne prä-, peri- oder postnatale Komplikationen. Da die Standardisierung der Testprozeduren und die Erhebung von Verteilungsdaten in einem Schritt erfolgte, wurden nicht alle Versuchspersonen mit allen endgültigen Tests geprüft. Bei Unterteilungen nach Lebenstagen sind die Stichprobenumfänge z. T. sehr klein. Geschlecht und Patientenstatus (Privatpatienten vs. andere) hatten innerhalb der Gruppe unauffälliger Kinder keinen bedeutsamen Einfluß auf die Testergebnisse. Bei drei Skalen spielte jedoch das Alter eine Rolle: Ältere Kinder waren schmerzempfindlicher und schnitten bezüglich Reifung und visueller Wahrnehmung besser ab. In diesen letzten beiden Skalen fanden sich auch Rassenunterschiede zugunsten der schwarzen Kinder. Außerdem war bei der Reifungsskala der Verhaltenszustand des Kindes während der Prüfung von Bedeutung.

Für den Vergleich traumatisierter und nichttraumatisierter Kinder wurden Alter und Rasse bei den entsprechenden Skalen kontrolliert. Bei allen Merkmalen ergaben sich dann signifikante Gruppenunterschiede: Die traumatisierten Kinder hatten im Mittel eine höhere Schmerzschwelle, niedrigere Werte auf der Reifungs- und der Wahrnehmungsskala und höhere Bewertungen hinsichtlich Irritierbarkeit und Muskelspannung. Auch die Verteilungsformen unterschieden sich: Die Werte der traumatisierten Kinder streuen breiter und sie verteilten sich z. T. bimodal, wobei der eine Schwerpunkt im Bereich der Ergebnisse der Vergleichsgruppe lag, der andere außerhalb. Es wurde nun angenommen, daß es für die angestrebte Verbesserung der Vorhersage dauerhafter Hirnschädigungen darauf ankomme, die Kinder mit Ergebnissen in diesem zweiten Schwerpunkt zu identifizieren. Dazu wurde der Cut-off-Punkt bei 1% der Normalpopulation gelegt. Für die Skalen Schmerzschwelle, Reifung und visuelle Wahrnehmung wurden solche Grenzwerte für jeden Lebenstag gesondert ermittelt, bei Reifung und Wahrnehmung außerdem getrennt nach schwarzen und weißen Kindern, wobei die Stichprobenumfänge sehr klein gewesen sein müssen. Legt man diese Cut-off-Werte zugrunde, so wären je nach Skala nur 0–3% der normalen Kinder als abnorm klassifiziert worden. Weit weniger günstig fiel das Resultat allerdings mit 28–42% bezüglich der korrekten Identifikation traumatisierter Kinder aus. In mindestens einem der Tests fielen 51% der traumatisierten und 4% der normalen Kinder auf. Berücksichtigte man nur die – allerdings wenigen – Kinder, deren Trauma als schwerwiegend eingestuft worden war, so waren die Ergebnisse mit Prozentsätzen von 46–40% für die Einzelskalen und 84% für alle Tests immerhin etwas günstiger.

Bei den insgesamt recht niedrigen Raten richtig positiver Kinder sollte man sich vor Augen halten, daß von vornherein angenommen wurde, daß ein beträchtlicher Teil der unter ungünstigen Bedingungen gestarteten Kinder keine dauerhaften Schädigungen davonträgt. Die Brauchbarkeit der vorgeschlagenen Cut-off-Werte müßte sich deshalb vor allem in der Wiederholbarkeit der Ergebnisse an anderen größeren Stichproben und in der prädiktiven Validität erweisen.

In einer Nachuntersuchung mit allerdings leicht verändertem Vorgehen konnte Rosenblith (1961) die Ergebnisse von Graham et al. nicht ganz bestätigen. Zwar spielte auch hier der Lebenstag, an dem die Untersuchung stattfand, eine Rolle, es ergab sich aber in der Reifeskala z. B. kein linearer Anstieg der Punkte mit dem Alter wie in der früheren Studie. Auch wurde bei der Wahrnehmungsskala zwischen dem 2. und 4. Tag ein Anstieg registriert, während bei Graham und ihren Mitarbeiterinnen in diesem Zeitraum die Mittelwerte sanken und erst am 5. Tag wieder anstiegen.

Für die Diagnose bei einzelnen Kindern sind die vorgeschlagenen Normwerte vermutlich zu wenig gesichert: Die Stichproben waren recht klein, und möglicherweise wichtige Variablen wie die verwendeten geburtshilflichen Methoden wurden bei der Erstellung nicht berücksichtigt.

7) Reliabilität. Angaben zur *Split-half-Reliabilität* werden nur zu dem inzwischen fallengelassenen Test zur Schmerzschwelle gemacht (Graham et al., 1956). Die korrigierte Korrelation liegt dabei für unauffällige Kinder bei 0,87, für traumatisierte bei 0,97.

Einen Überblick über die Ergebnisse von Untersuchungen zur *Auswertungsobjektivität* gibt Tabelle 11. Die Übereinstimmung fällt bei der Reifungsskala jeweils etwas höher aus als bei der Skala zur visuellen Wahrnehmung, wo sie in einer Untersuchung (Rosenblith & Anderson-Huntington, nach Rosenblith, 1975) sogar ausgesprochen niedrig ist. Rosenblith und Lipsitt (1959) sowie Bench und Parker (1970) nehmen an, daß die Werte in der Untersuchung von Graham et al. (1956) u. a. deshalb etwas höher ausfielen als die in den eigenen Untersuchungen, weil die Stichprobe dort heterogener war. Die zur Beurteilung von Irritierbarkeit und Muskeltonus angegebenen Übereinstimmungsprozentsätze sind schwierig zu bewerten, da die jeweiligen Verteilungen nicht mitgeteilt werden.

Dieses Problem tritt auch bezüglich der Studien zur *Retest-Reliabilität* (Tabelle 12) auf.

Bench und Parker (1970) vermuten, daß in den Untersuchungen von Graham et al. (1956) und Rosenblith (1961) die Retest-Korrelationen nicht hoch ausfielen, weil bei einem Intervall von 24 Stunden bereits sowohl die Unzuverlässigkeit der Messung als auch Veränderungen der Merkmale zu Buche schlügen, und wählten deshalb für ihre Untersuchung ein 4-Stunden-Intervall. Tatsächlich fielen die Werte – vor allem in der Reifungsskala – hier etwas höher aus. Gerade die Un-

Tabelle 11. Beobachterübereinstimmung beim Graham- und Graham-Rosenblith-Test

	Graham-Test			Graham-Rosenblith-Test	
	Graham, Matarazzo & Caldwell, 1956	Rosenblith & Lipsitt, 1959	Bench & Parker, 1970	Bench & Parker, 1970 (modif. Fassung)	Rosenblith, 1975
r =					
Reifung	0,97 (n=24)	0,84 (n=22)	0,82 (n=19)	0,77 (n=48)	0,91 (n=32)
Visuelle Wahrnehmung	0,90 (n=21)	0,77 (n=22)	0,78 (n=19)	0,73 (n=48)	0,52 (n=32)
% perfekte Übereinstimmung					
Irritierbarkeit	68 (n=25)	43 (n=23)	64 (n=19)	65 (n=48)	88 (n=32)
Muskeltonus	79 (n=24)	65 (n=23)	69 (n=19)	71 (n=48)	63 (n=32)

Tabelle 12. Retest-Reliabilität beim Graham- und Graham-Rosenblith-Test

	Graham	Graham-Rosenblith	
	Graham, Matarazzo & Caldwell, 1956 (24 Stunden)	Rosenblith, 1961 (24 Stunden)	Bench & Parker, 1970 (4 Stunden, modif. Fassung)
r =			
Reifung	0,62 (n = 20)	0,73 (n = 40)	0,84 (n = 24)
Visuelle Wahrnehmung	0,62 (n = 20)	0,63 (n = 26)	0,67 (n = 24)
% perfekte Übereinstimmung			
Irritierbarkeit	75 (n = 28)	62 (n = 39)	65 (n = 24)
Muskeltonus	86 (n = 28)	62 (n = 39)	67 (n = 24)

tersuchung von Bench und Parker zeigt aber auch, daß erhebliche Verluste an Genauigkeit bereits durch Auswertungsprobleme auftreten. Besondere Schwierigkeiten bereitet dabei offensichtlich die Subskala zur auditiven Responsivität. Ein wesentlicher Faktor ist nach Bench und Parker auch der Verhaltenszustand des Kindes: Die reliabelsten Ergebnisse sind nach ihren Daten zu erwarten, wenn das Kind zu Beginn der Testung halbwach ist.

8) Validität. In einer Untersuchung von Brown et al. (1975) wurde u. a. der Frage des *Zusammenhangs zwischen Maßen der Graham-Rosenblith-Skalen und dem Verhalten in der Fütterungssituation* nachgegangen. Dabei ergab sich lediglich eine bedeutsame Beziehung: Kinder mit höherer visueller Responsivität im Test hatten während des Fütterns im Durchschnitt länger die Augen geöffnet.

Zwischen dem Merkmal *Anoxie*/Nicht-Anoxie sowie dem Schweregrad einer Anoxie einerseits und dem Testverhalten andererseits ist nach den Vorannahmen der Testautorinnen [vgl. Abschn. 1)] ein mittlerer Zusammenhang zu erwarten. Diese Hypothese bestätigte sich auch in einer Studie von Graham, Pennoyer, Caldwell, Greenman und Hartmann (1957), bei der 60 Kinder mit Anoxie die gesamte Testserie oder mindestens drei Skalen daraus vorgegeben und der Grad der Anoxie eingeschätzt wurde. Zwischen dem klinischen Urteil und dem Testverhalten bestand bei dieser Gruppe eine Korrelation von 0,46. Wurden unauffällige Kinder miteinbezogen, stieg die Korrelation auf 0,59. Innerhalb der Gruppe der anoxischen Kinder streuen die Testwerte stärker als bei den Kindern mit normalen Geburtsumständen.

Von besonderer Bedeutung im Hinblick auf die Zielsetzung des Verfahrens ist seine *prognostische Validität*, denn man hoffte ja, durch die Einbeziehung von Informationen über das Neugeborenenverhalten die Vorhersage des späteren Verhaltens traumatisierter Kinder verbessern zu können. Graham und ihre Mitarbeiterinnen führten zu dieser Frage eine Längsschnittstudie durch. Den Ausgangspunkt bildeten 666 Geburten eines Krankenhauses zwischen Juli 1953 und Dezember 1955. Fast alle Neugeborenen mit Komplikationen wurden – sofern es sich nicht um einfache Frühgeburten handelte – untersucht. Außerdem wurde versucht, eine Zufallsstichprobe normaler Vergleichskinder zu gewinnen. Im Alter von 3 Jahren erfolgte eine Nachuntersuchung mit einer umfangreichen Testbatterie, für die 193 unauffällige und 132 Kinder mit prä-, peri- oder postnataler Anoxie untersucht wurden (Ernhart, Graham, Eichman, Marshall & Thurston, 1963; Graham, Ernhart, Craft & Berman, 1963; Graham, Ernhart, Thurston & Craft, 1962). Ein weiteres Follow-up wurde bei 159 der normalen und 116 der anoxischen Kinder im Alter von 7 Jahren durchgeführt (Corah, Anthony, Painter, Stern & Thurston, 1965). Diese Autoren fassen die Ergebnisse so zusammen: "The very few correlations with the individual newborn behavior test scores which were significant were again too small to be of any interpretative value... Again, it must be concluded that the newborn measures are of questionable value in predicting later deficits. One may do nearly as well with the categorial information as to whether or not a given individual was anoxic at birth" (S. 23 f.).

Zu ähnlichen Schlußfolgerungen gelangt auch Rosenblith aufgrund ihrer Follow-up-Studien (Rosenblith, 1964, 1974, 1975): "The relations found between neonatal scores or ratings and follow-up criteria are not sufficiently strong to have much practical value except in the case of certain rather rare signs" (Rosenblith, 1975, S. 170). Auch Taubheit kann offensichtlich mit dem Verfahren nicht befriedigend erfaßt werden (Rosenblith, 1970).

Literatur

Bench, J. & Parker, A. (1970). On the reliability of the Graham/Rosenblith Behaviour Test for Neonates. *Journal of Child Psychology and Psychiatry and Allied Disciplines*, 11, 121–131

Brown, J. V., Bakeman, R., Snyder, P. A., Fredrickson, W. T., Morgan, S. T. & Hepler, R. (1975). Interactions of black inner-city mothers with their newborn infants. *Child Development*, 46, 677–686

Corah, N. L., Anthony, E. J., Painter, P., Stern, J. A. & Thurston, D. (1965). Effects of perinatal anoxia after seven years. *Psychological Monographs*, 79, (3, Whole No. 596)

Ernhart, C. B., Graham, F. K., Eichman, P. L., Marshall, J. M. & Thurston, D. (1963). Brain injury in the preschool child: Some developmental considerations: II. Comparison of brain injured and normal children. *Psychological Monographs*, 77, 17–33

Graham, F. K. (1956). Behavioral differences between normal and traumatized newborns: I. The test procedures. *Psychological Monographs*, 70, 1–16

Graham, F. K., Ernhart, C. B., Craft, M. & Berman, P. W. (1963). Brain injury in the preschool child: Some developmental considerations: I. Performance of normal children. *Psychological Monographs*, 77, 1–33

Graham, F. K., Ernhart, C. B., Thurston, D. & Craft, M. (1962). Development three years after perinatal anoxia and other potentially damaging newborn experiences. *Psychological Monographs*, 76 (3, Whole No. 522)

Graham, F. K., Matarazzo, R. G. & Caldwell, B. M. (1956). Behavioral differences between normal and traumatized newborns: II. Standardization, reliability, and validity. *Psychological Monographs*, 70, 17–33

Graham, F. K., Pennoyer, M. M., Caldwell, B. M., Greenman, M. & Hartmann, A. F. (1957). Relationship between clinical status and behavior test performance in a newborn group with histories suggesting anoxia. *The Journal of Pediatrics*, 50, 177–189

Lipsitt, L. P. & Levy, N. (1959). Electrotactual threshold in the neonate. *Child Development*, 30, 547–554

Rosenblith, J. F. (1959). Neonatal assessment. *Psychological Reports*, 5, 791

Rosenblith, J. F. (1961). The modified Graham behavior test for neonates: Test-retest reliability, normative data, and hypotheses for future work. *Biologia Neonatorium*, 3, 174–192

Rosenblith, J. F. (1964). Prognostic value of behavioral assessment of neonates. *Biologia Neonatorium, 6,* 76–103

Rosenblith, J. F. (1970). Are newborn auditory responses prognostic of deafness? *Transactions of the American Academy of Ophtalmology and Otolaryngology, 74,* 1215–1228

Rosenblith, J. F. (1974) Relations between neonatal behaviors and those at eight months. *Developmental Psychology, 10,* 779–792

Rosenblith, J. F. (1975). Prognostic value of neonatal behavioral tests. In B. Z. Friedlander, G. M. Sterritt & G. E. Kirk (Eds.), *Exceptional infant: Vol. 3. Assessment and intervention* (pp. 157–172). New York: Brunner & Mazel

Rosenblith, J. F. & Anderson-Huntington, R. B. (1972). Relations between newborn and 4 year behavior. *Abstract guide of the XXth International Congress of Psychology* (p. 511). Tokyo: Sasaki

Rosenblith, J. F. & Lipsitt, L. P. (1959). Interscorer agreement for the Graham behavior test for neonates. *Journal of Pediatrics, 54,* 200–205

3 Spezielle Tests zur motorischen Entwicklung

Aufgaben zur motorischen Entwicklung sind in den meisten allgemeinen Entwicklungstests enthalten. Vielfach gehen diese Items in die Berechnung eines Gesamtwertes ein; bei manchen Verfahren sind aber auch spezielle motorische Skalen, für die gesonderte Testwerte ermittelt werden, vorgesehen, z. B. bei den Bayley Scales of Infant Development, den Griffiths-Entwicklungsskalen, den McCarthy Scales of Infant Development und der Münchener Funktionellen Entwicklungsdiagnostik. Diese motorischen Skalen wurden im Zusammenhang mit der gesamten Testbatterie in Kap. 2 vorgestellt; auf eine gesonderte Darstellung in diesem Kapitel über motorische Entwicklungstests wird verzichtet.

Die hier besprochenen Verfahren sind solche standardisierten Tests, die speziell auf die Erfassung des motorischen Entwicklungsstandes insgesamt (Motoriktest für 4- bis 6jährige Kinder, Lincoln-Oseretzky-Skala KF 18) oder einzelner Aspekte (Körperkoordinationstest für Kinder und Charlop Atwell Scale of Motor Coordination: grobmotorische Koordination; Altersinventarium der aktiven mimischen Psychomotorik: Gesichtsmotorik) gerichtet sind. Keines dieser Verfahren ist vor dem Alter von 4 Jahren anwendbar; für jüngere Altersgruppen empfiehlt sich deshalb eine Berücksichtigung der in Kap. 2 erörterten motorischen Teilskalen.

Die meisten der in Kap. 4 besprochenen Tests zur Wahrnehmungsentwicklung verlangen in erheblichem Umfang feinmotorische Leistungen, so daß die hier vorgenommene Aufteilung in Wahrnehmungs- und Motoriktests gelegentlich willkürlich erscheinen mag.

Nicht berücksichtigt wurden im vorliegenden Kapitel neurologische Prüfverfahren sowie Methoden, die auf eine Erfassung spezieller sportlicher Fähigkeiten abzielen. Außer Betracht blieben auch nichtstandardisierte Verfahren, z. B. der Motor Age Test von Johnson, Zuck und Wingate (1951).

Literatur

Johnson, M. K., Zuck, F. N. & Wingate, K. (1951). The Motor Age Test: Measurement of motor handicaps in children with neuromuscular disorders such as cerebral palsy. *The Journal of Bone and Joint Surgery, 33-A*, 698–707

3.1 Lincoln-Oseretzky-Skala KF 18

Autor/Erscheinungsjahr:	Eggert, 1971
Material:	Handanweisung, Protokollbogen, Testkasten
Zweck:	Erfassung des motorischen Entwicklungsstandes bei normalen, lernbehinderten und geistig behinderten Kindern
Altersbereich:	5–13 Jahre
Normen:	T-Werte und Prozentrangnormen für geistig behinderte (7;0–13;11), lernbehinderte (8;0–12;11) und normal entwickelte Kinder (5;0–13;11)
Zeit:	Keine Angaben im Manual, nach Brickenkamp (1975) ca. 20–25 Minuten für Durchführung und 5–10 Minuten für Auswertung

1) Konzept. Der erste bedeutsame spezielle Entwicklungstest für den Bereich der Motorik war die „Metrische Stufenleiter zur Untersuchung der motorischen Begabung" von Oseretzky, die 1923 in russischer, 1925 dann in deutscher Sprache publiziert und später vom Autor mehrfach revidiert wurde. Oseretzky ging es um die Erfassung der angeborenen motorischen Begabung; mit dem Test sollten sechs verschiedene Komponenten dieser Begabung erfaßt werden. Hinsichtlich des Aufbaus folgte die Skala dem Binet-Verfahren zur Intelligenzmessung: für jede der vorgesehenen Altersstufen gab es 6 Aufgaben. Ausgehend von der dem Alter des Kindes entsprechenden Aufgabenserie wurden so lange Aufgaben vorgelegt, bis nach unten hin alle Items einer Serie gelöst und nach oben hin keines mehr bewältigt wurde. Aus dem Lösungsmuster wurde dann ein motorisches Entwicklungsalter bestimmt, das im Vergleich zum chronologischen Alter des Kindes interpretiert wurde.

Da einerseits der Ansatz für klinisch-praktische Zwecke interessant erschien, andererseits sich die Annahmen des Autors hinsichtlich der Trainingsunabhängigkeit der Aufgaben und der Isolierbarkeit einzelner Komponenten in späteren Untersuchungen meist nicht stützen ließen und das Verfahren auch in teststatistischer Hinsicht nicht zu befriedigen vermochte, wurden zahlreiche Bearbeitungen vorgenommen (Göllnitz, 1952; Kershner & Dusewitz, 1970; Kurth, 1976; Lüer, Cohen & Eggert, 1970; Sloan, 1948, 1955; Stott, 1966; Volkamer, 1971). Die lange Zeit gründlichste und international bekannteste dürfte die unter der Bezeichnung Lincoln-Oseretzky Motor Development Scale von Sloan vorgelegte Bearbeitung sein. Sloan gab die Interpretation einzelner motorischer Komponenten sowie die Zuordnung der Items zu einzelnen Altersserien auf und konstruierte eine durchgehende Punktskala. Die Lincoln-Version wurde von Wegener ins Deutsche übersetzt und im Rahmen der Erarbeitung der „Testbatterie für geistig behinderte Kinder" (Bondy, Cohen, Eggert & Lüer, 1969; Lüer, Cohen & Eggert, 1970) nochmals revidiert. Da für diese Hamburger Fassung keine Normwerte für das Vorschulalter vorliegen, wurde an dieser Stelle auf eine detaillierte Darstellung verzichtet. Stattdessen wird die inzwischen häufig verwendete Kurzform LOS KF 18 für 5- bis 13jährige Kinder vorgestellt.

Eggert (1971) entwickelte diese Kurzform, da die Hamburger Version so lang war, daß auf eine Durchführung aus Zeitgründen oft verzichtet werden mußte und insbesondere bei jüngeren und geistig behinderten Kindern die Motivation durch die Länge offenbar beeinträchtigt wurde. Im Zuge der Arbeiten an dieser Kurzform wurden die Durchführungs- und Bewertungsanweisungen präzisiert. Die Aufgabenauswahl wurde im Hinblick auf Trennschärfe, Schwierigkeit, Änderung der Schwierigkeit mit dem Alter und Differenzierung zwischen den Gruppen der geistig Behinderten, Lernbehinderten und Volksschüler (im wesentlichen auf der Basis der Daten zur Testbatterie für geistig behinderte Kinder) vorgenommen.

Ziel des Tests ist die Beurteilung des gegenwärtigen motorischen Entwicklungsstandes. Eggert geht davon aus, daß bei lernbehinderten, geistig behinderten und verhaltensgestörten Kindern oft auch das Bewegungsverhalten gestört ist und über eine gezielte Bewegungserziehung zugleich Störungen des sozialen und emotionalen Verhaltens positiv zu beeinflussen sind.

2) Aufgaben. Die LOS KF 18 besteht aus 18 Aufgaben, die in ansteigender Schwierigkeit angeordnet sind. Es geht z. B. darum, in bestimmter Weise mit dem Zeigefinger bei geschlossenen Augen die Nase zu berühren, Streichhölzer zu sortieren, Kreise auszuschneiden oder mit geschlossenen Augen auf Zehenspitzen zu balancieren.

Zu jeder Aufgabe liegt eine Beschreibung vor, die aus einem allgemeinen Anweisungsteil, der wörtlichen Instruktion (die jedoch nur als Hilfe für den ungeübten Untersucher gedacht ist) und den Bewertungsregeln besteht. Abbildungen illustrieren das Verlangte. Dennoch ist – wie bei anderen motorischen Tests auch – für einen Untersucher, der sich nur anhand des Manuals mit den Aufgaben vertraut machen will, wohl nicht immer ganz eindeutig, wie vorzugehen ist. So heißt es z. B. zu Aufgabe 15, die Arme müßten ganz vorgestreckt sein. Auf der zugehörigen Abbildung bilden Ober- und Unterarm fast einen rechten Winkel, nur die Unterarme und Hände sind ausgestreckt.

3) Durchführung. Der Test ist zur Durchführung durch Psychologen sowie psychologisch geschulte Sonderschullehrer und Ärzte gedacht. Da alle Aufgaben vorgemacht werden müssen, wird körperliche Fitneß verlangt. Außerdem setzt die Durchführung eine gründliche Vertrautheit mit den Anweisungen voraus. Der Testraum sollte 4–5 m lang und möglichst ruhig sein; hinsichtlich der Möblierung werden 1 Tisch und 2 Stühle verlangt. Bei kleineren Kindern ist dabei darauf zu achten, daß diese Möbel nicht zu hoch sind; das Kind muß mit den Füßen den Boden berühren und mit dem Material auf der Tischplatte bequem hantieren können.

4) Auswertung. Zur Auswertung steht ein Protokollbogen zur Verfügung; dieser enthält neben den Kurzbeschreibungen der Items Hinweise zur Durchführung und Bewertung (Zahl der vorgesehenen Durchgänge, Zeitgrenzen, Bewertungskriterien), die im Manual näher erläutert sind. Jede Aufgabe wird als gelöst (= 1 Punkt) oder nicht gelöst (= 0 Punkte) bewertet. Der Testrohwert ergibt sich als Zahl der gelösten Aufgaben. Für geistig behinderte, lernbehinderte und normale Kinder stehen gesonderte, altersmäßig gegliederte Normentabellen zur Umwandlung des Rohwertes in einen T-Wert zur Verfügung. Für diese 3 Gruppen werden Konfidenzintervalle und kritische Differenzen für diese T-Werte mitgeteilt; auch findet sich im Manual eine Tabelle zur Umwandlung der T-Werte in Prozentrangnormen.

5) Interpretation. Unter Berücksichtigung des Konfidenzintervalls wird die motorische Entwicklung als hoch, gut, normal, unternormal oder behindert klassifiziert.

6) Normierung. Für die Gruppe der geistig und lernbehinderten Kinder erfolgte die Normierung anhand der für die Langform gesammelten Daten. Die Ergebnisse von 1 102 geistig behinderten Kindern im Alter von 7–13 Jahren (zwischen 61 und 220 Kindern pro Altersgruppe) und 440 lernbehinderten Kindern von 8–12 Jahren (29–143 Kinder pro Altersgruppe) aus dem gesamten Bundesgebiet wurden dazu erneut ausgewertet. Außerdem wurden 556 normal entwickelte Kinder im Alter von 5–13 Jahren (50–132 Kinder pro Altersgruppe) mit der Kurzform untersucht. Bei den 5jährigen handelte es sich dabei um Kindergartenkinder, bei den 6- bis 10jährigen um Grundschüler, und bei den älteren wurden nach Angaben des Autors Quoten entsprechend der Populationsverteilung von Volks-, Mittel- und Oberschülern einbezogen. Jungen und Mädchen seien etwa gleich stark vertreten gewesen. Da zwischen 11 und 13 Jahren bei den normal entwickelten Kindern kein Anstieg der Summenwerte mehr zu verzeichnen war, wurden die Daten dieser 3 Altersgruppen später zusammen verrechnet. Da keine signifikanten Geschlechtsunterschiede auftraten, wurden außerdem keine gesonderten Normen für Jungen und Mädchen berechnet.

Für den Gesamtrohwert werden für jede Altersstufe innerhalb der 3 Gruppen (geistig Behinderte, Lernbehinderte, Normalentwickelte) T-Werte angegeben; außerdem steht eine Tabelle zur Umwandlung der T-Werte in Prozentrangnormen zur Verfügung.

Wie die Schwierigkeitsindizes im Manual zeigen, ist der Test insbesondere für die jüngeren geistig behinderten Kinder recht schwierig, für die älteren normal entwickelten hingegen recht leicht. Bodenstein-Jenke (1980) berichtet ähnliche Beobachtungen. Ihrer Ansicht nach treten bei Kindern mit mittelgradigem Schwachsinn (IQ zwischen 30 und 50) oft Schwierigkeiten im Instruktionsverständnis auf. Autistische Kinder erzielten deutlich bessere Ergebnisse als imbezille, jedoch schlechtere als lernbehinderte Kinder. Kinder mit (operiertem) Hydrozephalus schnitten in einer Studie von Geisz und Steinhausen (1974) deutlich schlechter ab als eine parallelisierte Kontrollgruppe gesunder Kinder, und zwar waren die Unterschiede zwischen den Gruppen um so größer, je später die Operation durchgeführt worden war. Die Gruppenunterschiede in den Leistungen waren in der LOS KF 18 größer als in anderen Tests der Testbatterie für geistig behinderte Kinder.

7) Reliabilität. Zur *Objektivität* berichtet Eggert (1971) über eine Studie, bei der 7 Untersucher 14 Schüler zweimal im Abstand von 1 Woche testeten. Ein Untersucher testete jeweils, die anderen verfolgten die Untersuchung durch eine Einwegscheibe. Von der Gesamtvarianz konnten 74% auf Unterschiede zwischen den Probanden, der Rest auf Wechselwirkungen zwischen Beurteiler und Proband zurückgeführt werden; es traten keine signifikanten Effekte der Faktoren Beurteiler oder Zeitpunkt auf. In einer ähnlichen, späteren Untersuchung wurden neben einem erfahrenen Testleiter Beurteiler eingesetzt, die sich nur anhand der Testanweisungen mit dem Verfahren vertraut gemacht, jedoch kein Untersuchertraining erhalten hatten. Auch hier ließen sich keine systematischen Unterschiede zwischen den Beurteilern feststellen; die Korrelationen zwischen den Beurteilungen der 9 Versuchsleiterneulinge und des erfahrenen Untersuchers lagen zwischen 0,86 und 0,97. Die Auswertungsobjektivität kann danach als befriedigend angesehen werden. Inwieweit dies auch für die Durchführungsobjektivität gilt, ist offen.

Zur *Retestreliabilität* berichtet Eggert (1971) mehrere Untersuchungen. Bei lern- und geistig behinderten Kindern fanden sich danach bei Intervallen von 2 und 4 Wochen hohe Retestkorrelationen (0,95 und 0,94), während die entsprechenden Koeffizienten bei Grundschulkindern deutlich niedriger ausfielen (0,63 und 0,64 nach 4 Wochen und 9 Monaten). Dies dürfte mit der geringeren Streuung der Werte bei normalen gegenüber lern- und geistig behinderten Kindern zusammenhängen. Der Testautor schließt selbst aus diesen Befunden, daß das Verfahren bei normalen Kindern nur zur Grobklassifikation des motorischen Entwicklungsstandes verwendet werden sollte.

8) Validität. Die Korrelation des Gesamtrohwertes mit dem Lebensalter ist bei normal entwickelten Kindern recht hoch (0,77), bei lernbehinderten und geistig behinderten deutlich niedriger (0,40 bzw. 0,29; Eggert, 1971). In einer Untersuchung über den Zusammenhang zwischen LOS KF 18 und anderen motorischen Tests sowie einem Intelligenz- und einem Wortschatztest fanden sich bei geistig behinderten Kindern recht hohe Korrelationen zwischen KF 18-Ergebnis und den Rohwerten im Purdue Perceptual Motor Survey, dem Hamm-Marburger-Körperkoordinationstest für Kinder und dem Teiltest Kreise punktieren aus der Testbatterie für geistig behinderte Kinder (0,71–0,81). Bei lernbehinderten und normal entwickelten Kindern fielen diese Zusammenhänge niedriger aus (0,42–0,64 bzw. 0,38–0,47). Zum Intelligenz- und Wortschatztest fanden sich bei diesen beiden Gruppen keine bedeutsamen Beziehungen, bei den geistig behinderten Kindern betrug die Korrelation zum Ergebnis der Columbia Mental Maturity Scale 0,51, zum Peabody Picture Vocabulary Test 0,57. Während sich bei 9jährigen normalen Kindern auch in einer weiteren Studie keine bedeutsamen Zusammenhänge zwischen LOS KF 18 und Intelligenztest (Bildertest) nachweisen ließen, fiel dieser Zusammenhang bei jüngeren normalen Kindern (5–7 Jahre) mit 0,34 signifikant aus.

Groß-Selbeck, Gutezeit und Dietze (1974) berichten, daß Vorschulkinder, die in der LOS schlecht abschnitten, häufiger neurologische Auffälligkeiten zeigten als solche, die gut abschnitten. Allerdings war der Überlappungsbereich hier offenbar recht groß, und zum Vorgehen in dieser Studie werden keine näheren Angaben gemacht.

Literatur

Bodenstein-Jenke, R. (1980). Eine vergleichende Untersuchung psychomotorischer Testleistungen von autistischen, lern- und geistigbehinderten Schülern mit Hilfe der LOS aus der Testbatterie für Geistigbehinderte. *Praxis der Kinderpsychologie und Kinderpsychiatrie, 29,* 24–31

Brickenkamp, R. (1975). *Handbuch psychologischer und pädagogischer Tests.* Göttingen: Hogrefe

Eggert, D. (1971). *LOS KF 18, Lincoln-Oseretzky-Skala, Kurzform zur Messung des motorischen Entwicklungsstandes von normalen und behinderten Kindern im Alter von 5 bis 13 Jahren. Manual.* Weinheim: Beltz

Geisz, D. & Steinhausen, H.-C. (1974). Zur psychologischen Entwicklung von Kindern mit Hydrocephalus. *Praxis der Kinderpsychologie und Kinderpsychiatrie, 23,* 113–118

Göllnitz, G. (1952). Ergebnis einer Überprüfung der motometrischen Skala von Oseretzky. *Psychiatrie, Neurologie und medizinische Psychologie, 4,* 119–127

Groß-Selbeck, G., Gutezeit, G. & Dietze, U. (1974). Untersuchungen zur Valenz der Lincoln-Oseretzky-Skala und des Frostig-Tests zur Aufdeckung psychomotorischer Störungen. *Monatsschrift Kinderheilkunde, 122,* 633–634

Kershner, K. M. & Dusewitz, R. A. (1970). K. D. K.-Oseretzky Tests of Motor Development. *Perceptual and Motor Skills, 30,* 202

Kurth, E. (1976). Die motometrische Rostock-Oseretzky-Skala. *Psychiatrie, Neurologie und medizinische Psychologie, 28,* 129–139

Lüer, G., Cohen, r. & Eggert, D. (1970). Zur Erfassung der motorischen Begabung bei minderbegabten Kindern durch eine Hamburger Version der Lincoln-Oseretzky Motor Development Scale. *Praxis der Kinderpsychologie und Kinderpsychiatrie, 19,* 18–25

Oseretzky, N. I. (1925). Eine metrische Stufenleiter zur Untersuchung der motorischen Begabung bei Kindern. *Zeitschrift für Kinderforschung, 30,* 300–314

Sloan, W. (1948). *The Lincoln Adaptation of the Oseretsky Test.* Lincoln, Ill.: Lincoln State School

Sloan, W. (1955). The Lincoln-Oseretzky Motor Development Scale. *Genetic Psychology Monographs, 51,* 183–252

Stott, D. H. (1966). A general test of motor impairment for children. *Developmental Medicine and Child Neurology, 8,* 523–531

Volkamer, M. (1971). *Zur Problematik motorischer Entwicklungstests.* Schorndorf: Hofmann

3.2 Altersinventarium der aktiven mimischen Psychomotorik

Autor/Erscheinungsjahr: Kwint, 1931

Material: Testanleitung

Zweck: Bestimmung der motorischen Entwicklung und Begabung

Altersbereich: 4–16 Jahre

Normen: Entwicklungswert der mimischen Motorik

Zeit: 5–10 Minuten

1) Konzept. Das Altersinventarium der aktiven mimischen Psychomotorik (KAMM) von Kwint (1931) beschränkt sich ausschließlich auf die Prüfung der willkürlichen Bewegungen der Gesichtsmuskulatur. Durch diese Ausrichtung auf die aktive mimische Motorik versuchte Kwint, erworbene Fähigkeiten herauszuhalten, um nur angeborene Fähigkeiten zu messen. Ihm ging es dabei einmal um die Feststellung der allgemeinen motorischen Begabung und zum anderen um die Bestimmung des Entwicklungsstandes des Nervensystems, speziell der Hirnrinde, die die anatomisch-physiologische Grundlage der entsprechenden Willkürbewegungen bildet.

2) Aufgaben. Das KAMM enthält 26 Aufgaben mit steigendem Schwierigkeitsgrad, die ungleichmäßig auf die acht Altersstufen (4–5 Jahre, 6 Jahre usw.) verteilt sind. Die Aufgaben beginnen in der IV. Stufe (4–5 Jahre) mit „Erheben der Augenbraue", „Leises Schließen der Augenlider" usw. und enden in der XI. Stufe (16 Jahre) mit den Items „Erheben der Oberlippe" und „Bildung einer Querfalte an der Nasenwurzel". Die Aufgaben sind gleichzeitig auf beiden Gesichtshälften und asymmetrisch, auf jeder Seite isoliert, durchzuführen.

3) Durchführung. Die Versuchsperson wird zunächst bei jedem Item über die Durchführung bzw. die erforderliche Bewegung in leicht verständlicher Form instruiert. Gleichzeitig führt der Testleiter die entsprechende Bewegung vor und fordert den Probanden zur Nachahmung unter gleichzeitiger Kontrolle der eigenen Bewegung mit Hilfe eines Handspiegels auf. Wenn der Proband die Aufgabenstellung verstanden hat, sollte die Bewegung eines jeden Items nur einmal erfolgen. Der Test wird einzeln durchgeführt. Grundsätzlich werden alle Aufgaben unabhängig vom Alter des Probanden durchgeführt. Die Bewertung der Items erfolgt durch ein 3- bzw. 4stufiges Schema, je nach Intensität und Ausprägung der Bewegung.

4) Auswertung. Die Auswertung erfolgt zunächst durch die Addition der gelösten Items pro Altersstufe und die Prozentuierung dieser Summe auf die mögliche Zahl gelöster Items. Diese Angaben werden in die sog. Entwicklungsformel der mimischen Psychomotorik derart eingesetzt, daß von einer Konstanten mit dem Wert vier der Anteilswert der von den Aufgaben der ersten Altersstufe nicht gelösten Aufgaben abgezogen und die Anteilswerte der gelösten Aufgaben der restlichen Altersstufen addiert werden. Sind beispielsweise von den 9 Aufgaben der I. Stufe 6, die eine Aufgabe der II. Stufe und 2 der 4 Aufgaben der III. Stufe gelöst worden, so stellt sich die Formel wie folgt dar:

$$4 - 0{,}33 + 1 + 0{,}5 = 5{,}17.$$

Dieser Wert wird in die sog. Rückstandsformel eingesetzt und ergibt, bei Zugrundelegung eines Alters von 9 Jahren, für den Beispielfall:

$$9 - 5{,}17 \quad = 3{,}83.$$

Dieser Beispielfall hätte damit ein Entwicklungsalter der mimischen Motorik von 5,17, was einem „Zurückbleiben"-Wert von 3,83 entspricht.

5) Interpretation. Kwint (1931) gibt nur wenige Erläuterungen zur Interpretation seiner beiden Werte (Entwicklungsalter und Differenz zwischen Lebens- und Entwicklungsalter). Aus der Beschreibung seiner Fallbeispiele lassen sich jedoch Hinweise ableiten.

Nach Göllnitz (1952) läßt sich der Wert für das Zurückbleiben nach folgenden Intervallen interpretieren: Ein Wert bis zu 2 entspricht einer leichten Retardierung, einer bis zu 3 einer mittleren und ein Wert über 3 einer schweren Unterentwicklung. Eine altersentsprechende normale Entwicklung wird den Probanden attestiert, die den Wert 0 erreichen. Minuspunkte bedeuten eine fortgeschrittene Entwicklung.

6) Normierung. Zur Normierung des KAMM bediente sich Kwint (1931) einer Stichprobe von 476 Kindern beiderlei Geschlechts im Alter von 4–16 Jahren, die hinsichtlich ihrer Intelligenz, ihrer Schulleistungen und ihres physischen Zustandes eine normale Entwicklung aufwiesen. Die Stichprobe teilte sich in 13 Altersgruppen mit zwischen 14 und 68 Probanden pro Stufe. An dieser Stichprobe führte Kwint eine Experimentalform des KAMM mit 42 Items durch. Diese Ergebnisse dienten zur Konstruktion der Endfassung des KAMM, in die die Items Eingang fanden, die nach Altersstufe getrennt von etwa 75% der Probanden gelöst worden waren.

Eine Überarbeitung des KAMM sowie neue Normen hat Stambak (1960) vorgelegt. Ihre Version ist allerdings auf den Altersbereich 6–14 Jahre eingeschränkt.

7) Reliabilität. Angaben zur Reliabilität liegen nicht vor.

8) Validität. Zur Validität führt Kwint (1931) die Testergebnisse von 12 debilen und imbezillen sowie von 3 überdurchschnittlich intelligenten Kindern an. Mit Hilfe der Retardierungsquotienten läßt sich die Einteilung der Kinder reproduzieren: Die mimische Motorik der normal entwickelten Kinder erwies sich als fortgeschritten, die der auffälligen Kinder als retardiert.

Göllnitz (1952) überprüfte das KAMM an 222 normalen und 300 hirngeschädigten Kindern. Er fand prozentuale Lösungshäufigkeiten, die den von Kwint mitgeteilten im großen und ganzen entsprachen. Beim Vergleich mit dem Oseretzky-Motorik-Test zeigte sich jedoch, daß mit dem KAMM in einigen Fällen leichte motorische Störungen nicht entdeckt werden konnten. Die Empfindlichkeit des KAMM gerade in den ersten drei Altersstufen scheint nach Göllnitz (1952) relativ gering zu sein: Es werden hier nur mittelschwere bis schwere motorische Rückstände identifiziert. Göllnitz (1952) berichtet aber, daß sich das KAMM als Instrument für die Seitenlokalisation einer frühkindlichen Hirnschädigung eignen würde. Unter den von ihm untersuchten hirngeschädigten Kindern entsprach in der Regel ein konstantes einseitiges Versagen im KAMM einer kontralateralen Ventrikelausweitung und pathologischen Zysternendarstellung im Enzephalogramm. Nach Göllnitz (1952) kommt daher dem KAMM in Kombination mit der Oseretzky-Skala eine besondere Bedeutung zur Erhebung von motorischen Retardierungen aufgrund von frühkindlichen Hirnschädigungen zu. Eine alleinige Anwendung in diesem Zusammenhang und auch zur Feststellung des motorischen Entwicklungsstandes bei normalen Kindern konnte Göllnitz (1952) aufgrund seiner Ergebnisse nicht empfehlen.

Literatur

Göllnitz, G. (1952). Das Altersinventarium der aktiven mimischen Psychomotorik von Kwint. Eine kritische Überprüfung an normalen und hirngeschädigten Kindern. *Psychiatrie, Neurologie und medizinische Psychologie, 4,* 181–186
Kwint, L. (1931). Die Evaluation der mimischen Psychomotorik. *Zeitschrift für Kinderforschung, 38,* 143–217
Stambak, M. (1960). Une épreuve de motricité faciale (d'aprés l'épreuve de L.W. Kwint). In R. Zazzo (Hrsg.) *Manual pour l'examen psychologique de l'enfant.* Neuchâtel: Delachaux et Niestlé

3.3 Körperkoordinationstest für Kinder

Autor/Erscheinungsjahr: Schilling und Kiphard, 1974
Material: Testmaterial, Testbogen, Manual
Zweck: Feststellung des motorischen Entwicklungsstandes der Körperbeherrschung, Identifikation hirngeschädigter Kinder
Altersbereich: 5–14 Jahre
Normen: Motorikquotienten
Zeit: 20 Minuten

1) Konzept. 1974 erschien der Körperkoordinationstest für Kinder (KTK) von Schilling und Kiphard. Er geht zurück auf die von Hünnekens, Kiphard und Kesselmann (1967) veröffentlichte motorische Funktionsprüfung und auf den darauf aufbauenden Hamm-Marburger-Koordinationstest für Kinder (Kiphard & Schilling, 1970). Diese Vorgängerform sowie der KTK wurden weniger auf die Erfassung der motorischen Fähigkeiten im Gesamten ausgerichtet als auf die Messung des Bereiches der Motorik, der für neuropsychologische Diagnostikzwecke besonders geeignet schien. Aus diesem wurden Aufgaben zusammengestellt, die von normalen Kindern geleistet, von hirngeschädigten Kindern gleichen Alters jedoch nicht bewältigt werden konnten. Im Hinblick auf dieses Kriterium wurden der Motorikbereich „Bewegungskoordination und Körperbeherrschung" bzw. die Aufgaben, die auf der Kombination von Bewegungskomponenten aufbauen, ausgewählt. Der KTK, der sich von seiner Vorgängerversion neben einer reduzierten Aufgabenzahl vor allem durch die testtheoretische Überarbeitung und die Schwierigkeitsstaffelung innerhalb der Items unterscheidet, zielt daher auf die Erfassung der grundlegenden Dimension der Grobmotorik, der Körperbeherrschung, um leicht bzw. nicht direkt ins Auge fallende Hirnschäden bei Kindern zu diagnostizieren.

2) Aufgaben. Der KTK setzt sich aus vier Aufgaben zusammen: Balancieren rückwärts, monopedales Hüpfen, seitliches Hin- und Herspringen und seitliches Umsetzen. Zur Durchführung dieser Items werden eine Reihe von Testmaterialien benötigt, die für die erste Aufgabe aus Balancebalken, für die zweite Aufgabe aus Schaumplatten und aus Blockformen für das vierte Item bestehen. Die einzelnen Aufgaben werden so gestellt, daß sie, mit Übungen und einfachen Leistungen beginnend, stetig steigende Anforderungen beinhalten, um so die Probanden an ihre Leistungsgrenze heranzuführen.

3) Durchführung. Genaue Anweisungen zur Durchführung des KTK sind im Manual enthalten. Zu jeder Aufgabe werden, beginnend mit der Aufzählung des benötigten Testmaterials, im Detail die Durchführung und Auswertung beschrieben. Eine strikte Orientierung an den Anweisungen wird allerdings insofern eingeschränkt, daß primär die Motivierung durch den Testleiter empfohlen wird. Dabei scheint dem Testleiter ein breiter Ermessensspielraum zugestanden zu werden, da in diesem Punkt konkrete Anweisungen fehlen.

Die Testdurchführung erfolgt einzeln und dauert etwa 20 Minuten. Der Testleiter notiert während der Durchführung die erzielten Punkte in einem Testbogen.

4) Auswertung. Die Auswertung beginnt mit der Addition der erzielten Punkte pro Person in den einzelnen Aufgaben. Der auf diese Weise berechnete Rohwert der einzelnen Aufgaben wird mit Hilfe der Normentabellen in MQ-Werte umgewandelt. Die Addition der Aufgabenrohwerte ergibt den Gesamtrohwert, der ebenso in einen Gesamt-MQ transformiert wird.

5) Interpretation. Nach dem Manual ist ein MQ-Wert von etwa 100 als normale bzw. altersentsprechende motorische Leistung zu werten. Werte zwischen 71 und 85 gelten als auffällig, Werte von 70 und darunter als Zeichen für eine Störung. Weitere Hinweise bei pathologischen Werten geben die Normwerte bzw. Vergleichswerte für behinderte Kinder. Dadurch wird zumindest eine rangmäßige Einordnung im Vergleich zu diesen Gruppen möglich.

6) Normierung. Der KTK wurde 1973 und 1974 an 1 228 normal entwickelten, an 79 Kindern mit der Diagnose Hirnschädigung und 59 Kindern mit der Verdachtsdiagnose Hirnschädigung, an 79 verhaltensauffälligen und 27 sprachauffälligen Kindern im Alter von 5–14 Jahren normiert. Die Zusammensetzung der Stichprobe und die diagnostische Absicherung bei den Behindertenstichproben wird nicht mitgeteilt.

7) Reliabilität. An 78 normal entwickelten Kindern der Normierungsstichprobe wurden Test-Retest-Untersuchungen durchgeführt. Bevor allerdings die entsprechenden Korrelationen berechnet wurden, wurden die Ergebnisse von 10 Kindern mit extremen Unterschieden zwischen Test und Retest von bis zu 25 MQ-Werten, die von denselben Testleitern getestet wurden, ausgeschlossen. Auf diese Weise streuen die Korrelationskoeffizienten für die Rohwerte der einzelnen Aufgaben um 0,95, die der MQ-Werte zwischen 0,65 und 0,87. Der Korrelationskoeffizient für den Gesamtwert lag bei Berücksichtigung der Rohwerte bei 0,97 und bei den MQ-Werten bei 0,90. Ähnlich hohe Werte werden auch bei der Split-half-Methode erreicht. Die niedrigeren Werte bei den MQs im Vergleich zu den Rohwerten sind auf eine Reduzierung der Varianz durch die Altersstandardisierung zurückzuführen. Reliabilitätsangaben zur Testdurchführung bei behinderten Kindern liegen nicht vor. Testleitereinflüsse scheinen dann eine Rolle zu spielen, wenn die Testleiter entweder extrem wortkarg und ernst waren, oder die Probanden stark anfeuerten. Die in den Anleitungen zur Durchführung enthaltenen Empfehlungen zur optimalen Motivierung der Probanden schließen diese Einflüsse kaum aus, die jedoch nur für die unteren Altersstufen der Zielgruppe relevant sein dürften, da diese Kinder aufgrund ihres Alters besonderer Motivation zur Testdurchführung bedürfen. Ansonsten scheint eine hohe Durchführungs- und Auswertungsobjektivität gegeben zu sein.

8) Validität. Bei der Untersuchung der Validität des KTK stand vor allem die Frage nach der Abhängigkeit des KTK von Intelligenztestleistungen im Vordergrund. Ein genereller Zusammenhang zeigte sich dabei nicht, obwohl bei geringer werdenden Intelligenzquotienten der Zusammenhang zwischen KTK-MQ und IQ enger wurde (Schilling & Kiphard, 1974). Dieser Trend war auch bei Hirngeschädigten nachvollziehbar. Zur kriterienbezogenen Validität liegt eine Untersuchung von Zimmer und Volkamer (1984) an 181 fünf- bis sechsjährigen Kindern vor. Danach lag der Korrelationskoeffizient zwischen dem KTK und dem Motoriktest für vier- bis sechsjährige Kinder (MOT 4-6) mit 0,78 recht hoch, zumal der MOT 4-6 differenzierter auch Feinmotorikbereiche miteinschließt. Aber gerade in niedrigen Altersstufen scheint man bei der Motorik nicht sinnvoll mehrere Bereiche unterscheiden zu können. Auch Schilling und Kiphard (1974) berichten im Hinblick auf den KTK von einer Dimension bzw. von einem Faktor, der bereits 89,4% der Gesamtvarianz erklärt. Insofern kommt der Auswertung der einzelnen Aufgaben des KTK wohl kaum eine Bedeutung im Hinblick auf die Differentialdiagnose von Hirnschäden zu.

Der KTK scheint dagegen aber als Screeninginstrument zur Früherkennung bzw. Erkennung von Hirnschäden geeignet zu sein. In einer Untersuchung an leicht hirngeschädigten Probanden und einer entsprechenden Vergleichsgruppe konnte mit Hilfe einer Diskriminanzanalyse auf der Basis der KTK-Testwerte die Gruppeneinteilung recht gut nachvollzogen werden. Lediglich 5% der Kinder aus der Vergleichsgruppe und 16% aus der Behindertengruppe wurden falsch zugeordnet (Schilling & Kiphard, 1974). Bei einer ähnlichen Untersuchung an verhaltensgestörten Probanden gelang dies nur in etwa 50% der Fälle. Schenck und Deegener (1978) bestätigen mit ihrer Untersuchung an Kindern, die im 1. Lebensjahr wegen eines subduralen Hämatoms operiert wurden, den praktischen Nutzen des KTK zur Erkennung von Hirnschäden.

Literatur

Hünnekens, H., Kiphard, E.J. & Kesselmann, G. (1967). Untersuchungen zur Motodiagnostik im Kindesalter. *Acta Paedopsychiatrica, 34*, 17-27
Kiphard, E.J. & Schilling, F. (1970). Der Hamm-Marburger Körperkoordinationstest für Kinder (HMKTK). *Monatsschrift Kinderheilkunde, 118*, 473-479

Schenck, K. & Deegener, G. (1978). Zur diagnostischen Effizienz des Körperkoordinationstests für Kinder (KTK). *Monatsschrift Kinderheilkunde, 126*, 40–43

Schilling, F. & Kiphard, E.J. (1974). *Körperkoordinationstest für Kinder (KTK)*. Weinheim: Beltz

Zimmer, R. & Volkamer, M. (1984). *Motoriktest für vier- bis sechsjährige Kinder, MOT 4–6*. Weinheim: Beltz

3.4 Charlop-Atwell Scale of Motor Coordination

Autor/Erscheinungsjahr: Charlop und Atwell, 1980

Material: Testanleitung

Zweck: Bestimmung der grobmotorischen Koordination

Altersbereich: 4–6 Jahre

Normen: Perzentilwerte

Zeit: ca. 15 Minuten

1) Konzept. 1980 legten Charlop und Atwell ihre Scale of Motor Coordination vor. Die Autoren zielten damit auf die Messung einiger Aspekte der grobmotorischen Koordination ab, ohne den Anspruch zu erheben, die gesamte Motorik zu erfassen. Sie gehen davon aus, daß der Test nicht für behinderte Kinder geeignet ist.

Ausgangspunkt für die Konstruktion der Charlop-Atwell Scale of Motor Coordination waren die Probleme, die mit der Anwendung bestehender Tests zur Motorik, wie der Oseretzky-Motor-Development-Scale und ihren Modifikationen, verbunden sind. Charlop und Atwell führen dazu vor allem die nach ihrer Meinung aufwendige Durchführung, die u.a. damit verbundenen Schwierigkeiten, jüngere Kinder im Alter zwischen 4 und 6 Jahren zu testen, sowie methodische Mängel dieser Tests an. Außerdem vermißten sie in den Tests die Berücksichtigung der Güte der Aufgabenlösung. Bei der Konstruktion ihres Tests standen daher folgende Faktoren im Vordergrund: einfache und schnelle Durchführung ohne spezielles Material, neben der Bewertung der gelösten Items ebenso die Berücksichtigung der Ausführungsqualität, ferner die testtheoretische Absicherung.

2) Aufgaben. Die Charlop-Atwell Scale of Motor Coordination besteht aus sechs Items: Jumping Jack, Jump and About Face, Hopping on 1 Foot, Prehistoric Animal, Scarf, Twirl and Tiptoe Balance. Bei dem Item "Jumping Jack" hat das Kind im Sprung seine Beine auseinanderzubringen und gleichzeitig in die Hände zu klatschen, das Item "Prehistoric Animal" beinhaltet das Laufen auf Händen und Füßen mit möglichst gestreckten Beinen nach einer vorgegebenen Reihenfolge der Bewegungen. Die anderen Aufgaben bestehen aus Hüpfen auf einem Bein, Hochspringen mit 180°-Drehung, schneller Drehung des Körpers mit ausgestreckten Armen und Stehen auf den Zehenspitzen.

3) Durchführung. Die Durchführung des Tests ist in der Anleitung genau beschrieben. Spezielle Kenntnisse werden für den Testleiter nicht vorausgesetzt. Die Probanden sind einzeln von einem Testleiter zu testen. Die Aufgaben können in beliebiger Reihenfolge präsentiert werden. Der Testleiter sollte sich dabei am Interesse und an der Motivation des Probanden orientieren. Jedes Item wird mit einer verbalen Instruktion und einer gleichzeitigen Demonstration eingeleitet.

Dem Testleiter wird in der Testanleitung ein Bewertungsschema getrennt nach objektiven und subjektiven Kriterien vorgegeben, nach dem er direkt bei und nach der Durchführung der Aufgabe bestimmte Punktzahlen zu vergeben hat. Während sich die objektiven Kriterien auf die Erfüllung der Aufgabe beziehen, wird mit den subjektiven Kriterien die Qualität der Durchführung eingeschätzt. Dabei geht es beispielsweise um die Präzision der Bewegung oder die Beweglichkeit des Kindes.

4) Auswertung. Die vergebenen Punkte werden nach den objektiven und subjektiven Kriterien und insgesamt addiert und bilden den objektiven und subjektiven sowie den Gesamtscore. Diese Scores werden mit den alters- und geschlechtsspezifischen Perzentilen verglichen.

5) Interpretation. Angaben zur Interpretation der Testergebnisse sind nur spärlich vorhanden. Charlop und Atwell (1980) weisen nur auf die Möglichkeiten der Rangbestimmung eines Probanden mit Hilfe der Perzentilwerte hin. Die diagnostische Bedeutung dieser Information sowie die Differenzierung zwischen einem objektiven und einem subjektiven Subtest wird ebensowenig erläutert wie das weitere Vorgehen.

6) Normierung. Zur Testkonstruktion wurden 12 Grobmotorikitems aus anderen Motoriktests sowie nach Vorschlägen von Tanzpädagogen ausgewählt und an 30 Kindern im entsprechenden Alter, die von der Normierungsstichprobe ausgeschlossen blieben, durchgeführt. Sechs Items gingen in die Endfassung ein, die primär wegen ihrer Altersdifferenzierung und ihrer motivierenden Wirkung auf die Probanden gewählt wurden.

Die Charlop-Atwell Scale of Motor Coordination wurde an 201 Kindern im Alter von 4–6 Jahren normiert. Die Autoren berichten von einer repräsentativen Stichprobe mit der Ausnahme, daß Kinder von Eltern mit mittlerem Einkommen überrepräsentiert sind. Auf jede Altersgruppe (Abstand ein halbes Jahr) entfielen zwischen 32 und 56 Kinder. Aufgrund signifikanter Geschlechts- und Altersunterschiede wurden geschlechts- und altersspezifische Normen in Form von Mittelwerten und Standardabweichungen sowie von Perzentilen berechnet.

7) Reliabilität. Die interne Konsistenz wird für die Subskalen je nach Item mit Werten zwischen 0,17 und 0,75, für den Gesamttest mit Werten zwischen 0,30 und 0,74 angegeben (Charlop & Atwell, 1980). Die Interbeobachter-Reliabilität, ebenfalls ausgedrückt durch Pearson-Korrelationskoeffizienten und berechnet an den Testergebnissen von 27 Kindern, die von zwei Testleitern unabhängig getestet wurden, erreichte Werte von 0,95 für alle Altersgruppen und Werte zwischen 0,89 und 0,99 je nach Altersgruppe.

Spezielle Tests zur motorischen Entwicklung

Die Test-Retest-Reliabilität wurde an 85 Kindern der Normierungsstichprobe, die im Abstand von 1 Woche getestet wurden, bestimmt. Für die gesamte Gruppe ergab sich ein Korrelationskoeffizient von 0,75, differenziert nach den verschiedenen Altersstufen lagen die Koeffizienten mit einer Ausnahme zwischen 0,76 und 0,91.

8) Validität. Charlop und Atwell (1980) untersuchten im Hinblick auf die Validität ihres Tests einmal die Zusammenhänge zwischen den Testwerten und dem Alter der Kinder. Zum anderen erhielten sie Hinweise auf die konkurrente Validität durch Vergleich mit dem Bruininks-Oseretzky-Test of Motor Proficiency (Bruininks, 1978).

Mit Hilfe einer multiplen Regressionsanalyse konnten sie einen signifikanten Alterstrend, d. h. eine Erhöhung der Gesamttestwerte mit dem Alter, nachweisen. Der Korrelationskoeffizient zwischen den beiden Subtests lag bei 0,56. Die Korrelation zum Bruininks-Oseretzky-Test wird mit 0,65 angegeben.

Literatur

Bruininks, R. H. (1978). *Bruininks-Oseretzky Test of Motor Proficiency*. Circle Pines: American Guidance Service

Charlop, M. & Atwell, C. W. (1980). The Charlop-Atwell Scale of Motor Coordination: A quick and easy assessment of young children. *Perceptual and Motor Skills, 50*, 1291–1308

3.5 Motoriktest für 4- bis 6jährige Kinder

Autor/Erscheinungsjahr:	Zimmer und Volkamer, 1984
Material:	Testmaterial, Testbogen, Manual
Zweck:	Feststellung des motorischen Entwicklungsstandes
Altersbereich:	4–6 Jahre
Normen:	Prozentränge, T-Werte, Motorikquotient, C-Werte, Stanine
Zeit:	15 bis 20 Minuten

1) Konzept. Der Motoriktest für 4- bis 6jährige Kinder (MOT 4–6) geht auf Untersuchungen von Zimmer (1979, 1981) zurück. Die Endform wurde 1984 von Zimmer und Volkamer veröffentlicht. Der Test zielt auf die allgemeine Feststellung des motorischen Entwicklungsstandes.

Folgende Prämissen begleiteten die Konstruktion des Tests:

- Die Autoren versuchten mit der Aufgabenauswahl möglichst viele verschiedene Aspekte der Motorik zu berücksichtigen.
- Der Test sollte den Fähigkeiten und Interessen der entsprechenden Altersgruppe angepaßt sein.

- Lerneffekte sollten durch eine geringe Übbarkeit der Aufgaben vermieden werden.
- Im Hinblick auf eine möglichst universelle Anwendbarkeit sollte der Test mit wenig Aufwand und in kurzer Zeit durchführbar sein.

Nach Zimmer und Volkamer (1984) berücksichtigt der MOT 4–6 folgende Dimensionen der Motorik: gesamtkörperliche Gewandtheit und Beweglichkeit, feinmotorische Geschicklichkeit, Gleichgewichtsvermögen, Reaktionsfähigkeit, Sprungkraft und Schnelligkeit, Bewegungsgenauigkeit und Koordinationsfähigkeit. Da aber in der Altersstufe, für die der Test konstruiert wurde, eine Struktur der Motorik nicht nachgewiesen ist, sind die einzelnen Aufgaben nicht eindeutig den oben genannten Bereichen zuzuordnen. Trotzdem geben Zimmer und Volkamer im Manual (1984) eine Zuordnung der Items zu den Bereichen an, um letztlich bei der Interpretation bestimmte spezifische Defizite berücksichtigen zu können.

2) Aufgaben. Der MOT 4–6 enthält 18 Items, die so angeordnet sind, daß Items mit unterschiedlichen Anforderungen aufeinanderfolgen, um die Motivation und Konzentration des Kindes zu erhalten. Die Aufgaben stammen z. T. aus anderen Motoriktests, z. T. wurden sie neu konstruiert. Die Aufgaben aus anderen Motoriktests wurden im Hinblick auf die Altersgruppe der 4- bis 6jährigen entsprechend modifiziert.

Die Durchführung der Items erfordert eine umfangreiche Sammlung verschiedener Materialien, meistens Sportgegenstände: Gymnastikreifen, verschiedene Bälle, Seil, Zielscheibe usw. Entsprechend vielfältig und interessant ist das Aufgabenspektrum: Es beginnt mit dem Item: „Sprung in einen Reifen", „Punktieren", „Mit den Zehen Tuch aufgreifen" und endet mit Aufgaben wie Aufstehen und Setzen mit Halten eines Balles und Drehsprung im Reifen.

3) Durchführung. Die Durchführung des MOT 4–6 ist ausführlich im Manual (Zimmer & Volkamer, 1984) beschrieben. Der Test wird einzeln und ohne Unterbrechung durchgeführt. Die Durchführung nimmt nicht mehr als 15–20 Minuten in Anspruch. Die einzelnen Items sind ausführlich erläutert. Beginnend mit der Listung des benötigten Materials und der Aufgabenbeschreibung wird zu jeder Aufgabe ein Vorschlag für die Instruktion des Kindes gegeben. Zu jedem Item enthält das Manual außerdem Bewertungsvorschriften, anhand derer die erzielten Punkte bestimmt werden.

4) Auswertung. Mit jedem Item können 0, 1, oder 2 Punkte erreicht werden. Diese sind in den Testbogen einzutragen und zum Rohwert zu addieren. Dieser läßt sich dann mit Hilfe der im Manual abgedruckten Tabellen in Prozentränge und T-Werte umwandeln. Daneben werden als weitere Normen C-Werte, Stanine und Motorikquotienten angeboten, um vor allem Vergleichbarkeit mit den Ergebnissen anderer Tests zu erzielen.

5) Interpretation. Die Klassifikation eines Testergebnisses ermöglicht eine Wertebereichsskala im Manual. Danach zeigen Kinder mit T-Werten zwischen 70–80 sehr gute, Kinder mit Werten zwischen 60–70 gute und mit Werten ab 40–60 normale motorische Leistungen. Erreichen die Werte weniger als T-Wert 40 bzw. 30, so liegen unterdurchschnittliche bzw. auffällige Leistungen vor. Dabei wird allerdings darauf hingewiesen, daß eine solche Einteilung nicht auf statistischen Ergebnissen basiert und somit nur als Orientierungshilfe dienen kann.

Neben dieser globalen Einteilung wird im Manual (Zimmer & Volkamer, 1984) die Möglichkeit der Auswertung spezieller Störungen und Schwächen des Probanden angedeutet. Mit der bereits erwähnten Zuordnungstabelle von Items zu Motorikbereichen sollen sich förderungswürdige Bereiche identifizieren lassen, die beispielsweise gezielter Intervention bedürfen. In diesem Zusammenhang werden zur weiteren Durchführungs- und Interpretationshilfe Fallbeispiele angeboten.

6) Normierung. Die endgültige Form des MOT 4–6 wurde an 301 vier- bis sechsjährigen normal entwickelten Kindern normiert. Die Beschreibung der Stichprobe bzw. ihrer Rekrutierung und die der Testdurchführung fehlen. Es wird lediglich angegeben, daß die Kinder aus 17 Kindergärten und Kindertagesstätten in 5 Bundesländern stammen.

Die Testkonstruktion und Erprobung des MOT 4–6 zog sich über mehrere Jahre hin. Die Aufgaben entstammen zum geringen Teil der "Lincoln-Oseretzky Motor Development Scale" (LOMDS), der größte Teil wurde neu gebildet. Die dem LOMDS entstammenden Items wurden durchweg dem jüngeren Alter der Probanden angepaßt. Geschlechtsspezifische Vergleiche von MOT 4-6-Ergebnissen zeigten zwar bei einzelnen Items Unterschiede, beim Gesamtwert jedoch waren diese nicht signifikant, so daß auf die Berechnung geschlechtsspezifischer Normen verzichtet wurde.

Die Itemanalysen, an den Testergebnissen der Normierungsstichprobe durchgeführt, zeigten, daß die Mehrzahl der Kinder bei den meisten Aufgaben zumindest einen Punkt erzielen konnte; für die Gesamtrohwerte ergab sich eine leicht rechtsschiefe Verteilung. Die Trennschärfeindizes streuen zwischen 0,14 und 0,58, wobei die meisten unter 0,30 lagen.

7) Reliabilität. Zur Reliabilität wird im Manual eine Untersuchung angeführt, die an 47 nicht näher charakterisierten Kindern zu zwei Zeitpunkten im Abstand von 4 Wochen durchgeführt wurde. Der Test-Retest-Korrelationskoeffizient erreichte dabei einen Wert von 0,85. Der Split-half-Reliabilitätskoeffizient (Kuder-Richardson 20) betrug 0,74. Bei einer weiteren Untersuchung von 39 Kindern, die unterschiedlich häufig getestet und dabei gelobt wurden, zeigte sich, daß eine intensive Verstärkung durch den Testleiter sich bei der zweiten Testung positiv auf die Ergebnisse auswirkte. Die Ergebnisse sind in einem solchen Fall kaum mit denen der ersten Testung vergleichbar.

Die Objektivität bei der Durchführung ist durch die detaillierten Beschreibungen und durch die standardisierten Materialien weitgehend gesichert. Zur Auswertungsobjektivität wurden die Testergebnisse von 32 Kindern von 5 Testleitern unabhängig voneinander bewertet. Dabei ergab sich ein Korrelationskoeffizient von 0,88.

8) Validität. Zur Validität des MOT 4–6 liegen nur spärliche Angaben vor. Die kriterienbezogene Validität wurde im Vergleich mit dem Körperkoordinationstest für Kinder bestimmt. Als Testpersonen wurden 181 Fünf- bis Sechsjährige herangezogen. Der Korrelationskoeffizient zwischen beiden Tests lag bei 0,78 bzw. bei 0,68 nach Herauspartialisierung der Variable Alter (Zimmer & Volkamer, 1984).

Um die globale Differenzierungsfähigkeit zu bestimmen, wurden 301 normal entwickelte Kinder mit 151 behinderten Kindern gleichen Alters hinsichtlich ihrer MOT-4–6-Testleistung miteinander verglichen.

Unter den behinderten Kindern fanden sich sprachgestörte, verhaltensauffällige und Kinder mit minimalen zerebralen Dysfunktionen. Wieweit diese Kinder sich neben diesen Variablen von den normal entwickelten unterschieden, wurde nicht berichtet. Die behinderten Kinder zeigten deutlich geringere Testleistungen in allen drei Altersstufen. Dieses Ergebnis erhellt allerdings kaum die Frage nach der Brauchbarkeit des MOT 4–6 zur Entdeckung bestimmter Behinderungen.

Literatur

Zimmer, R. (1981). *Motorik und Persönlichkeitsentwicklung bei Kindern im Vorschulalter. Eine experimentelle Untersuchung über den Zusammenhang motorischer, kognitiver, emotionaler und sozialer Variablen.* Schorndorf: Hofmann

Zimmer, R. (1979). Motoriktest für vier- bis sechsjährige Kinder. *Praxis der Leibesübungen, 20,* 63–139

Zimmer, R. & Volkamer, M. (1984). *Motoriktest für vier- bis sechsjährige Kinder, MOT 4–6.* Weinheim: Beltz

4 Spezielle Tests zur Entwicklung der Wahrnehmung

Mit der Diagnostik der kindlichen Wahrnehmung befassen sich zahlreiche Disziplinen. Bei Augenärzten, Neurologen, Gehörlosen- und Sehbehindertenpädagogen sowie Hals-Nasen-Ohren-Ärzten steht dabei in der Regel die Prüfung der Funktionstüchtigkeit der Sinnesorgane im Vordergrund; es geht um die Feststellung von Sehfehlern und Hörschäden, andere Sinnesorgane spielen eine untergeordnete Rolle. Zwar muß auch bei einer solchen Funktionsprüfung der Entwicklungsstand eines Kindes berücksichtigt werden (z. B. entwicklungsabhängige Aufmerksamkeit, Schwierigkeiten im sprachlichen Verständnis und der Ausdrucksfähigkeit), und Funktionsmängel können zu Entwicklungsbeeinträchtigungen führen, der Entwicklungsstand ist selbst aber meist nicht Zielgröße.

In diesem Kapitel wurden nur Methoden berücksichtigt, die auf eine Erfassung des Entwicklungsstandes der Wahrnehmung abzielen. Im Hinblick auf Verbreitungsgrad und Zugänglichkeit wurden dabei folgende Tests ausgewählt:

(1) Frostigs Entwicklungstest der visuellen Wahrnehmung
(2) Bender Gestalt Test for Young Children
(3) Southern California Sensory Integration Tests
(4) Developmental Test of Visual-Motor Integration
(5) Motor-Free Visual Perception Test.

Bei allen diesen Verfahren geht es um die visuelle Wahrnehmung; andere Wahrnehmungsbereiche wurden von den Testkonstrukteuren bislang kaum beachtet. Bis auf den letzten aufgeführten Test enthalten alle Verfahren sowohl eine wahrnehmungsmäßige als auch eine feinmotorische Komponente. Die Southern California Sensory Integration Tests und der Developmental Test of Visual-Motor Integration stehen dabei in der Tradition des Bender-Tests bzw. sind aus diesem entstanden (wie ja auch der wohl bei uns am weitesten verbreitete entsprechende Test für Schulkinder, der Göttinger Formreproduktionstest).

4.1 Frostigs Entwicklungstest der visuellen Wahrnehmung

Autor/Erscheinungsjahr: Frostig, 1961

Deutsche Fassung: Lockowandt, 1974

Material: Manual, Aufgabenheft, Demonstrationskarten, Auswertungsschablonen

194   Spezielle Tests zur Entwicklung der Wahrnehmung

Zweck: Differenzierte Erfassung der Wahrnehmungsentwicklung, insbesondere zur Verhinderung von Schulschwierigkeiten

Altersbereich: Amerikanische Fassung: 3–8 Jahre
Deutsche Fassung: 4–7 Jahre

Normen: Amerikanische Fassung: Altersäquivalente und Quotienten für die Subtests sowie ein Abweichungsquotient für das Gesamtergebnis
Deutsche Fassung: Prozentränge

Zeit: Durchführung bei Verwendung als Einzeltest 30–45 Minuten, bei Einsatz als Gruppentest 40–60 Minuten, Auswertung 5–10 Minuten

1) Konzept. Mit der Konstruktion dieses Verfahrens wurde 1958 begonnen, die dritte und endgültige Fassung wurde 1961 publiziert (Frostig, 1961). Eine deutsche Normierung wurde von Lockowandt (1974) vorgelegt, zwei deutsche Kurzformen von Lockowandt und Brinkkötter (1978).

Die Autoren gehen davon aus, daß es in der kindlichen Entwicklung aufeinanderfolgende Schwerpunkte gibt. In der Säuglingszeit sei dies die sensomotorische Entwicklung, dann trete die Ausbildung der Sprache in den Vordergrund, zwischen 3½ und 7½ Jahren sei die Wahrnehmungsentwicklung hervorstechend, diese werde dann von der Entwicklung der eigentlichen Denkfunktionen abgelöst. Jede dieser Perioden sei zu einem erheblichen Teil von der Bewältigung der vorhergehenden abhängig. Die für das Schulalter wichtige intellektuelle Entwicklung sei also u. a. von den vorhergehenden Wahrnehmungsfertigkeiten bestimmt. Insbesondere werden Zusammenhänge zwischen Wahrnehmungsleistungen und späteren Schreib- und Leseleistungen angenommen (Frostig, Horne & Miller, 1977). Mit dem Verfahren sollen nun solche Wahrnehmungsfunktionen erfaßt werden, die besonders eng mit dem Lesen und Schreiben verknüpft sind, um Kinder, die darin im Schulalter Schwierigkeiten zeigen, frühzeitig identifizieren und therapieren zu können. Eine solche vorbeugende Trainingsbehandlung wird als besonders wirksam angesehen, obwohl auch davon die Rede ist, die interessierenden Wahrnehmungsfähigkeiten seien reifungsbedingt und von spezifischen Hirnfunktionsstörungen beeinflußt. Der Zusammenhang von Reifung, Hirnfunktionsstörungen und Übung wird nicht erörtert. Als aussagekräftig im Sinne einer Prognose der Schulleistung werden nur unterdurchschnittliche Ergebnisse betrachtet, nicht durchschnittliche oder überdurchschnittliche.

Mit dem Test sollen fünf voneinander relativ unabhängige Wahrnehmungsbereiche erfaßt werden.

2) Aufgaben. Die insgesamt 58 Items mit 73 möglichen Lösungspunkten verteilen sich ungleichmäßig auf die Bereiche visuo-motorische Koordination, Figur-Grund-Wahrnehmung, Wahrnehmungskonstanz, Wahrnehmung der Lage im Raum und Wahrnehmung räumlicher Beziehungen. Es handelt sich um einen reinen Papier- und Bleistifttest. Beim ersten Subtest muß der Proband fortlaufende

Linien zwischen unterschiedlich breiten Begrenzungen ziehen. Beim zweiten müssen Figuren, die mittels der Demonstrationskarten vorgegeben werden, auf komplexem Grund erkannt und mit einem Stift umrissen werden. Der dritte Untertest verlangt, bestimmte Formen in unterschiedlicher Lage, Größe und Umgebung wiederzuerkennen und ebenfalls mit dem Stift zu umreißen. Die Erfassung der Lage im Raum wird geprüft, indem aus einer Reihe von Figuren diejenige, die sich von den anderen durch ihre Lage unterscheidet bzw. die darin als einzige mit einer vorgegebenen Figur übereinstimmt, angekreuzt werden muß. Bei Subtest V schließlich bestehen Vorlage und Aufgabenteil jeweils aus einer Anordnung von Punkten. In der Vorlage ist eine Figur eingezeichnet. Das Kind soll daneben im Aufgabenteil durch Verbinden von Punkten mit dem Stift eine entsprechende Figur herstellen.

Die wörtlich vorgegebenen Instruktionen sind für Kinder des Zielalters relativ lang und entsprechen einem schulmeisterlichen Kommunikationsstil. Auch die Durchführungszeit ist bei dieser Altersgruppe und einem reinen Papier- und Bleistifttest als lang anzusehen.

3) Durchführung. Der Test kann einzeln oder in Gruppen durchgeführt werden. Lockowandt (1974) gibt Empfehlungen für die Gruppengrößen in den verschiedenen Altersstufen, auch finden sich hier spezielle Hinweise zur Testdurchführung bei gehörlosen, sehbehinderten, zerebral gelähmten und verhaltensgestörten Kindern. Kindern im Vorschulalter werden nicht alle Aufgaben gestellt. Die Testautoren weisen im Hinblick auf die Reliabilitäten darauf hin, daß die Testdurchführung ein Training voraussetzt.

4) Auswertung. Im Anschluß an die Testdurchführung wird jedes Item nach den im Manual angegebenen Richtlinien bewertet, die Punkte werden pro Subtest addiert, und aus diesen Subtestwerten wird als Summe der Gesamtrohwert gebildet. In der deutschen Version werden dann für jeden Einzeltest und das Gesamtergebnis anhand der entsprechenden Tabellen Prozentränge bestimmt, in der amerikanischen Fassung sind aus dem Lebensalter und dem Altersäquivalent für jeden Subtest Entwicklungsquotienten zu berechnen, der Gesamtrohwert wird mit Hilfe von Tabellen in einen Abweichungsquotienten umgewandelt.

5) Interpretation. In der amerikanischen Fassung gelten Wahrnehmungsquotienten unter 90 als niedrig, in der deutschen Version wird eine Leistung als hoch angesehen, wenn sie im oberen Quartil, als niedrig, wenn sie im unteren Quartil liegt. Ein dazwischenliegendes Ergebnis wird als durchschnittlich bezeichnet. Neben den einzelnen Skalen und dem Gesamtergebnis kann nach Lockowandt (1974) das Profil interpretiert werden; hier wird beurteilt, ob eine homogene oder heterogene Wahrnehmungsstruktur vorliegt. Dafür werden allerdings keine genauen Hinweise gegeben. Auch fehlen im Testhandbuch Angaben über Vertrauensintervalle, Profilreliabilität und kritische Differenzen.

6) Normierung. Die amerikanische Normierung wurde 1963 an 2 100 Kindern aus Südkalifornien zwischen 3 und 9 Jahren vorgenommen, auf jede Halbjahres-Altersgruppe entfielen 107–240 Versuchspersonen, es handelte sich vor allem um

Mittelschichtkinder (Maslow, Frostig, Lefever & Whittlesey, 1964). Die Angaben für Kinder unter 5 Jahren sind nach Ansicht der Autoren wenig repräsentativ, da sie nur auf Ergebnissen von Kindern aus Nursery Schools basieren. Briggs und Tellegen (1970) konnten in einer Studie, die einen breiteren Altersbereich, allerdings auch nur Personen aus Institutionen, umfaßte, für das Alter bis zu 7 Jahren die Daten der Normierung bestätigen; im Alter von 8–9 Jahren lagen die Ergebnisse in dieser Untersuchung allerdings niedriger als die von Maslow et al. (1964) mitgeteilten.

Die deutsche Normierung (Lockowandt, 1974) erfolgte an 1 200 Kindern (150 pro Halbjahresgruppe) aus dem Bielefelder Raum im Alter von 4;0–7;11 Jahren, die ebenfalls über vorschulische und schulische Institutionen gewonnen wurden. Nähere Angaben zur Stichprobenzusammensetzung werden nicht gemacht. Die *Schwierigkeiten* der Aufgaben liegen zumindest in den jüngeren Altersklassen vor allem im unteren und oberen Bereich; insbesondere in den ersten beiden Subtests gibt es hier nur wenig Items von mittlerer Schwierigkeit. Die Subtests IV und V bestehen in den letzten Altersgruppen vorwiegend aus leichten Aufgaben. *Trennschärfenindizes* werden hier nicht mitgeteilt. Engelhardt (1975) kommt nach einer Untersuchung an 193 Vorschulkindern im Alter von 4;8–5;9 Jahren und 110 Erstkläßlern im Alter von 6;3–7;3 Jahren bezüglich der Vorschulgruppe zu dem Schluß: „Es kristallisieren sich zwei entgegengesetzt gelagerte Schwerpunkte heraus, die durch sehr hohe Schwierigkeit und ungenügende Trennschärfe einerseits sowie durch relativ geringe Schwierigkeit und eine den Anforderungen entsprechenden Trennschärfe andererseits gekennzeichnet sind. Insgesamt gesehen ist der Subtest I mit allein drei unlösbaren Items überhaupt nicht und der Subtest II nur bedingt für reliable Messungen im Vorschulalter geeignet; die drei übrigen Subtests werden den Gütekriterien im allg. gerecht, obwohl auch sie nicht über die Tatsache hinwegtäuschen können, daß es dem DTVP an Aufgaben mittlerer Schwierigkeit mit befriedigender Trennschärfe mangelt." Für die Erstkläßler kommt Engelhardt zu ähnlichen Schlüssen.

7) Reliabilität. Zur Erhöhung der *Auswertungsobjektivität* wurden die Auswertungsrichtlinien bei der Erstellung der deutschen Fassung ergänzt. Die (korrigierten) *Split-half-Reliabilitäten* fallen für die einzelnen Testteile sehr unterschiedlich aus (Boyd & Randle, 1970; Engelhardt, 1975; Maslow et al., 1964). Nur der Subtest II weist hier befriedigende Werte (0,82–0,94) auf, für die anderen Subtests werden in der Regel Konsistenzwerte unter 0,75, z.T. sogar um 0,30 mitgeteilt. Für die Split-half-Reliabilität des Gesamtergebnisses werden Angaben zwischen 0,80 und 0,89 gemacht.

Zur *Retest-Reliabilität* fanden Frostig, Lefever und Whittlesey (1961) bei 50 Kindern mit Lernschwierigkeiten und einem 3 wöchigen Intervall zwischen den Testungen durch denselben Psychologen für den Gesamtwert eine Korrelation von 0,98. Der durchschnittliche Koeffizient der Subtests lag bei 0,80. Niedriger sind die von Maslow et al. (1964) berichteten Ergebnisse bei zwei weiteren Untersuchungen. In der einen wurden insgesamt 72 Erst- und Zweitkläßler im Abstand von 2 Wochen von zwei verschiedenen Psychologen untersucht. Die Produkt-Moment-Korrelation für den Gesamtquotienten lag bei 0,80, die Korrelationen für die Skalenwerte reichten von 0,42 (Subtest II) bis 0,80 (Subtest III). Bei einer

Studie, bei der keine erfahrenen Psychologen, sondern Personen mit speziellem Training im Frostig-Verfahren die Testdurchführung übernahmen (Abstand wiederum 2 Wochen), fielen die Ergebnisse noch niedriger aus: Für den Wahrnehmungsquotienten fand sich sowohl in der Kindergarten- als auch in der Schulgruppe ein Wert von 0,69, die Korrelationen für die Einzelskalen reichten von 0,29–0,74.

Die *Profilreliabilität* liegt nach Engelhardt (1975) im Vorschulalter bei 0,58, im Grundschulalter bei 0,36.

Die Zuverlässigkeit des Verfahrens muß für eine Diagnose des Einzelfalles als unzureichend angesehen werden. Die Reliabilitäten der Einzelskalen sind sogar bei einer Verwendung für Forschungszwecke problematisch.

8) Validität. Angesichts der unbefriedigenden Reliabilitätsdaten muß natürlich auch die Validität von vornherein skeptisch beurteilt werden. Dennoch sollen hier die entsprechenden Ergebnisse im Hinblick auf den Anspruch des Verfahrens zusammengestellt werden. Dabei geht es um die Fragen: Handelt es sich tatsächlich um einen Wahrnehmungstest? Können damit relativ unabhängige Aspekte erfaßt werden? Wie ist der Zusammenhang mit der Schul-, insbesondere der Leseleistung? Handelt es sich um Bereiche, die durch ein entsprechendes Funktionstraining verbesserbar sind?

Die Zusammenhänge zu *anderen Wahrnehmungstests* sind offenbar nicht hoch (Corah & Powell, 1963; Donovan & Mitchell, 1978). Wie eine Übersicht über einschlägige Studien von Lockowandt (1974) zeigt, finden sich dagegen in der Regel mittlere bis hohe Korrelationen zwischen dem Gesamtergebnis im DTVP und *Intelligenztestergebnissen*. Auch in einer Studie über Spina-bifida-Kinder (Sand, Taylor, Rawlings & Chitnis, 1973) fanden sich solche Ergebnisse. Dieser Zusammenhang wird noch höher, wenn man den Untertest I zur visuo-motorischen Koordination nicht berücksichtigt (Lockowandt, 1973). Die Ergebnisse in diesem Subtest, die aufgrund der erreichbaren Punktzahl besonders das Gesamtergebnis beeinflussen, weisen wiederum bedeutsame Gemeinsamkeiten mit den *zeichnerischen Fähigkeiten* von Kindern auf (Kornmann, Richter & Müller, 1975), ebenso wie der Gesamtwert. In einer anderen Untersuchung fand sich jedoch keine signifikante Beziehung zwischen Gesamtergebnis im DTVP und der Beurteilung einer *Handschriftenprobe* bei Erstkläßlern (Yost & Lesiak, 1980). Die Autoren schließen daraus, daß ein Wahrnehmungstraining die Schreibfertigkeiten vermutlich nicht verbessern wird. Die erste der genannten Fragen zur Validität muß also wohl so beantwortet werden, daß Intelligenz und motorische Fähigkeiten zu einem erheblichen Anteil das Testergebnis beeinflussen.

Zur Frage der *Unabhängigkeit der Einzelskalen* werden vor allem Interkorrelationen und Faktorenanalysen herangezogen. Danach scheint ein erheblicher Varianzanteil bei diesem Test, nämlich rund 40–60%, gemeinsame Varianz zu sein; die Faktorenanalysen ergaben in der Regel nur einen wichtigen Faktor (Allen, 1968; Boyd & Randle, 1970; Chissom & Thomas, 1971; Engelhardt, 1975; McKinney, 1971; Thomas & Chissom, 1973; Ward, 1970). Dabei ist allerdings zu berücksichtigen, daß diese Studien in der Regel Hauptkomponentenanalysen mit einem Wert von 1 in der Diagonalen und zur Bestimmung der Faktorenzahl bei nur fünf Variablen das Kaiser-Kriterium verwendeten. Dies dürfte ebenso wie die gelegentlich recht altersheterogenen Stichproben zu einer künstlichen Verringerung der Faktorenzahl geführt haben. Allerdings findet sich auch in einer Studie von Silverstein (1972), in der das Quadrat des multiplen Korrelationskoeffizienten zur Schätzung der gemeinsamen Varianz verwendet wurde, dafür immerhin noch ein Wert von rund 40%. Berücksichtigt man die geringen Reliabilitäten, so können die Spezifitäten kaum höher sein als die Gemeinsamkeit. Die intendierte Unabhängigkeit der einzelnen Bereiche bzw. Einzelskalen scheint also beim DTVP nicht erreicht worden zu sein.

Zum Zusammenhang zwischen DTVP-Ergebnissen und *Leseleistung* wird von Maslow et al. (1964) eine Studie angeführt, bei der Kinder Zugang zu Leselernmaterial erhielten, ohne zur Benutzung ausdrücklich angehalten zu werden. Nach 2 Monaten wurde der Frostig-Test durchgeführt. Nur eines der Kinder mit einem Wahrnehmungsquotienten unter 90 begann zu lesen, und nur eines von denen mit einem darüberliegenden Quotienten zeigte Schwierigkeiten beim Lesen. Eine Interpretation ist hier allerdings sehr problematisch. In einer Studie, die zu Beginn des 1. Schuljahres neben dem DTVP mehrere Verfahren zur Erfassung der Lesevoraussetzungen einsetzte, fanden sich signifikante Korrelationen zwischen allen verwendeten Skalen (Ohnmacht & Olson, 1968). Verglich man jedoch die Ergebnisse von Erstkläßlern im Frostig-Test und in Tests der Lesevoraussetzungen und der Intelligenz hinsichtlich der Prädiktion der Leseleistung im 3. Schuljahr, so schnitt der Frostig-Test mit multiplen Korrelationen zwischen 0,55 und 0,58 vergleichsweise am niedrigsten ab.

Untersuchungen zur Trainierbarkeit der Einzeldimensionen der DTVP mittels des darauf abgestimmten Programms (Reinartz & Reinartz, 1972, 1974) weisen darauf hin, daß zwar spezifische Effekte erreicht werden können (Frostig, 1963; Rosen, 1966), doch treten kaum entsprechende Verbesserungen in der Leseleistung auf (Hammill, Goodman & Wiederholt, 1974; Ritz, 1969; Rosen, 1966). Auf die allgemeine Problematik eines Trainings von „Basisfunktionen" zur Verbesserung spezifischer Fertigkeiten wie Lesen und Schreiben geht Mann (1970, 1971) ausführlich ein.

Literatur

Allen, R. M. (1968). Factor analysis of the Developmental Test of Visual Perception performance of educable mental retardates. *Perceptual and Motor Skills, 26,* 257–258

Allen, R. M., Haupt, T. D. & Jones, R. W. (1965). Visual perceptual abilities and intelligence in mental retardates. *Journal of Clinical Psychology, 21,* 299–300

Bisaga, J. S. (1976). Sources of variance in the scores of learning disabled children of the Marianne Frostig Developmental Test of Visual Perception. *Dissertation Abstracts International, 37,* 6297 B. (University Microfilms No. 77–13, 361)

Boyd, L. & Randle, K. (1970). Factor analysis of the Frostig Developmental Test of Visual Perception. *Journal of Learning Disabilities, 3,* 16–18

Briggs, P. F. & Tellegen, A. (1970). Further normative data on a Frostig subtest, eye-hand coordination. *Perceptual and Motor Skills, 30,* 640–642

Chissom, B. S. & Thomas, H. R. (1971). Comparison of factor structures for the Frostig Developmental Test of Visual Perception. *Perceptual and Motor Skills, 33,* 1015–1019

Corah, N. L. & Powell, B. J. (1963). A factor analytic study of the Frostig Developmental Test of Visual Perception. *Perceptual and Motor Skills, 16*, 59–63

Donovan, G. & Mitchell, M. M. (1978). Analysis of the Developmental Test of Visual Perception and the Motor-Free Visual Perception Test. *Perceptual and Motor Skills, 46*, 1284–1286

Engelhardt, W. (1975). Die Validität des Frostig Developmental Test of Visual Perception (DTVP). *Zeitschrift für Entwicklungspsychologie und Pädagogische Psychologie, 7*, 100–112

Frostig, M. (1961). *Developmental Test of Visual Perception* (3d edn.). Los Angeles: Marianne Frostig School for Educational Therapy

Frostig, M. & Hart, W. (1967). Developmental evaluation and the institution of remedial programs for children with learning difficulties. *Academic Therapy Quarterly, 2*, 76–88

Frostig, M. & Horne, D. (1964). *The Frostig program for the development of visual perception.* Chicago: Follett

Frostig, M. Horne, D. & Miller, A.-M. (1977). *Wahrnehmungstraining* (2. Aufl.). Dortmund: Crüwell

Frostig, M., Lefever, D. W. & Whittlesey, J. R. B. (1961). A developmental test of visual perception for evaluating normal and neurologically handicapped children. *Perceptual and Motor Skills, 12*, 383–394

Frostig, M., Lefever, D. W. & Whittlesey, J. R. B. (1963). Visual perception in the brain-injured child. *American journal of Orthopsychiatry, 33*, 665–671

Frostig, M., Lefever, D. W. & Whittlesey, J. R. B. (1964). *Developmental Test of Visual Perception* (3rd edn.). Palo Alto: Consulting Psychologists Press

Gilde, H.-P., Gutezeit, G. (1980). Ergebnisse einer vergleichenden Untersuchung zu visuellen Perzeptionsleistungen von Risikokindern im Vorschulalter. *Praxis der Kinderpsychologie und Kinderpsychiatrie, 29*, 213–218

Hammill, D. D., Colarusso, R. P. & Wiederholt, J. L. (1970). Diagnostic value of the Frostig test: A factor analytic approach. *Journal of Special Education, 4*, 279–283

Hammill, D., Goodman, L. & Wiederholt, J. L. (1974). Visual-motor processes: Can we train them? *The Reading Teacher, 27*, 469–478

Hammill, D. D. & Wiederholt, J. L. (1973). Review of the Frostig perceptual test and the related training program. In L. Mann & D. S. Sabatino (Eds.), *The first review of special education* (Vol. 1, pp. 33–48). Philadelphia: Buttonwood

Kornmann, R., Richter, H. & Müller, H.-P. (1975). Ist Frostigs Entwicklungstest der visuellen Wahrnehmung (FEW) ein reiner Wahrnehmungstest? – Graphomotorik als Aspekt seiner differentiellen Validität. *Praxis der Kinderpsychologie und Kinderpsychiatrie, 25*, 256–259

Krause, J. & Kossolapow, L. (1973). Die Förderung der visuellen Wahrnehmung bei Vorschulkindern anhand des Frostig-Programms. *Die Welt des Kindes, 51*, 233–251

Lockowandt, O. (1973). Diagnostik der Wahrnehmungsentwicklung. Eine Untersuchung zur Validität des Frostig-Testes. In G. Reinert (Hrsg.), *Bericht über den 27. Kongreß der DGP in Kiel* (S. 617–622). Göttingen: Hogrefe

Lockowandt, O. (1974). *Frostigs Entwicklungstest der visuellen Wahrnehmung (FEW).* Weinheim: Beltz

Lockowandt, O. & Brinkkötter, R. (1978). Statistische und praktische Analyse einer Kurzform zu Frostigs Entwicklungstest der visuellen Wahrnehmung. *Diagnostica, 24*, 275–281

Mann, L. (1970). Perceptual training: Misdirections and redirections. *American Journal of Orthopsychiatry, 40*, 30–38

Mann, L. (1971). Perceptual training revisited. The training of nothing at all. *Rehabilitation Literature, 32*, 322–327

Maslow, P., Frostig, M., Lefever, D. W. & Whittlesey, J. R. (1964). The Marianne Frostig Developmental Test of Visual Perception, 1963 Standardization. *Perceptual and Motor Skills, 19*, 463–499

McKinney, J. D. (1971). Factor analytic study of the Developmental Test of Visual Perception and the Metropolitan Readiness Test. *Perceptual and Motor Skills, 33*, 1331–1334

Ohnmacht, F. W. & Olson, A. V. (1968). Canonical analysis of reading readiness measures and the Frostig Developmental Test of Visual Perception. *Educational and Psychological Measurement, 28*, 479–484

Olson, A. V. (1968). Factor analytic study of the Frostig Developmental Test of Visual Perception. *The Journal of Special Education, 2*, 429–433

Olson, A. V. & Johnson, C. I. (1970). Structure and predictive validity of the Frostig Developmental Test of Visual Perception in grades one and three. *The Journal of Special Education, 4*, 49–52

Pitcher-Baker, G. (1975). Clinical and psychometric merits of the Frostig Developmental Test of Visual Perception. *Psychology in the Schools, 12*, 315–318

Reinartz, A. & Reinartz, E. (Hrsg.) (1972). *Wahrnehmungstraining* (Hefte 1–3). Marianne-Frostig-Programm. Dortmund: Crüwell

Reinartz, A. & Reinartz, E. (Hrsg.) (1974). *Wahrnehmungstraining, Anweisungsheft.* Marianne-Frostig-Programm. Dortmund: Crüwell

Ritz, W. C. (1969). The effect of two instructional programs (science – a process approach and the Frostig program for the development of visual perception) on the attainment of reading readiness, visual perception and science process skills in kindergarten children. *Dissertation Abstracts International, 30*, 1082-A. (University Microfilms No. 69-15, 192)

Rosen, C. L. (1966). An experimental study of visual perceptual training and reading achievement in first grade. *Perceptual and Motor Skills, 22*, 979–986

Sand, P. L., Taylor, N. Rawlings, M. & Chitnis, S. (1973). Performance of children with spina bifida manifesta on the Frostig Developmental Test of Visual Perception. *Perceptual and Motor Skills, 37*, 539–546

Seidel, C. & Biesalski, P. (1973). Psychologische und klinische Erfahrungen mit dem Frostig-Test und der Frostig-Therapie bei sprachbehinderten Kindern. *Praxis der Kinderpsychologie und Kinderpsychiatrie, 22*, 3–15

Silverstein, A. B. (1972). Another look at sources of variance in the Developmental Test of Visual Perception. *Psychological Reports, 31*, 557–558

Thomas, J. R. & Chissom, B. S. (1973). Note on factor structure of the Frostig Developmental Test of Visual Perception. *Perceptual and Motor Skills, 36*, 510

Ward, J. (1970). The factor structure of the Frostig Developmental Test of Visual Perception. *The British Journal of Educational Psychology, 40*, 65–67

Yost, L. W. & Lesiak, J. (1980). The relationship between performance on the Developmental Test of Visual Perception and handwriting ability. *Education, 101*, 75–77

4.2 Bender Gestalt Test for Young Children

Autor/Erscheinungsjahr:	Koppitz, 1963
	Revidierte Fassung: Koppitz, 1973
Material:	Testanleitung, Testkarten
Zweck:	Bestimmung der Wahrnehmungsreife, Diagnose neurologischer und emotionaler Störungen
Altersbereich:	5–11 Jahre
Normen:	Mittelwerte, Standardabweichungen, Perzentile, Testalter
Zeit:	3–10 Minuten

1) Konzept. Der Bender Gestalt Test for Young Children von Koppitz (1963, 1973) basiert auf dem Bender Visual Motor Gestalt Test (Bender, 1938), einem der weitverbreitetsten klinischen Tests. Dieser Test besteht aus neun Figuren, die von Wertheimer (1923) übernommen worden sind. Bender (1938) geht davon aus, daß die Wahrnehmung und die Reproduktion dieser Gestaltfiguren von den biologischen Prinzipien der sensomotorischen Fähigkeiten bestimmt sind. Wahrnehmung und Wiedergabe der Figuren hängen mit dem Wachstums- und Reifungsstand und damit mit funktionalen und/oder organischen Störungen zusammen.

Koppitz (1963, 1973) ergänzte den ursprünglichen Bender-Test um ein systematisches Bewertungs- und Auswertungssystem und legte Normen für 5–11 Jahre alte Kinder vor. Sie schloß aus den je nach Item heterogenen Ergebnissen des Bender-Tests bei unauffälligen Kindern, daß Abweichungen bei einzelnen Figuren bzw. die Bewertung einzelner Figuren wenig Aussagekraft haben und orientierte sich deshalb bei ihrem Auswertungsschema in Richtung Bewertung eines Gesamttestergebnisses.

2) Aufgaben. Die Aufgaben bestehen im Nachzeichnen von neun Figuren, die einzeln auf Testkarten dargeboten werden.

3) Durchführung. Die Durchführung des Bender Gestalt Tests for Young Children ist genau beschrieben (Koppitz, 1963). Dem Kind, ausgestattet mit Papier und Bleistift, wird angekündigt, daß neun Figuren nachzuzeichnen sind. Danach werden die einzelnen Testkarten nacheinander gezeigt und dem Kind einzeln zum Abzeichnen vorgelegt. Für die Aufgaben ist keine Zeitbegrenzung vorgesehen. Es wird jedoch empfohlen, die Zeit festzuhalten, um große Zeitabweichungen bei der Interpretation berücksichtigen zu können. Der Test kann einzeln und in Gruppen durchgeführt werden.

4) Auswertung. Die Auswertung des Tests erfolgt nach einem detaillierten Auswertungsschema (Revised Scoring Manual for the Developmental Bender Scoring System) von Koppitz (1973). Jede einzelne gezeichnete Figur wird anhand der Kriterien Formfehler, Drehung, Integration und Perseveration bewertet. Entsprechende Fehler werden jeweils als ein Punkt gezählt und zum Gesamtpunktwert addiert. Ein hoher Gesamtpunktwert bedeutet also ein schlechtes Testergebnis. Der Gesamtpunktwert wird danach mit den Normwerten verglichen.

5) Interpretation. Koppitz (1973) deutet eine Reihe von Interpretationsmöglichkeiten des Bender Gestalt Tests for Young Children an. Neben der Bewertung der Zeichnungen nach einem speziellen Schema zur Entdeckung von emotionalen Störungen (Koppitz, 1963), weist Koppitz (1973) darauf hin, daß der Test auch als Persönlichkeitstest dienen kann. Sie geht allerdings nicht weiter auf diese Funktion des Tests ein. Sie hebt außerdem die Bedeutung der Verhaltensbeobachtung (intuitive Auswertung) bei der Testdurchführung hervor, gibt aber in diesem Zusammenhang nur konkrete Hinweise zur Bewertung der Durchführungszeit.

Die sog. objektive Interpretation durch Vergleich des Gesamtpunktwerts – die Interpretation einzelner Items hält Koppitz nicht für ergiebig – eines Kindes mit den Normen wird recht ausführlich beschrieben. Konkrete Hinweise im Hinblick auf diagnostische Schlüsse fehlen jedoch im Detail weitgehend. Eine gewisse Hilfe bieten hier die in beiden Bänden (Koppitz, 1963, 1973) enthaltenen Fallbeispiele.

6) Normierung. Koppitz normierte den Test bzw. das Auswertungsschema an zwei Stichproben von 1 104 Schülern aus 12 Schulen (Koppitz, 1963) bzw. von

975 Schülern verschiedener Regionen (Koppitz, 1973) im Alter zwischen 5 und 10 Jahren bzw. zwischen 5 und 11 Jahren. Die Auswertung aller Zeichnungen führte Koppitz selbst durch. Die Stichprobengröße lag bei beiden Normierungsdurchgängen pro halbjähriger Altersklasse zwischen 30 und 180 Kindern. Aus diesen Daten wurden Mittelwerte und Standardabweichungen berechnet. Zur besseren Einordnung von Fällen wurden außerdem Perzentile und Testaltersangaben bestimmt. Neben ihren eigenen Mittelwerten der Gesamttestwerte pro Altersstufe und Klasse sind eine Reihe weiterer Angaben anderer Autoren abgedruckt (Koppitz, 1973).

Geschlechtsspezifische Normen werden nicht angeboten, da Koppitz (1963, 1973) keine signifikanten Geschlechtsunterschiede feststellen konnte. Sie führt dazu eine Reihe weiterer Studien an, die zu ähnlichen Ergebnissen kamen (Koppitz, 1973).

7) Reliabilität. Zur Auswertereinstimmung zitiert Koppitz (1973) eine Vielzahl von Studien, in denen entsprechende Korrelationskoeffizienten zwischen 0,80 und 0,98 berechnet werden konnten. Mehr als 80% dieser Korrelationkoeffizienten lagen über 0,88.

Nach den von Koppitz (1973) aufgeführten Studien zeigten Motivationsversuche, Training der Items und spezielles Sensomotoriktraining keinen deutlichen Einfluß auf die Testergebnisse. Da allerdings bei diesen Studien bei Testwiederholung nicht immer ähnliche Ergebnisse erzielt werden konnten, kommt der Bestimmung der Test-Retest-Reliabilität eine besondere Bedeutung zu. In neun verschiedenen Untersuchungen wurde die Test-Retest-Reliabilität berechnet. Diese Studien unterschieden sich durch die einbezogene Altersgruppe und die Länge des Zeitintervalls zwischen den Testterminen. Entsprechend variierten die angegebenen Reliabilitätskoeffizienten zwischen 0,53 und 0,90, wobei in der Regel bei Zeitintervallen von bis zu 12 Wochen die Werte bei etwa 0,80 lagen.

8) Validität. Die Literatur zur Validität des Bender Gestalt Tests for Young Children ist nahezu unüberschaubar. Koppitz (1973) hat im Rahmen einer Literaturanalyse alle Ergebnisse zur Validität zusammengetragen.

Ergebnisse einer Reihe von Studien zeigten z. T. nur für bestimmte Untergruppen signifikante Zusammenhänge zwischen dem Bender-Test und Beery's Developmental Test of Visual-Motor Integration sowie Becker's Visual Discrimination Test of Words. Die Vergleiche mit Frostig's Developmental Test of Visual Perception ergaben widersprüchliche Ergebnisse.

Koppitz (1963) hält die Verwendung des Bender-Tests als kurzen, sprachfreien Intelligenztest zumindest für Screeningzwecke für möglich. In der späteren Publikation (Koppitz, 1973) schränkt sie jedoch die Eignung ihres Tests ein und empfiehlt die zusätzliche Durchführung eines verbalen Tests. Grund dafür scheinen die relativ inkonsistenten Ergebnisse einer Reihe von ihr zitierter Studien zu sein. Danach zeigen sich nur bei Kindern mit unterdurchschnittlichen Bender-Testergebnissen deutliche Zusammenhänge zwischen IQ und Bender-Punktwert.

Auch bei der Untersuchung des Zusammenhangs zwischen dem Bender-Test und der Schulleistung werden recht selten bei den von Koppitz (1973) zusammengestellten Studien Korrelationskoeffizienten von mehr als 0,40 angegeben. Diese Werte verbessern sich, wenn weitere Merkmale bzw. Tests hinzugezogen werden.

Zur Diagnose von neurologischen Störungen scheint ebenfalls der Bender Gestalt Test for Young Children nur dann geeignet zu sein, wenn er in Kombination mit anderen Merkmalen und Tests zur Bewertung herangezogen wird.

Literatur

Bender, L. (1938). *A Visual Motor Gestalt Test and its clinical use.* New York: American Orthopsychiatric Association

Koppitz, E.M. (1963). *The Bender Gestalt Test for Young Children.* New York: Grune & Stratton

Koppitz, E.M. (1973). *The Bender Gestalt Test for Young Children. Vol. II: Research and applications, 1963–1973.* New York: Grune & Stratton

Wertheimer, M. (1923). Studies in the theory of Gestalt Psychology. *Psychologische Forschung, 4*, 300–348

4.3 Southern California Sensory Integration Tests

Autor/Erscheinungsjahr:	Ayres, 1972
	Revidierte Fassung: Ayres, 1985
Material:	Formbretter, Steckstifte, Testtafeln, Protokollbogen, Manual, Stoppuhr
Zweck:	Bestimmung des sensorischen Entwicklungsstandes, vor allem Differentialdiagnose von Störungen der Wahrnehmungsverarbeitung
Altersbereich:	4–10 Jahre
Normen:	Standardwerte (Z-Werte)
Zeit:	75–90 Minuten

1) Konzept. In den Southern California Integration Tests (SCSIT) sind eine Reihe von Tests, die in den letzten 25 Jahren entwickelt worden sind, integriert worden. Enthalten sind folgende Tests: Ayres Space Test, Southern California Figure-Ground Visual Perception Test (Ayres, 1966a), Southern California Kinesthesia and Tactile Perception Tests (Ayres, 1966b), Southern California Perceptual-Motor Tests (Ayres, 1969), Southern California Motor Accuracy Test (Ayres, 1964), Position in Space and Design Copying.

Die Konstruktion und die Zusammenstellung der Tests basieren auf der Theorie von Ayres, daß Wahrnehmungsstörungen, die für Lernstörungen verantwortlich sind, auf sensorische Integrationsprobleme im neuralen System zurückzuführen sind. Nach Ayres (1979) werden eintreffende Informationen mit Hilfe von Unterdrückung und Hervorhebung von Reizen auf Hirnstammniveau koordiniert, bevor sie, so gefiltert, in höhere Gehirnregionen vorstoßen, die für die adäquate Reaktion verantwortlich sind. Fehlt die Koordination, so wird adäquates Reagieren verhindert, die Filterfunktion ist gestört. Ayres (1973) führt als weitere Ursache für Wahrnehmungsstörungen eine fehlende Koordination visueller und motorischer Funktionen an.

Aufgrund der theoretischen Vorstellungen zielten die Tests weniger auf die bloße Feststellung des sensorischen Entwicklungsstandes, sondern sind eher auf die Diagnostik von bestimmten, die Wahrnehmungsstörung verursachenden Dysfunktionen ausgerichtet. Ayres (1979) verspricht sich dabei vor allem auch konkrete Hinweise für ihre „sensorische Integrationstherapie".

Basis für die Entwicklung der Tests war zunächst nicht die Theorie der sensorischen Integration, sondern die langjährige Erfahrung der Autorin mit behinderten Kindern. Auch in diesem Test spiegeln sich die üblichen diagnostischen und therapeutischen Aktivitäten von Beschäftigungstherapeuten wider (Reed, 1979).

2) Aufgaben. Die SCSIT bestehen aus 17 verschiedenen Einzeltests, die sich wie folgt auf einzelne Bereiche aufteilen lassen: 3 Tests zur visuellen Wahrnehmung, 2 feinmotorische Tests, 6 taktil-kinästhetische Tests und 6 Tests zum Körperschema. Die Tests sind nicht für eine altersdifferenzierte Durchführung vorgesehen.

Die Aufgaben sind recht vielfältig und im Manual (Ayres, 1985) ausführlich beschrieben. Neben der Auswahl bestimmter Formbretter, der Auswahl von Einzelelementen, die in einer Zeichnung enthalten sind, und dem Wiedererkennen von vorgegebenen Mustern in leicht veränderten Formen zur Überprüfung der visuellen Wahrnehmung werden für den feinmotorischen Bereich Abzeichnungs- und Nachfahraufgaben angeboten. Im taktil-kinästhetischen Teil sind Nachfahr- und Tastaufgaben ohne Blickkontakt durchzuführen, die Tests zum Körperschema beinhalten Nachahmungsaufgaben sowie Rechts-links-Unterscheidung und Einbeinstand.

3) Durchführung. Die Durchführungsanleitung im Manual (Ayres, 1985) beginnt mit den notwendigen Voraussetzungen des Testleiters, der neben fundierten Kenntnissen der Testtheorie und Erfahrungen mit sensorischen Störungen vor allem, bevor er selbständig die SCSIT durchführt, etwa 20mal die Tests unter sachkundiger Aufsicht durchgeführt haben sollte.

Die Durchführungszeit der Tests wird mit 1,25–1,5 Stunden angegeben; Emrich, Haag und Schirm (1985) berichten von Testzeiten bis zu 4 Stunden, je nach Störung des Kindes. Eine Aufteilung in zwei Termine wird schon deshalb bevorzugt. Eine feste Reihenfolge der Einzeltests ist nicht vorgegeben, die taktil-kinästhetischen Tests sowie die Tests zum Körperschema sind jedoch jeweils blockweise durchzuführen. Die übrigen Subtests – vor allem die zur visuellen Wahrnehmung – können je nach Mitarbeit des Kindes zur Aufmerksamkeitssteigerung in beliebiger Abfolge verwendet werden.

Im einzelnen sind die Subtests und ihre Items sehr genau und ausführlich beschrieben, wobei die benötigten Materialien und der gesamte Testverlauf inklusive einer Reihe möglicher Reaktionen des Kindes und die adäquate Reaktion des

Testleiters aufgeführt sind. An den Testleiter werden bei einigen Tests erhebliche Anforderungen gestellt, da er gleichzeitig die Aufgaben zu stellen, das Kind zu beobachten, die Zeit zu nehmen, die Reaktion des Kindes zu bewerten und alle Ergebnisse zu protokollieren hat.

4) Auswertung. Die Auswertung ist im Manual (Ayres, 1985) zu jedem Untertest beschrieben. Während der Testdurchführung sind die gelösten Items sowie die dafür benötigte Zeit in einem Protokollbogen zu notieren. Die Auswertung einiger Tests (Design Copying, Motor Accuracy) erfordert eine gewisse Übung und große Sorgfalt. In der Regel werden die gelösten Aufgaben zu einem Rohwert addiert. Bei Aufgaben unter Zeitnahme wird dieser Rohwert, mit der benötigten Zeit gewichtet, in einen adjustierten Rohwert überführt. Alle diese Angaben werden auf ein Auswertungsblatt übertragen, das auch das genaue Alter des Kindes und die Hand- und Augenpräferenz enthält. Aus den Rohwerten werden mit Hilfe der im Manual enthaltenen altersspezifischen Tabellen Standardwerte (Z-Werte) gebildet. Auf der Rückseite des Auswertungsblattes lassen sich die Standardwerte aller Tests in eine Normalverteilungskurve eintragen.

5) Interpretation. Zur Interpretation der SCSIT steht ein eigenes Buch zur Verfügung (Ayres, 1984). Interpretationshilfe wird durch die über 20 Modellfälle, von denen die SCSIT-Testergebnisse und bestimmte klinische Befunde abgedruckt sind, gegeben. Bei den meisten Fällen werden Nachtestergebnisse miteinbezogen. Hinweise zum weiteren Vorgehen und zur Therapie sind jedoch nicht enthalten.

6) Normierung. Die SCSIT wurden mit Ausnahme der Subtests zur visuellen Wahrnehmung und der Tests "Design Copying" und "Motor Accuracy", bei deren Normierung auch Kinder bis zu 10 Jahren eingeschlossen waren, an Kindern im Alter zwischen 4 und 8 Jahren normiert. Über die Stichprobenziehung wird nicht berichtet. Es wird lediglich darauf hingewiesen, daß die Stichprobe im Hinblick auf sozioökonomische Merkmale repräsentativ für Los Angeles und Umgebung ist. Ebensowenig wird klar, welche Stichprobe zur Normierung welcher Tests verwendet worden ist. Lediglich bei dem Subtest "Motor Accuracy" und den Tests zur visuellen Wahrnehmung sowie beim Test "Design Copying" werden Zahlen angegeben. Ob nun die eine Stichprobe eine Schnittmenge der anderen ist, läßt sich nicht entscheiden.

Die Normierungsstichproben für die einzelnen Tests bzw. Testgruppen streuen hinsichtlich ihrer Größe, sie sind jedoch alle relativ klein (etwa 30 Kinder pro Altersstufe). Genaue Angaben, ob es sich um gesunde bzw. unauffällige Kinder handelt, sind im Manual nicht enthalten.

Welche Stichproben zur Skalenkonstruktion herangezogen worden sind und wie die Konstruktion durchgeführt worden ist, wird nicht berichtet. Im Manual findet sich nur eine Angabe zu einer Gruppe von Kindern mit Lernstörungen, deren Ergebnisse der Testkonstruktion zugrunde lagen.

Die Normentabellen im Anhang des Manuals bestehen aus Standardwerten, deren Bildung nicht vollständig nachvollziehbar ist. Eine unbekannte Zahl wurde durch ein nicht näher spezifiziertes Extrapolationsverfahren von den vorhandenen Daten gebildet. Außerdem sind Perzentiltabellen enthalten, die nach Ayres

(1985) für die 4 und 5 Jahre alten Kinder Verwendung finden sollen, da sie "present a more accurate picture" (Ayres, 1985, S. 51).

7) Reliabilität. Die Reliabilität der SCSIT wurde mit dem Test-Retest-Verfahren bestimmt. Die Ergebnisse sind nach Altersklassen mit einer Jahresspanne berechnet worden. Angaben zu den verwendeten Stichproben wie auch zur Länge der Zeitintervalle zwischen Test und Retest fehlen ebenso wie die Beschreibung der Testdurchführung. Die Ergebnisse streuen extrem stark: Je nach Subtest liegen die Korrelationswerte zwischen 0,01 und 0,89. Besonders niedrige Koeffizienten zeigten sich bei den taktil-kinästhetischen Tests und bei den Tests zum Körperschema. Ayres (1985) führt dies auf die diesen Tests zugrundeliegende Instabilität neurophysiologischer Prozesse zurück. Die besten Werte lassen sich für den Motor Accuracy Test ablesen, der bereits in einer älteren Version eine interne Konsistenz von 0,67–0,94 erreichte (Ayres, 1965).

8) Validität. Die Validität der SCSIT wurde bisher praktisch nicht untersucht. Es sind keine Informationen vorhanden, die den Zusammenhang der SCSIT mit neurologischen wie auch mit Schulerfolgskriterien einschätzen lassen.

Lediglich eine Untersuchung von Emrich, Haag und Schirm (1985) gibt vorläufige Hinweise auf die Validität der SCSIT. 45 gesunde Kinder im Alter von 9–10,5 Jahren, von denen neurologische und entwicklungsdiagnostische Daten und Schulnoten vorlagen, wurden mit den SCSIT, dem Göttinger Formreproduktionstest und dem Körperkoordinationstest für Kinder getestet. Im Hinblick auf die SCSIT ergaben sich folgende Ergebnisse: Bei 8 von 17 Tests erreichten die Kinder die Testdecke. Die nach diesen Daten berechnete, recht komplexe Faktorenstruktur deutet auf statistische Mängel der SCSIT. Ein statistisch signifikanter Zusammenhang zeigte sich zwischen den SCSIT-Ergebnissen und den Schulnoten, während sich ein Zusammenhang zwischen den SCSIT und den beiden anderen Tests nicht ergab.

Teile des SCSIT wurden von Kimbell (1973) und von Ziviami, Poulsen und O'Brian (1982) untersucht. Danach ergaben sich signifikante Zusammenhänge zwischen den motorischen Subtests der SCSIT und dem Bruininks Oseretzky Test of Motor Proficiency sowie zwischen den taktil-kinästhetischen Tests der SCSIT und dem Bender-Gestalt-Test.

Literatur

Ayres, A.J. (1964). *Southern California Motor Accuracy Test.* Los Angeles: Western Psychological Services

Ayres, A.J. (1965). Patterns of perceptual-motor dysfunction in children: A factor analytic study. *Perceptual and Motor Skills, 20,* 335–368

Ayres, A.J. (1966a). *Southern California Figure-Ground Visual Perception Test.* Los Angeles: Western Psychological Services

Ayres, A.J. (1966b) *Southern California Kinesthesia and Tactile Perception Test.* Los Angeles: Western Psychological Services

Ayres, A.J. (1969). *Southern California Perceptual-Motor Tests.* Los Angeles: Western Psychological Services

Ayres, A. J. (1972). *Southern California Sensory Integration Tests*. Manual. Los Angeles: Western Psychological Services
Ayres, A. J. (1979). *Lernstörungen – sensorisch-integrative Dysfunktionen*. Berlin, Heidelberg, New York: Springer
Ayres, A. J. (1984). *Interpreting the Southern California Sensory Integration Tests* (6. Aufl.). Los Angeles: Western Psychological Services
Ayres, A. J. (1985). *Southern California Sensory Integration Tests. Revised 1980. Manual* (4. Aufl.). Los Angeles: Western Psychological Services
Emrich, R., Haag, G. & Schirm, H. (1985). Sensorische Integrationsdiagnostik. Zur Leistungsfähigkeit der "Southern California Sensory Integration Tests" nach Jean Ayres. Ergebnisse einer Befragung und einer empirischen Untersuchung. *Der Kinderarzt, 16*, 706–709
Kimball, J. G. (1977). The Southern California Sensory Integration Tests (Ayres) and the Bender Gestalt: A correlative study. *American Journal of Occupational Therapy, 31*, 294–299
Reed, H. B. C. (1978). Southern California Sensory Integration Tests. In: Buros, O. K. (Ed.). *The Eight Mental Measurement Yearbook* (Vol. 2). New Jersey: Gryphon
Ziviami, J., Poulsen, A. & O'Brian, A. (1982). Correlation of the Bruininks-Oseretzky Test of Motor Proficiency with the Southern California Sensory Integration Tests. *American Journal of Occupational Therapy, 36*, 519–523

4.4 Developmental Test of Visual-Motor Integration

Autor/Erscheinungsjahr: Beery und Buktenica, 1967
                                  Revidierte Fassung: Beery, 1982 a

Material: Manual, Testbogen, Testkarten

Zweck: Bestimmung des visuo-motorischen Entwicklungsstands, Identifikation von Lernstörungen

Altersbereich: Kurzform: 2–8 Jahre
                          Langform: 2–15 Jahre

Normen: Visuo-motorisches Entwicklungsalter, Standardwerte und Perzentilränge

Zeit: Kurzform: 10 Minuten
            Langform: 15–20 Minuten

1) Konzept. Der Developmental Test of Visual-Motor Integration (VMI) wurde 1967 von Beery und Buktenica veröffentlicht. 1982 erschien eine neue normierte Fassung (Beery, 1982 a, b).

Im Manual wird der VMI als ein Instrument zur Bestimmung des visuo-motorischen Entwicklungsstands sowie zur Identifikation und darauf aufbauend zur Therapie von Lernstörungen beschrieben. Vom Konzept her ist der VMI darauf ausgerichtet, die Integration der visuellen Wahrnehmung und des motorischen Verhaltens zu überprüfen. Es werden fünf aufeinander aufbauende Entwicklungsstadien zur Erreichung dieser Integration postuliert: motorische Gewandtheit, taktil-kinästhetische Fähigkeiten, visuelle Wahrnehmung und visuo-motorische Integration. Letztlich wird diese Integration als Voraussetzung für Lernerfolg angesehen. Die Aufgaben sind entsprechend der fünf Stadien bzw. einem damit verbundenen steigenden Schwierigkeitsgrad angeordnet.

2) Aufgaben. Der Test besteht aus Karten mit bestimmten geometrischen Mustern und einem Protokollheft. Die meisten der VMI-Muster (17 von 24) enthalten gerade Linien bzw. Winkel, fünf bestehen aus runden Elementen. Nur zwei der 24 Items sehen unterbrochene Linien vor. Die übrigen vier Muster sind dreidimensional. Die eigentlichen Aufgaben verlangen, daß die auf den Karten abgebildeten Muster im Testheft nachgezeichnet werden. Die Altersentwicklung beim Zeichnen bestimmter Muster wurde implizit bei der Anordnung der 24 Items berücksichtigt.

Die Langform besteht aus 24 Karten. Bei der Kurzform finden die gleichen Karten, allerdings nur 15, Verwendung.

3) Durchführung. Die Hinweise für die Durchführung des Tests sind klar und leicht verständlich, so daß auch beispielsweise Lehrer den VMI ohne Schwierigkeiten durchführen können. Hinweise zur Gruppengröße je Altersstufe für den Gebrauch in der Schule sind jedoch nicht enthalten. Diese werden nur für Vorschulkinder gegeben. Dickes, grünes Papier im Testheft und der Beginn der Itemsequenz am Ende des Testhefts verhindern, daß aufgrund des Durchschreibens oder des Durchsehens das Abzeichnen erleichtert wird.

4) Auswertung. Die Auswertung wird im Manual beschrieben. Möglich sind nur die Auswertungskategorien „gelöst" und „nicht gelöst". Der individuelle Rohwert wird durch Summierung der gelösten Aufgaben bzw. der erfolgreich kopierten Muster gebildet. Die Entscheidung, ob eine Zeichnung als gelöst anerkannt wird, wird durch die Beschreibung von drei Fehlermöglichkeiten erleichtert. Beispielentscheidungen sind ebenfalls im Manual abgedruckt. Insgesamt scheint jedoch die Vergabe von Punkten recht subjektiv zu sein, da bei Entscheidungsschwierigkeiten geraten wird, die Aufgabe als gelöst zu betrachten.

Die Rohwerte werden mit Hilfe von geschlechtsspezifischen Altersnormtabellen (von 2;10–15;11) in Alterswerte überführt. In der neuen Fassung (Beery, 1982a) wird auf geschlechtsspezifische Normen verzichtet. Für Kinder unter 3 Jahren existieren keine Normen. Hier werden eher allgemeine Hinweise für die Bewertung der Testergebnisse gegeben.

5) Interpretation. Zur Interpretation des VMI werden im Manual Beispielfälle angegeben. Bei diesen Fällen liegt der Schwerpunkt neben der Diskussion des Entwicklungsstandes vor allem bei der Beschreibung der Entwicklungsprognose gerade auch im Hinblick auf die Therapie visuo-motorischer Störungen. Es werden außerdem neben diesen Fallbeschreibungen konkrete Hinweise auf das weitere Vorgehen bei der Diagnose und Therapie gegeben.

6) Normierung. Bei der Entwicklung des VMI wurde ein ursprünglich aus 72 geometrischen Mustern bestehender Itempool schrittweise auf 30, dann auf 24 Items reduziert.

Die Normierungsstichprobe bestand aus 1 039 Kindern aus Illinois. Über die Hälfte der Kinder stammte aus Vororten, der Rest aus städtischen (26%) und ländlichen Gebieten (12%). Die Kinder wurden unter der Prämisse des Durchschnitts von ihren Lehrern ausgewählt. Pro Altersgruppe ab 5 Jahren kamen die

Daten von nur knapp über 30 Kindern aus den städtischen und ländlichen Bereichen zur Auswertung. Die jüngeren Kinder waren auch in der Vorortgruppe nur gering repräsentiert. Es wird nicht berichtet, daß Kinder mit bestimmten Störungen im visuo-motorischen Bereich aus der Normierungsstichprobe ausgeschlossen bzw. zur Bestimmung eines Normintervalls miteinbezogen wurden.

1982 veröffentlichte Beery den VMI in einer neu normierten Fassung. Eine Stichprobe von 3090 Kindern, repräsentativ im Hinblick auf ethnische Herkunft, Wohnort und Einkommen der Eltern, wurde dazu herangezogen. Nach den Ergebnissen aus dieser Stichprobe wurden keine signifikanten Geschlechtsunterschiede gefunden, so daß in der neuen Version auf geschlechtsspezifische Normen verzichtet wurde. Ebenfalls keine Geschlechtsunterschiede sowie Rassenunterschiede in den Testleistungen fanden Schooler und Anderson (1979) in ihrer Untersuchung an 520 vierjährigen Kindern mit der alten Version des VMI. Martin, Sewell und Manni (1977) kamen hingegen zu gegensätzlichen Ergebnissen.

In der neuen Version des VMI wurde außerdem die Spanne der altersentsprechenden Normen geringfügig auf 2;11–14;6 eingeschränkt. Die Rohwerte lassen sich auch in der neuen Version in Standardwerte ($M = 10$, $SD = 3$) und in Perzentilränge für 37 Altersgruppen im Abstand von 3 Monaten umsetzen.

7) Reliabilität. Im Manual (Beery & Buktenica, 1967) sind nur spärliche Informationen über die Reliabilität des VMI aufgeführt. Angegeben sind Test-Retest-Reliabilitätskoeffizienten zwischen 0,80 und 0,90 – je nach Geschlecht und Länge des Zeitintervalls zwischen Test und Retest. Altersangaben fehlen dazu. Ryckman und Rentfrow (1971) untersuchten die Reliabilität des VMI an 83 Schulkindern. Sie errechneten Test-Retest-Koeffizienten zwischen 0,45 bei Zweitkläßlern und 0,71 bei Schülern aus der 6. Klasse. Die Split-half-Reliabilitätskoeffizienten lagen zwischen 0,61 und 0,84 – je nach Altersgruppe und Geschlecht. Auch dabei wurden bei älteren Schülern deutlich höhere Werte erreicht.

Die Korrelationen zwischen VMI-Werten und Alter bei Gruppen von Kindern im Alter von 3–14 Jahren erreichen 0,88 für Mädchen und 0,89 für Knaben (Beery & Buktenica, 1967). Der Korrelationskoeffizient zwischen verschiedenen Auswertern eines Tests liegt bei 0,96. Es handelt sich dabei vermutlich aber um Auswerter mit langer Erfahrung in der Durchführung des Tests. In diesem Zusammenhang wird ein möglicher Unterschied zwischen unerfahrenen und erfahrenen Testleitern nicht diskutiert, obwohl die bereits erwähnte recht subjektive Punktvergabe gerade bei unerfahrenen auf eine niedrige Objektivität deutet. Pryzwansky (1977) bestätigt die Vermutung in seiner Untersuchung zur Auswertung des VMI durch Lehrer und Schulpsychologen.

Der Technical Report (Beery, 1967, 1982b) gibt einen Überblick über eine Reihe von Reliabilitätsstudien. In der Regel handelt es sich dabei um relativ kleine Stichproben. Einige Stichproben setzen sich aus geistig retardierten Kindern zusammen. Der Koeffizient für die interne Konsistenz (Kuder-Richardson) von 0,93 wurde mit Hilfe eines nicht näher erläuterten Teils von 594 Schulkindern der Normierungsstichprobe berechnet. Die Test-Retest-Werte für ein Zwei-Wochen-Intervall, berechnet aus den Daten eines Teils der Normierungsstichprobe von 171 Schulkindern, lagen bei 0,83 für Knaben und 0,87 für Mädchen. Diese Werte beziehen sich auf die gesamte Altersspanne der Stichprobe, altersspezifische

Koeffizienten sind nicht verfügbar. Ebenso wird nicht zwischen Kurz- und Langform unterschieden.

8) Validität. Beery (1967) berichtet von einer Studie, bei der die Korrelationen zwischen VMI und einer Reihe von Sprachtests Werte zwischen 0,33 und 0,50 erreichten. Differenzierte Angaben zu Kriterien wie Lernschwierigkeiten und Wahrnehmungsstörungen fehlen dabei. In einer weiteren Studie, bei der der VMI mit zwei Subtests des ITPA verglichen wurde, zeigten sich Korrelationen zwischen 0,70 und 0,73 (Beery, 1967).

Im Manual ist nur der Zusammenhang zwischen dem chronologischen Alter und den VMI-Werten angegeben. Der Korrelationskoeffizient liegt bei 0,89. Dieses Ergebnis deutet auf die entwicklungsadäquate Anordnung der Items.

Im Technical Report (Beery, 1967) sind eine Reihe von Validitätsstudien genannt, die sich mit der prädiktiven Validität auseinandergesetzt haben. Eine dieser Studien mit 342 Kindern zeigte Korrelationen des VMI mit der späteren Lesefähigkeit von 0,50, eine weitere Studie einen Zusammenhang von 0,59 im ersten und von 0,38 im siebten Schuljahr mit dem Intelligenzalter. Unterschiede zwischen Lang- und Kurzform werden nicht herausgestellt.

Ergebnisse zur Validität der neu normierten Version des VMI (Beery, 1982a, b) liegen bisher nur vereinzelt vor. Breen (1982) verglich den neuen VMI mit dem Bender-Gestalt-Test und erhielt bei 32 Kindern im Alter von 6–12 Jahren einen Korrelationskoeffizienten von 0,73. Die Mittelwerte der altersentsprechenden Testwerte beider Tests unterschieden sich nicht signifikant. Armstrong und Knopf (1982) führten die neue Version des VMI und den Bender-Gestalt-Test bei 80 Kindern im Alter von 7–10 Jahren durch, wobei die Hälfte der Kinder lerngestört war. Für die lerngestörten Kinder wurde ein Korrelationswert von 0,74 und für die übrigen einer von 0,36 berechnet.

Ähnliche Vergleichsstudien mit der alten Version des VMI wurden von Brown (1977), Spirito (1980) sowie Porter und Binder (1981) durchgeführt.

Zur prädiktiven Validität des VMI liegen drei Untersuchungen vor, von denen zwei (Duffey, Ritter & Fedner, 1976; Reynolds, Wright & Wilkinson, 1980) zu dem Schluß kommen, daß aufgrund der durch den VMI geringen aufgeklärten Varianz von unter 10% im Hinblick auf die Schulleistung die prädiktive Wertigkeit des VMI eingeschränkt ist. Geringfügig bessere Ergebnisse erzielten Curtis, Michael und Michael (1979) ebenfalls zur Prognose des Schulerfolgs.

Literatur

Armstrong, B. B. & Knopf, K. F. (1982). Comparison of the Bender-Gestalt and Revised Developmental Test of Visual-Motor Integration. *Perceptual and Motor Skills, 55,* 164–166
Beery, K. E. & Buktenica, N. A. (1967). *Developmental Test of Visual-Motor Integration: Administration and scoring manual.* Chicago: Follett
Beery, K. E. (1967). *Visual-motor integration.* Chicago: Follett
Beery, K. E. (1982a). *Revised administration, scoring, and teaching manual for the Developmental Test of Visual-Motor Integration.* Chicago: Follett
Beery, K. E. (1982b). *Visual-motor integration.* Chicago: Follett

Breen, M.J. (1982). Comparison of educationally handicapped student's scores on the Revised Developmental Test of Visual-Motor Integration and Bender-Gestalt. *Perceptual and Motor Skills, 54,* 1227–1230

Brown, M.J. (1977). Comparison of the Developmental Test of Visual-Motor Integration and the Bender-Gestalt Test. *Perceptual and Motor Skills, 45,* 981–982

Curtis, C.J., Michael, J.J. & Michael, W.B. (1979). The predictive validity of the Developmental Test of Visual-Motor Integration under group and individual modes of administration relative to academic performance measures of second-grade pupils without identifiable major learning disabilities. *Educational and Psychological Measurement, 39,* 401–410

Duffey, J.B., Ritter, D.R. & Fedner, M. (1976). Developmental Test of Visual-Motor Integration and the Goodenough Draw-a-man Test as predictors of academic success. *Perceptual and Motor Skills, 43,* 543–546

Martin, R., Sewell, T. & Manni, J. (1977). Effects of race and social class on preschool performance on the Developmental Test of Visual-Motor Integration. *Psychology in the Schools, 14,* 466–470

Porter, G.L. & Binder, D.M. (1981). A pilot study of visual-motor developmental inter-test-reliability: The Beery Developmental Test of Visual-Motor Integration and the Bender Visual Motor Gestalt Test. *Journal of Learning Disabilities, 14,* 124–127

Pryzwansky, W.B. (1977). The use of the Developmental Test of Visual-Motor Integration as a group screening instrument. *Psychology in the Schools, 14,* 419–422

Reynolds, C.R., Wright, D. & Wilkinson, W.A. (1980). Incremental validity of the Test for Auditory Comprehension of Language and the Developmental Test of Visual-Motor Integration. *Educational and Psychological Measurement, 40,* 503–507

Ryckman, D.B. & Rentfrow, R.K. (1971). The Beery Developmental Test of Visual-Motor Integration: An investigation of reliability. *Journal of Learning Disabilities, 4,* 48–49

Schooler, D.L. & Anderson, R.L. (1979). Race differences on the Developmental Test of Visual-Motor Integration, the Slosson Intelligence Test, and the ABC Inventory. *Psychology in the Schools, 14,* 466–470

Spirito, A. (1980). Scores on Bender-Gestalt and Developmental Test of Visual-Motor Integration of learning-disabled children. *Perceptual and Motor Skills, 50,* 1214

4.5 Motor-Free Visual Perception Test

Autor/Erscheinungsjahr:	Colarusso und Hammill, 1972
Material:	Demonstrationskarten, Testbogen, Manual
Zweck:	Überprüfung der visuellen Wahrnehmungsleistung und Bestimmung eines Perzeptionsalters
Altersbereich:	4–8 Jahre
Normen:	Perzeptionsalter und Perzeptionsquotient
Zeit:	ca. 10 Minuten

1) Konzept. Der Motor-Free Visual Perception Test (MVPT) wurde 1972 von Colarusso und Hammill veröffentlicht. Er wird im Manual als schnelles, hoch reliables und valides Instrument zur Messung der visuellen Wahrnehmungsleistung bei Kindern beschrieben (Colarusso & Hammill, 1972). Als Einsatzbereich sind Screening, Diagnose und Forschung angegeben.

Der MVPT unterscheidet sich von anderen Wahrnehmungstests durch die bewußte Ausklammerung der motorischen Komponente der Wahrnehmung. Die

Autoren begründen dieses Konzept recht allgemein damit, daß motorische und visuelle Wahrnehmungsleistungen zwar häufig eng verbunden sind, daß sie aber auch stark getrennte Einzelfähigkeiten sein können (Colarusso & Hammill, 1972). Welche Bedingungen bzw. welche Testpersonen die isolierte Messung der visuellen Wahrnehmung erfordern bzw. sinnvoll machen, wird nicht diskutiert. Die Motorik wird hingegen als konfundierende Variable bei der Messung der visuellen Wahrnehmung betrachtet. Dies mag bei der Zielgruppe körperlich behinderte Kinder zutreffen.

2) Aufgaben. Der MVPT besteht aus 36 Items, die fünf Bereichen zugeordnet sind: räumliches Vorstellungsvermögen, visuelle Unterscheidungsfähigkeit, Figur-Grund-Wahrnehmung, Gestaltwahrnehmung und visuelles Gedächtnis. Die Aufgabenstellung ist bei allen Items in etwa gleich: Entweder ist ein vorgegebenes Bild mit vier Alternativen zu vergleichen und das entsprechende herauszufinden, oder aus vier Alternativen ist dasjenige herauszufinden, das sich von den anderen unterscheidet.

3) Durchführung. Die Durchführung der MVPT ist im Manual (Colarusso & Hammill, 1972) genau beschrieben. Die einzelnen Aufgaben zu den fünf Bereichen werden durch eine Demonstrationsaufgabe eingeleitet. Diese wird vom Testleiter dargeboten und erläutert. Das Testheft mit jeweils einer Aufgabe pro Seite wird ohne Zeitdruck seitenweise durchgearbeitet.

Der Test wird einzeln durchgeführt. Die Autoren schränken die Durchführung nicht auf bestimmte Spezialisten ein. Sie vermitteln eher den Eindruck, daß jeder pädagogisch Tätige sich mit dem Test einen schnellen Überblick über die visuelle Wahrnehmungsfähigkeit seiner Schüler etc. verschaffen kann.

4) Auswertung. Der MVPT ist relativ einfach auszuwerten. Für jede richtige Antwort zu den 36 Aufgaben wird jeweils ein Punkt vergeben. Die Summe dieser Punkte bildet den Rohwert, der maximal 36 erreichen kann. Mit Hilfe der im Manual abgedruckten Tabellen wird der Rohwert in ein Perzeptionsalter übertragen. Zusätzlich wird, wiederum mit Hilfe von altersspezifischen Normtabellen, die Berechnung eines Perzeptionsquotienten, dessen Mittelwert wie bei den Intelligenzquotienten bei 100 liegt, ermöglicht.

5) Interpretation. Die Interpretationshilfen und Empfehlungen im Manual für das weitere Vorgehen sind wenig umfassend und lassen viele Fragen offen. Als Kriterium für ein auffälliges Testergebnis wird ein Perzeptionsquotient von kleiner gleich 85 angegeben. Es wird allerdings in diesem Zusammenhang darauf hingewiesen, beim Perzeptionsalter wie auch beim Perzeptionsquotienten immer den Standardfehler bei den Überlegungen, ob ein Kind als auffällig klassifiziert wird oder nicht, zu berücksichtigen.

Aber auch nach der Entscheidung für ein auffälliges Testergebnis gibt das Manual nur recht allgemein Auskunft darüber, daß nach weiteren auffälligen Verhaltensitems gesucht werden sollte. Sind weitere Auffälligkeiten gefunden worden, so wird empfohlen, unverzüglich mit einer nicht näher bezeichneten Therapie zu beginnen.

6) Normierung. Der MVPT wurde an 883 normalen Kindern im Alter von 4–8 Jahren normiert. Weitergehende Beschreibungen der Stichprobe fehlen im Manual. Die Stichprobe wird von den Autoren als repräsentativ bezeichnet (Colarusso & Hammill, 1972).

7) Reliabilität. Colarusso und Hammill (1972) geben für die Reliabilität des MVPT einen nach der Test-Retest-Methode berechneten Korrelationskoeffizienten von 0,81 an. Ähnliche Werte ergaben sich auch bei Berechnungen nach der Split-half-Methode. Bei der dazu herangezogenen Stichprobe handelte es sich um die Normierungsstichprobe.

8) Validität. Der MVPT zielt darauf ab, die visuelle Wahrnehmungsfähigkeit zu messen, ohne daß motorische Fähigkeiten bei der Lösung der Aufgaben notwendig werden. In welchem Zusammenhang aber diese isoliert betrachteten Fähigkeiten besonders wesentlich sein können, lassen die Autoren offen (Colarusso & Hammill, 1972).

Zur Frage, ob die Fähigkeiten gemessen werden, auf die der Test abzielt, führen sie die nach ihrer Einschätzung hohen Korrelationen des MVPT mit visuomotorischen Tests und die niedrigen Korrelationen des MVPT mit Schulleistungs- und Intelligenztests an (Colarusso & Hammill, 1972). Diese Korrelationen liegen bei dem Schulleistungstest bei 0,31 und bei dem Intelligenztest bei 0,38. Der mittlere Korrelationskoeffizient von 0,49 für den Zusammenhang zwischen dem MVPT und visuo-motorischen Tests (Frostig-Test und Chicago-Test of Visual Discrimination) deutet allerdings eher darauf hin, daß diese Tests nicht die gleichen Bereiche der Wahrnehmungsfähigkeit messen.

Donovan und Mitchell (1978) bemängelten den eher oberflächlichen Output des VMPT gerade im Vergleich zum Frostig-Test. In ihrer Untersuchung an 28 Kindergartenkindern berichten sie jedoch über positive Hinweise zur Eignung des VMPT als Screeningtest, in dem sie die VMPT-Ergebnisse mit dem Urteil der Erzieher vergleichen und zu guten Übereinstimmungen kommen. Weitere Validitätsstudien zu den verschiedenen Funktionen des VMPT als Screening-, als Diagnose- und als Forschungsinstrument sind nicht bekannt.

Die Vorteile des MVPT zeigten sich in einer Studie von Newcomer und Hammill (1973). Sie untersuchten 90 motorisch gestörte und normal wahrnehmende Kinder mit dem MVPT und dem Bender-Gestalt-Test und verglichen sie mit den Ergebnissen einer Kontrollgruppe von normalen, gleichaltrigen Kindern, die sich auch im Hinblick auf Intelligenztestleistungen nicht unterschieden. Dabei zeigte sich, daß die Ergebnisse des Bender-Gestalt-Tests stark mit dem Ausmaß der Behinderung korrelierten, während die des MVPT davon unabhängig waren.

Literatur

Colarusso, R. P. & Hammill, D. D. (1972). *Motor-Free Visual Perception Test*. San Rafael: Academic Therapy
Donovan, G. & Mitchell, M. M. (1978). Analysis of the Developmental Test of Visual Perception and the Motor-Free Visual Perception Test. *Perceptual and Motor Skills, 46*, 1284–1286
Newcomer, P. & Hammill, D. D. (1973). Visual perception of motor impaired children: Implications for assessment. *Exceptional Children, 39*, 335–337

5 Spezielle Tests zur kognitiven Entwicklung

Verfahren zur Erfassung des kognitiven Entwicklungsstandes bilden ebensowenig eine klar umgrenzte Teilmenge aller Tests wie die Instrumente zu anderen Entwicklungsbereichen. Wie in den anderen Kapiteln auch wurde in dieser Situation die Auswahl inhaltlich relativ breit gehalten, andererseits sollten die besprochenen Tests gut zugänglich sein und in Literatur und/oder Praxis eine Rolle spielen; reine Forschungsinstrumente fielen deshalb aus. Auf diese Weise ergaben sich zwei inhaltliche Schwerpunkte: Die eine Gruppe bilden Intelligenztests und Verfahren zur Erfassung anderer schulrelevanter Fähigkeiten (Columbia Mental Maturity Scale, French-Bilder-Intelligenz-Test, Grundintelligenztest, Hannover-Wechsler-Intelligenztest für Kinder, kognitiver Fähigkeitstest, Cattell Infant Intelligence Scale, Kramer-Test, Labyrinthtest, Mann-Zeichen-Test, Raven-Matrizen-Test, Snijders-Oomen nichtverbale Intelligenzuntersuchung, Stanford-Binet-Intelligenztest, Duisburger Vorschul- und Einschulungstest, Vorschullerntest), die andere basiert auf der Theorie der kognitiven Entwicklung von Piaget und versucht, Individuen auf Abfolgen qualitativ unterschiedlicher Stufen zu lokalisieren, ohne damit (zunächst) Aussagen über einigermaßen konstante Persönlichkeitsmerkmale wie Intelligenz oder Fähigkeiten machen zu wollen (Infant Psychological Development Scales, Testbatterie zur Erfassung kognitiver Operationen). Die Darstellung von Entwicklungsverläufen durch die kognitive Psychologie mußte hier außer Betracht bleiben, da aus diesem Forschungsbereich unseres Wissens noch keine gut zugänglichen Entwicklungstests hervorgegangen sind.

Die Abschn. 5.13 und 5.16 stammen von Beate Rennen-Allhoff, alle anderen im wesentlichen von Ernst Hany, der sich an dieser Stelle bei folgenden Mitarbeitern für ihre Unterstützung bedanken möchte: Rudolf Bittner, Hans-Jürgen Geisler, Alexander Geist und Ingrid Müller-Bader.

5.1 Columbia Mental Maturity Scale

Autor/Erscheinungsjahr:	Burgemeister, Blum und Lorge, 1954
	Revision: Burgemeister, Blum und Lorge, 1972
	Deutsche Fassung: Schuck, Eggert und Raatz, 1975
Material:	Handanweisung, Testbogen, Itemkarten
Zweck:	Screeningverfahren zur Erfassung der allgemeinen Intelligenz

Altersbereich: 3–10 Jahre
Normen: T/N-Werte für die einzelnen Jahrgangsstufen
Zeit: ca. 30 Minuten

1) Konzept. Die Columbia Mental Maturity Scale (CMM) wurde zunächst in den USA von Burgemeister, Blum und Lorge (1954) als Individual-Intelligenztest bei 3- bis 12jährigen normal entwickelten und hirngeschädigten Kindern angewendet. Eine deutsche Bearbeitung wurde 1975 vorgelegt. Die einzelnen Aufgaben des Testes zielen darauf ab, Denkfähigkeit, logisch-schlußfolgerndes Denken und Abstraktionsfähigkeit zu erfassen. Das Gesamtergebnis kann als Hinweis auf das Niveau der allgemeinen Intelligenz gewertet werden. Die Beantwortung der Testitems kann sowohl verbal als auch nonverbal erfolgen. Es reicht aus, wenn der Proband seine Antwort durch Handbewegung kundtut. Dies unterscheidet dieses Verfahren von anderen Intelligenztests für diese Altersgruppen.

Die CMM wird im deutschsprachigen Bereich in erster Linie innerhalb der Testbatterie für geistig behinderte Kinder (TBGB) angewendet. Hier wird sie bei lernbehinderten und geistig behinderten Kindern im Alter von 7–12 Jahren eingesetzt, um möglichst rasch eine Intelligenzdiagnose zu erhalten. Für diese Altersgruppe wurde bisher eine Normierung durchgeführt, insbesondere für 9- bis 12jährige Lernbehinderte (Steinhagen & Lüer, 1972). Eine Erweiterung des Anwendungsbereiches für dieses Verfahren erfolgte durch die Anwendung bei 3 bis 10 Jahre alten normal entwickelten Kindern (Eggert, 1972). Dies erfolgte in der Absicht, einen Vergleich des Entwicklungsstandes zwischen lernbehinderten und normal entwickelten Kindern aufgrund der Testergebnisse vornehmen zu können.

Neben dieser ursprünglichen Version existieren weitere Formen der CMM, die je nach Zielgruppe von der ursprünglichen Version abweichen. Es handelt sich hierbei einmal um die CMM-1-3, einen Gruppenintelligenztest für Grundschüler der 1.–3. Klasse. Des weiteren existiert die CMM in Form der CMM-LE. In dieser Version wird sie als Gruppenintelligenztest bei lernbehinderten Sonderschülern im Alter von 9–14 Jahren eingesetzt. Hier soll jedoch in erster Linie auf die Anwendung der CMM bei 3- bis 10jährigen normal entwickelten Kindern eingegangen werden.

2) Aufgaben. Die CMM besteht aus 100 Aufgaben; 3 davon sind als Instruktionsitems vorgesehen. Bei den Items handelt es sich um verschiedenartige Abbildungen von Gegenständen. Auf den Bildern sind jeweils 3–5 Objekte abgebildet, z. B. geometrische Figuren, Menschen, Tiere und andere Gegenstände. Die Objekte sind nach einem bestimmten Prinzip gruppiert. Eines dieser Objekte entspricht nicht diesem Prinzip. Der Proband soll dasjenige Objekt nennen bzw. zeigen, welches nicht in logischem Zusammenhang mit den anderen steht.

3) Durchführung. Im Manual ist genau festgelegt, wie die Durchführung zu erfolgen hat. Zu Beginn werden die drei Demonstrationsaufgaben bearbeitet. Die Anweisung für diese und alle weiteren Items ist wörtlich vorgegeben. Der Versuchsleiter erklärt bei den ersten 3 Aufgaben dem Kind die Lösung, unabhängig davon, ob es richtig oder falsch geantwortet hat. Danach beginnt die eigentliche Untersuchung. Sie wird so lange fortgesetzt, bis das Kind 8 von 10 aufeinanderfolgende Aufgaben nicht mehr richtig beantworten kann. In der ersten Version der CMM war dieses Abbruchkriterium nicht vorgesehen; bei allen Probanden wurden sämtliche Aufgaben durchgeführt.

4) Auswertung. Die Antworten des Kindes werden auf einem Protokollbogen eingetragen. Für jedes richtig gelöste Item erhält das Kind einen Punkt. Der Auswertungsschlüssel ist auf dem Protokollbogen verzeichnet. Eine Aufgabe gilt dann als gelöst, wenn das Kind entweder auf das nicht dazugehörige Objekt einer Reihe hinweist oder aufzeigt, welche Objekte zusammengehören. Die Einzelpunkte werden zu einem Gesamttestrohwert zusammengezählt. Aus entsprechenden Tabellen können für jede Altersstufe die Prozentrangwerte abgelesen werden. Sie werden ebenfalls auf dem Testbogen festgehalten.

5) Interpretation. Viele Interpretationshinweise beziehen sich auf die Anwendung der CMM bei lern- und geistig behinderten Kindern, speziell für die Altersgruppe der 7- bis 10jährigen Kinder. Darin wird auf eine mögliche Einordnung der behinderten Kinder in die Altersgruppe der normal begabten Kinder hingewiesen. Dadurch ist ein Vergleich des Entwicklungsstandes der behinderten Kinder mit dem der normal begabten Kinder möglich.

Für den Fall einer Anwendung bei 4- bis 6jährigen stehen bei diesen Altersstufen nur Normen für normal entwickelte Kinder zur Verfügung. Insofern ist hier ein Vergleich nicht möglich. Unter Verwendung der für diese Altersgruppen ermittelten Prozentränge lassen sich folgende Aussagen machen: Liegt der Prozentrang bei 16 oder darüber, so kann eine normale Intelligenzentwicklung angenommen werden. Innerhalb der Gruppe der normal Begabten kann dann in Abhängigkeit vom Prozentrang weiter differenziert werden. Ergibt sich hingegen nach der Testauswertung ein Prozentrangplatz zwischen 5 und 15, so liegt vermutlich eine Lernbehinderung vor. Ein Prozentrang unter 4 läßt auf eine geistige Behinderung schließen.

6) Normierung. An einer Gruppe von 1 061 Kindern im Alter von 3–10 Jahren wurde versucht, eine erste Normierung der CMM vorzunehmen. Es handelt sich hierbei um eine ziemlich willkürlich zusammengesetzte Stichprobe. Bei ihr wurde die Verteilung der Probanden nach dem sozialen Status wenig berücksichtigt. Weiters blieben regionale Aspekte ausgespart; es wurden nur Kinder aus Frankfurter Kindergarteneinrichtungen in die Stichprobe aufgenommen. In erster Linie ging es bei dieser Überprüfung der CMM an normalen Kindern darum festzustellen, ob das Verfahren überhaupt für diese Population tauglich ist. Des weiteren interessierte die Frage, inwiefern prinzipielle Differenzen in der Intelligenzentwicklung zwischen geistig bzw. lernbehinderten Kindern und normal begabten Kindern bestehen. Es ging bei dieser Anwendung der CMM also nicht um eine exakte Normierung des Verfahrens. Die hierbei ermittelten Werte können daher lediglich als vorläufig bezeichnet werden (s. Eggert, 1972, S. 200).

Zu einem späteren Zeitpunkt wurde versucht, brauchbare Normen für die Altersgruppe der 4- bis 6jährigen normal begabten Kindern zu bestimmen. Bei der Zusammenstellung dieser Stichprobe (n = 300) wurde darauf geachtet, schichtspezifische Einflüsse zu berücksichtigen. Es empfiehlt sich deshalb, bei der Anwendung der CMM an 4- bis 6jährigen normal entwickelten Kindern die zuletzt genannten Normwerte zu verwenden. Sie können im Manual zur Testbatterie für geistig behinderte Kinder (TBGB) nachgelesen werden.

7) Reliabilität. Zur Reliabilitätsbestimmung wurden die Ergebnisse bei der ersten Stichprobe von 3- bis 10jährigen normal entwickelten Kindern herangezogen. Mittels Split-half-Methode wurden für jede einzelne Altersstufe die Reliabilitätskennwerte errechnet. Die Werte für die Altersgruppe von 3–7 Jahren liegen im Bereich von $r(tt) = 0,92$ bis $r(tt) = 0,96$. Diese hohen Werte konnten auch bei der zweiten Eichstichprobe der 4- bis 6jährigen Kindern bestätigt werden. Bei den Kindern im Alter von 8–10;11 Jahren gehen diese Werte zurück auf $r(tt) = 0,81–0,91$. Aufgrund dieser hohen Reliabilitätskennwerte scheint es sinnvoll, die CMM auch bei normal entwickelten Kindern anzuwenden.

Von zwei Seiten muß allerdings eine Einschränkung gemacht werden. Einmal konnte beobachtet werden, daß es schwierig ist, 3 Jahre alte Kinder zur Mitarbeit bei diesem Verfahren zu motivieren. Des weiteren wird die Anwendbarkeit der CMM durch Untersuchungen zur CMM 1–3 in Frage gestellt (Klein & Nitsch, 1978). Hierbei wurde festgestellt, daß die Itemauswahl unzureichend erfolgte. Des weiteren wird Kritik geübt an der Anzahl der trennscharfen Items, die wesentlich geringer ist als die Testautoren behaupten. Schließlich ergibt sich aufgrund faktorenanalytischer Berechnungen eine stärkere Heterogenität des Stimulusmaterials als zunächst angenommen. Aufgrund dieser Resultate raten Klein und Nitsch zu einer vorsichtigen Verwendung der CMM 1–3 in der Praxis. Da es sich bei der CMM um eine abgewandelte Form der CMM 1–3 handelt, liegt die Vermutung nahe, daß die obigen Einwände auch für die CMM zutreffend sind.

8) Validität. Eine Validierung der CMM im strengen Sinne ist bislang nicht vorgenommen worden. Dies lag daran, daß keine mit der CMM vergleichbaren Verfahren vorhanden sind. Somit konnten lediglich vereinzelt Korrelationswerte zu anderen Intelligenztests berechnet werden. Es ergab sich z. B. ein Wert von $r = 0,40$ für die Korrelation der CMM mit dem HAWIK-Gesamt-IQ-Ergebnis. Dies trifft allerdings nur zu für die Gruppe der 11jährigen. Des weiteren wurden Korrelationskoeffizienten zu anderen Verfahren berechnet nach Anwendung der CMM bei lernbehinderten und geistig behinderten Kindern. Es ist danach aber weiterhin erforderlich, Validitätsuntersuchungen, besonders für die Altersstufe von 3–7 Jahren, durchzuführen. Eine weitere Verwendung der CMM scheint nach diesen spärlichen Ergebnissen fraglich. Auch Eggert (1972) weist darauf hin, obwohl er prinzipiell an einer weiteren Verwendung der CMM festhält.

Literatur

Burgemeister, B. B., Blum, L. H. & Lorge, I. (1972). *Columbia Mental Maturity Scale. Guide for administering and interpreting.* New York: Harcourt Brace Jovanovich

Eggert, D. (1972). Die Columbia Mental Maturity Scale als Individualtest für normalentwickelte Kinder im Alter von 3–10 Jahren. In Eggert, D. (Hrsg.). *Diagnose der Minderbegabung.* Weinheim: Beltz

Eggert, D. & Schuck, K. D. (1972). Untersuchungen zur Brauchbarkeit der Columbia-Skala als Gruppenintelligenztest für Lernbehinderte. In Eggert, D. (Ed.) *Diagnose der Minderbegabung*. Weinheim: Beltz

Eggert, D., Schuck, K. D. & Raatz, U. (1973). *Columbia Mental Maturity Scale, CMM-LB. Sprachfreier Gruppenintelligenztest für die Sonderschule für Lernbehinderte*. Weinheim: Beltz

Estes, B. W., Kodman, F. & Akel, M. (1959). The validity of the Columbia Mental Maturity Scale. Abstract. *Journal of Consulting Psychology, 23*, 561

French, J. & Worcester, D. A. (1956). A critical study of the Columbia Mental Maturity Scale. *The Exceptional Child, 23*, 111–113

Klein, P. & Nitsch, R. (1978). Ist der CMM 1-3 reif für die Praxis? *Psychologie in Erziehung und Unterricht, 25*, 121–123

Petrosko, J. M. (1973). Review of the Columbia Mental Maturity Scale. *Measurement and Evaluation Guidance, 6*, 189–191

Ritter, D., Duffey, J. & Fischman, R. (1974). Comparability of Columbia Mental Maturity Scale and Stanford-Binet, Form L-M, estimates of intelligence. *Psychological Reports, 34*, 174

Riviere, M. S. (1973). The use of the Columbia Mental Maturity Scale with institutionalized mentally retarded children. *Educational and Psychological Measurement, 33*, 993–995

Schuck, K. D. & Eggert, D. (1974). Untersuchungen zur Entwicklung und Normierung eines Gruppenintelligenztests für Lernbehinderte (CMM-LB). *Zeitschrift für Heilpädagogik, 8*, 514–534

Steinhagen, K. & Lüer, G. (1972). Testbatterie für geistig behinderte Kinder: Normen für Lernbehinderte. In Eggert, D. (Hrsg.) *Diagnose der Minderbegabung*. Weinheim: Beltz

5.2 Duisburger Vorschul- und Einschulungstest

Autor/Erscheinungsjahr: Meis, 1973

Material: Testhefte, Beiheft und Klassenliste in kartoniertem Umschlag

Zweck: Entwicklungsdiagnose von grundschulrelevanten Fertigkeiten mit besonderer Differenzierung bei dem schwächsten Quartil 6jähriger Kinder

Altersbereich: 4–7 Jahre

Normen: Sehr differenzierte Normangaben, besonders zu den Zeitpunkten vor bzw. nach der Einschulung; für die einzelnen Altersgruppen sind nur Subtestmittelwerte angegeben

Zeit: ca. 1 Stunde

1) Konzept. Es liegt kein elaboriertes theoretisches Konzept vor. Der Test soll den Entwicklungsstand grundschulrelevanter Fertigkeiten erfassen, wobei diese Fertigkeiten nicht einmal genannt werden. Die konkreten Inhalte des Tests werden unter 2) deutlicher, wo die Skalen und die Aufgaben beschrieben sind. Im Konzeptteil des Manuals ist nur davon die Rede, daß der Test auch Funktionen abprüft, die für das Lesenlernen besonders wichtig sind. Grundsätzlich sprechen aber die später berichteten Validitätsuntersuchungen dafür, daß der Test tatsächlich wesentliche Fähigkeiten für schulisches Lernen und Arbeiten erfaßt, wenngleich diese noch nicht konzeptuell präzisiert worden sind.

2) Aufgaben. Der DVET besteht aus 5 Subtests. Der erste nennt sich „Durchstreichaufgaben" und hat 12 Items. Eine vorgegebene Abbildung soll genau erfaßt und aus fünf Zeichnungen, von denen vier leicht verändert sind, herausgefunden werden. Damit soll die Formidentifikation und die visuelle Differenzierungsfähigkeit geprüft werden. Der zweite Subtest – „Punktzeichnen" – will mit 10 Items eine genaue Formauffassung prüfen. Eine in einem Punktgitter vorgegebene Figur soll darunter in ein gleiches Punktgitter übertragen werden.
  Der dritte Subtest heißt „Bauen mit dem Bleistift" und besteht aus 8 Items. Die Aufgabe besteht darin, eine in einem Kästchenraster vorgegebene Figur in ein leeres Raster darunter zu übertragen. Geprüft wird das Erfassen und Wiedergeben geordneter Mengen. Der vierte Subtest „Abzeichnen" besteht aus acht kleinen Schemazeichnungen, die so oft wie möglich abgezeichnet werden sollen. Hier wird besonders die Koordination von Auge und Feinmotorik geprüft.
  Der fünfte Subtest heißt „Sprachentwicklung: Sinnes-Zuordnung" und besteht aus 10 Items. Zu jedem Item werden als Antwortalternativen die vier Sinnesorgane Nase, Ohr, Auge und Mund vorgegeben. Verbal wird dann ein Begriff vorgegeben, zu dem dasjenige Sinnesorgan angestrichen werden muß, das für die Wahrnehmung des genannten Begriffes verantwortlich ist. Solche Begriffe sind z. B. „zitronengelb" oder „zuckersüß".

3) Durchführung. Das Verfahren sollte in kleineren Gruppen (etwa 20 Kinder) durchgeführt werden, bei jüngeren eventuell sogar im Einzelversuch. Da die einzelnen Aufgaben auf den Testbögen sehr eng gedruckt sind, brauchen Kinder manchmal Deckblätter, um nichtbearbeitete Aufgaben abzudecken. Der Versuchsleiter benötigt besonders für die Gruppentests einige Demonstrationszeichnungen, die im Untersuchungsraum möglichst an einer Wandtafel stehen sollten. Der Versuchsleiter braucht dann Kreide, das Manual und eine Stoppuhr.
  Für jeden Subtest sind Arbeitszeitbegrenzungen vorgesehen, wobei aber geringfügige Über- oder Unterschreitungen als bedeutungslos bezeichnet werden, da es sich hierbei mehr um einen Power- als um einen Speedtest handelt. Für die Durchführung sind die meisten Instruktionen wörtlich im Manual angeführt. Die Instruktionen beschränken sich allerdings auf die Aufgabeninhalte, so daß z. B. organisatorische Hinweise je nach Lage der Dinge formuliert werden können. Die reine Bearbeitungszeit soll etwa bei 35 Minuten liegen; mit den Instruktionen kommt der Test auf ca. 55 Minuten. Bei 4- und 5jährigen sollte im zweiten Subtest eine Pause von mindestens 10 Minuten eingeschoben werden.

4) Auswertung. Für die Auswertungen enthält das Manual detaillierte Anweisungen. So werden die Lösungen z. B. nicht nur nach richtig oder falsch beurteilt, sondern es können je nach Deutlichkeit der Lösung 2, 1 oder 0 Punkte gegeben werden. Auch Zusatzpunkte sind in manchen Fällen zu erreichen. Welche Antwort wie viele Punkte zählt, wird bei den einzelnen Aufgaben genau beschrieben. Für den Subtest 4 (Abzeichnen) enthält das Manual sogar eine Reihe von Beispielzeichnungen, um die Punktewertung zu objektivieren. Nachdem jede Aufgabe sorgfältig ausgewertet worden ist, wobei der Testbogen leider keine Kästchen etc. für die Notierung der Punkte bereithält, werden die Werte getrennt nach den einzelnen Subtests zusammengerechnet. Anschließend wird ein Gesamtrohwert berechnet, der mit Hilfe der Normentabelle in einen Prozentrang umgesetzt werden kann.

Das Manual enthält neben den Prozenträngen auch Prozentrangbänder, für deren Angabe allerdings im Testformular kein Platz vorgesehen ist. Der Einzelbogen enthält auch keinen Platz zum Eintragen des individuellen Abstandes vor bzw. nach dem Einschulungstermin, nachdem die einzelnen Normentabellen zur Anwendung kommen. Erst die Klassenliste enthält eine solche Spalte. Auch enthalten weder Testformulare noch Klassenliste genügend Platz, um den Stand des Probanden bezüglich verschiedener Normstichproben darzustellen und zu einem differenzierten Urteil zu kommen.

Übrigens sei noch einmal angemerkt, daß Prozentrangnormen nur für den Gesamttestwert angegeben werden. Um den Test differenziert nach Subtests auswerten zu können, stehen einem nur die Durchschnittswerttabellen zur Verfügung, die für verschiedene Normstichproben den Mittelwert der Testergebnisse für die einzelnen Subtests enthalten. Leider sind auch dabei die Standardabweichungen immer nur zum Mittelwert des Gesamttestergebnisses angeführt.

5) Interpretation. Die Interpretation im Manual des DVET beschäftigt sich nur mit zwei Problemen, der Zurückstellung schulpflichtiger Kinder und der vorzeitigen Einschulung. Die Hinweise erfolgen dann allerdings recht vorsichtig. Für die Zurückstellung schulpflichtiger Kinder wird eine mindestens zweimalige Testdurchführung empfohlen. Eine Zurückstellung sollte nur dann erfolgen, wenn beim ersten Testen die Leistungen um den Prozentrangplatz 5 oder darunter lagen und bei der zweiten Durchführung kein oder nur ein Zuwachs unter 10% erzielt werden konnte. Zusätzlich sollte darauf geachtet werden, ob das Testergebnis mit der Verhaltensbeobachtung korrespondiert.

Vorzeitiger Einschulung steht der Testautor recht positiv gegenüber; das Kind braucht nur – bezogen auf die Normstichprobe einschulungsreifer Kinder – in seinen Testergebnissen einen Prozentrang von 51 aufzuweisen, damit die Befürwortung einer vorzeitigen Einschulung gerechtfertigt ist. Allerdings wird auch hier die Bedeutung einer umfassenden Individualdiagnostik betont.

6) Normierung. Die Eichstichproben zur Normierung des DVET umfaßten mehrere tausend Kinder, wobei die absoluten Zahlen nicht so einfach zu identifizieren sind. Insgesamt enthält der Normenteil des Manuals acht verschiedene Arten von Normentabellen:

(1) Tabellen mit Mittelwerten für die Teile und den Gesamttest, differenziert nach Lebensalter und Abstand von der Einschulung;
(2) Tabellen mit mittleren Prozentrangplätzen und Prozentrangbändern, ähnlich differenziert wie (1);
(3) eine Tabelle mit Grenzwerten, bei denen eine Förderung einsetzen sollte, differenziert wie oben;
(4) Tabellen mit Richtwerten für die Einschulungsprognose, ebenso ähnlich differenziert;
(5) Tabellen mit Mittelwerten zu verschiedenen Untersuchungsterminen, nach Altersquartalen geordnet;

Spezielle Tests zur kognitiven Entwicklung

(6) Tabellen mit Mittelwerten zu verschiedenen Untersuchungsterminen, gegliedert nach den Sozialschichten;
(7) eine Tabelle mit Mittelwerten in den Teiltests und im Gesamttest für verschiedene Sozialschichten, unterteilt nach dem Kindergartenbesuch;
(8) zwei Tabellen mit Mittelwerten für die 6 Sozialschichten.

Eine genaue Einarbeitung in die Struktur der Tabellen ist erforderlich, um sie zur Auswertung optimal nützen zu können. Wie bereits angemerkt, enthalten die meisten Tabellen nur Mittelwertangaben und keine Prozentrangplätze. Die Tabellen geben Auskunft darüber, daß sowohl Schichtzugehörigkeit als auch Kindergartenbesuch Einfluß auf die Testleistungen haben. Dagegen haben Wohngegend, Geschlecht und Bundesland wenig bzw. keinen Einfluß auf die Leistung.
Im Manual fehlen Angaben zu den einzelnen Itemschwierigkeiten gänzlich. Es werden nur – gemittelt über 1 630 Kinder – durchschnittliche Schwierigkeitswerte für die einzelnen Subtests angegeben, die von 49,1–71,1 reichen.

7) Reliabilität. Die Durchführungs- und Auswertungsobjektivität kann als genügend gesichert betrachtet werden. Alle Anweisungen sind wörtlich vorformuliert; diese allerdings sind so gehalten, wie es für eine Gruppentestung in einem Schulzimmer (mit Tafel) erforderlich ist. Für eine Einzeltestung an einer Beratungsstelle etc. muß der Testleiter die Anweisungen notgedrungen umformulieren, ohne dazu von seiten des Manuals Hinweise zu erhalten.
Die Auswertung erfordert die subjektive Bewertung von Zeichnungen. Dies ist stets problematisch; der DVET enthält aber sehr ausführliche Anweisungen und Beispielabbildungen, so daß – bei genügender Gedächtniskapazität des Auswerters – eine einheitliche Bearbeitung gewährleistet ist.
Die Reliabilität des DVET wurde auf verschiedene Weise ermittelt:

(a) Die Messung der inneren Konsistenz der Subtests ergab Werte zwischen $r = 0,82$ und $r = 0,92$. Insgesamt ergab sich für beide Parallelformen ein Reliabilitätswert von $r = 0,98$. Einschränkend muß gesagt werden, daß in die Berechnungen Werte von Probanden recht verschiedenen Alters eingingen (4–7 Jahre).
(b) Aufgrund der Entwicklung von Parallelformen bot sich die Methode der Paralleltestreliabilität zur Überprüfung der Zuverlässigkeit an. Bei einer Studie mit 600 verschieden alten Probanden ergab sich ein Wert von $r = 0,92$, der bei der Betrachtung altersspezifischer Subgruppen z. T. noch höher lag.
(c) Die Interkorrelationen der einzelnen Subtests liegen im mittleren Bereich und streuen von $r = 0,21$ bis $r = 0,71$.

8) Validität. Das Manual enthält eine ganze Reihe von Ergebnissen zur Validität des Verfahrens. So wurden bei den 4jährigen als Kontrollverfahren die Kleinkindertests von Bühler und Hetzer (1953) sowie die Minnesota Preschool Scale von Goodenough, Maurer und VanWagenen (1940) eingesetzt. Es werden jeweils die Korrelationskoeffizienten von drei recht kleinen Stichproben berichtet; dabei ergaben sich Werte um $r = 0,82$ bzw. $r = 0,93$. Die letzteren Werte werden von den Autoren selbst als „fast beängstigend hoch" (Manual, S. 19) beurteilt.

Bei den 5jährigen wurden zum einen diverse andere Intelligenztests eingesetzt. Die Korrelation zwischen DVET und dem Binet-Simon-Kramer-Test bzw. den Progressiven Matrizen von Raven ergab Werte zwischen $r=0,46$ und $r=0,62$. Zum anderen wurden Beziehungen vom DVET zu verschiedenen Schulreifetests wie auch zum Lehrerurteil nach 1 Jahr Schulbesuch hergestellt; es ergaben sich in allen Fällen hochsignifikante Korrelationen im oberen Bereich. Für die Validierung des Tests bei Erstkläßlern wurden besondere Anstrengungen unternommen, da sich hierbei ein als Einschulungstest konzipiertes Verfahren in erster Linie bewähren muß. Zwei unabhängige Studien befaßten sich mit dem Zusammenhang von Testergebnis und Schulnoten nach längerem Schulbesuch (1;5 bzw. 1 Jahr). In der ersten Studie mit ca. 300 Kindern ergaben sich Korrelationen etwas über $r=0,50$ zu den Zensuren in Rechnen, Rechtschreiben und Lesen. In der zweiten Studie mit über 1 200 Kindern lagen diese Werte etwas niedriger, die Korrelation zur Gesamtschulleistung erreichte aber dieselbe Höhe, auch wenn alters- und geschlechtsbezogen mehrere Subgruppen gebildet wurden.

Bei ca. 1 900 Kindern, die kurz vor bzw. nach der Einschulung getestet worden waren, d. h. bei den sog. „Erstkläßlern", wurden nach 1½ Jahren auch Lehrereinschätzungen erhoben und nach Ordnung in eine Rangreihe mit dem DVET-Ergebnis korreliert. Die Korrelationskoeffizienten in den verschiedenen Klassen lagen in der Hauptsache im Bereich zwischen 0,55 und 0,70. Mit einigen Klassen und entsprechend interessierten Lehrern wurde die Längsschnittuntersuchung noch 2 Jahre lang weitergeführt. Die alljährlich erhobenen Korrelationen zwischen DVET (bei der Einschulung) und aktuellem Lehrerurteil blieben auf einer durchschnittlichen Höhe von ca. $r=0,67$ relativ konstant, wenn sich auch die Variabilität der Werte zwischen den einzelnen Klassen ein wenig erhöhte. Auch diese Ergebnisse sind befriedigend.

Für die Erstkläßler werden noch weitere Ergebnisse zur Validität (Vergleich mit anderen Tests) berichtet, die alle in ähnlicher Weise ausfallen: Der DVET kann als wirklich solide validiertes Verfahren gelten, ohne inhaltsmäßig ein anderes Verfahren bloß zu wiederholen. Aus diesem Grund wurde der DVET auch in diese Testbesprechung aufgenommen.

Der DVET wurde noch nicht allzu häufig in veröffentlichten Studien verwendet, die sich zu Validitätsaussagen nutzen ließen. In einem Fall zeigten sich gute Zusammenhänge zum KFT-K (s. dort), in einem anderen geringe Beziehungen zum Frankfurter Schulreifetest (Kastner, 1979).

Literatur

Bühler, C. & Hetzer, H. (1953). *Kleinkindertests*. München: Barth
Goodenough, F. L., Maurer, K. & VanWagenen, M. I. (1940). *Minnesota Preschool Scala*. Minnesota: American Guidance Service
Kastner, M. (1979). Spezielle Probleme von Schulreifetests. *Psychologie in Erziehung und Unterricht, 26,* 13–21
Meis, R. (1973). *Duisburger Vorschul- und Einschulungstest DVET*. Weinheim: Beltz

5.3 French-Bilder-Intelligenztest

Autor/Erscheinungsjahr:	French, 1964 Deutsche Fassung: Hebbel und Horn, 1976
Material:	Manual, Protokollbogen, 137 Bildvorlagen und ein Testheft in stabilem Metallkasten
Zweck:	Leicht anwendbarer und objektiv auswertbarer Individualtest zur Feststellung des allgemeinen intellektuellen Niveaus
Altersbereich:	4–8 Jahre
Normen:	Prozentränge, T-Werte und IQ-Werte für die einzelnen Subtests und den Gesamttest, Mittelwertsverläufe für die Subtests über die Lebensjahre
Zeit:	ca. 45 Minuten

1) Konzept. Ziel des Tests ist „die Erfassung der geistigen Entwicklung und deren operationales Niveau durch verschiedene Aufgabengruppen" (S. 4). Ähnlich den Binet-Tests wird von einer eindimensionalen Intelligenzkonzeption ausgegangen. Dabei wird die Fähigkeit, Begriffe und ihre Beziehungen zueinander zu begreifen und zu lernen, stark betont. Diese sei gleichermaßen erfahrungs- wie personabhängig (Anlage, Alter etc.) und daher als Entwicklungsindikator gut geeignet. Die Aufgaben bewegen sich im sprachlichen, figuralen und numerischen Medium. Eines der Hauptanliegen bei der Testkonstruktion war die Objektivität der Auswertung und die leichte Verständlichkeit der stark vorstrukturierten Anweisungen, so daß Versuchsleitereinflüsse bei Durchführung und Auswertung weitgehend reduziert werden.

2) Aufgaben. Die insgesamt 159 Items, die mit Hilfe von 137 großen und 54 kleinen Bildkarten gegeben werden, verteilen sich auf sechs Subtests. Die Reihenfolge der Subtests bzw. der Aufgaben kann nur mit Mühe geändert werden und empfiehlt sich nicht.

Im Subtest Bilder-Wortschatz nennt der Versuchsleiter einen Begriff und zeigt eine Tafel mit vier Bildern. Das zugehörige Bild ist auszuwählen. Insgesamt werden 31 Begriffe abgefragt. Bei den 27 Aufgaben des Subtests Formunterscheidung muß der Proband die auf einem kleinen Kärtchen gezeigte Form auf der großen Karte mit den vier Bildern identifizieren. Bei den letzten fünf Aufgaben sind diese vier Bilder unvollständig, aber nur eines kommt als Lösung in Frage. Der Untertest Information und Verständnis prüft mit 29 Aufgaben die Fähigkeit, Tätigkeiten, Funktionen etc. auf Bildern zu erkennen. Bei den 22 Aufgaben des Subtests Ähnlichkeiten soll von den vier Bildern je Karte dasjenige identifiziert werden, das sich von den anderen drei wesentlich unterscheidet. Unterschiedliches Können verlangt der Subtest Mengen und Zahlen, dessen 31 Items Größenwahrnehmung, Zahlenkenntnis, einfache Rechenoperationen und schließlich auch schlußfolgerndes Denken prüfen. Die eingesetzten Bildkarten enthalten Zahlen und Würfelmengen. Im Subtest Kurzzeitgedächtnis muß ein eingeprägtes Bild unter vieren wiedererkannt werden. 19 Aufgaben werden gestellt.

3) Durchführung. Auch bei diesem Test soll sich der Versuchsleiter intensiv um eine emotional positive Testsituation in einer Atmosphäre der Ruhe und des Interesses bemühen. Testunterbrechungen sowie zwischenzeitliche Interaktionen mit dem Probanden sind gestattet, da ohne Zeitbegrenzungen gearbeitet wird. Dagegen sind die verbalen Anweisungen nicht ohne Not zu ändern, ohne weiteres aber mit Ermutigung und Lob zu ergänzen.

Im Idealfall sitzen sich Testleiter und Proband gegenüber. Der Metallkasten dient dann aufgrund einer sinnreichen Pulteinrichtung zur Materialvorgabe (Bildkarten). Die Präsentation der Karten kann mit etwas Übung rasch und ökonomisch erfolgen, ebenso die Registrierung der Ergebnisse. Auf dem Protokollbogen kann man auch die Falschantworten festhalten. Der Testleiter findet auf der Rückseite jeder Karte nochmals die Aufgabeninstruktion zu der Karte, die er während des Aufstellens überfliegen kann. Leider ist der Text dann bei aufgestellter Karte verdeckt. Es überrascht, daß die Texte der Instruktionen auf den Bildkarten gegenüber den Texten des Manuals abweichen, wenn auch nur geringfügig.

Das Kartenmaterial der Aufgaben erlaubt dem Probanden mehrere Möglichkeiten, seine Antwort kundzutun. Er kann das Lösungsbild nach seiner Lage auf der Karte benennen (z. B. „unten"), er kann auf die Lösung hindeuten oder aber auch nur hinblicken. Die letztgenannten Möglichkeiten machen diesen Test im Hinblick auf die Untersuchung körperlich behinderter Kinder interessant.

4) Auswertung. Im Protokoll vermerkt der Testleiter die Antworten des Probanden, wobei in der Regel vier Antwortalternativen zur Auswahl stehen. Bereits im Protokollbogen sind die Richtiglösungen vermerkt, so daß die Auszählung der Richtiglösungen, d. h. der Rohpunkte, sehr einfach vonstatten geht. Auf der Titelseite des Protokollbogens werden die Rohpunkte für die Subtests summiert und für den Gesamttest eingetragen. Anhand der Altersnormen können dann Prozentrang und T-Wert-Normen sowie der IQ (mit $M=100$, $s=15$) bestimmt und ebenfalls dort eingetragen werden.

Der Protokollbogen enthält darüber hinaus 30 fünfstufige bipolare Skalen zur Verhaltensbeschreibung, die sich in 9 (faktoriell eigenständige) Verhaltensbereiche gliedern: Interesse und Ernsthaftigkeit, Arbeitssorgfalt und Aufmerksamkeit, Einsicht, Selbständigkeit, motivationale Aspekte, Sprachqualität, Motorik, Vertrauen sowie Kooperation und Spontaneität. Die Beurteilungen des Testleiters werden nicht weiter ausgewertet; sie dienen eher der späteren Memorierung der Testsituation sowie der Interpretation der Ergebnisse.

5) Interpretation. Das Manual enthält ausführliche Erläuterungen zum IQ-Maß, das sich nur noch auf die Gleichaltrigenstichprobe und nicht mehr auf das Intelligenzalter wie bei Stern oder Binet bezieht. Die IQ-Werte werden zusätzlich in sieben Intervalle zusammengefaßt und mit einer sprachlichen Kurzbezeichnung versehen.

Die sechs Subtests werden nicht differenziert ausgewertet, sondern im Zusammenhang als globales Maß der intellektuellen Leistungsfähigkeit betrachtet. Ein kurzer Hinweis auf eine eventuelle zweifaktorielle Teststruktur kann vernachlässigt werden.

6) Normierung. Für die Aufgabenanalyse wurde eine Quotenstichprobe (nach Alter, Größe des Wohnorts und Sozialschicht) von 400 deutschen Kindern aus mehreren Bundesländern gewonnen. Die Itemkennwerte (Schwierigkeit und Trennschärfe) für die einzelnen Subtests können als günstig bezeichnet werden.

Für die Normierung wurde eine Quotenstichprobe wie oben von 395 Kindern erstellt, die zwischen 4 und 8 Jahre alt waren. Damit ergeben sich aber für die insgesamt neun Altersstufen (im Halbjahresabstand), für die separate Normen berechnet wurden, z. T. recht geringe Stichprobenumfänge (z. B. bei 4;0: n = 26).

7) Reliabilität. Im Manual werden Ergebnisse mehrerer Studien zur Retest-Reliabilität berichtet, die im Abstand von 2-6 Wochen zwischen den Messungen Korrelationen zwischen 0,90 und 0,96 erbrachten, wobei die Altersvarianz stark eingeschränkt worden war.

Bei der Aufgabenanalyse wurden Konsistenzreliabilitäten berechnet, die bei Trennung der einzelnen Subtests Werte zwischen 0,80 und 0,95 erbrachten, bei Trennung der Altersgruppen dann Werte von 0,87-0,93, hier allerdings für den Gesamttest. Bei der Reliabilitätsberechnung nach Spearman und Brown ergaben sich dann für die Subtests Werte, die als recht günstig zu bezeichnen sind.

8) Validität. In drei Untersuchungen wurden der Zusammenhang zwischen FBIT und HAWIK überprüft. Linau (1974) fand bei 52 Schülern aus Sonderschulen für Lernbehinderte eine Korrelation von 0,67 zwischen FBIT und HAWIK-Verbalteil und von 0,56 zwischen FBIT und HAWIK-Handlungsteil. Werner (1974) untersuchte 50 Kinder an Sprachheilschulen und fand für den FBIT Korrelationen von 0,70 zum Verbalteil, von 0,61 zum Handlungsteil und von 0,70 zum Gesamtwert des HAWIK. Etwas günstigere Werte erbrachte die Untersuchung von Klauer und Steinhausen (1969) an 75 Grundschülern (Alter: 7 Jahre): Der FBIT korrelierte mit 0,79 zum Verbalteil, mit 0,73 zum Handlungsteil und mit 0,83 zum Gesamtwert des HAWIK.

Die deutschen Testautoren berichten auch Ergebnisse zur amerikanischen Form des FBIT, wonach diese mit dem Stanford-Binet-Test zu 0,72 und zur Wechsler Intelligence Scale for Children zu 0,62 korreliert. In diesem Zusammenhang existieren auch Daten zur prädiktiven Validität, d. h. Korrelationen zu amerikanischen Schulleistungstests etc., die nach ca. 4 Jahren erhoben wurden: Hier reichen die Werte von 0,68-0,82, wobei allerdings die Vorform (Testversion) der amerikanischen Version des FBIT zum Einsatz kam.

Die Autoren führen schließlich die hohen Interkorrelationen der FBIT-Subtests (bis zu 0,78) als Maß für die günstige Konstruktvalidität des Gesamttests an.

Literatur

French, J. L. (1964). *Pictorial test of intelligence.* Boston: Houghton Mifflin
Harper, D. C. & Tanners, H. (1974). The French Pictorial Test of Intelligence and the Stanford-Binet, L–M: A concurrent validity study with physically impaired children. *Journal of Clinical Psychology, 30,* 178–180
Hebbel, G. & Horn, R. (1976). *French-Bilder-Intelligenztest. FBIT.* Weinheim: Beltz
Klauer, K. J. & Steinhausen, M. (1969). Erprobung des "Pictorial Test of Intelligence" von J. L. French bei 7jährigen Volksschülern. *Zeitschrift für Entwicklungspsychologie und Pädagogische Psychologie, 1,* 13–17
Linau, W. (1974). *Der Bilder-Intelligenz-Test (PTI) bei lernbehinderten Kindern.* Mainz: Unveröffentlichte Arbeit
Sawyer, R. N. & Pasewark, R. A. (1972). Reliability and validity of the French Pictorial Test of Intelligence, Short Form. *Measurement and Evaluation Guidance, 5,* 265–270
Smith, T. A. (1972). Review of the Pictorial Test of Intelligence. *Journal of School Psychology, 10,* 213–215

5.4 Grundintelligenztest Skala 1

Autor/Erscheinungsjahr:	Cattell, Weiß und Osterland, 1979 (3. Auflage) Frühere Fassungen: Cattell, 1950, 1966
Material:	Handanweisung, Testheft Form A, Testheft Form B
Zweck:	Bestimmung der Grundintelligenz von Kindern; gibt darüber Aufschluß, bis zu welchem Komplexitätsgrad das Kind bereits in der Lage ist, insbesondere nonverbale Problemstellungen zu erfassen und zu lösen
Altersbereich:	5–9 Jahre
Normen:	Für die folgenden Populationen liegen Normen in Form von Prozenträngen, T-Werten und Intelligenzquotienten (IQ) vor: 1. repräsentative Altersnormen für 5;3 bis 9;5jährige 2. Schulstandardwerte für – Kindergarten und Vorschule – Grundschule Klasse 1–3 – Sonderschule für Lernbehinderte, Klasse 1–4
Zeit:	45–54 Minuten (je nach Alter)

1) Konzept. Der Grundintelligenztest Skala 1 stellt eine Adaptation des Culture Fair Intelligence Tests Scale 1 von R. B. Cattell in Deutschland dar.

Der CFT 1 ermöglicht die Bestimmung der Grundintelligenz von Kindern im Alter von 5–9 Jahren. Definiert ist diese Grundintelligenz als die Fähigkeit, in neuartigen Situationen und anhand von sprachfreiem figuralen Material Denkprobleme zu erfassen, Beziehungen herzustellen, Regeln zu erkennen, Merkmale zu identifizieren und rasch wahrzunehmen. Der Test gibt darüber Auskunft, bis zu welchem Komplexitätsgrad das Kind bereits in der Lage ist, insbesondere nonverbale Problemstellungen zu erfassen und zu lösen.

Der CFT 1 ist ein Gruppenverfahren und gliedert sich in fünf Untertests mit fünf verschiedenen Aufgabenstellungen. Erfaßt werden folgende Bereiche:

- der reproduktive Aspekt der optischen Wahrnehmung (z. B. Erkennen der Zugehörigkeit von Figur und Symbol);
- der produktive Aspekt der optischen Wahrnehmung (z. B. visuelle Orientierung, Aufmerksamkeit);
- Klassifizieren von Merkmalen;
- vergleichendes Inbeziehungsetzen bei figuralen Vorgaben;
- gesetzmäßige Beziehungen bei figuralen Denkaufgaben.

Dem CFT 1 liegt die Intelligenztheorie von Cattell (1966, 1968) zugrunde. Cattell geht davon aus, daß sich die allgemeine intellektuelle Leistungsfähigkeit (general ability) in zwei allgemeine Intelligenzformen aufgliedern läßt, nämlich in einen „flüssigen Intelligenzfaktor" (fluid ability) und in einen „kristallisierten Intelligenzfaktor" (crystallized ability). "Fluid ability" kann als „Fähigkeit, komplexe Beziehungen in neuartigen Situationen wahrnehmen und erfassen zu können" (Cattell, 1968), bezeichnet werden. "Crystallized ability" umfaßt die Arten von Fähigkeiten, die normalerweise in der Schule gelehrt werden, z. B. verbale Fähigkeiten oder Denkfähigkeit. (Das Ausmaß, in dem ein Individuum das, was es gelehrt wird, annimmt oder nicht, hängt u. a. von seiner "fluid ability" ab.) Die "general fluid ability" spielt beim CFT 1 eine größere Rolle. Cattell hat das Verfahren als Wahrnehmungstest konstruiert, da sich diese Testart am stärksten als „kulturfrei" erwiesen hat (d. h. kulturelle Vorerfahrungen des Individuums reduzieren sich auf ein Minimum). Das Lösen intellektueller Probleme geschieht aus der unmittelbaren Wahrnehmung; die Beteiligung reproduktiver Wahrnehmung ist hierbei auf ein Minimum beschränkt. Der kulturelle Einfluß, der beim CFT 1 verbleibt, ist das Arbeiten nach einem Zeitplan und ohne sofortige Belohnung.

2) Aufgaben. Die Gesamtzahl der Items beträgt 108, wovon Subtest 1 60 Items umfaßt und die Subtests 2–5 jeweils 12 Items beinhalten. Die Anordnung der Subtests erfolgt nach ihrer Numerierung. Die Parallelformen A und B unterscheiden sich nur durch die Reihenfolge der Itemdarbietung innerhalb der Subtests und der Positionen der richtigen Lösungen innerhalb der Lösungsalternativen.

Aufgabenbeispiel: Beim Subtest 1 (Substitutionen) sind sechs figürliche Darstellungen mit zugehörigen Symbolen vorgegeben. Diese Symbole sollen vom Kind unter die in unterschiedlicher Reihenfolge wiederkehrenden Darstellungen gesetzt werden.

3) Durchführung. Der CFT 1 kann als Gruppen- oder Einzeltest durchgeführt werden. Die Gruppengröße sollte bei kleineren Kindern und Lernbehinderten nicht die Zahl 6, bei älteren nicht die Zahl 20 übersteigen.

Jeder Subtest wird einzeln instruiert und danach in einer bestimmten Zeitspanne bearbeitet. Die Zeit der Bearbeitung ist je nach Subtest und Alter unter-

schiedlich; sie differiert von 1½–20 Minuten. Die Kinder tragen die Antworten direkt in das Testheft ein.
Der Testleiter sollte den Test mit Zeitbemessungen und Instruktionen gründlich kennen. Er soll das Ankreuzen der Lösungen, das Korrigieren falsch angestrichener Lösungen und Übungsbeispiele an der Tafel vormachen. Außerdem ist es besonders wichtig, die Probanden persönlich anzusprechen und vor der Testdurchführung ein angenehmes Klima herzustellen.

4) Auswertung. Die Ermittlung der Rohwerte erfolgt für die einzelnen Subtests unterschiedlich. Subtest 1: Für jedes richtig gesetzte Zeichen wird ein Punkt vergeben. Die Punktsumme wird dann durch 5 geteilt und in das Kästchen hinter RW eingetragen. Punktsummen, die nicht durch 5 teilbar sind, werden auf- bzw. abgerundet. Subtest 2: Jedes richtig und vollständig durchfahrene Labyrinthkästchen wird als ein Rohpunkt gezählt. Die Summe der richtig durchfahrenen Labyrinthe ergibt den Rohwert. Subtests 3, 4 und 5: Jede Einzelaufgabe, die an der richtigen Stelle angestrichen wurde, bringt einen Punkt. Die Punktsumme pro Subtest ergibt den Rohwert.
Die ermittelten Rohwerte werden in das Auswertungsschema auf der Rückseite des Testheftes übertragen. Anschließend werden drei verschiedene Summen gebildet: eine Summe von allen Subtests, eine von Subtest 1 und 2 und eine Summe von Subtest 3, 4 und 5. Diese drei Summen werden anhand der Normentabellen im Anhang in Normwerte transformiert. Sowohl für Klassenstufen als auch für Altersstufen können Normwerte bestimmt werden, und zwar Prozentränge, T-Werte und IQ-Werte.

5) Interpretation. Bei der Interpretation muß zunächst darauf geachtet werden, unter welchen Bedingungen das Testergebnis zustande gekommen ist. Ebenso müssen der Zeitpunkt der Untersuchung während des Schuljahres und der Standardmeßfehler, der bei 10 IQ-Punkten liegt, berücksichtigt werden.
Die Bewertung des Intelligenzquotienten orientiert sich am Schema von Ingenkamp (Handbuch zum BT 2-3, 1966), das den Mittelbereich vom IQ-Wert 91–109 definiert. Die Testergebnisse ermöglichen folgende Vorgehensweisen bei der Interpretation:

- den Vergleich von Alters- und Klassennormen;
- die Aufgliederung in die beiden Teiltestleistungen (die Summe der Subtests 1 und 2 ist als Ausprägung des Wahrnehmungsumfanges und Wahrnehmungstempos zu interpretieren, die Summe der Subtests 3, 4 und 5 als grundlegende Denkfähigkeit);
- den Vergleich von Leistungen verschiedener Schulen.

Da der CFT 1 ein weitgehend sprachfreies Testverfahren ist und eine optimale Differenzierung im unteren Leistungsbereich aufweist, liefert er vor allem wertvolle Hinweise bei der Überprüfung besonderer diagnostischer Fragestellungen, z. B. zur Legastheniediagnose, zur Diagnose bei schulischen Förderungsmaßnahmen und zur Überprüfung der Sonderschulbedürftigkeit. Durch seine relativ ausgeprägte Milieuunabhängigkeit eignet er sich gut zur Intelligenzdiagnostik bei Kindern von Ausländern.

6) Normierung. Die Testuntersuchungen zur Eichung des Verfahrens wurden bei insgesamt 6 078 Schülern und Schülerinnen in 294 Klassen/Gruppen vorgenommen. Folgende Klassen/Gruppen und Schultypen werden bei den Untersuchungen berücksichtigt: Kindergarten und Vorschule, 1., 2. und 3. Klasse Grundschule und die Klassen 1–4 der Sonderschule.

Die Größe der Gruppe wurde je nach Altersgruppe, Klassenstufe und Schulart variabel gehalten. Die mittlere Gruppengröße reichte von 7–8 Kindern in Kindergarten und Vorschule bis zu 17–18 Kindern in der 3. Klasse Grundschule.

Die durchschnittliche Untersuchungsdauer reichte von 45 Minuten (3. Klasse Grundschule) bis zu 54 Minuten (Kindergarten und Vorschule).

Um den Einfluß demographischer und anderer Variablen zu untersuchen und um die Normentabellierung gruppenspezifisch vorzubereiten, wurde eine Reihe von Mittelwertsunterschieden auf ihre Bedeutsamkeit untersucht. Aus den Ergebnissen folgte die Gruppenabgrenzung in den Normentabellen.

Altersnormen liegen für den Bereich von 5;3–9;5 vor, Klassennormen von 5;0–9;2 für die Grundschule bzw. den Kindergarten und von 6;10–12;6 für die Sonderschule.

Die Aufgaben sind wegen der unterschiedlichen Reihung der Items in den beiden Parallelformen nicht durchgängig nach steigendem Schwierigkeitsgrad angeordnet. Die z. T. sehr geringen Aufgabenschwierigkeiten haben folgende Ursachen:

– Ziel des Tests ist eine stärker differenzierte Intelligenzmessung im unteren Bereich der Verteilung;
– die Testeichung wurde gegen Ende des Schuljahres vorgenommen (Kennwerteunterschätzung);
– dasselbe Testmaterial soll ebenso von 5- wie auch von 9jährigen Schülern (und älter) bearbeitet werden.

7) Reliabilität. Zuverlässigkeitskoeffizienten liegen nur für die Subtests 3, 4 und 5 vor.

Die Zuverlässigkeit des zweiten Testteils ist somit gleichzeitig eine Schätzung der minimalen Zuverlässigkeit des Gesamttests. Die Koeffizienten werden nach der Testhalbierungsmethode mit der Formel von Spearman-Brown, getrennt nach Testform und Schulart/Klassenstufe, berechnet. Die Werte reichen von 0,90–0,96. Die Zuverlässigkeit der summierten Leistungen in den Subtests 3, 4 und 5 entspricht den Anforderungen an psychologische Leistungstests. Cattell berechnete für die amerikanische Fassung mit 8 Subtests einen Zuverlässigkeitswert von 0,91 für den Gesamttest.

8) Validität. Zur Bestimmung der inneren Validität wurden Korrelations- und Faktorenanalysen angewandt. Die für die beiden Durchführungsarten I und II (s. unten) getrennt berechneten Faktorenanalysen ergaben bei beiden Vp-Gruppen einen dominanten Hauptfaktor (Gesamtfaktor), der bei Durchführungsart I (jüngere Vpn) einen Varianzanteil von 82%, bei Durchführungsart II (ältere Vpn) einen Varianzanteil von 75% erklärt. Die Ladungsanteile am „g-Faktor", die sich im einzelnen für die 5 Subtests ergaben, stimmen gut mit den von Cattell (Handbuch zum Culture Fair Intelligence Test, Scale 1, S. 24) ermittelten Werten für die vergleichbaren amerikanischen Subtests überein. Vergleiche mit verschiedenen anderen Testverfahren (Intelligenztests, Einschulungstests und Schulleistungstests) ergaben Korrelationskoeffizienten von 0,66–0,70.

Allgemein läßt sich sagen, daß der CFT 1 bzw. sein Gesamtergebnis mit solchen Testverfahren oder Teilen aus diesen hoch korreliert, die den konstruktnahen Variablen (z. B. HAWIK-Handlungsteil, Mosaiktest, DVET, BT) zuzurechnen sind, während die Korrelationen mit den konstruktfernen Variablen (z. B. Verbaltests, Rechtschreibtest) sehr niedrig ausfallen.

Gruppenvergleiche mit legasthenischen vs. nichtlegasthenischen Schülern, Kindern ausländischer Arbeitnehmer vs. deutschen Kindern und mit Kindern unterschiedlicher sozialer Herkunft bestätigten die Annahme, daß mit dem CFT 1 eine grundlegende intellektuelle Denkkapazität gemessen wird, die relativ unabhängig von soziokulturellen Einflüssen ist.

Literatur

Cattell, R. B. (1950). *Culture Fair (or Free) Intelligence Test (A measure of "g") Scale 1. Handbook for the individual or groups.* Champaign, Ill.: IPAT
Cattell, R. B. (1966). *Handbook for the Culture Fair Intelligence Test, Scale 1.* Champaign, Ill.: IPAT
Cattell, R. B. (1968). Are IQ-tests intelligent? *Psychology today reprint series, No. P-16*
Cattell, R. B., Weiß, R. & Osterland, J. (1979). *Grundintelligenztest Skala 1. CFT 1* (3. Aufl.). Braunschweig: Westermann
Ingenkamp, K. (1966). *Bildertest 2-3 (BT 2-3).* Weinheim: Beltz
Weiss, R. H. (1971). *Grundintelligenztest Skala 3 – CFT 3. Handanweisung für Durchführung, Auswertung und Interpretation.* Braunschweig: Westermann
Weiss, R. H. (1972). Möglichkeiten und Grenzen des Culture-Fair-Intelligence Tests (CFT) in der Schullaufbahnberatung. In Psychologisches Institut I der Universität Würzburg (Hrsg.), *Würzburger Psychologische Untersuchungen (Bd. 1)*, S. 190–209). Bern: Huber

5.5 Hannover-Wechsler-Intelligenztest für das Vorschulalter

Autor/Erscheinungsjahr: Eggert, 1975

Material: Handanweisung, Box mit Testmaterial

Zweck: Ein Test zur Frühdiagnose der Intelligenz im Alter von 4–6½ Jahren und zur frühen Erfassung geistiger Entwicklungsstörungen

Altersbereich: 4–6½ Jahre

Normen: Altersnormen für fünf Halbjahresgruppen in C-, T-, PR- und IQ-Werten

Zeit: ca. 2–2½ Stunden

232 Spezielle Tests zur kognitiven Entwicklung

1) Konzept. Der HAWIVA, die deutsche Bearbeitung des WPPSI, schließt an die im deutschsprachigen Raum häufig verwendeten Tests HAWIK und HAWIE an. Damit wird die Möglichkeit gegeben, die Diagnose kognitiver Leistungen beginnend im Alter von 3;6 Jahren bis ins Erwachsenenalter nach einem Intelligenzkonzept mit Tests relativ gleichen Aufbaus vorzunehmen. Als Grundlage wurde das Intelligenzkonzept Wechslers verwendet, jedoch versucht der HAWIVA, zumindest in Ansätzen, die Veränderung theoretischer Positionen während der letzten Jahrzehnte zu berücksichtigen. Maßgeblich waren dabei vor allem die Arbeiten zur faktorenanalytischen Intelligenztheorie (etwa von Thurstone und Guilford).

In zahlreichen Entwicklungsschritten wurde das Konzept des Gesamt-IQ verlassen. Angegeben werden ein Verbalindex (C-Wert oder IQ) und ein Handlungsindex (C-Wert oder IQ). Ein Ziel dieser Veränderung war es, eine differenziertere Betrachtung des Leistungsspektrums des Kindes zu ermöglichen. Weiterhin wurde die Anzahl der Subtests sowohl im Verbal- als auch im Handlungsteil reduziert, und zwei zusätzliche „freie" Subtests wurden hinzugefügt. Die Gründe hierfür waren: a) eine Verkürzung der Testzeit, b) Tests geringer Reliabilität und spezieller Bindung an kulturelle Bedingungen amerikanischer Verhältnisse konnten ausgeschlossen werden.

Als eines der Hauptziele der Adaptionsarbeiten zum WPPSI wurde angesehen, mit dem neuen Verfahren auch im vorschulischen Bereich quasi eine "Baseline" normalen kognitiven Verhaltens zu erhalten, die eine Beurteilung von Deviationen im Sinne eines behindertenspezifischen Ansatzes ermöglichen kann.

2) Aufgaben. Die deutsche Form der WPPSI, der HAWIVA, entwickelte sich aus der Arbeit mehrerer Projektgruppen und wurde in verschiedenen Formen erprobt. Die endgültige Experimentalform entstand aus den Auswertungen zum HAWIVA III. Sie besteht aus 8 in Anweisungen, Auswertungsrichtlinien und Untertestfolge modifizierten Subtests:

Allgemeines Wissen (AW)
Allgemeines Verständnis (AV)
Wortschatz (WS)
Labyrinthe (LA)
Figurenzeichnen (FZ)
Mosaiktest (MT)
Rechnerisches Denken (RD)
Tierhäuser (TH).

Die Untertests AW, AV und WS werden zum Ergebnis des Verbalteils und die Untertests LA, FZ und MT zum Ergebnis des Handlungsteils addiert. Die Untertests RD und TH bilden Zusatztests für spezielle Fragestellungen. Die Reihenfolge der folgenden Beschreibung des Testmaterials entspricht der Anordnung der Testanweisungen:

1. Allgemeines Wissen	Fragebogen mit 15 Items; Beispielitem: „Welches Tier gibt uns Milch?"

2. Tierhäuser	Formbrett mit Tierfiguren und eine Schachtel mit 28 farbigen Steckern.
3. Wortschatz	Fragebogen; dem Kind werden 20 Begriffe (z. B. Fahrrad) gegeben, die es erklären soll.
4. Labyrinthe	2 Blätter mit 10 Labyrinthen; das Kind soll möglichst schnell den richtigen Weg durch die Labyrinthe finden.
5. Rechnerisches Denken	4 Karten mit Abbildungen verschiedener Gegenstände im Ringbuch; 9 flache quadratische Klötze, deren eine quadratische Oberfläche rot ist; 12 Fragen, die mündlich beantwortet werden sollen (Beispiel: „Wenn ich einen Apfel durchschneide, wie viele Stücke habe ich dann?")
6. Figurenzeichnen	Vordrucke auf DIN-A5-Bogen, 10 Karten mit geometrischen Figuren, 11 Items.
7. Allgemeines Verständnis	Fragebogen mit 12 Items (Beispiel: „Warum müssen Menschen arbeiten?")
8. Mosaiktest	6 flache quadratische Klötze, auf der einen Seite rot, auf der anderen Seite weiß bemalt; 8 flache quadratische Klötze, auf der einen Seite rot, auf der anderen Seite halb weiß bemalt; 3 Karten mit vorgedruckten Mosaikmustern. Das Kind soll jedesmal ein vorgelegtes Mosaik nachbauen.

3) Durchführung. Die Anwendung des HAWIVA sollte durch einen ausgebildeten Untersucher stattfinden. Da es sich bei den Probanden um Kinder im Alter von 4–6½ Jahren handelt, ist es vor allem wichtig, die Aufmerksamkeit mehr dem Kind als dem Testmaterial zuzuwenden. Bei eventuellen Ermüdungserscheinungen soll der Test abgebrochen und zu einem späteren Zeitpunkt fortgesetzt werden. Wichtige Voraussetzungen für die Untersuchung sind die Schaffung einer angenehmen Untersuchungsatmosphäre und das Herstellen einer Beziehung zum Kind. Die Reihenfolge der Tests [s. unter 2)] ist so festgelegt, daß eine gewisse Abwechslung zwischen Verbal- und Handlungstests und zugleich zwischen „leichten" und „schweren" Untertests gegeben ist. Für ein besseres Verständnis der Leistung des Kindes sollte der Versuchsleiter neben der rein quantitativen Erfassung aber auch qualitative und individuelle Merkmale der Antworten des Kindes berücksichtigen.

4) Auswertung. Zunächst wird pro Untertest die Zahl der richtigen Lösungen bis zu dem jeweiligen Abbruchkriterium zur Rohwertsumme jedes einzelnen Untertests addiert. Die ermittelten Rohwertsummen für den Verbalteil, den Handlungsteil und die Zusatztests (Rechnerisches Denken und Tierhäuser) lassen sich nun unter Berücksichtigung des Alters des Kindes mit Hilfe von Tabellen in einen C-Wert und eine Prozentrangangabe umwandeln. Durch Berücksichtigung des Standardmeßfehlers werden sog. C-Wert-Bereiche ermittelt, die sich mit Hilfe einer Tabelle wieder in Prozentränge umwandeln lassen. Diese Prozentränge stellen die Prozentrangbänder, d. h. die Grenzen der Vertrauensbereiche – ausgedrückt in Prozentangaben – dar, innerhalb derer die wahren Leistungswerte des Kindes liegen.

5) Interpretation. Der HAWIVA ermöglicht neben der Interpretation eines individuellen Testergebnisses auch die Interpretation intra- und interindividueller Vergleiche. Für diese Vergleiche liegt eine Tabelle mit kritischen Differenzen vor. Bei der Interpretation der Testergebnisse von Landkindern muß berücksichtigt werden, daß diese bei der Verwendung der vorläufigen Normentabellen etwas zu schlecht beurteilt werden (ca. ¼–½ C-Wert-Intervall). Entsprechende Normentabellen liegen noch nicht vor.

6) Normierung. Die Normierungsstichproben des HAWIVA setzen sich aus verschiedenen Altersgruppen zusammen. Es wurden die Mittelwerte und Streuungen für fünf Altersgruppen (im Halbjahresabstand; beginnend mit dem ersten Halbjahr der 4jährigen bis zum ersten Halbjahr der 6jährigen) im Verbalteil und Handlungsteil sowie in den Zusatztests berechnet. Daraus wurden – gemeinsam für beide Geschlechter – Altersnormen berechnet.

Die Gesamtstichprobe umfaßte 603 Kinder im Alter von 48–77 Monaten, davon 313 Jungen und 290 Mädchen und 55% Kindergartenkinder und 45% Nichtkindergartenkinder.

Bezüglich der Merkmale Geschlecht und Sozialstatus können die Teilstichproben als repräsentativ gelten. Zur Berechnung der Normen wurden die Rohwerte zu Gesamtpunkten in Verbal- und Handlungsteil addiert. (Dieses Verfahren weicht vom WPPSI ab; dort wurden jeweils die Untertests getrennt normiert und diese normierten Untertestergebnisse zu Summenwerten des Verbal- bzw. Handlungsteils zusammengefaßt.) Eine Ausnahme bilden die Untertests Rechnerisches Denken (RD) und Tierhäuser (TH), die getrennt normiert wurden.

Als Standardskala wurde die nur wenig untergliederte C-Skala verwendet. (Ein C-Wert-Intervall entspricht ca. 3,5 IQ-Einheiten.) Die Werte lassen sich jedoch anhand von Tabellen in Prozentränge, T-Werte und IQ-Punkte umrechnen.

7) Reliabilität. Der HAWIVA kann in seiner jetzigen Form als hinreichend objektiv bezüglich Durchführung, Auswertung und Interpretation gelten, sofern die detaillierten Anweisungen des Handbuches exakt vom Testleiter befolgt werden. Die Reliabilitäten werden für die einzelnen Untertests, für den Verbalteil und Handlungsteil sowie für den Gesamttest nach zwei Arten bestimmt: nach der inneren Konsistenz und der Retestreliabilität. Insgesamt können die Gesamtskalen des HAWIVA für Kindergartenkinder als reliabel im Sinne der inneren Konsistenz ($r = 0,94$) und der Stabilität ($r = 0,95$) gelten. Auch bei behinderten Kindern erweist sich das HAWIVA-Material als außerordentlich konsistent mit deutlich über $r = 0,90$ liegenden Koeffizienten für den Gesamttest; die Retestreliabilität liegt in allen Behindertengruppen (Ausnahme: Verbalteil LB) im Bereich über $r = 0,80$.

8) Validität. Der HAWIVA wurde mit folgenden Verfahren korreliert: HAWIK, CMM (Columbia Mental Maturity Scale), PPVT (Peabody Picture Vocabulary

Test), KF 18 (Kurzform der Lincoln Oseretzky Motor Development Scale), BM + CM (bunte und progressive Matrizen aus der Testbatterie für geistig behinderte Kinder), SON (Snijders-Oomen nichtverbale Intelligenzreihe) und dem FTF-W (Frankfurter Test für Fünfjährige – Wortschatz). Zusammenfassend lassen sich die Korrelationsergebnisse dahingehend interpretieren, daß der HAW-IVA ein Verfahren ist, das relativ gut mit bereits bewährten Verfahren gleichen Gültigkeitsanspruches, insbesondere mit dem HAWIK, bei normalen und behinderten Kindern übereinstimmt, also eine Extension des HAWIK für den unteren Altersbereich darstellt. Diese Übereinstimmung mit Tests gleichen Gültigkeitsanspruchs liegt meistens über r = 0,50, häufig über r = 0,60 und in einigen Fällen über r = 0,80.

Mittelwertvergleiche bei Kindergartenkindern und verschiedenen Behindertengruppen haben gezeigt, daß der HAWIVA zwischen normal entwickelten Kindern verschiedenen Alters, zwischen verschiedenen Behindertengruppen gleichen Alters sowie zwischen normalen und behinderten Kindern verschiedenen Alters außerordentlich gut differenziert. Diese und andere Ergebnisse deuten darauf hin, daß der HAWIVA bei der Frühdiagnose von Behinderungen seinen Hauptanwendungsbereich finden könnte.

Eine Faktorenanalyse der HAWIVA-Subtests ergab zwei deutliche Faktoren, die insgesamt nahezu 55% der Varianz erklärten. Der erste Faktor wird durch die sprachlichen, der zweite durch die nichtverbalen Subtests bestimmt. Die Zusatztests RD und TH sind dabei nicht beteiligt. Aufgrund dieser Ergebnisse haben die Autoren eine entsprechend differenzierte Auswertung vorgeschlagen (s. Auswertung).

Literatur

Coates, S. & Bromberg, P. M. (1973). Factorial structure of the Wechsler Preschool and Primary Scale of Intelligence between the ages of 4 and 6½. *Journal of Consulting and Clinical Psychology*, 40, 365–370

Eggert, D. (Hrsg.) (1975). *HAWIVA. Hannover Wechsler-Intelligenztest für das Vorschulalter.* Bern: Huber

Hollenbeck, G. P. & Kaufman, A. S. (1973). Factor analysis of the Wechsler Preschool and Primary Scale of Intelligence (WPPSI). *Journal of Clinical Psychology*, 29, 41–45

Kaufman, A. S. (1972). A short form of the Wechsler Preschool and Primary Scale of Intelligence. *Journal of Consulting and Clinical Psychology*, 39, 361–369

Mukherjee, B. N. (1975). The factorial structure of Wechsler's Pre-School and Primary Scale of Intelligence at successive age levels. *British Journal of Educational Psychology*, 45, 214–226

Schuck, K. D. (Hrsg.) (im Druck). *Die vorschulische Intelligenzmessung – Ergebnisse der Arbeiten mit dem HAWIVA.* Bern: Huber

Silverstein, A. B. (1968). Validity of a new approach to the design of WAIS, WISC, and WPPSI short forms. *Journal of Consulting and Clinical Psychology*, 32, 478–479

Silverstein, A. B. (1970). Reappraisal of the validity of WAIS, WISC, and WPPSI short forms. *Journal of Consulting and Clinical Psychology*, 34, 12–14

Wallbrown, F. H., Blaha, J. & Wherry, R. J. (1973). The hierarchical factor structure of the Wechsler Preschool and Primary Scale of Intelligence. *Journal of Consulting and Clinical Psychology*, 41, 356–362

Yule, W., Berger, M., Butler, S., Newham, V. & Tizard, J. (1969). The WPPSI: An empirical evaluation with a British sample. *British Journal of Educational Psychology*, 39, 1–13

5.6 Kognitiver Fähigkeitstest – Kindergartenform

Autor/Erscheinungsjahr:	Heller und Geisler, 1983
Material:	Testheft mit bildlichen Vorlagen
Zweck:	Ermittlung des kognitiven Entwicklungsstandes. Das kognitive Fähigkeitsniveau (allgemeine Intelligenz) wird über die Subtests Sprachverständnis, Beziehungserkennen, Schlußfolgerndes Denken und Rechnerisches Denken erfaßt. Der Einsatz des Tests in der Schuleingangsdiagnostik und Einzelfallhilfe sowie bei der individuellen Begabungs- und Bildungsförderung in Kindergärten und Vorschulklassen sind die Hauptverwendungszwecke
Altersbereich:	4;7–7;0 Jahre
Normen:	Altersnormen (T-Werte) für die Subtests und die Gesamtleistung in Halbjahresabständen, außerdem unterschieden nach Testdurchführungszeitraum: Herbst/Winter vs. Frühjahr/Sommer
Zeit:	Der KFT-K ist ein Niveautest. Es gibt somit keine festen Zeitvorgaben. Für die älteren Kinder beträgt die Gesamtdurchführungszeit 45 Minuten, bei Schulanfängern zweimal 45 Minuten, bei den jüngsten Probanden ca. zwei Stunden

1) Konzept. Der KFT-K ist Teil einer Testserie, mit der vom Vorschulalter bis ins Erwachsenenalter kognitive (Lern-)Fähigkeiten differentiell erfaßt werden sollen. Die Kindergartenform des KFT geht zurück auf den Primary Test I der Cognitive Abilities Tests, CAT (Thorndike, Hagen & Lorge, 1968). Die Items beider Parallelformen wurden auf deutsche Verhältnisse übertragen und in mehreren Itemanalysen überprüft. Die Entwicklungsarbeiten über mehrere Vorformen bis zur endgültigen Fassung dauerten von 1975–1980.

2) Aufgaben. Der Test besteht aus 60 Aufgaben. Je 15 Items bilden einen Subtest. Beim Subtest „Sprachverständnis" wird von den Kindern gefordert, in den Abbildungen des Testheftes die mündlich vorgegebenen Handlungen bzw. Gegenstände oder deren Verwendung anzukreuzen. Die Aufgaben des Subtests „Beziehungserkennen" erfordern die Identifizierung von Relationen, die durch Größenverhältnisse, Standorte und Mengen gegeben sind. Es müssen zeitliche, räumliche und größenmäßige Beziehungen aus den bildlichen Vorlagen erkannt werden. Beim Untertest „Schlußfolgerndes Denken" müssen die Kinder erkennen können, welches von den fünf je Item vorgegebenen Bildern nicht zu den anderen paßt. Mit dem Subtest „Rechnerisches Denken" schließlich wird überprüft, inwieweit die Kinder mit Zahlenbegriffen und mengenmäßigen Vorstellungen umgehen können.

3) Durchführung. Der KFT-K kann bei älteren Kindern als Gruppentest durchgeführt werden. Vor allem zu Beginn der Kindergartenzeit sind jedoch nur Einzeltestungen sinnvoll; außerdem sollten die vier Testteile an verschiedenen Tagen gegeben werden. Detaillierte Durchführungsanweisungen sichern nicht nur die Standardisierung der Testsituation und somit die Durchführungsobjektivität, sondern sie ermöglichen auch, daß der Test von relativ ungeübten Testleitern angewiesen werden kann. Die Aufgabenstellungen des Tests werden zu Beginn jedes Subtests anhand von Beispielen erläutert. Durch Fettdruck werden bei den einzelnen Items dem Testleiter Betonungshilfen gegeben. Symbole am Rand des Testheftes, auf die die Kinder zeigen sollen, stellen sicher, daß jedes Kind das jeweils richtige Item bearbeitet.

4) Auswertung. Mit Hilfe eines Lösungsschlüssels werden für jeden Subtest die Richtiglösungen ermittelt und auf der Ergebnisseite des Testheftes eingetragen. Die Summe der Richtiglösungen ergibt den jeweiligen Subtestrohwert, zu dem in den Normtabellen die Altersnormen (T-Werte) abgelesen werden können. Für die Altersgruppen von 5–7 Jahren werden bezüglich der Subtests und der Gesamtleistung Vertrauensbereiche für die einzelnen Meßwerte bei 68- und 90%iger Sicherheit angegeben.

Ein auf der Ergebnisseite der Testhefte vorhandenes Millimeterprofil dient dazu, Subtestprofile zu zeichnen. Für die Umwandlung der T-Normen in andere Skalen, z. B. Zentilwerte, Abweichungs-IQ und Prozentrangplätze, enthält das Beiheft eine Transformationstabelle.

5) Interpretation. Die Interpretation des KFT-K erfolgt auf der Grundlage der Altersnormen, d. h. daß das individuelle Meßergebnis mit der durchschnittlichen Leistung gleichaltriger Kinder verglichen wird und in bezug hierauf beispielsweise als unter- oder weit unterdurchschnittlich bezeichnet werden kann. Sowohl bei solchen Verbalisierungen als auch bei Profilvergleichen oder bei mehrmaliger Testdurchführung zur Erfassung des Entwicklungsfortschrittes sind die im Testbeiheft angegebenen Vertrauensbereiche für die individuellen Meßwerte zu berücksichtigen. Anhand von sechs Fallbeispielen wird gezeigt, wie Profildifferenzen zu interpretieren sind, wann zusätzliche Informationsquellen (Verhaltensbeobachtungen, diagnostische Gespräche etc.) zur Absicherung spezifischer Hypothesen nötig sind und wann gezielte Fördermaßnahmen angezeigt sind.

6) Normierung. Die der Normierung zugrundeliegenden Testprotokolle von 509 Kindern stammen aus über 80 Kindergartengruppen von mehr als 25 verschiedenen Kindergärten und Vorschuleinrichtungen in 8 Bundesländern. Die Repräsentativität der Eichstichprobe wurde außerdem anhand der Variablen Geschlecht, Beruf des Vaters und Ortsgröße überprüft.

Bei der Berechnung der Normen selbst wurde nicht nur das Alter der Kinder, sondern auch die Dauer des Kindergartenbesuchs erfaßt. Da die meisten Kinder im Herbst auf die freiwerdenden Kindergartenplätze der Schulanfänger nachrücken, unterscheiden sich auch die Testergebnisse innerhalb der in Halbjahresstufen zusammengefaßten Altersgruppen nur geringfügig danach, ob die Kinder im Frühjahr/Sommer oder Herbst/Winter getestet werden. Beide Aspekte, Lebensalter und Testzeitpunkt, wurden bei der Normierung des KFT-K berücksichtigt. Da sich die Meßwerte von Jungen und Mädchen nicht unterscheiden, erübrigte sich eine geschlechtsspezifische Normierung. Die Abhängigkeit bestimmter Subtestergebnisse wie auch der im Test erzielten kognitiven Gesamtleistung von der sozialen Herkunft der Kinder wurde nicht durch eine sozialschichtspezifische Normierung ausgeglichen, sondern graphisch und tabellarisch ausführlich im Beiheft belegt und bei den Interpretationsbeispielen berücksichtigt. Außerdem ist darauf hinzuweisen, daß sich die Schichtabhängigkeit der Testergebnisse im Altersverlauf subtestspezifisch auswirkt: Während sich z. B. bei Untertest 2 die Abstände zwischen den Sozialschichten vergrößern, verringern sie sich bei Untertest 3.

7) Reliabilität. Die für die Überprüfung der Wiederholungszuverlässigkeit herangezogenen Stichproben umfassen 45 Kinder bei den jüngsten Altersgruppen und 115 Kinder in der ältesten Altersgruppe. Die Reliabilitätskoeffizienten für die einzelnen Subtests schwanken bei den 5- und 6jährigen um 0,80. Für die Gesamtleistung wurde in dieser Altersgruppe eine Wiederholungszuverlässigkeit von 0,93 und bei den 4;7- bis 5;0jährigen von 0,81 ermittelt.

Die Konsistenzschätzungen beruhen auf den Testprotokollen von 599 Kindern. In allen Altersgruppen ab 5 Jahren variieren die Konsistenzkoeffizienten für die Gesamtleistung im KFT-K um 0,90. Für die Subtests fallen sie erwartungsgemäß niedriger aus, sie liegen dort zwischen 0,53 und 0,88. Bei den 3- und 4jährigen können vor allem für die Subtests „Beziehungserkennen" und „Rechnerisches Denken" die Angaben zur Trennschärfe, zur Konsistenz und zur Wiederholungszuverlässigkeit nicht befriedigen. Deshalb wird auch empfohlen, bei 3- bis 4jährigen Kindern den KFT-K noch nicht zu verwenden.

8) Validität. Lambert (1982) erhob an 102 Kindern (Alter zwischen 5;1 und 6;6) neben dem KFT-K auch den CFT 1 von Weiss und Osterland (1977) und den DVET von Meis (1973). Korrelationen größer als $r=0,50$ ergaben sich zwischen den Subtests 1, 3 und 4 des KFT-K bzw. dem Gesamtwert einerseits und dem Summenwert 3 des CFT 1 andererseits. Danach enthalten diese KFT-K-Subtests einen hohen Anteil allgemeiner Intelligenz.

Mit dem auf den visuomotorischen Entwicklungsstand bezogenen CFT-Subtest 2 korreliert dagegen der KFT-K-Subtest 2 ($r=0,47$). Mit dem recht schulnahen DVET korreliert der KFT-K insgesamt zu $r=0,62$, bei den Subtests erreichen Rechnerisches Denken ($r=0,55$), Sprachverständnis ($r=0,48$) und Beziehungserkennen ($r=0,45$) beachtliche Werte. Das Schlußlicht bildet Schlußfolgerndes Denken ($r=0,42$), das aber andererseits mit dem CFT 1 (Gesamtleistung) zu $r=0,52$ korreliert. Diese und ähnliche Hinweise lassen die Autoren vermuten, daß „die Untertests 1, 2 und 4 eher die schulische Lernfähigkeit, der Untertest 3 hingegen eher die allgemeine Denkfähigkeit erfassen" (Heller & Geisler, 1983, S. 11).

Als weitere Validitätsbelege interpretieren die Autoren die Tatsachen, daß

(a) mit zunehmendem Alter,
(b) mit zunehmendem Kindergartenbesuch,
(c) mit steigender Sozialschicht

höhere Werte in einzelnen Subtests bzw. der KFT-K-Gesamtleistung erzielt werden. Diese Validitätsinterpretation ist freilich für (c) zumindest fraglich; zudem erhebt sich hier die Frage, warum dann keine schichtspezifischen Normen berechnet wurden.

In der oben erwähnten Studie von Lambert (1982) wurden KFT-K, CFT 1 und DVET einer gemeinsamen Faktorenanalyse unterzogen. Für die faktorielle Validität des KFT-K spricht, daß dessen Subtests stets auf einem Faktor zu finden sind. Bei der favorisierten Dreifaktorenlösung laden auch noch CFT-UT 3, CFT-UT 5 und DVET-UT 5 mit hohen Anteilen auf dem „KFT-Faktor". Dies bedeutet nicht nur eine gewisse „Zusammengehörigkeit" der KFT-K-Untertests, sondern schlicht ihre Eindimensionalität bei der Erfassung der (allgemeinen) Intelligenz.

Literatur

Heller, K. & Geisler, H.-J. *Kognitiver Fähigkeitstest (Kindergartenform), KFT-K.* Weinheim: Beltz

Lambert, B. (1982). *Validierungsuntersuchungen zum Kognitiven Fähigkeitstest (Kindergartenform).* Unveröffentl. Staatsexamensarbeit, Universität zu Köln, Pädagogisches Seminar

Meis, R. (1973). *Duisburger Vorschul- und Einschulungstest (DVET).* Weinheim: Beltz

Puls, M. (1982). *Reliabilitätsuntersuchungen zum Kognitiven Fähigkeitstest für die Elementarstufe (KFT-K) und den Primarbereich (KFT 1-3).* Unveröffentl. Diplomarbeit, Universität zu Köln, Pädagogisches Seminar

Thorndike, R. L., Hagen, E. & Lorge, I. (1968). *Cognitive Abilities Test, Primary II/Form 1 and 2.* Boston: Houghton Mifflin

Weiss, R. & Osterland, J. (1977). *Grundintelligenztest CFT 1, Skala 1.* Braunschweig: Westermann

5.7 Labyrinthtest

Autor/Erscheinungsjahr:	Porteus, 1952; hier in der Fassung von Kramer, 1972
Material:	Testkarten, Holzstab, Testblätter Zusätzlich benötigt werden: Bleistifte, Stoppuhr
Zweck:	Test zur Erfassung der Fähigkeiten zu optischer Orientierung auf begrenztem Gebiet, Planung, motorischer Geschicklichkeit, Konzentration, speziell bei unterdurchschnittlich Begabten und Konzentrationsschwachen
Altersbereich:	3–14 Jahre
Normen:	Der Test ist ein Staffeltest (Alters-IQ), besitzt also keine Normen i. S. des Abweichungs-IQ
Zeit:	Keine Angaben

1) Konzept. Der Labyrinthtest (LT) von Porteus ist ein Stufen- oder Staffelverfahren. Er ist in einer Bearbeitung von Kramer als Beilage zu deren Intelligenztest erhältlich. Da dies die für den deutschen Sprachraum am leichtesten zugängliche Fassung darstellt, beschränken sich die weiteren Ausführungen darauf. Alle weiteren Angaben sind demzufolge dem Testhandbuch von Kramer entnommen. Deren Einstufung und Einsatz des LT möge in Abschn. 5.12 „Kramer-Test" nachgelesen werden. Porteus entwickelte die ersten Labyrinthe als Testverfahren zur Selektion hilfsschulbedürftiger Kinder etwa ab 1912 (Erstveröffentlichung: 1914); in der Folge kam es zu zahlreichen Modifikationen. Porteus fand, daß Labyrinthe wesentliche soziale Züge und gewisse Fähigkeiten messen, die mit dem Binet-Test nicht entdeckt wurden, nämlich Planungsfähigkeit und Voraussicht.

Kramer wollte ursprünglich die Labyrinthe als Alternativtests zum Binet-Simon-Test verwenden. Sie berichtet, daß die Resultate diesbezüglich aber unbefriedigend gewesen seien: Für die durchschnittlich und überdurchschnittlich begabten Probanden sei der Test zu leicht gewesen; aufschlußreich dagegen sei der LT bei Schwachbegabten und Konzentrationsschwachen. Geprüft werde u. a. die Fähigkeit, sich auf einem begrenzten Gebiet optisch zu orientieren, was für die schulischen Leistungen aber von zweitrangiger Bedeutung sei. Kramer meint, der Testleiter habe im Falle schwacher Resultate eines Probanden im Kramer-Test (KT) die Möglichkeit, das Kind „von einer anderen Seite her zu erfassen" (Kramer, 1972, S. 89), indem er den LT anwende. Bezüglich der Bewertung sind LT und KT aber vollkommen voneinander unabhängig.

Kramer modifizierte aufgrund eigener Eichungsuntersuchungen die Labyrinthe. „Die seit der ersten Auflage (i.e. 1954! – d. Verf.) durchgeführten wissenschaftlichen Arbeiten über den Test sowie die praktischen Erfahrungen konnten in der vorliegenden Revision nicht berücksichtigt werden" (Kramer, 1972, S. 89).

2) Aufgaben. Die Labyrinthe sind von jahrgangsweise wachsendem Umfang und steigender Schwierigkeit; jeder Altersstufe ist ein Labyrinth zugeordnet, es liegen also insgesamt 12 Labyrinthe vor.

Der Proband muß mit einem Bleistift eine Linie durch ein solches Labyrinth ziehen, wobei ihm ein Anfangspunkt vorgegeben wird. In unteren Altersstufen liegt dieser am Rand, in oberen im Zentrum der Figuren. Für jüngere Kinder ist außerdem auch der Endpunkt (Ausgang) aus dem Labyrinth angegeben. Das Kind darf dabei über keine Linie hinaus- und in keine „Gasse" ohne Ausgang hineinfahren. Außerdem soll es so rasch wie möglich arbeiten (Zeitmessung).

3) Durchführung. Die Durchführung des LT vollzieht sich in drei Etappen: Instruktion, Vorübung (anhand eines für die Altersstufe einfacheren Labyrinths und mit einem Holzstäbchen) und Aufgabenbearbeitung (mit Bleistift). Die Aufgabenstellung ist für die verschiedenen Jahrgänge altersgemäß spezifiziert.

Der Testleiter muß die benötigte Bearbeitungszeit messen. Ein Labyrinth kann dem Kind auch mehrmals hintereinander vorgelegt werden, um die Lernfähigkeit zu testen, doch nur der erste Versuch darf in der Bewertung berücksichtigt werden.

Nach oben werden Aufgaben gestellt, bis mehr als die vorgeschriebene Zeit gebraucht wird (in der Bewertung liegt das Zeitmaximum je Labyrinth bei 1,5 Minuten) oder mehr als für eine positive Lösung noch zulässige Fehler vorkommen.
Über den Zeitaufwand bei Durchführung des LT macht Kramer keine Angaben.

4) Auswertung. Die Auswertung ist zum einen quantitativ (Leistungshöhe, gemessen an Zeit und Fehlern in diesem Zeitraum), zum anderen qualitativ (Arbeitsweise, erfaßt durch Verhaltensbeobachtung und -beschreibung).
Für jedes Labyrinth wird in Abhängigkeit von benötigter Zeit und Zahl der Fehler die Leistung in Form eines Zeitäquivalents festgestellt (¼, ½ oder 1 Jahr). Wenn ein Kind nur etwa 2 mm weit falsch fährt, wird dies nicht als Fehler angerechnet.

5) Interpretation. Die addierten Zeitäquivalente ergeben ein Leistungsalter, das im Vergleich zum Lebensalter interpretiert wird. Für die qualitative Auswertung stehen Beispiele und Interpretationshinweise zur Verfügung; aus Platzgründen entfällt hier ein Beispiel für eine quantitative Auswertung. Über die für die Auswertung benötigte Zeit macht Kramer keine Angaben.

6) Normierung. Brickenkamp (1975, S. 153) berichtet über folgende Hinweise zur Eichung, die, weil er nur das Testmanual selbst als Quelle angibt, offensichtlich diesem entnommen wurden; die Angaben waren freilich vom Autor dieses Artikels (Hany) im gesamten Testhandbuch nicht aufzufinden.
Demnach sei der Labyrinthtest im süddeutschen Raum für das 7. Lebensjahr an 400 Kindern im Alter von 5;6–8;5 Jahren genormt worden, im Raum Mainz seien 300 Volksschüler im Alter von 7;6–10;5 Jahren untersucht worden. Dabei sei ein Drittel der Stichprobe sprachgestört gewesen. Außerdem werde von einer laufenden Eichungsuntersuchung für das 13.–15. Lebensjahr berichtet. Es fehlen leider Angaben über Stichprobenrepräsentativität. Aus Kramers Anmerkung, daß seit der 1. Auflage (d. i. 1954) durchgeführte Untersuchungen bei der Revision nicht berücksichtigt worden seien, läßt sich schlußfolgern, daß die Eichung des LT heute über 30 Jahre alt ist.

7) Reliabilität. Zur Objektivität werden keine Angaben gemacht. Im Gegensatz zu Brickenkamp halten wir aber die (quantitative) Auswertungsobjektivität für gegeben; die qualitative Interpretationsobjektivität krankt aber – wie auch im KT selbst – an der Unklarheit darüber, was eigentlich gemessen wird (vgl. Validität).
Auch zu anderen Aspekten der Reliabilität finden sich im Manual von Kramer keine Angaben.

8) Validität. Nach Ansicht der Autorin kommen im LT folgende Komponenten zum Ausdruck: „Die Fähigkeit, sich optisch auf einem begrenzten Raum zu orientieren, einen Plan zu machen, Überlegung, Ausdauer, Ablenkung, Stabilität – Labilität, Impulsivität, Suggestibilität, motorische Geschicklichkeit oder Unsicherheit (...), Lernfähigkeit (bei Wiederholung desselben Labyrinths)" (Kramer, 1972, S. 242). Kramer teilt freilich nicht mit, aufgrund welcher Methoden sie diese Fähigkeiten ermittelte, ob empirisch oder (wie bei den Aufgaben im KT selbst) bloß theoretisch. Wenn die Lösung ein und desselben Aufgabentyps von dermaßen vielen Fähigkeiten abhängt, ist eine Interpretation der Ergebnisse außerordentlich schwierig. Die faktorielle Validität jedenfalls kann nicht als gesichert gelten.

Kramer berichtet von Interkorrelationen zwischen verschiedenen Tests und LT; dabei betrage r im Mittel 0,65. Sie sieht darin einen Beweis, daß „einerseits eine ziemlich enge Beziehung zwischen dem Labyrinthtest und der allgemeinen Intelligenz besteht. Andererseits ist der Koeffizient auch wieder genügend niedrig, um anzudeuten, daß mit dem Labyrinthtest gewisse geistige Fähigkeiten gemessen werden, die im Binet-Test nicht zum Ausdruck kommen" (Kramer, 1972, S. 88). – Leider erfährt man damit immer noch nicht, was der LT eigentlich mißt.

Literatur

Chapuis, F. (1949). *Le test du Labyrinthe*. Bern: Huber
Kramer, J. (1972). *Kurze Anleitung zum Kramer-Test* (10. Aufl.). Solothurn: Antonius
Porteus, S.D. (1919). *Porteus Tests. The Vineland Revision*. Vineland, N.J.: Publication of the Training School
Porteus, S.D. (1952). *Manuel du test des Labyrinthes*. Paris

5.8 Mann-Zeichen-Test

Autor/Erscheinungsjahr:	Goodenough, 1926
	Deutsche Bearbeitung: Ziler, 1977 (6. Aufl.)
Material:	Handanweisung, Papier und Bleistift
Zweck:	Im Rahmen einer Testbatterie verwendbar zur Identifikation von entwicklungsverzögerten Kindern und zur Intelligenzdiagnostik
Altersbereich:	3–14 Jahre
Normen:	Frequenztabelle für Punkteverteilung auf den Altersstufen
Zeit:	ca. 15 Minuten

1) Konzept. Die Entwicklung des Mann-Zeichen-Testes (MZT) geht zurück auf Arbeiten von Goodenough zum "Draw-a-Man-Test" aus dem Jahre 1926. 23 Jahre später begann Ziler mit den Arbeiten zu einer deutschen Version dieses Verfahrens. Ziler geht dabei von der Überlegung aus, eine „Mann-Zeichnung sei eine Aussage des Kindes darüber, wie es den Menschen sieht und sein Wahrnehmungsfeld gliedert" (1975, S. 18). Damit ist nach Ziler auch eine Aussage über die geistige Entwicklung des Kindes möglich. Koppitz (1970) hebt dagegen stärker hervor, daß die Darstellungsweise einer Zeichnung auch stark von der momentanen Befindlichkeit eines Kindes abhängt. Er hält dieses Verfahren aber zugleich auch für geeignet, um entwicklungs- oder emotional bedingte Veränderungen beim Kind erkennen zu können. Zusammenfassend könnte man feststellen, daß anhand der Mann-Zeichnungen Aussagen über folgende Bereiche getroffen werden sollen:

(a) die Art der Gliederung des Wahrnehmungsfeldes durch ein Kind und seine Fähigkeit zur optischen Differenzierung;
(b) den Entwicklungsstand der Motorik, wie gut also Graphomotorik, Feinmotorik und die Koordination Auge–Hand gelingen;
(c) verschiedene Aspekte der Intelligenz, insbesondere synthetische und analytische Fähigkeiten [hierfür spricht ein Korrelationskoeffizient von 0,62 (1% Signifikanzniveau) mit dem Stanford-Binet-Test und dem WISC];
(d) die emotionalen und affektiven Bereiche einer Person.

Allerdings können zu diesen Bereichen aufgrund des MZT lediglich Hinweise gegeben werden. Aufgrund einer einzigen Zeichnung darf niemals eine Gesamtbeurteilung des Kindes erfolgen. Am sinnvollsten ist es, den MZT innerhalb einer Testbatterie anzuwenden. Es empfiehlt sich, ihn in Kombination mit dem Binet-Simon-Test anzuwenden. In der Praxis wird er in erster Linie bei Fragen der Sonderschulaufnahme und der Schulreifeprüfung eingesetzt.

2) Aufgaben. Das Kind bekommt lediglich die Aufgabe, einen Mann zu malen. Hierfür benötigt es ein Blatt Papier in der Größe von 15·21 cm und einen Bleistift.

3) Durchführung. Der Test kann sowohl als Einzel- als auch als Gruppentest angewendet werden. Nachdem das Material bereitgestellt ist, wird dem Kind die Aufgabe mitgeteilt: „Male einen Mann, so gut du kannst!" Durch die Art der Aufgabenstellung wird in den meisten Fällen der Charakter einer Testsituation vermieden. Allerdings sollte darauf geachtet werden, daß die Instruktion von den Kindern auch tatsächlich ernstgenommen wird. Insbesonders bei älteren Kindern sind hier zusätzliche Anweisungen erforderlich.

4) Auswertung. Für die Auswertung können Punktetabellen verwendet werden. In diesen ist festgelegt, für welche Elemente der Mann-Zeichnung Punkte verteilt werden. Es ist darauf zu achten, bei der Punktevergabe ästhetische Gesichtspunkte nicht zu bewerten. Lediglich *was* gezeichnet wird, nicht *wie* es gezeichnet wird, ist von Bedeutung. Nachdem die Punkte anhand der Punktetabelle ermittelt worden sind, wird das Mann-Zeichen-Alter (MZA) ermittelt. Dazu wird der Punktwert durch 4 geteilt, zu diesem Ergebnis werden 3 Jahre hinzuaddiert. Letzteres deshalb, weil angenommen wird, daß ein Kind bis zu 3 Jahren in diesem Test noch keinen Punkt erreichen kann. Der Mann-Zeichen-Quotient (MZQ) wird durch Division des MZA durch das Lebensalter (LA) bestimmt. Das Ergebnis wird schließlich noch mit 100 multipliziert.

5) Interpretation. Zur Interpretation der MZQ-Werte ist im Testheft (S. 67) eine Tabelle enthalten, aus der die Verteilung der MZQ-Werte für die verschiedenen Altersstufen hervorgeht. Daraus ist ersichtlich, ob ein Testergebnis als altersgemäß gilt oder nicht. Die Testwerte sollen den ermittelten durchschnittlichen Altersquotienten entsprechen bzw. dürfen höchstens in der Altersstufe darunter liegen. In diesem Falle kann von einer normal verlaufenden geistigen Entwicklung des Kindes ausgegangen werden. Trifft dies nicht zu, so ist es erforderlich, einen zusätzlichen Intelligenztest anzuwenden. Bereits wenn die Testergebnisse unter 75% des MZQ-Altersdurchschnitts eines Kindes liegen, ist es notwendig, weitere Testverfahren bei diesem Kind einzusetzen. Hier liegt dann der Verdacht einer Entwicklungsverzögerung bei diesem Kind vor, der durch zusätzliche Verfahren erhärtet bzw. widerlegt werden soll. Ergebnisse, die über dem Altersdurchschnitt eines Kindes liegen, sind dagegen weniger zu beachten. Liegt nach Anwendung eines zusätzlichen Intelligenzverfahrens der IQ-Wert höher als der MZQ, so könnte dies als Hinweis auf emotionale Störungen beim Kind angesehen werden; der umgekehrte Fall könnte als Indiz für Teilleistungsschwächen oder soziale Benachteiligung gewertet werden (Schüttler-Janikulla, 1975).

In der Punktetabelle sind die MZ-Quotienten nach dem Geschlecht getrennt aufgeführt. Dies ist der Fall, weil in mehreren Untersuchungen eine deutliche Überlegenheit von Mädchen gegenüber Jungen festgestellt wurde (Gutezeit & Gross-Selbeck, 1974). Wird der MZT z. B. bei einem Schulreifetest mitherangezogen, so ist deshalb zur Vermeidung eines geschlechtsspezifischen Auswahlverfahrens eine nach dem Geschlecht getrennte Betrachtung der Ergebnisse notwendig.

Aus der Alterstabelle des MZ-Quotienten geht auch hervor, daß beim Übergang vom 10. zum 11. Lebensjahr der MZQ etwas absinkt, sein Niveau aber dann wieder beibehält. Verantwortlich hierfür ist das Bemühen der Kinder, die Zeichnungen auch nach ästhetischen Gesichtspunkten auszuführen. Hierfür sollen jedoch in diesem Test keine Punkte verteilt werden. Die Ergebnisse für 14jährige Kinder können nicht mehr als gültig angesehen werden. Bei dieser Altersgruppe kann der MZT lediglich als Alternativtest angewandt werden.

6) Normierung. Im Manual ist eine Häufigkeitstabelle getrennt nach Alter und Geschlecht enthalten. Daraus ist für jede Altersstufe (4–14 Jahre) die Häufigkeit des Vorkommens der in den Zeichnungen bewerteten Details ablesbar. Diese Zusammenstellung basiert für die verschiedenen Altersstufen jedoch auf einer recht unterschiedlichen Probandenzahl (z. B. n = 20 bei 4jährigen Knaben; n = 122 bei 11jährigen Knaben).

Die eigentliche Normierung des MZT wurde erst in einer Untersuchung von Winkelmann (1972) durchgeführt. Sie erfolgte an einer Stichprobe von 1 250 5–7 Jahre alten Kindern, wovon 633 Jungen und 617 Mädchen waren. Ihre Zusammensetzung war nach regionalen Gesichtspunkten differenziert, eventuell auftretende Versuchsleitereffekte wurden wegen der Vielzahl der Untersucher minimal gehalten. Die Eingrenzung auf die Population der 5- bis 7jährigen Kinder hatte den Vorteil, daß jede Altersstufe gut repräsentiert war. Eine gewisse Einschränkung bezüglich der Repräsentativität ist dadurch gegeben, daß nur Kinder aus Institutionen (Heime, Kindergärten) in der Stichprobe vertreten waren.

Aufgrund der Untersuchungsergebnisse wurden Prozentrangkurven für die drei verschiedenen Altersstufen berechnet. Ein jeder Punktwert im MZT kann dadurch auf der Kurve lokalisiert und der entsprechende Prozentrang kann dort abgelesen werden. Aus dem Verlauf der Kurven ist erkennbar, daß der Leistungsanstieg zwischen 5 und 6 Jahren wesentlich höher ist als der zwischen 6 und 7 Jahren. Ein Vergleich der Testergebnisse nach dem Geschlecht zeigt wiederum eine deutliche Überlegenheit der Mädchen. Deshalb wurden wiederum geschlechtsspezifische Normen in Form von Prozentrangkurven erstellt. Damit wird vermieden, daß diagnostische Entscheidungen von Geschlechtsunterschieden verfälscht werden.

Neuere Normen für 3- bis 5jährige Kinder wurden von Kiese (1980) in seiner Untersuchung zur Sprachentwicklung bzw. zu Sprachentwicklungsstörungen erstellt.

7) Reliabilität. Beim MZT ist die Reliabilität besonders wegen seiner schwierigen objektiven Auswertung in Frage gestellt. Die Punktetabelle wurde deshalb bereits des öfteren überarbeitet. Es sollte damit erreicht werden, subjektive Einflüsse des Versuchsleiters bei der Auswertung zu reduzieren. Entscheidend soll sein, *was* gezeichnet wird, nicht *wie* es gezeichnet wird. Zusätzlich werden bei strittigen Fällen Erläuterungen zur Punktevergabe gegeben. Dies garantiert aber immer noch nicht, daß Punktzuordnungen stets eindeutig möglich sind. Die Auswertungsobjektivität hält sich damit in Grenzen.

Dies geht auch aus einer Untersuchung von Müller (1970) hervor. Diese bezieht sich jedoch auf den Draw-a-Man-Test (DaM) von Goodenough. Darin wird festgestellt, daß die Interrater-Reliabilität bei zwei Auswertern für 73 Mann-Zeichnungen bei $r = 0{,}87$ liegt. Bei 5 Auswertern für 12 Mann-Zeichnungen lag die Übereinstimmung zwischen $r = 0{,}65$ und $r = 0{,}97$. Aufgrund weiterer Literaturstudien kommt er zu der Feststellung, daß die Objektivität des DaM demnach nicht als befriedigend bezeichnet werden kann. Etwa 10–35% der Varianz beruhen auf der Art einer unterschiedlichen Auswertung. Da es sich beim DaM um die amerikanische Version des MZT handelt, ist zu vermuten, daß ähnliche Resultate auch für den MZT gültig sind.

Zur Reliabilität werden im Testhandbuch keine Hinweise gegeben. Eine Reliabilitätsüberprüfung wurde lediglich zum DaM vorgenommen (Müller, 1970). Die Itemanalyse bei 100 Zeichnungen von 6jährigen Kindern erbrachte das Ergebnis, daß 8 Aufgaben von allen Kindern gelöst werden konnten und 20 Details nur ganz selten gezeichnet wurden. Bei 25 Aufgaben wurde eine zu geringe Trennschärfe ermittelt. Letztlich kommt Müller zu dem Ergebnis, daß lediglich 26 Items (= Bilddetails) brauchbar sind, die selbst nicht vollkommen unabhängig voneinander sind. Die Bestimmung des Konsistenzkoeffizienten erbrachte einen Wert von $r = 0{,}73$; für den Stabilitätskoeffizienten ergab sich eine Schwankungsbreite zwischen $r = 0{,}68$ und $r = 0{,}96$. Diese Werte, wie auch die geringe Auswertungsobjektivität, sprechen nicht für eine besonders hohe Reliabilität des DaM.

8) Validität. Zur Validitätsbestimmung wurde der Kontingenzkoeffizient zwischen den Schulleistungen in den Hauptfächern (Deutsch, Rechnen, Geschichte/Heimatkunde) und den MZ-Quotienten berechnet. Die Stichprobe bestand aus

Schülern der 1.–8. Klassenstufe. Die schulischen Leistungen wurden in 3 Kategorien unterteilt, nämlich gut und sehr gut (Note 1, 2 und 3), mittel (Note 4) sowie schwach und schlecht (Note 5 und 6). Analog dazu wurden die Werte des MZQ ebenfalls in 3 Gruppen gegliedert, in Werte niedriger als 85, in Werte zwischen 86 und 100 und schließlich in Werte größer als 101. Die Berechnung wurde separat nach dem Geschlecht vorgenommen. Die Kontingenzkoeffizienten für alle Gruppen (16) waren signifikant. Sie schwanken von 0,40 (8. Klasse, männlich) bis 0,66 (4. Klasse, männlich). Als Grund für den außergewöhnlich niedrigen Koeffizienten von 0,40 wird angenommen, daß die Knaben der 8. Klasse kein Interesse an der Testdurchführung gezeigt haben. Sie verhielten sich eher destruktiv und ablehnend. Dadurch ist bei älteren Kindern die Brauchbarkeit des MZT fraglich.

Zur Überprüfung der konkurrenten Validität kann wiederum auf die Untersuchung von Müller (1970) zum DaM verwiesen werden. Es ergaben sich auch hier recht unterschiedliche Werte. Die Korrelation zum Verbalteil der WISC (Wechsler Intelligence Scale for Children) lag bei r=0,01, zum Stanford-Binet-Test bei r=0,68. Zur Korrelation mit den CPM (Coloured Progressive Matrices) von Raven werden Werte von r=0,25 berichtet, was mit den Ergebnissen bei Winkelmann (1972) von r=0,38 in etwa übereinstimmt. Mit dem HAWIK korreliert der MZT zu r=0,50, mit dem Binet-Kramer-Test zu r=0,74. Das zuletzt genannte Ergebnis ist beachtenswert, weil sich diese Werte bei Anwendung des Verfahrens bei leistungsschwachen Kindern ergaben. Von daher scheint es gerechtfertigt zu sein, den DaM bzw. MZT als Zusatzinstrument bei der Identifikation förderungsbedürftiger Kinder einzusetzen. Dieser Bereich ist auch als der eigentliche Anwendungsschwerpunkt des MZT genannt worden.

Literatur

Bernart, E. (1958). Zur Frage der Stabilität der Ergebnisse beim Goodenough-Test. *Schule und Psychologie, 5,* 337–340
Bernart, E. (1959). Nochmals: Zur Frage der Stabilität der Ergebnisse beim Goodenough-Test. *Schule und Psychologie, 6,* 251–252
Gutezeit, G. & Gross-Selbeck, G. (1974). Zur Verwendung des Mann-Zeichen-Tests in Verfahren zur Bestimmung der Schulreife. *Praxis der Kinderpsychologie und Kinderpsychiatrie, 23,* 217–220
Guthke, J. (1967). Einige Feststellungen über den diagnostischen Wert des Mann-Zeichen-Tests bei der Schulanfängeruntersuchung. *Probleme und Ergebnisse der Psychologie, 22,* 59–61
Jürgens, H. W. (1961). Die Mann-Zeichnung als Intelligenztest. *Schule und Psychologie, 8,* 152–156
Kiese, C. (1980). Zur Anwendung der Menschzeichnung bei der Psychodiagnostik von Sprachentwicklungsstörungen. *Sprache – Stimme – Gehör, 4,* 154–157
Koppitz, E. M. (1972). *Die Menschdarstellung in Kinderzeichnungen und ihre psychologische Auswertung.* Stuttgart: Hippokrates
Krohn, E. & Traxler, A. (1979). Relationship of the McCarthy Scales of children's abilities to other measures of preschool cognitive, motor and perceptual development. *Perceptual and Motor Skills, 49,* 783–790
Merguet, L. (1958). Der Goodenough-Test in der Erziehungsberatung. *Praxis der Kinderpsychologie und Kinderpsychiatrie, 7,* 161–166
Müller, R. (1970). Eine kritische empirische Untersuchung des "Draw-a-man-test" und der "Coloured Progressive Matrices". *Diagnostica, 16,* 138–147

Regel, H. & Noack, M. (1970). Untersuchungen über den psychodiagnostischen Wert des Mann-Zeichen-Tests. *Psychiatrie, Neurologie und Medizinische Psychologie, 22*, 66–67

Schüttler-Janikulla, K. (1975). Der Mann-Zeichen-Test als ein differentialdiagnostisches Instrument zur Beurteilung der Lernausgangslage und Entwicklungsmöglichkeit von Vorschulkindern. *Praxis der Kinderpsychologie und Kinderpsychiatrie, 24*, 175–181

Schulte, E. (1960). Der Übungseffekt beim Mann-Zeichen-Test. *Praxis der Kinderpsychologie und Kinderpsychiatrie, 9*, 278–281

Winkelmann, W. (1972). Normen für den Mann-Zeichen-Test von Ziler und die Coloured Progressive Matrices von Raven für 5–7jährige Kinder. *Psychologische Beiträge, 14*, 80–94

Wolff, H. (1970). Ergebnisse mit dem Mann-Zeichen-Test bei geförderten geistig schwer behinderten Kindern. *Probleme und Ergebnisse der Psychologie, 32*, 67–74

Ziler, H. (1975). *Der Mann-Zeichen-Test in detailstatistischer Auswertung (6. Aufl.).* Münster: Aschendorff

5.9 Raven-Matrizen-Test (CPM)

Autor/Erscheinungsjahr: Raven, 1958, 1965, 1976
Deutsche Fassung: Schmidtke, Schaller und Becker, 1978 (1980 (2. Aufl.))

Material: Manual, Heft mit Vorlagen (Matrizen), Antwortbogen

Zweck: Prüfinstrument für Allgemeinbefähigung (Spearmans g-Faktor)

Altersbereich: 4;9–11;0 Jahre

Normen: Altersnormen in Prozenträngen und IQ-Werten für die bezeichnete Altersgruppe; daneben aus englischsprachigen Arbeiten ebenfalls Normen für den Altersbereich über 65 Jahre (Angabe der wichtigsten Prozentränge) und für 20- bis 80jährige minderbegabte Erwachsene

Zeit: Keine Angaben

1) Konzept. Ravens Absicht war es, einen Intelligenztest zu konstruieren, der den Spearmanschen Generalfaktor „g" der Intelligenz relativ rein erfassen sollte. Einige Autoren bescheinigen ihm dabei Erfolg; andere dagegen bemängeln die Sprachfreiheit der Tests, die eigentlich als Anwendungsvorteil gedacht war, und halten die Ergänzung des CPM durch einen Wortschatztest für notwendig, um wirklich „Allgemeinbefähigung" und nicht nur die wissenschaftliche Seite der Intelligenz zu erfassen. Inhaltlich gesehen stellt der Test je nach Aufgabenart verschiedene Anforderungen, von denen Raven annimmt, daß sie quasi Entwicklungsstufen der Intelligenz seien.

Es sind dies im einzelnen
- die Unterscheidung ganz oder fast identischer Figuren von ähnlichen;
- das Erkennen der Orientierung einer Figur im gegliederten Wahrnehmungsfeld;

- das Erkennen des Gestaltzusammenhanges zwischen mehreren Figuren;
- die Fähigkeit zur Analyse einer Ganzheit in Richtung auf ihre Elemente;
- das Erkennen gleichsinniger Veränderungen via schlußfolgendes Denken.

Die entsprechende Interpretation der einzelnen Aufgabenarten blieb nicht unwidersprochen; manche Autoren unterteilten die Aufgaben material- (z.B. Klauer, 1964) oder anforderungsspezifisch (z.B. Wenke & Müller, 1966). Auch empirische Inhaltsbestimmungen liegen vor: So fanden Faktorenanalytiker zumeist drei Faktoren, die aber die Items nur in bezug auf ihre Schwierigkeit trennten (z.B. Wiedl & Carlson, 1976; Knaack, 1978). Nach Beseitigung dieses statistischen Artefakts zeigte sich interessanterweise wieder ein Generalfaktor (Rost & Gebert, 1980). Dieser dürfte aber kein reiner Intelligenzfaktor sein, wie zahlreiche empirische Validierungsstudien [s. unter 8] zeigten. So kamen auch die deutschen Testbearbeiter zu dem Schluß, „daß neben dem g-Faktor auch Faktoren des induktiven Verstehens, der Wahrnehmungsgenauigkeit und des räumlichen Denkens beim Lösungsprozeß wirksam werden" (Manual S. 21). Raven (1958) selbst hat sich bei der inhaltlichen Bestimmung der CPM im allgemeinen recht zurückgehalten.

2) Aufgaben. Der Test besteht aus den Subtests A, Ab und B, die jeweils 12 Aufgaben enthalten. Vorgegeben wird ein Rechteck mit einem farbigen „Teppich"-Muster oder mit geometrischen Figuren. Das Rechteck enthält im rechten unteren Viertel eine Auslassung in Form eines „Eßbrettchens" (drei gerade, eine geschwungene Kante). Unterhalb des Rechtecks sind sechs Vorschläge zur Ergänzung dieser Auslassung angegeben, die von 1–6 durchnumeriert sind und dieselbe Form wie die Lücke im Rechteck haben. Durch die spezielle „Eßbrettchen"-Form gibt es für das Einfügen der Lösung in die Vorlage nur eine Möglichkeit, d.h. der Proband kommt nicht auf die Idee, daß die Lösungsvorschläge erst räumlich gedreht und dann eingefügt werden müssen. Die sechs Antwortmöglichkeiten sind in zwei Reihen mit je drei Vorschlägen angeordnet. Jede Aufgabe befindet sich auf einer eigenen Seite.

Die Aufgaben sind auch in einer Puzzleform erhältlich, die gerade schwächeren Probanden die Möglichkeit bieten, durch faktisches Ausfüllen der Lücke mit einem der als Lösungsvorschläge angebotenen Puzzleteil den Gesamteindruck des Musters optisch-ganzheitlich zu überprüfen. Raven (1976) überschreibt die Subtests folgendermaßen:

(A) Erfassung von Identität und Wechsel in kontinuierlichen Mustern;
(A 1) Erfassung diskreter Muster als räumlich aufeinanderbezogene Einheiten;
(B) Erfassung analoger Änderungen in räumlich und logisch aufeinander bezogenen Figuren.

Hingewiesen sei noch auf eine andere Form der Aufgabendarbietung, die von Jacobs und Vandeventer (1968) vorgeschlagen wurde. Diese waren zu der Überzeugung gekommen, daß die CPM außer Intelligenz auch die Fähigkeit messen, sich vorzustellen, wie die verschiedenen Lösungsalternativen an der freigelassenen Stelle des Musters aussehen würden. Um den Einfluß der Imaginationsfähigkeit auf das Testergebnis auszuschalten, entwickelten sie eine Testform, in der den

Probanden die bereits mit den verschiedenen Lösungsalternativen ergänzten Muster vorgelegt wurden und diese nur noch über deren Zutreffen zu entscheiden hatten. Die Autoren berichten von einem dramatischen Anstieg der Testleistung bei Erst- und Drittkläßlern. Insgesamt verringerte sich aber der Abstand zwischen den beiden Gruppen, da bei dieser Darbietungsform der entwicklungsbedingte Unterschied in der Imaginationsfähigkeit zwischen den beiden Gruppen eliminiert worden war.

3) Durchführung. Im Gegensatz zu vielen anderen Kleinkindertests enthält die deutsche Bearbeitung der CPM keinerlei Hinweise auf die Gestaltung der Testsituation und die Interaktion zwischen Proband und Testleiter. So fehlen z. B. eindeutige Empfehlungen über die Verwendung der CPM als Einzel- oder Gruppentest, über die sinnvollerweise zuzugestehende Bearbeitungszeit oder über Effekte von Abweichungen von der gegebenen Itemreihenfolge. Über solche u. ä. Themen werden zwar z. T. Ergebnisse empirischer Studien berichtet, eine abschließende Stellungnahme erfolgt aber nicht. Anscheinend gilt das Testmaterial als so einfach, daß die Testsitzung keinerlei Probleme aufwirft.

Die Testinstruktionen (Aufgabenstellung, Beispielsbesprechung) sind in der Hauptsache wörtlich vorgegeben, wobei auch einige Variationen (für junge Kinder, für ältere Probanden, für Gruppentests) ausformuliert sind. Wiederum fehlen aber Angaben über die Verbindlichkeit der angegebenen Texte.

Am Rande sei angemerkt, daß die CPM mehr Informationen bieten könnten als nur bezüglich der Richtig- bzw. Falschlösung der Items. Die unter dem Namen Distraktorenanalyse bekanntgewordene Beschäftigung mit dem Typus der im Einzelfall gewählten falschen Alternative ist Thema der Untersuchung von Marx (1980), der dazu interessante Ergebnisse mitteilt. In einer weiteren Vertiefung dieses Ansatzes untersuchten Wiedl und Bethge (1983) die Lösungsprozesse bei der CPM-Bearbeitung via lautes Denken der Probanden. Als Ergebnis bieten die Autoren bereits erprobte Auswertungsschemata.

4) Auswertung. Für jede Aufgabe gibt es eine richtige Lösung, für die ein Punkt notiert wird. Man kann die Gesamtpunkte anhand der Richtiglösungen mit Hilfe der Lösungstabelle bestimmen oder durch einfaches Kästchenzählen, wie unten beschrieben, sofern man Bearbeitungsfehler (z. B. Ankreuzen mehrerer Vorschläge bei einer Aufgabe) durch entsprechende Kontrollen vorher ausgeschlossen hat.

Die Punkte werden unter Außerachtlassung der Subtestgrenzen über den Gesamttest addiert.

Der etwas unübersichtlich gestaltete Antwortbogen, der separat von den Testvorlagen auszufüllen ist, enthält die Ziffern der Antwortalternativen zu jeder Aufgabe. Bei jüngeren Probanden, die ihre Antwort nur durch Zeigen kundzutun brauchen, kann auch der Versuchsleiter die Antworten eintragen.

Der vom Verlag mitgelieferte Antwortbogen ist recht aufwendig gearbeitet. Er besteht aus zwei aufeinanderliegenden und zusammengehefteten Blättern. Der Proband kreuzt auf dem oberen Bogen an. Wird dieser Bogen abgelöst, so erscheinen auf dem zweiten nicht nur die durchgeschriebenen Kreuzchen, sondern auch Kästchen bei den Richtiglösungen, so daß nur noch die Zahl der angekreuzten Kästchen addiert werden muß.

Die Gesamtwerte können nun umgerechnet werden

(a) in Prozentränge, die maximal von 0,5–99 reichen,
(b) in IQ-Werte, die maximal von 59–139 reichen;
(c) in Intelligenzbereiche, die den Probanden einem von vier verbal beschriebenen Intelligenzgraden zuordnen:
- unterdurchschnittlich,
- durchschnittlich,
- leicht überdurchschnittlich,
- weit überdurchschnittlich.

5) Interpretation. Die verbale Interpretation des Gesamtwerts wurde oben beschrieben. Das Manual weist darauf hin, daß nach Alter und Intelligenz extrem liegende Vp-Werte mit Vorsicht aufzufassen sind, da es in den Randbereichen der entsprechenden Verteilungen zu größeren Meßfehlern kommen kann. Von daher sollte in solchen Fällen nur der Intelligenzbereich abgeschätzt werden.

Weitere Interpretationsmöglichkeiten bietet die tabellierte Berechnung von Erwartungswerten für die Subtestergebnisse bei vorliegendem Gesamtwert. Weichen die tatsächlichen Subtestwerte stark von den erwarteten ab, deutet dies auf schwankendes Leistungsverhalten, damit aber auch auf eingeschränkte Interpretierbarkeit der Ergebnisse hin. Der Vergleich von erwarteten und beobachteten Teilergebnissen ist so quasi eine Art Reliabilitätsmaß für die Einzelmessung. Diagnostisch relevant sollen dann auch von den in einer Tabelle vorliegenden Werten abweichende Leistungsanstiege im Testergebnis bei kurzfristigen Wiederholungsmessungen sein, ohne daß im Manual explizite Interpretationshilfen gegeben werden.

6) Normierung. Aus englischen Arbeiten liegen für die CPM-Buchform Altersnormen im Bereich von 3,6–85 Jahren vor, wobei bei den Jüngeren altersmäßig stärker differenziert wird. Geschlechtsnormen liegen keine vor, obwohl in vielen Studien (referiert im Manual S. 42f.) „Testvorteile", d. h. durchgängig höhere Werte bei den männlichen Probanden gefunden wurden. Auch das deutsche Manual enthält nur nach Altersstufen differenzierte Normen. In den deutschen Untersuchungen wurden auch Unterschiede zwischen den Schularten ermittelt, mit den bekannten Differenzen zwischen Sonderschülern, Grund- und Hauptschülern sowie Real- und Oberschülern. Anstatt getrennte Normen zu berechnen, empfehlen die Autoren, die letztgenannte Schülergruppe nicht mit den CPM zu testen, da Deckeneffekte unvermeidlich seien.

Die Altersnormen werden in Form von Prozenträngen und IQ-Werten (auf der Grundlage der Normalverteilung) angegeben. Die deutschen Normen reichen von 4;9–11;0 Jahren, wobei die Kinder i. allg. 6monatsweise zu einer Altersgruppe zusammengefaßt sind.

Zu den CPM-Normen der englischen Fassung gibt es sehr viele Studien. Einige wenige seien zitiert. Interessenten seien auf die meist englischsprachige Originalliteratur verwiesen. Eine gute Zusammenfassung bietet z. B. Court (1983), der alters- bzw. geschlechtsspezifische sowie kulturelle Unterschiede in CPM-Ergebnissen analysiert hat.

Zwei Studien mit hörgeschädigten Kindern (Evans, 1980; Goetzinger & Houchins, 1969) ergaben, daß diese spezielle Population keiner eigenen Normen bedarf, abgesehen vielleicht von den jüngsten Probanden. Unzufrieden mit den Normen äußern sich vor allem wieder deutsche Autoren (z. B. Müller, 1970; Winkelmann, 1972), von denen der letztere aufgrund eigener Untersuchungen an über 1 200 Kindern eigene Normen für 5- bis 7jährige präsentiert.

7) Reliabilität. Da Durchführungs- und Auswertungsobjektivität gegeben sind (mit Ausnahme der Standardisierung der Untersuchungssituation), sind Meßfehler auf Verfahrensmängel zurückzuführen. Daß solche Mängel bestehen, zeigt die Tatsache, daß die Korrelationskoeffizienten zur internen Konsistenz je nach Altersstufe für den Gesamttest zwischen 0,67 und 0,89 variieren (Erstmessung); bei den Subtests ist 0,39 das Minimum. Die Werte steigen bei späteren Messungen (im Rahmen von Wiederholungsmessungen) etwas an (0,82–0,93). Die Interkorrelationen der Subtests (obzwar hochsignifikant) fallen ebenfalls z. T. niedrig aus und liegen zwischen 0,30 und 0,71.

Da bei vielen Probanden der Eichstichprobe (allerdings bei eingeschränkter Altersverteilung und manchmal geringem Umfang) der Test in kurzen Abständen 4mal durchgeführt wurde, lassen sich interessante Daten zur Retestreliabilität gewinnen. Die Korrelationen der ersten beiden Testungen erreichen Werte zwischen 0,71 und 0,86 (je nach Alter). Diese Werte – bezogen auf zwei aufeinanderfolgende Testungen – steigen mit zunehmender Testerfahrung an. Gleichzeitig sinken die Koeffizienten bei zunehmendem zeitlichen Abstand zwischen den Testungen. Eine separate Tabelle gibt den Standardmeßfehler und das entsprechende Konfidenzintervall (zur Wahrscheinlichkeit von 0,95) sowohl für Rohwerte als auch für IQ-Werte wieder, wobei aufgrund der unterschiedlichen Reliabilitäten die Altersgruppen getrennt behandelt werden.

Verschiedene neuere Studien beschäftigen sich mit der Reliabilität der CPM und kommen zu unterschiedlichen Ergebnissen. So konstatieren beispielsweise zwei Studien aus dem amerikanischen Sprachraum, die die CPM an verschiedenen ethnischen Gruppen erprobten, eine hinreichende bis gute Reliabilität des Verfahrens (Carlson & Jensen, 1981; Valencia, 1984); Studien im deutschen Sprachraum sind dagegen ungünstiger verlaufen. Marx (1980) verwendete die englische Form und kritisiert die recht niedrigen Trennschärfe- und Reliabilitätskoeffizienten. Er urteilt aufgrund seiner Studie: „Zumindest für Kinder ab 8 Jahren stellt der CPM weder ein differenzierendes noch ein zuverlässiges Meßinstrument der Intelligenz dar" (S. 349). Aufgrund einer Untersuchung an 836 Vorschulkindern (Alter 5;3–6;2) – ebenfalls mit der englischen Form –, die auch für diese Altersgruppe „unbefriedigende Trennschärfe- und Zuverlässigkeitskoeffizienten" (S. 166) ergab, meint Knaack (1978), „daß die CPM für Kinder im Vorschulalter nur eingeschränkt brauchbar sind" (S. 166). Da bei der deutschen Fassung der CPM die Items nicht verändert wurden, trifft diese Kritik auch die deutsche Fassung.

Bei den letztzitierten Studien wurde vor allem festgestellt, daß die Schwierigkeitsverteilung der Items ungünstig sei. Es gäbe viele Items mit extremen und zu wenige mit mittlerem Schwierigkeitsgrad. Daher liegen auch die Trennschärfeindices oft recht niedrig, z. B. bei Knaack (1978) zu über 50% unter $r = 0,20$!

8) Validität. Zunächst bietet das Manual Informationen zur faktoriellen Validität der Items. Die Items wurden mittels Vierfelder-Korrelation in Beziehung gesetzt (die verschiedenen Schwierigkeitsgrade blieben dabei unberücksichtigt) und zu Faktoren verrechnet. Es ergab sich eine auf allen drei berücksichtigten Altersstufen akzeptable Dreifaktorenlösung. Die Faktoren der verschiedenen Altersstufen wiesen nicht nur untereinander eine hohe Strukturähnlichkeit auf, sie erbrachten auch hohe Ähnlichkeitswerte beim Vergleich mit den Faktoren von anderen Autoren.

Die drei Faktoren, die übrigens keineswegs mit den Subtests korrespondieren, werden inhaltlich interpretiert als

(a) wahrnehmungsmäßiges Schließen komplexer Gestalten und Muster mit heterogener Binnenstruktur,
(b) konkretes und abstraktes Schlußfolgern,
(c) Vervollständigung homogener Muster und Wiedererkennen vorgegebener Elemente.

Die dreifaktorielle Struktur der CPM halten die Autoren nicht nur für methodisch abgesichert, sondern auch für inhaltlich prägnant (vgl. Schmidtke & Schaller, 1980); dagegen gibt es eine interessante Untersuchung von Rost und Gebert (1980), die – wohl aufgrund gezielter Hinweise schon bei Knaack (1978) – die Dreifaktorenlösung als methodisches Artefakt erklärt. In ihrer Studie an 836 Vorschulkindern zeigten sich bei der üblichen Analyse wiederum drei Faktoren, die aber deutliche Beziehungen zu den Itemschwierigkeiten aufwiesen. Wurde aber die Iteminterkorrelationsmatrix bezüglich der Itemschwierigkeiten korrigiert, ergab die Faktorenanalyse – theoriekonform – nur noch einen Faktor, der allerdings auch nur 20% der (korrigierten) Itemkovarianz erklärte. Auch diese Faktorenlösung hatte aber mit den ungünstigen Itemschwierigkeiten noch zu kämpfen, so daß die Autoren leicht irritiert feststellen: „Dem Testautor ist es offensichtlich gut gelungen, sein Konzept in leichte Aufgaben umzusetzen" (S. 267); ergänze: – weniger gut in schwere.

Zur Konstruktvalidität zogen die Testautoren HAWIK- und CPM-Daten einer klinischen Stichprobe (ca. 250 Klienten von Erziehungsberatungsstellen) heran. Beide Verfahren korrelierten insgesamt zu $r=0,59$, wobei die Beziehung der CPM zum HAWIK-Verbalteil $r=0,49$ und zum HAWIK-Handlungsteil $r=0,59$ beträgt. Eine gemeinsame Faktorenanalyse von HAWIK und CPM erbrachte zwei Faktoren, die vor allem Handlungs- und Verbalteil des HAWIK trennten. Der CPM-Gesamtwert lud hierbei mit 0,66 auf dem Handlungsfaktor; insgesamt konnte durch beide Faktoren aber nur ein Varianzteil von 0,47 der CPM abgedeckt werden. (Interessanterweise ergaben sich deutliche Mittelwertdifferenzen zwischen HAWIK-IQ und CPM-IQ, wobei die CPM-Werte um 10 IQ-Punkte niedriger lagen.)

Zur Kriteriumsvalidierung wurden an über 1 000 Schülern neben CPM-Werten auch die Schulnoten in Deutsch und Mathematik erhoben. Die durchgehend signifikanten Korrelationen gingen betragsmäßig über ein $r=0,57$ nicht hinaus. Dabei liegen die Zusammenhänge zur Deutschnote niedriger als die zur Mathematiknote.

Unter der Überschrift Validität findet sich im Manual auch ein längerer Abschnitt über Untersuchungen zur Rasch-Skaliertheit der Items. Die dabei allerdings aufgetretenen und offenbleibenden methodischen Fragen sowie die recht heterogenen Ergebnisse beim Subgruppenvergleich lassen eine abschließende Beurteilung der CPM-Güte auf der Grundlage des Rasch-Modells noch nicht zu.

Literatur

Bingham, W. C., Burke, H. R. & Murray, S. (1966). Raven's Progressive Matrices: Construct validity. *Journal of Psychology, 62*, 205–209

Burke, H. R. (1958). Raven's Progressive Matrices: A review and critical evaluation. *Journal of Genetic Psychology, 93*, 199–228

Burke, H. R. & Bingham, W. C. (1969). Raven's Progressive Matrices: More on construct validity. *Journal of Psychology, 72*, 247–251

Carlson, J. S. & Jensen, C. M. (1981). Reliability of the Raven Coloured Progressive Matrices Test: Age and ethnic group comparisons. *Journal of Consulting and Clinical Psychology, 49*, 320–322

Corman, L. & Budoff, M. (1974). Factor structures of retarded and nonretarded children on Raven's Progressive Matrices. *Educational and Psychological Measurement, 34*, 407–412

Court, J. H. (1983). Sex differences in performance on Raven's Progressive Matrices: A review. *Alberta Journal of Educational Research, 29*, 54–74

Evans, L. (1980). WISC performance scale and Coloured Progressive Matrices with deaf children. *British Journal of Educational Psychology, 50*, 216–222

Goetzinger, M. R. & Houchins, R. R. (1969). The 1947 Coloured Raven's Progressive Matrices with deaf and hearing subjects. *American Annals of the Deaf, 114*, 95–101

Green, M. W. & Ewert, J. C. (1955). Normative data on Progressive Matrices (1947). *Journal of Consulting Psychology, 19*, 139–142

Heller, K. (1967). PMT-Normen für hörgeschädigte Schüler. *Neue Blätter für Taubstummenbildung, 21*, 226–234

Jacobs, P. I. & Vandeventer, M. (1968). Progressive Matrices: An experimental, developmental, nonfactorial analysis. *Perceptual and Motor Skills, 27*, 759–766

Klauer, K. J. (1964). Der Progressive-Matrices-Test bei Volks- und Hilfsschulkindern. *Heilpädagogische Forschung, 1*, 13–37

Knaack, R. (1978). Zur Brauchbarkeit des Coloured Progressive Matrices (CPM) von Raven bei Kindern im Vorschulalter. *Psychologie in Erziehung und Unterricht, 25*, 159–167

Marx, H. (1980). Untersuchungen zur Gleichwahrscheinlichkeit der Raven(Coloured)-Wahlalternativen und zum Einfluß des kognitiven Stils Impulsivität-Reflexivität auf die Aufgabenschwierigkeit. *Zeitschrift für Differentielle und Diagnostische Psychologie, 1*, 331–353

Müller, R. (1970). Eine kritische empirische Untersuchung des "Draw-a-man-Test" und der "Coloured Progressive Matrices". *Diagnostica, 16*, 138–147

Raven, J. C. (1958). *Guide to using the Coloured Progressive Matrices, sets A, Ab, B*. London: Lewis

Raven, J. C. (1965). *Guide to using the Coloured Progressive Matrices, Sets A, Ab, B*. London: Lewis

Raven, J. C. (1976). *The Coloured Progressive Matrices*. London: Lewis

Rost, D. H. & Gebert, A. (1980). Zum Problem der Faktoreninterpretation bei Raven's Coloured Progressive Matrices. *Zeitschrift für Differentielle und Diagnostische Psychologie, 1*, 255–273

Schmidtke, A. & Schaller, S. (1980). Comparative study of factor structure of Raven's Coloured Progressive Matrices. *Perceptual and Motor Skills, 51*, 1244–1246

Schmidtke, A., Schaller, S. & Becker, P. (1978). *Raven-Matrizen-Test CPM (Coloured Progressive Matrices)*. Weinheim: Beltz

Schmidtke, A., Schaller, S. & Becker, P. (1980). *Raven-Matrizen-Test CPM (Coloured Progressive Matrices* (2. Aufl.). Weinheim: Beltz
Valencia, R. R. (1984). Reliability of the Raven Coloured Progressive Matrices for Anglo- and for Mexican-American children. *Psychology in the Schools, 21,* 49–52
Wenke, W. & Müller, U. (1966). Möglichkeiten und Grenzen des Einsatzes einzelner diagnostischer Kurzverfahren bei der Schülerauslese. *Zeitschrift für Psychologie, 172,* 82–116
Wiedl, K. H. & Bethge, H.-J. (1983). *Der CPM-PV-Test. Materialien zur Entwicklung und Anwendung einer dynamischen Version des farbigen Matrizentests von Raven. Psychologische Forschungsberichte, Nr. 30.* Universität Osnabrück, Fachbereich Psychologie, Osnabrück
Wiedl, K. H. & Carlson, J. (1976). The factorial structure of the Raven Coloured Progressive Matrices test. *Educational and Psychological Measurement, 36,* 409–413
Winkelmann, W. (1972). Normen für den Mann-Zeichen-Test von Ziler und die Coloured Progressive Matrices von Raven für 5–7jährige Kinder. *Psychologische Beiträge, 14,* 80–94

5.10 Snijders-Oomen nichtverbale Intelligenzuntersuchung

Autor/Erscheinungsjahr:	Snijders-Oomen und Snijders, 1943, 1958, 1962, 1964
	Deutsche Fassung: Snijders-Oomen und Snijders, 1978
Material:	Testanweisung, Testprotokolle, Karten, Bildvorlagen, Kartonstreifen, Plättchen, Holzklötzchen, Würfel, verschiedene Mappen mit Testvorlagen u. a. m. in solidem Tragekoffer aus Kunststoff
Zweck:	Nichtverbale Intelligenzmessung bei gesunden und hörgeschädigten Probanden (auch tauben Probanden), wobei verbale und nichtverbale Instruktionen vorliegen
Altersbereich:	3–16 Jahre und Erwachsene
Normen:	Standardwerte (M = 25, s = 5), Intelligenzalter und IQ für taube und hörende Kinder im Alter von 3;11 bis ca. 16 Jahren, differenziert für insgesamt 31 Altersgruppen
Zeit:	ca. 90 Minuten

1) Konzept. Aus den Vorbereitungen zur Testkonstruktion ergaben sich vier Intelligenzfaktoren, die speziell für die Intelligenztypisierung taubstummer Kinder von Bedeutung sein sollen. Wenn auch die Faktorenanalyse bei der Eichstichprobe die theoretischen Dimensionen nicht in der erwünschten Weise reproduzieren konnte, wurde die Einteilung doch beibehalten. Die vier Faktoren werden nachfolgend dargestellt, wobei der Übersichtlichkeit halber gleich die Aufgabentypen genannt werden, mit denen die Faktoren operationalisiert werden.

Der erste Faktor betrifft die Form. Die Aufgaben untersuchen die Wahrnehmung, besonders die Effizienz von Analyse und Herstellung räumlicher Gebilde.

Im ersten Subtest müssen Mosaikmuster nachgelegt werden; im zweiten sind Figuren nachzuzeichnen bzw. zu vervollständigen. Der zweite Faktor ist der anschauliche Zusammenhang von bedeutungshaltigen Objektstücken oder Ereignisaspekten, die Beziehung zwischen anschaulichen Teilen eines Ganzen. Bilderreihen und Zusammensetzspiele sind die Aufgaben des einen Subtests; der andere besteht aus dem Ergänzen unvollständiger Bilder. Abstraktion heißt der dritte Faktor. Er erfaßt die Fähigkeit, in einem vorgegebenen Material ein Ordnungsprinzip zu identifizieren und selbst anzuwenden. Die Subtests enthalten Aufgaben wie Reihen fortsetzen, Analogien finden und Sortieren. Etwas distanziert sehen die Autoren den vierten Faktor, das unmittelbare Gedächtnis. (Aktives) Erinnern und (passives) Wiedererkennen sind die Inhalte der dazugehörigen Subtests.

Die genannten Faktoren werden in der S. O. N. durch je zwei Subtests geprüft. Grundsätzlich, so die Autoren, ist es nicht notwendig, jeweils beide Subtests durchzuführen. Es genügt jeweils einer, wobei die aus Zuverlässigkeitsgründen bevorzugten Subtests (Mosaik, Gedächtnis für Karten, Kombination und Analogien) Priorität besitzen, die nur bei schwierigen Entscheidungen durch die anderen vier Subtests zu ergänzen wären.

2) Aufgaben. Die Reihenfolge der Subtests bei der Aufgabendarbietung sieht vor, daß zunächst je ein Subtest zu den vier Intelligenzfaktoren durchgeführt wird, anschließend die weiteren vier, so daß parallele Subtests stets durch mindestens einen weiteren Subtest getrennt sind.

Am Beginn der Testuntersuchung steht zunächst eine nichtgewertete „Aufwärm"-Aufgabe, die in der Vorgabe von Würfeln und der Aufforderung, kleine Gebilde (Turm, Brücke) nachzubauen, besteht. Da das „Intelligenzalter" für die

Tabelle 13. Untertests der nichtverbalen Intelligenzuntersuchung von Snijders-Oomen und Snijders

Subtest	Intelligenzfaktor	Name	Beschreibung
1	1	Mosaik	Mosaikmuster sind entsprechend einer Vorlage nachzubauen
2	4	Gedächtnis für Karten	Es werden Bilder vorgelegt, die nach dem Einprägen unter mehreren Auswahlbildern wiedererkannt werden müssen.
3	2	Kombination	Zusammenlegen zerschnittener Figuren bzw. sinnvolles Ordnen von Bildern zu einer Geschichte
4	3	Analogien	Fortsetzung von Reihen, Bildung von Analogien mit Bildern und abstrakten Figuren
5	2	Ergänzung	Bilderhälften und Auslassungen auf szenischen Darstellungen müssen richtig ergänzt oder zusammengehörende Karten einander zugeordnet werden
6	4	Knox-Würfel	VI tippt 4 Würfel in bestimmter Reihenfolge an, die vom Pb einzuprägen und anschließend zu repetieren ist.
7	1	Zeichnen	Nachzeichnen einfacher geometrischer Figuren, Vervollständigung von Figuren
8	3	Sortieren	Sortieren nach Form bzw. analog zur Aufteilung durch den VI

Bewältigung dieser Aufgaben bei 2 bzw. 2;6 Jahren liegt, sind dabei keine Schwierigkeiten zu erwarten. Der Testleiter kann daher zu Beginn Motivation, Responsivität und Arbeitsverhalten des Kindes erkennen und u. U. mit der Testung abwarten bzw. das Kind für die Testteilnahme präparieren.

Die Übersicht in Tabelle 13 zeigt Inhalt, Material und Besonderheiten der subtestspezifischen Aufgaben.

3) Durchführung. Da das Testmaterial sehr umfangreich ist und die Durchführungsbestimmungen relativ kompliziert sind, muß der Testleiter mit dem Test eingehend vertraut sein. Zudem muß das Material hinreichend vorgeordnet sein, um Suchprozeduren während der Sitzung zu vermeiden. Besonders diffizil ist die Untersuchung von Hörgeschädigten, wobei sich der Testleiter mimisch und gestisch sorgfältig kontrollieren muß, um nicht nonverbale Lösungshinweise zu geben. Auf eine ungezwungene und freundliche Testatmosphäre ist aber vorrangig zu achten. Kleine Kinder sollten zunächst Gelegenheit haben, im Testraum mit Spielzeug zu spielen. Der Versuchsleiter wird mitspielen und allmählich versuchen, Testaufgaben einzubauen.

Die Reihenfolge der Subtests muß eingehalten werden. Allerdings dürfen Zwischenpausen eingelegt werden, die parallelen Subtestreihen sogar über 2 Tage verteilt werden. Jeder Subtest enthält eine Anweisung, mit welcher Aufgabe man entsprechend dem Alter der Probanden beginnen soll. Auch Abbruchkriterien sind differenziert genannt, wobei grundsätzlich gilt, daß man lieber zu viele als zu wenige Items abprüfen soll.

Zu jedem Subtest findet man einmal den Wortlaut der Instruktion, zum anderen aber auch Anweisungen für die nonverbale Aufgabenstellung bei Hörgeschädigten. Die verbalen Instruktionen bedienen sich der Anrede „du"; bei Erwachsenen ist dies wohl zu ändern. Allerdings sind nicht sämtliche Anweisungen normiert; der Testleiter hat die Möglichkeit, seine Diktion an die Persönlichkeit des Probanden anzupassen.

4) Auswertung. Während der Testsitzung hat der Testleiter die Personalien etc. des Probanden auf der ersten Seite des Testformulars eingetragen. Die Ergebnisse zu den einzelnen Items der Subtests hat er auf den folgenden Seiten vermerkt. Der Testbogen ist recht übersichtlich gestaltet, so daß die anschließende Auswertung unterstützt und damit objektiver wird.

Bei Subtest 7 (Zeichnen) ist noch die subjektive Wertung des Testleiters gefragt, der die Zeichnungen des Probanden aufgrund der angegebenen Beurteilungsregeln und mit Hilfe der vorliegenden Beispielzeichnungen einschätzen muß. Ist dies geschehen, können für jeden Subtest durch einfaches Zusammenzählen auf dem Testformular die Rohwerte ermittelt werden. Diese Rohwerte werden dann anhand der subtestspezifischen Normentabellen in Standardwerte umgesetzt und auf dem Testformular numerisch und graphisch festgehalten. Die Standardwerte beruhen auf einer Normalverteilung mit $M = 25$, $s = 5$. Zusätzlich besteht die Möglichkeit der Berechnung des Intelligenzalters für jeden Subtest sowie für die Gesamtform. Für die Gesamtform kann noch ein üblicher Abweichungsintelligenzquotient aus einer Tabelle abgelesen werden, wobei diese Möglichkeit bereits ab vier durchgeführten Subtests besteht. Sämtliche Ergebnisse finden in vorgegebenen Feldern des Formulars Platz.

5) Interpretation. Mehrere Seiten des Manuals sind der Bedeutung der Testwerte gewidmet. Zunächst werden sie als situationsspezifisch relativiert. Dann gestehen die Autoren eine gewisse Einseitigkeit zu, da verbale Tests ausgeklammert geblieben sind. Aus diesem Grund dürften auch – so die Autoren – die Beziehungen zu den Schulleistungen geringer ausfallen als bei anderen Tests. Besonderer Wert kommt von daher dem Test zu, wenn er positiver ausfällt als von den Schulleistungen her zu erwarten war – dies läßt zum einen nach dem spezifischen Begabungsprofil des Probanden (einseitige Begabung) und zum anderen nach der Qualität des Unterrichts (als Bedingung des Schulerfolgs) fragen.

Die einzelnen am Ende des Tests berechneten Werte werden dann noch verbal erläutert. Für die Standardwerte, die den Platz innerhalb der Altersgruppe des Probanden angeben, werden der Anschaulichkeit halber Prozentränge angegeben. Dies geschieht ebenso für den IQ. Subtestalter und Intelligenzalter werden als Maß für den Entwicklungsstand eingeführt; ihre Beziehungen zu den Abweichungswerten und evtl. auftretende Diskrepanzen werden erläutert.

Vor einer extensiven Profilanalyse wird mit dem Hinweis auf fehlende Daten gewarnt; zur Behutsamkeit wird geraten. Empfohlen wird aber die diagnostische Auswertung der Verhaltensbeobachtung in der Testsituation und eine evtl. Relativierung der Testleistung auf dieser Grundlage.

6) Normierung. Die Normierungsstichprobe enthielt 1 355 hörende und 1 160 taube Kinder im Alter von 3;0–16;2 Jahren. Die Schulen und Institutionen, aus denen die Kinder genommen wurden, waren zuvor repräsentativ nach Wohnort und Religion ausgewählt worden. Die Stichproben auf den einzelnen Altersstufen sind manchmal aber recht klein. Zwischen 3 und 5½ Jahren umfassen die Gruppen meist knapp 50 hörende Probanden; taube noch viel weniger. Um Zufallseinflüsse bei den Testergebnissen – vor allem bei den Entwicklungskurven über die Altersstufen – zu verringern, wurden die Kurven mit Methoden aus der Zeitreihenanalyse geglättet.

Über Itemanalysen wird im Manual nichts berichtet. Vermutlich wurden die Items gemäß der Tradition Binets konstruiert und ausgewählt. Auch Angaben über Gruppenvergleiche fehlen, so daß man nichts über den Einfluß von Geschlecht, Religion, sozialer Schicht etc. erfährt. Ohne Literaturangaben werden aber verschiedene Studien aus dem Ausland (u. a. aus Deutschland) referiert, in denen zwar z. T. Mittelwertunterschiede zwischen den holländischen und ausländischen Stichproben auftraten, die aber wegen fehlender Signifikanz nicht auf Unterschiede zwischen den Populationen zurückgeführt werden konnten.

Ausführlich eingegangen wird auf die Unterschiede zwischen Hörenden und Tauben, die die zweifache Normierung – getrennt für beide Gruppen – rechtfertigen.

Spezielle deutsche Normen für die S. O. N. existieren nicht. Da der Test aber sprachfrei ist und die o. g. Studien keine großen Diskrepanzen zwischen den Testwerteverteilungen von Stichproben innerhalb und außerhalb Hollands erbrachten, scheint es nach Meinung der Autoren „gerechtfertigt zu sein, solange keine vollständigeren Untersuchungen vorliegen, die aus der holländischen Untersuchung stammenden Eichungswerte zu benützen" (Snijders-Oomen & Snijders, 1978).

7) Reliabilität. Durchführungs- und Auswertungsobjektivität erscheinen ausreichend. Bei einem so komplizierten Individualverfahren wie dem vorliegenden sind sie natürlich immer problematischer als bei einem Papier-und-Bleistift-Verfahren in der Gruppe.

Zur Reliabilität wird eine Tabelle mit Split-half-Korrelationen für ausgewählte Altersgruppen präsentiert. Für den Gesamttest liegen die Werte durchgehend über 0,90, ohne Unterschiede zwischen Hörenden und Tauben. Bei den einzelnen Subtests fallen die Koeffizienten etwas ab, wobei sie nur selten unter 0,50 zu liegen kommen. (Diese Werte sind nicht längenkorrigiert.)

Aufgrund dieser Werte wurde eine Tabelle für den Standardmeßfehler erstellt, der – bezogen auf den IQ – für den Gesamtwert stets unter 5 liegt, wobei wieder Subgruppen nach Alter und Hörvermögen gebildet worden waren.

8) Validität. Zur Validität findet sich nur eine kleine Studie im Manual (ohne Literaturangabe) zum Vergleich von S. O. N.-IQ und Lehrerurteil zur Schulleistung. Verschiedene Stichproben wurden gebildet; bei keiner erreicht der Korrelationskoeffizient einen Wert über $r = 0,60$.

Hinweise zur Validität der Items kann man einer neueren Studie von Schaukowitsch (1981) entnehmen. Sie überprüfte die Rasch-Modellkonformität der S. O. N.-Items an 230 Kindern. Bei den zur Analyse formal geeigneten Subtests konnte eine zufriedenstellende Modellanpassung konstatiert werden. Einzelne Items mußten aber eliminiert werden.

Literatur

Schaukowitsch, E. (1981). *Ein Vergleich der Intelligenz hörender und tauber Kinder mit der Snijders-Oomen nichtverbalen Intelligenztestreihe.* Wien: Universitätsbibliothek

Snijders, J. T. & Snijders-Oomen, N. (1978). *Snijders-Oomen nichtverbale Intelligenzuntersuchung, S. O. N. Gesamtform* (4. Aufl.). Groningen: Wolters-Noordhoff

5.11 Stanford-Binet-Intelligenztest

Autor/Erscheinungsjahr:	Terman und Merrill, 1965 (Deutsche Bearbeitung durch Lückert)
Material:	Handanweisung, Übersicht der Jahresreihen, 4 Umschläge mit den Testserien, Testmaterial im gefächerten Karton
Zweck:	Eindimensionale quantitative Intelligenzmessung, bevorzugt im sprachlichen Bereich, zur Feststellung des Intelligenzalters
Altersbereich:	Ab 3 Jahre

Normen: Obwohl Angaben zur Eichstichprobe fehlen, lassen sich Intelligenzalter und -quotient für jede Altersstufe berechnen

Zeit: 30–90 Minuten, je nach (altersabhängiger) Testserie

1) Konzept. Im von Lückert erstellten deutschen Handbuch findet sich keine Erläuterung des Intelligenzbegriffs. Eigentlich wird überhaupt nicht erwähnt, was der Test eigentlich mißt. Auch wichtige andere Daten fehlen: Da dieser Test vor allem praktischen Zwecken (sic!) dienen solle, „ist von dem Nachweis der technischen Zuverlässigkeit bzw. Stabilität und der Gültigkeit des Tests als diagnostischem Mittel bzw. der Bewährungsuntersuchung hier abgesehen worden" (Terman & Merrill, 1965, S. 2). Forscht man genauer nach, welchen Intelligenzbegriff die Testkonstrukteure vor Augen hatten, stößt man wiederum auf dürftige Angaben. Binet, von dem die ersten Testaufgaben stammen, hatte die Vorstellung von einem Meßinstrument der allgemeinen Intelligenz. Er brauchte seine Vorstellungen nicht allzu ausführlich zu begründen, da a) zu seiner Zeit kaum konkurrierende Intelligenzmodelle zur Diskussion standen und b) sein Ansatz vor allem ein praktischer war, indem trennscharfe Aufgaben durch langwierige empirische Untersuchungen identifiziert wurden.

Was Binet messen wollte, war damals eine Novität, heute hört es sich naiv an: „Urteil, gesunder Menschenverstand, praktischer Sinn, Initiative, die Fähigkeit, sich anzupassen" (Groffmann, 1983). Die Leistungen Binets sind unbestritten; seinen „Nachfahren" stünde es aber wohl an, Binets Intelligenzkonzept zu aktualisieren, d. h. theoretisch und praktisch mit anderen Konzepten in Beziehung zu setzen.

Die Testkonzeption Binets, die von Terman und Merrill übernommen wurde, unterscheidet zwischen Intelligenzalter und Lebensalter. Dahinter steckt das Konzept der altersabhängigen Intelligenzentwicklung: Ältere Kinder erbringen höhere kognitive Leistungen als jüngere. Durch sorgfältige Aufgabenkonstruktion lassen sich verschiedene Altersstufen – im Durchschnitt – differenzieren: Ältere Kinder lösen diese Aufgaben – im Durchschnitt –, jüngere noch nicht. Hat man für jede Aufgabe das Alter bestimmt, mit dem sie i. allg. gelöst werden kann, kann man umgekehrt aufgrund des individuellen Lösungsverhaltens das „theoretische" Alter des Probanden bestimmen, in dem 50% der Gleichaltrigen eben jenes Lösungsverhalten zeigen. Dies ist das sog. Intelligenzalter, das nach einem Vorschlag von Stern dann mit dem Lebensalter zum Intelligenzquotienten verrechnet wird. Eine Diskussion der Brauchbarkeit dieser Konzeption muß hier unterbleiben; auf die einschlägige Literatur (z. B. Heller, 1974; Sattler, 1974) sei verwiesen.

2) Aufgaben. Insgesamt enthält der Test 17 Reihen mit je sechs Aufgaben (plus einer Zusatzaufgabe für die Jüngeren). Für den Bereich von 3–5 Jahren existiert eine eigene Reihe für jedes Altershalbjahr; von 5–14 Jahren sind die Reihen in jährlichem Abstand konzipiert. Für ältere Jugendliche und Erwachsene existieren vier eigene Reihen. Die Aufgaben der einzelnen Testreihen sind bunt gemischt und recht verschiedenen Inhalts. Bei den 3;0- bis 3;6jährigen heißen die Aufgaben:

Knöpfe sortieren, Unterscheiden von Tierbildern, Ballvergleich, Einsicht in Zusammenhänge, Bildbeschreibung, Zusammensetzaufgabe (und Mengenauffassung).

Für das 6. Lebensjahr sind die Aufgaben dagegen folgenden Inhalts: Zahlbegriffe, Zählen von 13 Pfennigen, Nachmachen einer Perlenkette, Gegensatzanalogien, Bildbeschreibung und Unterschiede finden.

Die Reihung der Aufgaben sollte bei der Testvorgabe nicht geändert werden, da sie eine motivationsfördernde Abwechslung beinhaltet und gleichzeitig einen Übungstransfer von zwei aufeinanderfolgenden Aufgaben verhindert.

Man kann Verbal- und Handlungsaufgaben unterscheiden. Zu den ersten gehören z. B. Verständnisfragen, Finden von Gegensätzen und Bildbeschreibungen. Die letzteren umfassen u. a. Aufgaben zur Handgeschicklichkeit, zum Zahlenverständnis und zur räumlichen Orientierung (Puzzles). Verbal- und Handlungsaufgaben sind in den Testreihen häufig alternierend angeordnet.

3) Durchführung. Der Untersucher ist gehalten, eine möglichst positive Beziehung zum Probanden herzustellen. Die Testsituation ist optimal zu gestalten (Wohlbefinden des Kindes, ruhiger Raum etc.), um die volle Leistungsfähigkeit des Probanden zu ermöglichen; darauf nimmt auch der flexible Testablauf Rücksicht.

Zunächst sucht der Versuchsleiter nach der Testreihe, die vom Probanden ohne Fehler bewältigt wird. Danach werden die anschließenden Testreihen durchgeführt, bis ständig Falschlösungen produziert werden.

Das Manual enthält wörtliche Aufgabenformulierungen, von denen aber auch abgewichen werden darf – u. U. sogar in die sprachliche Dialektform. Der Versuchsleiter muß die Aufgabenlösungen ständig protokollieren, ohne dazu ein weitgehend strukturiertes Lösungsformular zur Verfügung zu haben. Bei ausreichender Testerfahrung genügt die Aufzeichnung der erreichten Punkte, wodurch allerdings diagnostische Information verlorengeht.

4) Auswertung. Das Manual enthält genaue Angaben zur Aufgabenlösung, bei verbalen Reaktionen der Versuchsperson auch ausführliche Beispiele für die Bewertung. Bei jeder Aufgabe wird nur entschieden, ob sie gelöst ist oder nicht. Der Anwender wird aber darauf hingewiesen, daß sich die „charakterologische Bedeutsamkeit" (Terman & Merrill, 1965, S. 3) der Antwortinhalte diagnostisch verwerten läßt.

Für die Bestimmung des Intelligenzalters geht der Versuchsleiter vom sog. Grundalter aus, d. i. die zu derjenigen Testreihe gehörige Altersstufe, die vollständig gelöst wird. Für die bei den höheren Testreihen gelösten Aufgaben werden den Probanden zusätzliche Altersabschnitte gutgeschrieben, und zwar für jede Aufgabe 1 bzw. 2 Monate, je nachdem, ob sich die sechs Aufgaben der betreffenden Testreihe auf ein halbes oder ein ganzes Lebensjahr beziehen. Die Zahl der auf diese Weise ermittelten Monate wird zum Grundalter addiert und ergibt das Intelligenzalter (IA), aus dem man durch Division mit dem Lebensalter (und Multiplikation mit 100) den Intelligenzquotienten erhält.

Bezüglich der jüngeren Probanden sollte hier auf das Problem hingewiesen werden, daß aufgrund der Berechnungsart die Zahl der möglichen IQ-Werte eingeschränkt wird.

Beispiel: Wenn ein Kind im Alter von 3,2 Jahren (38 Monate) drei Aufgaben löst, so berechnet sich sein IA zu 39 Monaten; löst es vier Aufgaben, beträgt es 40. Die entsprechenden Intelligenzquotienten betragen 103 bzw. 105, so daß der Wert 104 nie auftreten kann. Dagegen können bei einem Kind mit 41 Monaten Lebensalter im gleichen Wertebereich nur die Zahlen 102 und 105 auftreten; von daher ergibt sich das Problem der genauen Vergleichbarkeit von Ergebnissen verschieden alter Probanden, wenngleich das Problem eher theoretischer als praktischer Natur ist.

5) Interpretation. Der Test ist mit der Berechnung des IQ abgeschlossen. Die Interpretation kann sich im Manual nur an einer angenäherten Normalverteilungskurve und kurzen verbalen Angaben zu den einzelnen Wertebereichen orientieren. Der Bereich von 90–110 wird als „durchschnittliche Intelligenz" bezeichnet, dann wird in Zehnpunkteschritten differenziert. Unter 80 Punkten liegt eine „Geistesschwäche" vor. Weitergehende Interpretationen aufgrund der quantitativen Ergebnisse werden nicht angeboten.

6) Normierung. Die Normierung baut auf eine Stichprobe von über 6000 Probanden auf (Terman & Merrill, 1965, Vorwort). Die Eichung der Aufgaben selber griff dann allerdings auf weniger Probanden zurück. Die Eichuntersuchung fand in den Jahren 1953–1956 statt. Im Vorwort des Manuals wird eher beiläufig erwähnt, daß bedeutsame Unterschiede in den Testergebnissen in Abhängigkeit von der regionalen Herkunft (Stadt – Land) und sozialem Milieu auftreten. Diese Effekte aufzufangen legt der Verfasser in die Hände des Testleiters, ohne genaue Verfahrenshinweise zu geben oder getrennte Normen zu berechnen. Das heißt, die quasi in den Aufgaben selber enthaltenen Normen (Lösung einer Aufgabe gibt 1 bzw. 2 Monatspunkte) gelten universell für alle Probanden. Der damit abgedeckte Altersbereich ergibt sich wiederum aus der Aufgabenstellung, die Aufgaben für 3;0- bis 14;0jährige und einige Erwachsenenreihen enthält. Durch die Art der Verrechnung läßt sich ein Intelligenzalter bis zu 15,0 Jahren bestimmen, das dann die Norm für alle 15jährigen und älteren darstellt.

7) Reliabilität. Im Manual finden sich, wie oben schon erläutert, keine Angaben zur Zuverlässigkeit des Tests. Somit muß aus anderen Studien zitiert werden.

Silverstein (1969) versuchte mit einer Stichprobe von 80 geistig behinderten Kindern erstmals die interne Konsistenz des Stanford-Binet-Tests als Reliabilitätsmaß zu ermitteln. Dieses Unterfangen ist etwas problematisch, da kein Proband jemals alle Items bearbeitet, d. h. Iteminterkorrelationen je nach Paar auf verschiedenen Probandengruppen beruhen bzw. überhaupt nicht vorliegen können. Mit einer speziellen Methodik konnte er trotzdem ein Alpha von 0,953 ermitteln, das den Werten anderer Reliabilitätsmessungen (z. B. Test-Retest-Reliabilität, s. Collmann & Newlyn, 1958) recht nahe kommt.

8) Validität. Im Manual stehen hierzu keine Angaben. Im folgenden wird ein Überblick über einige (meist amerikanische) Studien (zur US-Form) gegeben; natürlich ohne Anspruch auf nur annähernde Vollständigkeit oder Repräsentativität.

Eine Studie von Wachs (1975) zur prognostischen Gültigkeit der Infant Psychological Developmental Scales (IPDS) ist auch im Hinblick auf die Validität des verwendeten Stanford-Binet-Tests als Außenkriterium interessant. Die nach Piagets Entwicklungsmodell konstruierten IPDS wurden bei einer allerdings recht kleinen Stichprobe (n = ca. 20) eingesetzt, und zwar mehrfach: mit 12 Monaten und alle 3 Monate als Wiederholung bis zum Alter von 24 Monaten. Der Stanford-Binet-Test wurde mit 31 Monaten gegeben. Es zeigten sich vor allem zu den IPDS-Messungen im Alter von 18 und 24 Monaten signifikante Korrelationen (differenziert nach IPDS-Subtests): Der multiple Korrelationskoeffizient zwischen den IPDS (mit 18 Monaten) und dem Stanford-Binet-Test (mit 31 Monaten) betrug immerhin $r = 0{,}866$. Dies zeigt die retrognostische Gültigkeit des Stanford-Binet-Tests für kognitive Entwicklung im Piagetschen Sinne.

Silverstein (1963) berichtet: Zwei Kurzformen des Stanford-Binet-Tests (Terman & Merrill, 1960; Wright, 1942) zeigten hohe Entsprechungen zur Langform ($r = 0{,}95$ bzw. $r = 0{,}98$). Die Gültigkeit der aufgrund der Kurzformen getroffenen diagnostischen Entscheidungen untersuchte Silverstein (1966) an 80 geistig behinderten Kindern: 91,2% der vom Gesamttest als behindert klassifizierten Kinder wurden auch von der Terman-Merrill-Kurzform so eingestuft, bei der Wright-Kurzform waren es immerhin 92,5%.

Die Validität eines Tests zeigt sich auch darin, wenn die berechneten Normen der Eichstichprobe ebenso für spezielle Probandengruppen Gültigkeit besitzen, d. h. wenn das Gruppenmerkmal die Ergebnisse nicht beeinflußt. Vane, Weitzman und Applebaum (1966) untersuchten dazu eine Stichprobe von mehreren hundert Kindern auf Gruppenunterschiede bezüglich Geschlecht, Rasse, ökonomischen Status und Verhaltensstörungen vs. Unauffälligkeit. Wenngleich bei einigen Testmaßen mehrfach signifikante Differenzen auftraten, kommen die Autoren doch abschließend zu dem Ergebnis, daß die Gruppenunterschiede vernachlässigbar sind und der Test insgesamt ein valides Intelligenzmaß darstellt.

An 45 geistig behinderten Kindern untersuchten Ritter, Duffey und Fischman (1974) die konkurrente Validität von Stanford-Binet-Test (S-B) und der Columbia Mental Maturity Scale – CMM von Burgemeister und Blum (1972). Die wichtigsten Ergebnisse waren: a) Es ergab sich kein signifikanter Unterschied zwischen den Testmittelwerten; b) Die Verfahren korrelierten mit $r = 0{,}74$, ein Wert, der die Autoren zufriedenstellt.

Weitere Informationen zur amerikanischen Version des Stanford-Binet liefert eine Studie von Kaufman (1973). Der Stanford-Binet (Version von 1960) korrelierte bei einer Stichprobe von 35 6jährigen zu $r = 0{,}81$ mit dem "General Cognitive Index" der McCarthy Scales of Children's Abilities (McCarthy, 1970) und zu $r = 0{,}48$ mit einem Schulleistungstest für die 1. Klasse, der 4 Monate später erhoben wurde. Die Korrelationen erwiesen sich als hochsignifikant.

Zur prognostischen Validität des Stanford-Binet findet sich eine Studie von Churchill und Smith (1966). Bei 56 älteren Schülern (3. Klasse Grundschule) wurde der Stanford-Binet erhoben und korrelierte zu $r = 0{,}59$ mit einem Leistungstest (Iowa Test of Basic Skills – ITBS). Drei Jahre später wurden der ITBS und der Intelligenztest von Lorge und Thorndike (1954) eingesetzt. Die früheren Stanford-Binet-Ergebnisse zeigten nun Korrelationen von $r = 0{,}79$ mit dem Verbalteil des Lorge-Thorndike und von $r = 0{,}74$ mit dem ITBS. Nach Meinung der Autoren bestätigte sich damit der Stanford-Binet als valides Meßinstrument für allgemeine Schulleistungsfähigkeit.

Von einer Untersuchung an 127 englischen Kindern (allerdings im Alter von 11 Jahren) berichten Phillips und Bannon (1968) extrem hohe Korrelationen des Stanford-Binet mit zwei Schulleistungstests in Englisch und Mathematik (jeweils r = 0,85), gegenüber denen die Korrelationen zu anderen Intelligenztests (z. B. Progressive Matrizen) mit r = ca. 0,70 stark abfallen. Wieder zeigt sich der Stanford-Binet als guter Prädiktor schulischer Lernfähigkeit.

Harper und Tanners (1974) untersuchten die konkurrente Validität des Stanford-Binet und des French Pictorial Test of Intelligence (French, 1964) an einer Stichprobe von 33 körperlich behinderten Kindern (Durchschnittsalter 75 Monate). Die beiden Testverfahren korrelierten zu r = 0,79, die Testmittelwerte waren nur geringfügig unterschiedlich. Signifikanzangaben fehlen.

Literatur

Achenbach, T. M. (1970). Comparison of Stanford-Binet performance of nonretarded and retarded persons matched for MA and sex. *American Journal of Mental Deficiency, 74*, 488–494

Anthony, J. J. (1973). A comparison of Wechsler Preschool and Primary Scale of Intelligence and Stanford-Binet Intelligence Scale scores for disadvantaged preschool children. *Psychology in the Schools, 10*, 297–299

Berger, M. (1970). The third revision of the Stanford-Binet (Form L-M): Some methodological limitations and their practical implications. *Bulletin of the British Psychological Society, 23*, 17–26

Burgemeister, B. & Blum, L. (1972). *The Columbia Mental Maturity Scale: 1972 revision.* New York: Psychological Corporation

Churchill, W. D. & Smith, S. E. (1974). Relationships between the 1960 Stanford-Binet Scale and group measures of intelligence and achievement. *Measurement and Evaluation Guidance, 7*, 40–45

Collman, R. D. & Newlyn, D. (1958). Changes in Terman-Merrill IQs of mentally retarded children. *American Journal of Mental Deficiency, 63*, 307–311

Denum, D. C. (1963). The use of Stanford-Binet Intelligence Scale, Form L-M, 1960 Revision as a criterion instrument for norming all levels of the 1963 Revision of the California Test of Mental Maturity Series. *Yearbook of the National Council of Measurement in Education, 20*, 50–53

Fischman, R., Proger, B. B. & Duffey, J. B. (1976). The Stanford-Binet revisited: A comparison of the 1960 and 1972 revisions of the Stanford-Binet Intelligence Scale. *Journal of Special Education, 10*, 83–90

French, J. L. (1964). *Pictorial Test of Intelligence, Manual.* Boston: Houghton Mifflin

Groffmann, K.-J. (1983). Die Entwicklung der Intelligenzmessung. In Groffman, K.-J. & Michel, L. (Hrsg.), *Intelligenz- und Leistungsdiagnostik. Enzyklopädie der Psychologie, Themenbereich B, Serie II, Band 2* (S. 2–103). Göttingen: Hogrefe

Harper, D. C. & Tanners, H. (1974). The French Pictorial Test of intelligence and the Stanford-Binet, L-M: A concurrent validity study with physically impaired children. *Journal of Clinical Psychology, 30*, 178–180

Heller, K. A. (1973). *Intelligenzmessung.* Villingen: Neckar-Verlag

Himelstein, P. (1966). Research with the Stanford-Binet, Form L-M: The first five years. *Psychological Bulletin, 65*, 156–164

Kaufmann, A. S. (1973). Comparison of the WPPSI, Stanford-Binet, and McCarthy Scales as predictors of first-grade achievement. *Perceptual and Motor Skills, 36*, 67–73

Lorge, I. & Thorndike, R. (1954). *General manual of the Lorge Thorndike Intelligence Tests.* New York: Houghton Mifflin

McCarthy, D. (1970). *Manual for the McCarthy Scales of Children's Abilities*. New York: Psychological Corporation

Philipps, C. J. & Bannon, W. J. (1968). The Stanford-Binet, Form L-M, Third Revision: A local English study of norms, concurrent validity and social differences. *British Journal of Educational Psychology, 38*, 148–161

Rellas, A. J. (1969). The use of the Wechsler Preschool and Primary Scale (WPPSI) in the early identification of gifted students. *Californian Journal of Educational Research, 20*, 117–119

Ritter, D., Duffey, J. & Fischman, R. (1974). Comparability of Columbia Mental Maturity Scale and Stanford-Binet, Form L-M, estimates of intelligence. *Psychological Reports, 34*, 174

Sattler, J. M. (1974). *Assessment of children's intelligence*. Philadelphia: Saunders

Silverstein, A. B. (1963). An evaluation of two short forms of the Stanford-Binet, Form L-M, for use with mentally retarded children. *American Journal of Mental Deficiency, 67*, 922–923

Silverstein, A. B. (1966). A further evaluation of two short forms of the Stanford-Binet. *American Journal of Mental Deficiency, 70*, 928–929

Silverstein, A. B. (1969). The internal consistency of the Stanford-Binet. *American Journal of Mental Deficiency, 73*, 753–754

Sternlicht, M. (1965). A downward application of the 1960 revised Stanford-Binet with retardates. *Journal of Clinical Psychology, 21*, 79

Terman, L. M. & Merrill, M. A. (1957). *Stanford-Binet-Intelligenz-Test S-I-T*. Göttingen: Hogrefe

Terman, L. M. & Merrill, M. A. (1960). *Stanford-Binet Intelligence Scale. Manual for the third revision, Form L-M*. Boston: Houghton Mifflin

Vane, J. R., Weitzman, J. & Applebaum, A. P. (1966). Performance of negro and white children and problem and nonproblem children on the Stanford-Binet Scale. *Journal of Clinical Psychology, 22*, 431–435

Wachs, T. D. (1976). Relations of infants' performance on Piaget scales between twelve and twenty-four months and their Stanford-Binet performance at thirty-one months. *Child Development, 46*, 929–935

Wright, C. (1942). A modified procedure for the abbreviated Revised Stanford-Binet Scale in determining the intelligence of mental defectives. *American Journal of Mental Deficiency, 47*, 178–184

5.12 Kramer-Test

Autor/Erscheinungsjahr:	Testhandbuch der revidierten Fassung: Kramer, 1972 (4. Aufl.)
	Kurzanleitung zum Test (revidierte Fassung): Kramer, 1982 (4. Aufl.)
	Materialkasten der revidierten Fassung: Kramer, 1982
Material:	Testhandbuch, Kasten mit Testmaterial, Prüfungsbögen, evtl. Labyrinthtest (zusätzlich erhältlich)
	Zusätzlich benötigt werden: Bleistifte, Papier, Stoppuhr
Zweck:	Test zur Erfassung der intellektuellen Leistungsfähigkeit bei Klein- und Schulkindern; Einsatz insb. bei Fragen der Schuleignung und eventueller Sonderschulbedürftigkeit

Altersbereich: 3–15 Jahre

Normen: Der Kramer-Test ist ein Staffeltest (Alters-IQ), besitzt also keine Normen i. S. des Abweichungs-IQ

Zeit: Im allgemeinen 60–90 Minuten. Wird die Testreihe ohne Pause durchgeführt oder sind die Aufgaben vorwiegend geistiger Art, dann soll die Gesamtzeit 90 Minuten nicht überschreiten

1) Konzept. Der Kramer-Test stellt eine Umarbeitung des Binet-Simon-Tests, also ein Stufen- oder Staffelverfahren, dar. Der Test hatte im Verlauf seiner Entwicklung unterschiedliche Namen. Anfangs hieß er „Binet-Simon-Bobertag-Kramer-Test", dann mit seiner zunehmenden Modifikation „Binet-Simon-Kramer-Test" (BSK). Diese Bezeichnung ist heute noch üblich, obwohl der offizielle Name jetzt „Kramer-Test" (KT) ist. Daneben findet sich noch vereinzelt der Titel „Kramer-Intelligenz-Test" (KIT).

Die 1. Auflage des Tests erschien 1954; die vorliegende Revision ist die insgesamt 4. Auflage des Kramer-Tests und wird von Kramer als Zwischenbilanz auf dem Wege der permanenten statistischen und praktischen Testüberprüfung angesehen. Das Testhandbuch wurde seit 1972 nicht mehr aufgelegt, wohl aber der Testkasten 1982 in einer gegenüber der 1972er Revision unveränderten Ausgabe.

Die Revision bezog sich auf Anzahl, Art, Altersstufenzuweisung und Bewertung der Aufgaben (ob auch hinsichtlich Vorübungen und qualitativer Auswertung nach Fähigkeiten und Arbeitsweise Änderungen vorgenommen wurden, läßt sich dem Manual nicht entnehmen).

Der Test dient der Überprüfung der intellektuellen Leistungsfähigkeit von Klein- und Schulkindern. Sein Zweck ist nicht die Begabtenauslese (hierzu ist die Testdecke zu niedrig), das Hauptaugenmerk liegt vielmehr auf der Untersuchung von Kindern mit negativen Abweichungen in der Leistungsfähigkeit, d.h. im Schulalter auf Kindern mit Schulschwierigkeiten und „sonderschulbedürftige(n) Kinder(n)" (Kramer, 1972, S.251). Außerdem soll der KT besonders bei Schuleintrittsuntersuchungen eingesetzt werden (dies betrifft die Aufgaben der Altersstufen 6 und 7).

Kramer kritisert an den üblichen Definitionen von Intelligenz die Beschränkung auf deren theoretische Dimension. Im Unterschied dazu versteht sie unter Berufung auf Montalta Intelligenz zunächst einmal grundsätzlich als „Fähigkeit, neue Situationen (auch Denksituationen!) ihrem Wesen gemäß zu meistern" (Kramer, 1972, S.37). Eine Differenzierung in mehr theoretische, praktische oder moralische Intelligenz ergebe sich dann aus den situativen Anforderungen.

An einer Stelle spricht Kramer dann doch wieder von einer Begabungsdifferenzierung, die etwa ab dem 12.Lebensjahr deutlich einsetze; deshalb seien die Aufgaben der Altersstufen 12–15 schwierig zu bearbeiten; der quantitative Fortschritt von Jahr zu Jahr sei nicht mehr so groß und vor allem nicht auf allen Gebieten intelligenten Verhaltens. „Je nach Art der Begabung lösen die einen Vpn diese, die anderen jene Aufgaben besser" (Kramer, 1972, S.82). Zu kritisieren ist, daß Kramer auf die Erkenntnis dieser Begabungsdifferenzierung nicht mit einer Testkonstruktion antwortet, die weniger auf den Gesamtwert als auf Faktorenwerte gestützt ist; sofern die Differenzierungshypothese zutrifft, muß es gerade angesichts der Tatsache, daß zu dieser Altersstufe die geringste Aufgabenzahl (6 Subtests) vorliegt, zu Verzerrungen kommen, nämlich zur Bevorzugung von Jugendlichen mit ausgeglichenem Leistungsprofil und allgemein hohem Leistungsniveau gegenüber solchen mit unausgeglichenem Profil und niedrigem Level.

Kramer vertritt somit ein globales Intelligenzmodell. Seinen Ausdruck findet das entsprechend in der Interpretation des durch den Test gewonnenen IQs als Ausdruck der allgemeinen Leistungsfähigkeit, unabhängig von der Art der Begabung. „Ein guter IQ besagt, daß der Theoretiker auch auf praktischem Gebiet der Norm Entsprechendes zu leisten vermag, umgekehrt der Praktiker auf theoretischem Gebiet. Die spezielle Begabung nach einer bestimmten Richtung wird in Worten ausgedrückt" (Kramer, 1972, S. 82).

Der Anspruch der Autorin, durch heterogenes Aufgabenmaterial den vielfältigen Begabungsrichtungen gerecht werden und eine nach Begabungsschwerpunkten differenzierte verbale Beurteilung vornehmen zu können, kann freilich unter Berücksichtigung einer auch schon ihr bekannten faktorenanalytischen Untersuchung nicht erfüllt werden [s. auch unter 8)].

Zum Schulreifekonzept Kramers:
Schulreife umfaßt nach Kramer (1) die „Persönlichkeits- oder charakterlich-soziale Reife", (2) die „Funktions- oder intellektuelle Reife" und (3) die körperliche Reife (Kramer, 1972, S. 228). Mit dem KT sollen sich die ersten beiden Faktoren erfassen lassen, die erstere dabei durch Verhaltensbeobachtung bei der Testdurchführung.

Zur Bestimmung der Schulreife muß das Kind die Aufgaben der 6. und 7. Jahrgangsstufe bearbeiten; als „schulreif" gilt es bei der Lösung von 12 der 16 Aufgaben, darunterliegende Ergebnisse ließen die intellektuelle Schulreife fraglich erscheinen. Ein Ausfall könne zwar durch motivationale Variablen ausgeglichen werden, wesentlich aber sei, welcher Art die ungelösten Aufgaben seien.

Die Aufgaben sollten lt. Autorin folgende Fähigkeiten prüfen:

(a) Sprachbeherrschung (VI 6,7,8; VII 8),
(b) Grundlagen für Rechnen (VI 1; VII 1,3): rechnerisches Denken, exakte Zahlenwahrnehmung und -diskrimination,
(c) motorische Fähigkeiten (VI 4; VII 1,3)
(d) „Beobachtungsfähigkeit und Vorstellungskraft" (VI 7; VII 4) als bedeutungsvoll für Rechtschreib- und Schreibunterricht,
(e) „konstruktives Denken", „Erfassen von Beziehungen und kausalen Zusammenhängen" (VI 2,6; VII 7),
(f) „lebenspraktische Intelligenz" (VI 3, VII 2).

Vom Testtyp her handelt es sich beim KT als Schulreifetest um einen Funktionstest (vs. Globaltest; vgl. Rüdiger, Kormann, Peez, 1978) zur Erfassung verschiedener Fähigkeitsbereiche („Funktionen") der Schülerpersönlichkeit, hier (wie üblicherweise) motorischer und kognitiver Kompetenzen.

Gegen Konstruktion und Verfahren erheben sich Bedenken in mehrfacher Hinsicht:
- Sollte der KT tatsächlich alle die genannten Faktoren erfassen, ist es prinzipiell fragwürdig, einen Globalwert zu bilden, denn erhebliche Fähigkeitsdefizite in einem Bereich können im Anfangsunterricht nicht einfach durch Mehrleistung in einer anderen Fähigkeitsdimension kompensiert werden. Eine differenzierte Analyse scheitert aber wiederum daran, daß aufgrund der geringen Aufgabenzahl eine zuverlässige und gültige Aussage über so viele Dimensionen nicht getroffen werden kann.
- Sollte der KT aber, wie das Ergebnis einer Faktorenanalyse (sie bezieht sich zwar auf die 9. Jahrgangsstufe, deren Aufgabentypen unterscheiden sich aber nicht so sonderlich von denen der 6. und 7. Altersstufe) nahelegt (Schuler, 1971, vgl. unten sub voce Validität), schwerpunktmäßig sprachliche Fähigkeiten messen, ist er wiederum zu sehr auf eine Dimension festgelegt; diese ist zwar tatsächlich im Grundschulbereich von großem Gewicht, bestimmt aber nicht allein die Schulleistung.
- Auf jeden Fall darf der KT dann aber nicht den Anspruch erheben, ein Test zur Erfassung der allgemeinen Intelligenz oder der Persönlichkeits- und Funktionsreife im allgemeinen zu sein. Wenigstens muß dieser mutmaßlich eingeschränkte Gültigkeitsbereich des Tests berücksichtigt werden.

Für den Benutzer heißt dies: Er kann im Moment die einzelnen Aufgaben nicht im Sinne verschiedener, unabhängiger Faktoren nach Kramer interpretieren – dazu bedürfte es erst eingehender empirischer Untersuchungen und einer Erhöhung der Aufgabenzahl.

2) Aufgaben

Aufgabenauswahl. Ausgangspunkt der Aufgabenkonstruktion des KT war der Binet-Simon-Test von Bobertag und Norden. Bei der Umarbeitung wurden Aufgaben aus diesem Test z. T. abgeändert, z. T. auch (wegen zu starker Milieuabhängigkeit oder zu großem Einfluß von schulischen Übungseffekten) ausgeschaltet; weiters wurden aus anderen Testsystemen Aufgaben übernommen; schließlich enthält der Test von Kramer neuentwickelte Aufgaben (ausführliche Angaben bei Kramer, 1972, S. 89 ff.).

Die Art der Aufgaben richtet sich lt. Kramer nach drei Kriterien:
- der psychischen Entwicklung auf den verschiedenen Altersstufen;
- der Vielseitigkeit der Dimensionen intelligenten Verhaltens;
- den Lebens- und Schulanforderungen.

Konkret bedeutet das, daß z. B. entsprechend der geringen Konzentrationsfähigkeit und Ausdauer des Kleinkindes für diese Altersstufe nur kurzdauernde Aufgaben gewählt werden, längerdauernde höchstens dann, wenn u. a. auch die Konzentrationsfähigkeit speziell geprüft werden soll. Weiterhin wurden für diese Altersstufe nichtsprachliche Aufgaben eingebaut.

Bei den Aufgaben für Schulanfänger und Kinder unterer Schulklassen wurde außerdem der Schwerpunkt auf Gedächtnisaufgaben gelegt, weil das Gedächtnis hier eine wichtige Rolle spiele; auf den oberen Altersstufen liegt das Hauptgewicht dann auf den Denkaufgaben. Hierbei war der Anspruch, mit diesen Aufgaben nicht einseitig abstrakt-theoretische, sondern auch praktische Intelligenz zu erfassen.

Schließlich mußte lt. Kramer die Anzahl der Testaufgaben vermehrt werden, v. a. für die jüngeren Kinder, damit der Versuchsleiter sich längere Zeit mit dem Kind beschäftigen und so ein differenziertes Bild von der individuellen Eigenart gewinnen kann, und um zu verhindern, daß das Versagen bei einer Aufgabe sich allzustark auswirkt.

Um einen Eindruck von der Art der Aufgaben zu vermitteln, seien hier die Aufgaben der 6. Altersstufe aufgeführt.

(1) Mengenbegriff fünf („Gib mir fünf Perlen")
(2) Analogien (5 Aufgaben; Beispiel: „Der Vater ist ein Mann, und was ist die Mutter?")
(3) Drei Aufträge ausführen („Lege den Schlüssel auf den Stuhl, dann mache die Tür auf. Hernach bringe das Buch, das dort auf dem Tisch liegt.")
(4) Dreieck, Kreuz, Kreis zeichnen (Proband muß rings um ein Blatt die Figuren in angegebener Reihenfolge malen: „Randverzierung")
(5) Zwei Bilder erklären (2 Bilder mit Tiermotiven – ohne Handlung – werden je 10 Sekunden lang vorgelegt; dann muß der Proband beschreiben, was er auf beiden gesehen hat.)
(6) Geschichte nacherzählen (sehr kurze Geschichte)
(7) Lücken (Zeichnungen von vier Gegenständen, denen jeweils ein sehr wesentlicher Teil fehlt; Proband muß fehlenden Teil benennen)
(8) Sechzehnsilbige Sätze nachsprechen (4 Sätze).

Aufbau der Testbatterie. Der Vielseitigkeit intelligenter Verhaltensweisen soll die Vielfältigkeit und Vielseitigkeit der Aufgaben entsprechen. Diese sei „jedoch nicht ein buntes Durcheinander, sondern ein wohlgeordnetes Mosaik. Jede Altersstufe bietet ein typisches, für sich geschlossenes Bild" (Kramer, 1972, S. 85).

Leitend für die Aufnahme einer Einzelaufgabe in die Testbatterie einer Altersstufe und für den Aufbau der Testbatterie in toto war nicht die Gleichartigkeit der Aufgaben, sondern deren Schwierigkeitsgrad: er soll von Jahr zu Jahr und auch innerhalb einer Jahresstufe steigen (um den jahrgangsinternen Altersfortschritt zu berücksichtigen). Dies gilt v. a. für die unteren Jahrgangsstufen, wo der Fortschritt von einem Jahr zum anderen noch bedeutend größer ist als auf den oberen. Eine Schwierigkeitssteigerung findet sich z. T. auch innerhalb der Aufgaben, damit auch schwächeren Kindern wenigstens eine partielle Lösung ermöglicht wird.

Die Autorin stellt dann fest: „Logischerweise sollte nun jede Jahrgangsstufe mit der leichtesten Aufgabe beginnen und mit der schwierigsten schließen. Diese Einteilung ließ sich jedoch, hauptsächlich aus psychologischen Gründen, nicht vollständig durchführen. So müssen z. B. zu Beginn des dritten Jahres unbedingt nichtsprachliche Aufgaben stehen, um das Interesse und die Mitarbeit des Kindes zu erreichen" (Kramer, 1972, S. 86). Als zweiten Grund dafür, die Aufgaben nicht nach Schwierigkeitsgrad zu ordnen, gibt sie noch an, daß die Schwierigkeit abhängig ist von Faktoren, wie z. B. regionale Herkunft des Probanden (vgl. Kramer, 1972, S. 227).

Sie empfiehlt dem Praktiker, aufgrund seiner Erfahrungen nach und nach eine Reihenfolge der Aufgaben zu erarbeiten, es sei ihm prinzipiell keine solche vorgeschrieben. Dazu aber wäre es nötig gewesen, daß Kramer bei jeder Aufgabe angibt, welchen relativen Schwierigkeitsgrad diese innerhalb der Aufgabengruppe einer Altersstufe hat und welche regionalen Differenzen festgestellt wurden, damit der Versuchsleiter, wenn er, wie vorgesehen, auch Aufgaben der nächsthöheren Altersstufe durchführt, diese nach der Reihenfolge des Schwierigkeitsgrades vorlegen kann; andernfalls besteht die große Gefahr der Demotivierung des Probanden nach einer Reihe ungelöster schwieriger Aufgaben, oder der Tester bricht (instruktionsgemäß!) den Versuch ab, weil der Proband mehr als ein Drittel der Aufgaben der nächsthöheren Altersstufe nicht gelöst hat, ohne zu wissen, daß er unglücklicherweise nur die schwierigsten Aufgaben gestellt hat. Kramer macht jedoch nur bei den allerwenigsten Aufgaben Angaben über den relativen Schwierigkeitsgrad!

3) Durchführung. Der KT ist ein Einzeltest. Aus den Literaturangaben über die Diplomarbeiten zum KT aus dem Heilpädagogischen Institut der Universität Freiburg/Schweiz (Kramer, 1972, S. 287–290) geht hervor, daß es auch einen Kramer-Kollektiv-Test gibt, auf den aber ansonsten im Handbuch nicht hingewiesen wird.

Der Test kann in Normalform (zur Ermittlung von Intelligenzalter, Intelligenzquotient, Fähigkeiten und Arbeitsweise) oder als Kurzform durchgeführt werden; in letzterer werden nur die dem Alter entsprechenden Aufgaben gestellt (als Stichprobe auf die intellektuelle Leistungsfähigkeit) und IA und IQ werden nicht berechnet. Die Kurzform soll als Indikator für weitere Intelligenzmessungen dienen. Kramer betont aber, daß die Kurzform nur vom erfahrenen Diagnostiker durchgeführt werden dürfe.

Die Autorin gibt ausführliche Hinweise über Gestaltung und Atmosphäre des Warte- und des Untersuchungsraums, Zeitpunkt und Dauer der Untersuchung, Vorbereitung des Probanden auf die Testung und entwicklungsbedingte Eigentümlichkeiten von Klein- und Schulkindern. Daneben sei es notwendig, bei Binet-Tests mehr noch als bei anderen Testtypen, daß der Testleiter die Testmethode genauestens beherrsche. Eine wertvolle Hilfe ist dabei das ausgezeichnete, weil sehr übersichtlich gestaltete Testheft.

Die Instruktionen sollen bis einschließlich der 10. Altersstufe in Mundart und in kindgemäßer Diktion gegeben werden (für darüberliegende Altersstufen macht die Autorin keine Angaben). Auch die Lösung darf bis einschließlich 9. Lebensjahr in Mundart vorgetragen werden, ab der 10. Altersstufe soll das Kind sich aber bei sprachlichen Aufgaben der Schriftsprache bedienen.

Die Einzeltests werden praktisch, zeichnerisch oder verbal bearbeitet. Für eine Reihe von Aufgaben ist die Zeit limitiert; der Versuchsleiter darf zwar mehr Zeit geben, quantitativ aber nur das bewerten, was in der vorgeschriebenen Zeit geleistet wurde. Die Autorin begründet ausführlich die Vorgabe von Zeitgrenzen und nennt sie „ausreichend bemessen", gesteht aber ein, daß rasch reagierende Kinder besser abschneiden als die langsameren (vgl. Kramer, 1972, S. 246 ff.).

Testeinstieg: Der Test beginnt normalerweise mit denjenigen Aufgaben, die 1 Jahr unter dem Lebensalter des Kindes liegen.

Testende: Es werden so lange Aufgaben gestellt, wie der Proband „fähig ist, noch wenigstens ein Drittel der Jahresstufe zu lösen (...). Weiter zu gehen ist nicht notwendig, da die Aufgaben doch mit jeder Jahresstufe an Schwierigkeit zunehmen" (Kramer, 1972, S. 125). Unklar bleibt, wie der Testleiter im vorhinein erkennen soll, ob der Proband noch mindestens ein Drittel der Altersstufe lösen kann. Denn Kramer gibt später [s. unter 4)] an, daß geringere Leistungen (also das Lösen von weniger als einem Drittel der Aufgaben der Altersstufe) dann in die Berechnung einbezogen werden dürfen, wenn die Versuchsperson in der nächsthöheren Altersstufe wieder wesentlich bessere Leistungen aufweist, wenigstens 5–6 Intelligenzmonate (d. h. ca. die Hälfte der Höchstpunktzahl des Jahrgangs) erreicht. Soll der Testleiter also doch noch die Aufgaben derjenigen Altersstufe stellen, die 2 Jahre über dem Probandenalter liegt?

Wesentlich behindert bei der Umsetzung der Vorgabe ist der Versuchsleiter auch dadurch, daß die Aufgaben pro Jahresstufe nicht nach Schwierigkeit sortiert sind und Angaben über den relativen Schwierigkeitsgrad der Aufgaben im Regelfall fehlen (vgl. oben).

Die Eindeutigkeit der Instruktionen läßt somit insgesamt sehr zu wünschen übrig; z. T. muß man sich die Anweisungen regelrecht zusammensuchen, wobei es sich empfiehlt, den Abschnitt über die Bewertung (speziell Kramer, 1972, S. 249) gleichsam gegen den Strich zu lesen und dort Rückschlüsse auf die Durchführungsinstruktionen zu ziehen. Die begrüßenswerte Intention der Autorin, ein künstliches Hochtreiben des Rohwertes zu vermeiden, wird gerade wegen der unklaren Durchführungsanweisungen gefährdet.

4) Auswertung. Der Testleiter muß nach jedem durchgeführten Einzeltest, je nach Art der gegebenen Antworten (und manchmal unter Berücksichtigung des Faktors Zeit), eine Bewertung vornehmen. Pro Subtest ist also maximal 1 Punkt zu erreichen. Neben diesen quantitativen Daten soll der Versuchsleiter auch qualitative protokollieren, wie Auffälligkeiten im Arbeitsverhalten, spezifische Antworten und Reaktionen.

Ein Problem bei der Auswertung ist zweifelsohne das arg grobmaschige Bewertungsraster, das ja nur 3 Stufen je Subtest kennt. Die aus mehreren Teilen bestehenden Aufgaben sind zwar laut Kramer so gestaltet, daß auch schwächeren Kindern wenigstens eine partielle Lösung ermöglicht werden solle, gleichzeitig bedarf es aber bei vielen Subtests dieser Art einer sehr hohen Zahl richtiger Teillösungen, um überhaupt einen halben Punkt zu ergattern.

Beim KT sind Durchführungs- und erste Auswertungsphase eng verknüpft, was jedoch beim noch weniger geübten Testleiter zur Verringerung der Aufmerksamkeit für das Kind und damit auch der (für die Leistungsmotivation wichtigen) Zuwendung führen könnte.

Im KT wird sodann ein Intelligenzquotient sensu Alters-IQ errechnet. Die Testreihen für die einzelnen Altersstufen umfassen 6–10 Aufgaben; eine Aufgabe entspricht damit 1,2–2 Intelligenzmonaten. Für die Bewertung ½ wird das entsprechende Intelligenzzeitäquivalent halbiert.

Bei der Berechnung von Intelligenzalter und Intelligenzquotient wird folgendermaßen vorgegangen:

(1) Intelligenzalter: Zum Grundintelligenzalter (d. i. das Intelligenzalter unterhalb des Testeinsatzes) wird die Summe der Intelligenzzeitäquivalente hinzugezählt.
(2) Intelligenzquotient: Intelligenzalter dividiert durch Lebensalter. (Will man den IQ in der üblichen Form ohne Dezimalstellen, muß das Intelligenzalter oder das Divisionsergebnis mit 100 multipliziert werden.)

Zur Erleichterung der Transformation der Testrohwerte in Intelligenzzeitäquivalente stellt die Autorin (Kramer, 1972) eine Tabelle zur Verfügung. Schließlich erteilt Kramer noch sehr genaue Anweisungen, ab welcher Höhe Leistungen in einer Jahrgangsstufe bei der Berechnung miteinbezogen werden dürfen (vgl. Kramer, 1972, S. 249); sie will dadurch ein künstliches Hochtreiben des IQs und das Überspielen von real existierenden Lücken verhindern.

5) Interpretation. Für die qualitative Interpretation gibt Kramer (wenn auch leider über das ganze Handbuch verstreut) viele und sehr differenzierte Hinweise, z. B. über mögliche Gründe momentanen Versagens im Test. Im Mittelpunkt der qualitativen Deutung stehen 2 Faktoren:

(1) die Fähigkeiten, die für jeden Einzeltest relevant sein sollen und dort aufgeführt sind; sie sind freilich auf theoretischem Wege gewonnen und empirisch nicht abgesichert;
(2) die Arbeitsweise; diese soll zum einen durch entsprechende Fragen bei jeder Aufgabe eruiert werden, zum anderen gibt die Autorin ein Schema mit 16 Variablen an (z. B. Leistungswille, Durchsetzungskraft, psychische Spannkraft). Diese Dimensionen werden auf einer 5 stufigen Skala hinsichtlich Intensität und Auffälligkeit spezifiziert.

Schließlich hat die Autorin noch eine Tabelle abgedruckt, in der dem errechneten IQ „Werturteile" zugeordnet werden (Kramer, 1972, S. 251). Diese Intelligenzklassifikation ist sehr differenziert, vor allem im unteren Bereich, und das Einteilungsprinzip waren „praktische Gründe", war die Berücksichtigung „praktischer Bedürfnisse". So soll die Tabelle auch helfen bei der Entscheidung, „ob ein Kind z. B. die öffentliche Hilfsschule, die heiminterne Hilfsschule oder eine andere Sonderschule besuchen soll".

Die Autorin berücksichtigt freilich nicht Reliabilität, Konfidenzintervall und Standardmeßfehler (über die letzten beiden Kriterien macht sie im Manual überhaupt keine Angaben), denn sonst würde sie nicht teilweise mit 4-IQ-Punkt-Intervallen arbeiten. Berechnet man das Konfidenzintervall aus den angegebenen Reliabilitätskoeffizienten und Streuungsmaßen, ergeben sich Werte, die die differenzierte Kramer-Werturteilskala (gerade für Grenzfallentscheidungen) unbrauchbar machen.

6) Normierung. Eichung bedeutet bei diesem Test zunächst die Analyse der Aufgaben hinsichtlich ihres altersgemäßen Schwierigkeitsgrades. Das Vorgehen bei der Eichung i. S. von Aufgabenanalyse bestand laut Kramer aus folgenden Schritten:

272 Spezielle Tests zur kognitiven Entwicklung

(1) „Aufgrund vieljähriger Erfahrungen" (Kramer, 1972, S. 92) Beseitigung jener Aufgaben aus dem Binet-Test, die sich heute nicht mehr als Testaufgaben eigneten.
(2) Voreichung von den nicht altersgemäßen und den neuen Aufgaben; jede Aufgabe wurde einzeln durchschnittlich 50–200 Vpn gestellt und je nach dem Ergebnis auf die passende Altersstufe verwiesen oder weggelassen. Es wurden dabei zwei Kriterien angewandt:
a) Als genügender Altersfortschritt galt, wenn eine Aufgabe auf der nächstniedrigeren Altersstufe mindestens ca. 20% schwächere Resultate erzielte und auf der nächsthöheren mindestens 15% bessere. Dieser Altersfortschritt konnte nur in den unteren Jahrgangsstufen eingehalten werden, für die oberen mußten geringere Prozentsätze angesetzt werden, weil die Entwicklung hier langsamer vor sich geht.
b) Eine Aufgabe mußte von 75% eines Jahrgangs gelöst werden (25% überdurchschnittliche, 50% durchschnittliche Kinder).
(3) Gesamteichung der ganzen Testbatterie. Dabei ergaben sich „bei einzelnen Aufgaben gelegentlich kleine Differenzen zwischen dem Resultat der Einzel- und dem der Batterie-Eichung" (Kramer, 1972, S. 92), was teilweise dazu führte, daß einzelne Aufgaben wegfielen oder auf andere Jahrgangsstufen verwiesen wurden. Kramer legte „aber von Anfang an viel mehr Wert auf das Eichungsresultat einer Jahrgangsstufe als auf dasjenige einer Einzelaufgabe"; dieses Vorgehen habe dazu geführt, daß „der Test heute noch gute Resultate (ergibt), wie die Kontrolluntersuchungen zeigen" (Kramer, 1972, S. 93).
Bei den Untersuchungen ergab sich auch, daß einzelne Aufgaben für einzelne Gegenden bzw. Milieus (z. B. Stadt – Land) unterschiedlich schwer zu lösen waren; diese Aufgaben wurden aber deshalb beibehalten, weil Kramer versuchte, „jedem Milieu dieselbe Chance zu geben"; beibehalten wurden auch Aufgaben von extremem Schwierigkeits- bzw. Leichtigkeitsgrad, „wenn sie sich im Rahmen der Jahrgangsstufe als geeignet erwiesen" (Kramer, 1972, S. 93).
(4) Kontroll- bzw. Nacheichungen im Zuge von (unveröffentlichten) Diplomarbeiten des Heilpädagogischen Instituts der Universität Freiburg/Schweiz (ausführliches Titelregister bei Kramer, 1972, S. 287–290). Die Ergebnisse der Nacheichungen sind lt. Kramer z. T. bei der Revision verarbeitet worden, z. T. nicht, was daran lag, daß die letzte und noch nicht revidierte Auflage rasch vergriffen und eine Neuauflage dringlich war. Aus diesem Grunde konnten auch „Aufgaben-, Schwierigkeits- und Trennschärfeanalysen, (...) Altersfortschritte bei einzelnen Aufgaben, Reaktionen verschiedener sozialer Schichten, von Stadt- und Landkindern, Geschlechtsunterschiede, usw." nicht detaillierter berichtet werden. Der Test wurde zwar seit jener Revision nochmals neu aufgelegt (1982), nicht aber das Handbuch, so daß heute, 13 Jahre nach der Revision, jene Angaben, die zur detaillierten Beurteilung (als Voraussetzung für einen verantwortungsvollen Einsatz) des Tests nötig wären, nicht vorliegen.

Das Fehlen von Angaben zum Schwierigkeitsindex von Aufgaben ist besonders bedauerlich, da diesbezüglich große Bedenken bestehen. Guthke hat die Aufgaben der 6. und 7. Altersstufe einer solchen Analyse unterzogen und festgestellt, daß die einzelnen Untertests erhebliche Schwierigkeitsunterschiede aufweisen. Es ist ihm zuzustimmen, wenn er sagt: „Nun können und sollen sogar die einzelnen Aufgaben der Untertests unterschiedliche Schwierigkeitsstufen aufweisen, aber doch nicht die Untertests selbst" (Guthke, 1965, S. 71).

Bei der Revision kam Kramer zwar den Forderungen Guthkes bezüglich einer Umgruppierung von Aufgaben nach, um den unzureichenden Altersfortschritt zwischen 6. und 7. Altersstufe zu korrigieren, die meisten Subtests selbst wurden aber nicht korrigiert, so daß auch in der revidierten Testfassung sehr unterschiedliche Schwierigkeitsgrade zu finden sind.

Bezüglich des Altersfortschritts gibt Kramer lediglich für folgende Jahrgänge Zahlen an:

(1) Nacheichung der 7. Jahrgangsstufe (Hilber, 1966): Altersfortschritt zwischen
6. und 7. Jahr: 21,2%
7. und 8. Jahr: 11,4% (n = 300)
(Der Test wurde in einer der Revision ähnlichen Form durchgeführt.)

(2) Nacheichung der 13. und 15. Altersstufe (Orelli, 1969): Altersfortschritt zwischen
12. und 13. Jahr: 5,6%
13. und 14. Jahr: 11,4% (n = 250)
14. und 15. Jahr: 4,4%

(3) Bezüglich einer Nacheichung der 14. Altersstufe (Bründler, 1969; n = 350) berichtet Kramer lediglich von „geringen Altersfortschritte(n)" (Kramer, 1972, S. 112).

Trotz der niedrigen Ergebnisse in den oberen Altersstufen wurden diese nicht eliminiert oder revidiert, einmal wegen ihrer guten Übereinstimmung mit dem Lehrerurteil und dem Schulerfolg, zum anderen, weil sich die Testleistungen von Schülern verschiedener Schultypen gut unterschieden.

Aus dem o. g. Diplomarbeiten-Verzeichnis ist zu entnehmen, daß für fast alle Altersstufen Kontrolleichungen durchgeführt wurden (die eine Untersuchung des Altersfortschritts beinhalten mußten), die Ergebnisse werden jedoch nicht referiert. Dies ist bedauerlich; bedauerlich auch, daß über die Repräsentativität der jeweiligen Stichproben keine Angaben gemacht werden.

Die Eichstichprobe für den genannten Altersbereich von 3–15 Jahren betrug n = 2719; die Stichproben stammen zum weitaus größten Teil aus der Schweiz; Teileichungen wurden durchgeführt in Deutschland, Österreich, Luxemburg und im Elsaß (aus den angegebenen Städtenamen ist freilich darauf zu schließen, daß außerhalb der Schweiz primär in Großstädten getestet wurde). Ohne Nennung konkreter Zahlen berichtet Kramer, daß die Probanden soziologisch allen Bevölkerungsschichten angehörten (Kramer, 1972, S. 95).

Aus der bei Kramer abgedruckten Gesamtkurve ergibt sich eine annähernde Normalverteilung der Testresultate, wenngleich bei der Kurve, die die „einmal ausgemittelten" (?) Resultate wiedergibt, eine Dreigipfligkeit zu beobachten ist. Bei der Verteilung, die sich bei einer anderen Untersuchung ergab (Inauen, 1971; vgl. Kramer, 1972, S. 109), findet sich eine solche Mehrgipfligkeit nicht, freilich ist die Stichprobe wesentlich kleiner (n = 90).

In drei Stichproben (n = 100, 100, 90) aus drei teilweise (vom heutigen Standpunkt aus) sehr alten Untersuchungen (1958, 1961, 1971) liegen die *IQ-bezogenen Mittelwerte* recht einheitlich bei 100, die *Standardabweichungen* bei 15,1, 13,2 und 8,3.

Vom Standpunkt der Testbeurteilung ist das Fehlen von Angaben zu *allen* Altersstufen bedauerlich; eine Generalisierung der vorliegenden Ergebnisse auf alle Subtests ist nicht statthaft.

Bei *Schulanfängern* konnten keine relevanten oder allenfalls geringfügige soziokulturelle (i. S. von Stadt – Land) oder geschlechtsspezifische Unterschiede in den Altersstufen 6 und 7 festgestellt werden (vgl. Guthke, 1965; Kramer, 1972, S. 233).

7) Reliabilität. Außer dem allgemeinen Hinweis über *Objektivität* als notwendiges Gütekriterium macht Kramer keine Angaben. Angesichts oben beschriebener Unklarheiten bzgl. Durchführung und Auswertung ist die Objektivität des KT freilich mindestens anzuzweifeln.

Inauen (1971) errechnete einen Reliabilitätskoeffizienten des KT über die *Split-half-Methode* und korrigierte ihn nach der Formel von Spearman-Brown: $r(12) = 0,87$; $r(tt) = 0,93$; Konfidenzgrenzen: 0,91–1,00 ($-0,030$; $+0,025$). Die Stichprobe bestand aus n = 90 [zur näheren Charakterisierung s. unter 8)].

Heller (o. J. referiert von Kramer, 1972, S. 104) untersuchte zwischen 1951 und 1959 28 Kinder. 47 verschiedene Versuchsleiter waren beteiligt. Der Retest erfolgte nach durchschnittlich 1¾ Jahren. Es werden keine Angaben gemacht über:

- Alter der Kinder (wäre wichtig zu wissen, weil Erinnerungseinflüsse bei kleineren Kindern sicher geringer sind als bei größeren);
- Stichprobenzusammensetzung;
- verwendete Testaltersstufe(n);
- ob beim Retest dieselbe oder eine andere Altersstufe verwendet wurde: im letzteren Falle sagte das Ergebnis nichts über die Reliabilität der Subtests aus, im ersteren Falle sind die Aufgaben u. U. zu leicht für das Alter bei der Retestung.

Der Retestkoeffizient betrug 0,87. Wildermuth (1965) untersuchte mit einer französischen Ausgabe des KT 64 Mädchen (32 im Alter von 8, 32 im Alter von 10 Jahren). Das Retestintervall betrug 3 Monate. Für die jüngere Gruppe wurde ein Stabilitätskoeffizient von 0,92, für die ältere ein solcher von 0,98 ermittelt. Müller (1964) untersuchte 458 Klein- und Schulkinder in 90% der Fälle nach 1–36 Monaten, in den restlichen 10% nach 3–6 Jahren erneut. Bei „Normalfällen" betrug die Korrelation zwischen den beiden Testungen 0,99, bei sog. „komplizierten Fällen" (Charakterstörung, Verwahrlosung) 0,90.

Kramer (1962) berichtet über eine Retestuntersuchung bei 220 Kindern mit einem IQ zwischen 60 und 90. In 79% der Fälle sei der IQ konstant geblieben, in 15% sei er bei der zweiten Testung niedriger, in 6% dann höher ausgefallen. Da Kramer weder das Retestintervall angibt noch einen Reliabilitätskoeffizienten noch eine Angabe darüber macht, wie „IQ-Konstanz" definiert ist (doch wohl kaum als vollkommen gleiche IQ-Werte in beiden Testungen), kann diese Untersuchung nicht weiter gewürdigt werden.

Kramer erwähnt noch eine Untersuchung von Schröder mit einem Reliabilitätskoeffizienten von r = 0,87; es wird aber nichts über Stichprobe, Methode, Retest-Intervall mitgeteilt.

Zusammenfassend läßt sich über die Reliabilität des KT feststellen:
– Keine Untersuchung wurde mit der revidierten Form durchgeführt; die Ergebnisse zur alten Testform dürfen jedoch nicht einfach auf die Revision übertragen werden; deren Reliabilität muß somit als nicht gesichert gelten.
– Die referierten Untersuchungen sind in ihrer Aussagekraft durch Bedenken oder Unklarheiten hinsichtlich Stichprobengröße, Stichprobenzusammensetzung und Retest-Intervalle eingeschränkt.
– Da der KT (verglichen mit anderen Tests, v. a. ab Jahrgangsstufe 6) nur relativ wenige Aufgaben enthält, besteht prinzipiell die Gefahr einer Scheinreliabilität (vgl. Lienert, 1969, S. 216).

8) Validität. Auch für dieses Gütekriterium ist festzustellen, daß Kramer ausnahmslos Untersuchungen referiert, die sich auf die alte Testfassung beziehen. Von daher sind auch diese Angaben für die revidierte Ausgabe nur sehr bedingt aussagekräftig.

Der KT wurde mit einer Reihe von Tests verglichen; zur Übersicht s. Tabelle 14.

Tabelle 14. Untersuchungen zur inneren kriterienbezogenen Validität des Kramer-Tests

Autor/Jahr	Stichprobe	Kriterium	[r]
Kircher, 1958	n = 100 (9- bis 11jähr. Kinder)	HAWIK	0,901
	n = 25 (die besten aus obiger Stichprobe)	HAWIK	0,79
	n = 25 (die schlechtesten aus obiger Stichprobe)	HAWIK	0,79
Inauen, 1971	n = 90 (Kinder im Alter von 7;9–9;8 J., 2. Primarschulklasse; ländl. Gebiet; homogene Stichprobe; lt. Autor „leicht unterdurchschnittliches" Niveau)	HAWIK-G-IQ	0,65
		HAWIK-V-IQ	0,62
		HAWIK-H-IQ	0,48
Bürli, 1961	n = 100	Snijders-Oomen-IQ	0,65
Busch, 1966	n = 30 (imbezille Kinder)	Stanford-Binet-IQ	0,93
Biäsch/Fischer 1969	unbekannt	Testreihen zur Prüfung von Schweizer Kindern	0,85 bis 0,98
Müller, 1970	n = unbekannt (leistungsschwache Kinder, bei denen Sonderschulbedürftigkeit überprüft wurde)	Mann-Zeichen-Test	0,74
Inauen, 1971	n = 90 (s. oben)	Bildertest 1–2	0,53
Inauen, 1971	n = 90 (s. oben)	Bildertest 2–3	0,71
Inauen, 1971	n = 90 (s. oben)	CPM	0,43

Kramer zieht aus Kirchers Ergebnissen den Schluß, daß sich „bei aller quantitativen Gleichwertigkeit (...) der HAWIK mehr für das konzentrationsfähige, geistig interessierte, mit anderen Worten für das intelligentere und ältere Kind (eignet), während die jüngeren, verspielten oder unintelligenten Kinder mit dem BSK leichter und zuverlässiger geprüft werden" (Kramer, 1972, S. 106).

Abgesehen davon, daß man vor der Testung nicht sehr valide beurteilen kann, ob ein Kind „intelligenter" oder „unintelligenter" ist (das soll ja der Test erst feststellen!), ist es a) aufgrund eines Test-Test-Korrelationskoeffizienten prinzipiell nicht möglich, auf eine Gruppe zu schließen, für die der Test besonders geeignet sei, und b) aufgrund der speziellen, für die Extremgruppen jeweils gleich hohen Koeffizienten erst recht nicht sinnvoll, auf die Schwächeren als die eigentliche Zielgruppe des Tests zu schließen.

Wälti (1965) prüfte die Übereinstimmung zwischen KT und dem Kleinkindertest (KKT) von Brunet und Lezine. Bei der Erhebung des Kleinkindertests waren die Kinder durchschnittlich 2;8 Jahre, bei der des KT 4;2 Jahre alt. Der KT wurde also im Mittel 18 Monate später durchgeführt. Die Stichprobe setzt sich im Verhältnis von etwa 1:1 aus „Ambulanten" und „Hospitalisierten" zusammen, es handelt sich also wohl allemal um Kinder, die aus irgendwelchen medizinischen oder psychologischen Gründen in der Kinderklinik waren. Auffällig sind der geringe Intelligenz- bzw. Entwicklungsquotient (1. Untersuchung: M-EQ = 73; 2. Untersuchung: M-IQ = 79,5) und die große Standardabweichung (17,2 EQ-Punkte bzw. 20,2 IQ-Punkte). Es handelt sich insgesamt also um eine sicherlich selegierte Stichprobe. Die Korrelation zwischen den Gesamtleistungen (EQ bzw. IQ) beträgt r = 0,796.

Die Koeffizienten bezüglich des Zusammenhangs zwischen dem KT und den vier Subtests des KKT betragen:

KT/P-EQ (Skala für Haltungs- und Lokomotorik)	r = 0,507
KT/C-EQ (Skala für Koordination von Wahrnehmung und Bewegung)	r = 0,760
KT/L-EQ (Skala für sprachliche Entwicklung)	r = 0,703
KT/S-EQ (Skala für soziale und persönliche Beziehungen)	r = 0,698

Die relativ hohen Korrelationen zwischen KT und C-Skala bzw. L-Skala lassen sich erklären, wenn man die Aufgaben des KT für die fraglichen Altersstufen heranzieht; es handelt sich zum einen großen Teil um Aufgaben, die eine Koordination von Wahrnehmung und Bewegung verlangen, zum anderen großen Teil um Aufgaben, die sprachliche Fähigkeiten ansprechen. Nach Angaben Wältis sind die eben referierten Korrelationskoeffizienten im übrigen statistisch signifikant auf dem 1‰-(KT/C-EQ, L-EQ, S-EQ) bzw. 1%-Niveau (KT/P-EQ).

Die allgemeine Aussagegültigkeit der Untersuchung Wältis wird jedoch stark durch die geringe Stichprobengröße (n = 33) und die stark selektive Stichprobenzusammensetzung eingeschränkt.

Kramer berichtet folgende Korrelationen zwischen Schulnoten und Kramer-IQ:

r = 0,70   (n = 1 735, 7–15 Jahre)
r = 0,73   (n =   751, 7–10 Jahre)
r = 0,69   (n =   948, 11–15 Jahre)

Angaben über die Repräsentativität der Stichprobenzusammensetzung macht Kramer nicht; auch nicht darüber, in welchen Fächern Noten in die Untersuchung eingingen. Aus ihrer Anmerkung, die Korrelation zwischen Schulnoten und Intelligenzquotient sei für die Eichung des Tests berechnet worden (Kramer, 1972, S. 96), läßt sich schlußfolgern, daß die referierte Untersuchung bereits älteren Datums ist und nicht unter Verwendung der revidierten Testfassung durchgeführt wurde.

Die optimistische Beurteilung der Untersuchungsergebnisse durch Kramer: „Es besteht somit eine gute Übereinstimmung der Testresultate mit der Beurteilung durch den Lehrer, aber eine genügende Differenzierung beider Gegebenheiten, so daß man nicht sagen kann, im Test komme nichts anderes zum Ausdruck, als was der Lehrer bereits festgestellt habe" (Kramer, 1972, S. 96) ist wohl problematisch; die Korrelationen zwischen Schulnoten und IQs schwanken abhängig vom Schultyp und vom verwendeten Testverfahren zwischen 0,2 und 0,6.

An einer Stichprobe von n = 90 (Kinder im Alter von 7;9–9;8, 2. Primarschulklasse, ländliches Gebiet, homogene Stichprobe, lt. Autor „leicht unterdurchschnittliches Niveau") wurden die Tests HAWIK, CPM, BT 1-2, NIT und KT durchgeführt (Schuler, 1971; vgl. Flammer, Grubenmann, Inauen & Schuler, 1972); eine *Faktorenanalyse* mit diesen Tests ergab 6 Faktoren:

I „Klassifikation und Begriffsbildung"
II „Sprachverständnis"
III "Reasoning"
IV "Umgang mit sprachlich bezeichnetem Material"
V Unklar
VI "Erfassen sprachlicher Strukturen"

Der KT lädt nur sehr wenig auf den Faktoren I und III, jedoch deutlich auf IV, V und (weniger) VI; der KT erfaßt demnach in den Altersstufen 8–10 vor allem den verbalen Intelligenzbereich, sowohl bezüglich der Einzeltests als auch bezüglich des Gesamt-IQ (dieser lädt auf den Faktoren II und VI mit Abstand am höchsten).

Zu verweisen ist auf die hohen Ladungen der Kramer-Subtests auf dem Faktor V, der sich dadurch auszeichnet, daß er fast nur negative Ladungen beinhaltet; beinahe alle Aufgaben der 8. Jahrgangsstufe laden auf diesem Faktor sehr hoch (negativ). Eine weitere Klärung dieses Faktors wäre sehr wünschenswert. Kramer verweist mit Schuler darauf, daß weitere Einzelanalysen nötig seien, um die Gültigkeit der Faktorenstruktur feststellen zu können.

Kramer berichtet noch von einer Untersuchung (Elsner, 1966), in der versucht wurde, zwischen guten Hilfs- und schlechten Primarschülern des 11. Lebensjahres zu differenzieren mittels einer qualitativen Analyse der Ergebnisse im KT (Stichprobengröße, Genaueres über Stichprobenzusammensetzung und über Untersuchungsmethode unbekannt). Das Resultat war, daß Hilfsschüler im Vergleich zu Normalschülern mehr Schwierigkeiten haben bei Aufgaben, die sprachliche Fähigkeiten verlangen, sowie beim optischen Auffassen und Merken von Figuren. Eine kritische Einschätzung dieser Untersuchung ist freilich aufgrund der fehlenden Angaben und der Kürze der referierten Resultate nicht möglich.

Guthke führte 1962, also mit der alten, nicht der revidierten, Fassung eine Untersuchung zur *prognostischen Validität im Hinblick auf die Schulreife* an 106 Stadt- und 106 Land-Schulanfängern im Alter von 7 Jahren durch (Guthke, 1965); die Kinder mußten die Altersstufen 6 und 7 des Tests bearbeiten.

Guthke untersuchte die Gesamttest- und die Subtestvaliditäten durch Korrelation von Subtestergebnissen (vor der Einschulung erhoben) und Schulnoten (Durchschnittsnote aus den Hauptfächern; erhoben nach Abschluß des 1. Schulhalbjahres) bzw. Lehrerurteilen. Die Korrelation zwischen Durchschnittszensur und KT-Ergebnis betrug in der Stadt 0,81, auf dem Land 0,72.

Die Prognosevalidität des KT bzgl. der Schulfähigkeitsbestimmungen über einen Zeitraum von einem halben Jahr ist also relativ hoch. Dieses Ergebnis trifft jedoch „nur eine Aussage für die statistische Masse, ohne unbedingte Individualgültigkeit" (Guthke, 1965, S. 75), wie weitere differenzierte Betrachtungen ergeben.

Bezüglich der Übereinstimmung von Lehrereinschätzung des relativen Leistungsstandes (3 Stufen) und KT-Ergebnis, ebenfalls in 3 Stufen klassifiziert, wurden Kontingenzkoeffizienten von 0,41 ermittelt.

„Völlig sichere Entsprechungen gibt es eigentlich nur bei den Extremen; also ein überdurchschnittliches Testergebnis schließt ein Schulversagen aus und umgekehrt" (Guthke, 1965, S. 76).

Da die Hauptaufgabe einer Schulanfängeruntersuchung weniger darin liegt, den späteren Rangplatz schulfähiger Kinder festzustellen, als vielmehr darin, die potentiellen „Schulversager" festzustellen, untersucht Guthke als nächstes, wie die Schüler, die in der Schule einen Zensurendurchschnitt von weniger als 4,00 erhalten, im Test abschnitten, und umgekehrt, wie die Schüler, die ein Testergebnis von weniger als 12 Punkten erhielten (laut Kramer die kritische Grenze – bezogen auf die alte Testfassung), in der Schule abschnitten. Bei strikter Einhaltung der Kramerschen Empfehlung wären zwar alle potentiellen Schulversager erfaßt worden (8 Stadt-, 10 Landkinder), gleichzeitig aber hätte man 33% der untersuchten Stadt- und 48% der Landkinder von der Schule zurückstellen müssen (Guthke, 1965, S. 78)!

Aufgrund seiner Ergebnisse modifiziert Guthke die Angaben der Testautorin und gibt folgende Prognosewerte:

0–9 Testpunkte:	Versager in der 1. Klasse
9,5–11,5 Testpunkte:	kritischer Bereich
12 und mehr Testpunkte:	Schulerfolg in der 1. Klasse

Guthkes Fazit ist: „Unsere Untersuchungen bewiesen also, daß extreme Testergebnisse sichere prognostische Aussagen gestatten. Dagegen ist im relativ großen Mittelbereich der Testergebnisse die Diagnose höchst unzuverlässig" (Guthke, 1965, S. 79), und er fordert weitere Untersuchungen. Tests mit extremen Schwierigkeitsindices haben erwartungsgemäß meist niedrige Gültigkeitskoeffizienten. Die besonders leichten Aufgaben sind aber nach Guthke prognostisch trotzdem relevant (i.e. in revidierter Fassung: VI/5, VII/2); sie ermöglichen, gut zwischen absoluten Schulversagern und dem Gros der Schultüchtigen zu differenzieren: Wer darin versagt, sei fast immer potentieller Schulversager. Der umgekehrte Schluß sei freilich nicht möglich.

Da Schuleignung ein relativ komplexes Merkmal darstellt, ist deren Vorhersage durch eine heterogene Testbatterie besser möglich als durch eine homogene (vgl. Lienert, 1969, S. 377). Über die Heterogenität eines Tests geben die Subtestinterkorrelationen Auskunft, die Guthke deshalb für den KT berechnete. Die Ergebnisse sind allgemein so niedrig, daß unter diesem Gesichtspunkt kein Untertest als ungeeignet zu bezeichnen ist; der KT genügt damit der Grundforderung nach heterogenem Testaufbau.

Guthke weist aber darauf hin, daß „unter Berücksichtigung der Interkorrelationen (...) die bereits oben aufgestellte Forderung nach homogener Gestaltung der Schwierigkeitsanforderungen der Untertests noch an Bedeutung (gewinnt), da nach Lienert (1961) gerade für heterogene Testbatterien eine homogene Schwierigkeitsgraduierung die Grundlage für gute Differenzierungs- und Stabilitätsbedingungen darstellt" (Guthke, 1965, S. 83). Kramer ist dieser berechtigten Forderung Guthkes nicht nachgekommen.

Kramer berichtet noch von einer anderen Untersuchung Guthkes (1964), in der Ergebnisse im KT (VI. und VII. Jahrgangsstufe) mit Durchschnittszensuren von Schulanfängern korreliert wurden (n = unbekannt):

Stadtschulanfänger – KT-Ergebnis: $r = 0{,}88$
Landschulanfänger – KT-Ergebnis: $r = 0{,}80$.

Bei der Nacheichung der XIV. Jahrgangsstufe durch Bründler (1969) wurden laut Kramer gute Übereinstimmungen zwischen Testleistung und Schulerfolg bzw. Lehrerurteil gefunden (n = 350). Über die Kriterienerhebung und Stichprobenzusammensetzung berichtet sie nur das Alter der Kinder (13–15 Jahre).

Zieht man ein Fazit aus den statistischen Angaben zur Prognosegültigkeit des KT als Schulreifetest, so gilt: Mag der Korrelationskoeffizient zwischen Test und Zensuren aus statistischer Sicht genügend hoch sein, für eine Individualprognose taugt der Test wenig. Die revidierte Fassung bringt gegenüber der alten Testversion wenig Vorteile. Zuverlässige Aussagen sind jedoch offenbar für Extremgruppen zu treffen. Eine wichtige Ursache für dieses Ergebnis dürfte in der Vermengung verschiedener Testtypen liegen: „Es ist daher zu bemerken, daß die Konstruktion und Verwendung eines Tests einerseits als Schulfähigkeitstest und andererseits als Entwicklungs- bzw. Intelligenzverfahren problematisch ist, da jeweils andere Differenzierungsanforderungen und damit auch andere Schwierigkeitsgraduierungen verlangt werden" (Guthke, 1965, S. 85).

Literatur

Biäsch, H. & Fischer, H. (1969). *Testreihen zur Prüfung von Schweizer Kindern vom 4.–15. Altersjahr* (2. Aufl.). Bern: Huber
Bloch, E. & Lipps, H. (1915). Über die Wiederholung der Binet-Simonschen IP an schwachsinnigen Kindern nach einem Jahre. *Zeitschrift für angewandte Psychologie, 9*, 512–515
Brickenkamp, R. (Hrsg.) (1975). *Handbuch psychologischer und pädagogischer Tests*. Göttingen. Hogrefe
Brunet, O. & Lezine, I. (1965). *Le développement psychologique de la première enfance*. Paris: Presses Universitaires de France

Chotzen, F. (1912). Die I-P Methode von Binet-Simon bei schwachsinnigen Kindern. *Zeitschrift für angewandte Psychologie, 6*, 411–494

Dougherty, M. L. (1913). Report on the Binet-Simon tests given to four hundred and eighty-three children in the public schools of Kansas City, Kansas. *Journal of Educational Psychology, 4*, 338–352

Flammer, A., Grubenmann, S. Inauen, E. & Schuler, S. G. (1972). Empirische Untersuchung zur Äquivalenz von Intelligenztests an achtjährigen Schweizer Kindern. *Schweizerische Zeitschrift für Psychologie, 31*, 39–50

Goddard, H. H. (1913). The reliability of the Binet-Simon measuring scale of intelligence. *Proceedings of the 4th International Congress of School Hygiene, 5*, 693–699

Guthke, J. (1965). Der diagnostische Wert des Binet-Simon-Kramer-Tests bei der Schulanfängeruntersuchung. *Probleme und Ergebnisse der Psychologie, 14*, 65–87

Haase, H. J. (1965). Anamnestische Psychodrome im mittleren und höheren Lebensalter. Psychopathologische Untersuchungen an Alkoholikern, Senilen, Hirntraumatikern und anderen diffusen Hirnschädigungen (Benutzung des Kramer-Tests). In M. Müller et al. (Hrsg.), *Monographien aus dem Gesamtgebiete der Neurologie und Psychiatrie, H. 83*. Berlin: Springer

Hylla, E. (1915). Meumanns Vorschläge zur Ausgestaltung der Binetschen Intelligenz-Prüfungs-Methode. *Archiv für Pädagogik, 3*, 16–22

Jaederholm, G. A. (1916). Untersuchungen über die Methode Binet-Simon. *Zeitschrift für angewandte Psychologie, 11*, 289–340

Kahlert, J. (1932). Erfahrungen mit der Intelligenzprüfung nach Binet-Simon-Bobertag. *Zeitschrift für Kinderforschung, 40*, 526–541

Kohs, S. C. (1914). The Binet-Simon-Measuring Scale for Intelligence. An annotated bibliography. *Journal of Psychology, 5*, 215–224 (P. I), 279–290 (P. II), 335–346 (P. III)

Kramer, J. (1962). Die Zuverlässigkeit des Kramer-Tests. *Heilpädagogische Werkblätter*, 100–108

Kramer, J. (1972). *Kurze Anleitung zum Kramer-Test* (10. Aufl.). Solothurn: Antonius

Kramer, J. (1968). *Intelligenztest* (8. Aufl.). Solothurn: Antonius

Kuhlmann, F. (1913). The results of grading hundred feeble-minded children with the Binet-Simon tests. *Journal of Psychology, 4*, 261–268

Kuhlmann, F. (1916). The present status of the Binet-Simon tests of the intelligence of children. *Journal of Psycho-Asthenia, 16*, 113–139 (P. I), 173–193 (P. II)

Lesch, E. (1930). Zur quantitativen und qualitativen Auswertung der Ergebnisse aus den Intelligenzprüfungen nach Binet-Simon. *Die Hilfsschule. 23*, H. 1

Lienert, G. A. (1969). *Testaufbau und Testanalyse* (3. Aufl.). Weinheim: Beltz

5.13 Cattell Infant Intelligence Scale

Autor/Erscheinungsjahr: Cattell, 1940, 1960

Material: Handanweisung, Koffer mit Testmaterial und Protokollbögen

Zweck: Erfassung des Intelligenzniveaus

Altersbereich: 3–30 Monate

Normen: Intelligenzalter und -quotient

Zeit: Bei kleineren Kindern 20 bis 30 Minuten für die Durchführung, bei älteren durchschnittlich 30 Minuten

1) Konzept. Ähnlich wie Nancy Bayley war auch Psyche Cattell in den 30er Jahren in den USA in einer Längsschnittstudie engagiert, in der es um die geistige Entwicklung normaler Kinder ging. Dazu verwendete sie zunächst vorliegende Tests, für die jüngsten Altersstufen das Verfahren von Gesell. Sie machte dabei die Erfahrung, daß die Anweisungen für Durchführung und Bewertung nicht immer eindeutig waren, auch schien es ihr für ihren Zweck ein Nachteil zu sein, daß die Auswertung weitgehend qualitativ erfolgte. Andere Verfahren für etwas ältere Kinder schienen ihr von den Aufgabenstellungen her nicht attraktiv genug. Weiter bemängelte sie an den damals vorliegenden Tests "the inclusion of a large proportion of items of a personal-social nature, the responses to which are influenced to a marked degree by home training" und "the inclusion of a number of items which are indicators of the development of large motor control which are probably only indirectly related to mental development" (1960, S. 21). Merkwürdigerweise ging Cattell nicht auf den zum Zeitpunkt der Entwicklung ihrer Methode bereits vorliegenden Test von Bayley ein.

Ziel war die Konstruktion eines auf die geistige Entwicklung gerichteten Instruments, das als Verlängerung des Binet-Tests (Form L) nach unten betrachtet werden konnte. Den Ausgangspunkt bildeten dabei die Aufgaben von Gesell, aus denen primär grobmotorische oder trainingsabhängige ausgeschieden wurden. Die verbleibenden, die wie beim Binet-Test einen weiten Bereich geistiger Fähigkeiten abdecken sollten, ordnete Cattell in Form einer Altersskala an. Lücken – für jede Altersstufe sollten gleich viele Items vorliegen – füllte sie mit Aufgaben aus verschiedenen anderen Quellen. Die Anweisungen wurden im Hinblick auf größere Präzision und damit Objektivität überarbeitet.

Veröffentlicht wurde das Verfahren erstmals 1940; 1960 wurde eine zweite Auflage publiziert, die sich nur unwesentlich (Korrektur von Druckfehlern, Austausch von Bildmaterial) von der ersten unterscheidet. Der Cattell-Test zählte in den USA lange Zeit zu den am häufigsten verwendeten Entwicklungstests für die ersten Lebensjahre. Wie aus dem Abschnitt zur Validität hervorgehen wird, mißt das Verfahren offenbar im wesentlichen dasselbe wie allgemeine Entwicklungstests für diese Altersstufe. Es hätte deshalb auch in Kapitel 2 behandelt werden können, wurde jedoch hier entsprechend seinem Anspruch, eine Verlängerung des Binet-Tests nach unten und damit ein Intelligenztest zu sein, eingeordnet.

2) Aufgaben. Für jede Altersstufe – d. h. im 1. Lebensjahr für jeden Monat ab dem Alter von 2 Monaten, im 2. Lebensjahr für jeden 2. Monat sowie für 27 und 30 Monate – liegen 5 reguläre Items vor sowie 1 oder 2 Alternativitems, auf die zurückgegriffen werden kann, wenn das Kind bei einer anderen Aufgabe keine Kooperation gezeigt hat oder wenn dabei aus anderen Gründen keine ordnungsgemäße Beurteilung zustandegekommen ist.

3) Durchführung. Cattell empfiehlt, für die Testung eines Kindes die Items nach folgendem Prinzip auszuwählen: Nach unten hin sollte eine Testreihe vorgegeben werden, von der das Kind alle Aufgaben lösen kann, nach oben hin sollten dann so lange Items bearbeitet werden, bis das Kind alle Items einer Altersreihe nicht mehr lösen kann. Eine feste Reihenfolge gibt es dabei nicht, die Abfolge soll sich vielmehr am Interesse des Kindes orientieren. Der Untersucher sollte die Durchführungs- und Bewertungsregeln auswendig können, um in der Durchführung flexibel auf das Verhalten des Kindes eingehen zu können.

4) Auswertung. Die Auswertung erfolgt entsprechend dem Prinzip der damaligen Binet-Tests.

Jedes Item wird zunächst mit plus für gelöst oder minus für nicht gelöst bewertet. Zum Basalter, das sich aus der Altersreihe, ab der das Kind sämtliche Aufgaben gelöst hat, ergibt, werden dann für jedes darüber gelöste Item Zeitwerte addiert; die Summe ist das Intelligenzalter. Bis zum Alter von 1 Jahr zählt jede gelöste Aufgabe 0,2 Monate, von 14–24 Monaten werden jeweils 0,4, danach 0,6 Monate angerechnet. Der Intelligenzquotient ergibt sich aus der Division von Intelligenz- und Lebensalter, wobei das Resultat mit 100 multipliziert wird. In den jüngsten Altersstufen können so bei nur geringem Entwicklungsvorsprung außerordentlich hohe IQs zustandekommen. Löst etwa ein 1 Monat altes Kind alle fünf Aufgaben, die für 2monatige Kinder vorgesehen sind, erhält es einen IQ von 200.

5) Interpretation. Cattell ist in der Interpretation recht zurückhaltend. So empfiehlt sie, bei wichtigen Entscheidungen den Test nach einem kürzeren und einem längeren Intervall zu wiederholen. Auch warnt sie davor, Eltern das Resultat einer Testung mitzuteilen. Offensichtlich schwebt ihr vor allem ein Einsatz im Rahmen von Forschungsprojekten vor.

6) Normierung. Das Verfahren wurde im Rahmen einer Längsschnittstudie entwickelt und normiert. Die Mütter wurden während der vorgeburtlichen Periode aus den Schwangeren einer Bostoner Klinik rekrutiert. Die Auswahl erfolgte unter folgenden Gesichtspunkten:

– aller Voraussicht nach normale Geburt eines normalen Kindes,
– berufliche Tätigkeit des Vaters ließ erwarten, daß die Familie längere Zeit in der Nähe des Forschungszentrums wohnen bleiben würde,
– mindestens 3 Großeltern nordeuropäischer Abstammung,
– Mutter bereit und in der Lage, längere Zeit mit dem Forschungszentrum zu kooperieren.

Wohlhabende Familien kamen von vornherein nicht in Betracht, da sie zu der betreffenden Klinik nicht zugelassen wurden, andererseits verlangte die Klinik von ihren Patientinnen einen bestimmten finanziellen Beitrag, so daß auch arme Familien ausgeschlossen waren. Die Mehrheit der teilnehmenden Familien entstammte nach dem Bericht der Testautorin der unteren Mittelklasse (Polizisten, kleine Geschäftsleute, Taxifahrer, Büroangestellte u. ä.). Insgesamt nahmen bis Oktober 1937 294 Kinder an der Studie teil.

Für das Alter bis zu 30 Monaten wurden zunächst Gesell-Test und Minnesota Preschool Scale eingesetzt, daraus wurde erst im Laufe der Zeit das neue Verfahren entwickelt, so daß die Zahl der mit den endgültigen Aufgaben getesteten Kinder von Aufgabe zu Aufgabe sehr unterschiedlich ist.

Die Kinder wurden im Alter von 3, 6, 9, 12, 18, 24 und 30 Monaten untersucht, die Aufgaben wurden dann derjenigen Altersstufe zugewiesen, in der sie von etwa $^2/_3$ der Kinder gelöst wurden. Die Schwierigkeiten schwankten dabei zwischen 43 und 90%. Die Einordnung der Aufgaben für die dazwischenliegenden Altersstufen erfolgte im wesentlichen aufgrund von Schätzungen. Cattell empfiehlt deshalb hier besondere Vorsicht in der Interpretation.

Mittelwerte und Standardabweichungen für die MAs und IQs auf den einzelnen Altersstufen werden im Manual nicht migeteilt. An einer recht umfangreichen Stichprobe von Kindern in der zweiten Hälfte des 2. Lebensjahres lagen die IQ-Mittelwerte für Jungen und Mädchen jeweils nahe 100, die Standardabweichungen betrugen 13 bzw. 12 (Bierman, Connor, Vaage & Honzik, 1964).

Unterschiede in den mittleren IQ-Werten fanden Cavanaugh, Cohen, Dunphy, Ringwall und Goldberg (1957) zwischen frühgeborenen und reifen Säuglingen mit 6 und 12 Monaten, nicht mehr danach. Kinder mit verlängerter Tragzeit schnitten mit 6 Monaten besser ab als reife, danach trat kein bedeutsamer IQ-Unterschied zwischen diesen beiden Gruppen mehr auf.

Auswertung und Normierung des Cattell-Tests müssen insgesamt als heutigen Standards nicht mehr entsprechend angesehen werden.

7) Reliabilität. Zur Zuverlässigkeit ihres Tests teilt Cattell korrigierte Split-half-Koeffizienten mit. Weitaus am niedrigsten fielen diese mit 0,56 für die jüngste untersuchte Altersgruppe (3 Monate) aus, der zweitschlechteste Wert wurde für die älteste Gruppe der 30monatigen Kinder ermittelt. Hier müssen Deckeneffekte in Betracht gezogen werden. Alle anderen Koeffizienten lagen zwischen 0,85 und 0,90.

8) Validität. Der Cattell-Test mißt offenbar Ähnliches wie allgemeine Entwicklungstests: Caldwell und Drachman (1964) fanden bei Kindern in drei Altersgruppen der ersten beiden Lebensjahre Korrelationen von 0,84–0,94 zwischen den Ergebnissen im Cattell-Test und in den Griffiths-Skalen. Etwas niedriger fielen in einer Studie von Pease, Rosauer und Wolins (1961) die Zusammenhänge mit dem Resultat im Gesell-Test aus. Für die Gruppe der 3monatigen Kinder wurde eine Korrelation von 0,51 ermittelt, in den drei folgenden Altersgruppen des 1. Lebensjahres lag sie zwischen 0,60 und 0,74. Wiederum etwas niedriger, im Hinblick auf die Intention der Testautorin jedoch immer noch bemerkenswert hoch, stellten sich in dieser Studie mit Korrelationskoeffizienten zwischen 0,53 und 0,57 die Zusammenhänge zur California Scale of Motor Development dar.

Auch die prognostische Validität ist offenbar ähnlich wie bei allgemeinen Entwicklungstests; die Ergebnisse im 1. Lebensjahr korrelieren in der Regel nur gering mit den Resultaten später erhobener Cattell-Tests (Cattell, 1960; Cavanaugh, Cohen, Dunphy, Ringwall & Goldberg, 1957; Pease, Wolins & Stockdale, 1973). Auch die Zusammenhänge zu späteren Intelligenztestergebnissen waren in diesem Alter weitgehend unbedeutend (Birns & Golden, 1972; Cattell, 1960; Cavanaugh, Cohen, Dunphy, Ringwall & Goldberg, 1957; Escalona & Moriarty, 1961; Fishman & Palkes, 1974); erst mit 18 oder 24 Monaten waren die Werte zu prognostischen Zwecken verwendbar. Dabei kann die Prognose offenbar verbessert werden, wenn neben dem numerischen Testresultat der Eindruck des Untersuchers hinsichtlich der Gültigkeit dieses Ergebnisses (Escalona, 1950; Gallagher, 1953), das klinische Urteil des testenden Psychologen oder eines Pädiaters (Bierman, Connor, Vaage & Honzik, 1964; Escalona & Moriarty, 1961) oder Persönlichkeitsmerkmale des Kindes (Birns & Golden, 1972) berücksichtigt werden.

Literatur

Bierman, J. M., Connor, A., Vaage, M. & Honzik, M. P. (1964). Pediatricians' assessments of the intelligence of two-year-olds and their mental test scores. *Pediatrics, 35,* 680–690

Birns, B. & Golden, M. (1972). Prediction of intellectual performance at 3 years from infant tests and personality measures. *Merrill-Palmer Quarterly, 18,* 53–58

Caldwell, B. M. & Drachman, R. H. (1964). Comparability of three methods of assessing the developmental level of young infants. *Pediatrics, 34,* 51–57

Cattell, P. (1940). *The measurement of intelligence of infants and young children.* New York: Psychological Corporation

Cattell, P. (1960). *The measurement of intelligence of infants and young children (2nd edn.).* New York: Psychological Corporation

Cavanaugh, M. C., Cohen, I., Dunphy, D., Ringwall, E. A. & Goldberg, I. D. (1957). Prediction from the Cattell Infant Intelligence Scale. *Journal of Consulting Psychology, 21,* 33–37

DuBose, R. F. (1977). Predictive value of infant intelligence scales with multiply handicapped children. *American Journal of Mental Deficiency, 81,* 388–390

Escalona, S. (1950). The use of infant tests for predictive purposes. *Bulletin of the Menninger Clinic, 14,* 117–128

Escalona, S. K. & Moriarty, A. (1961). Prediction of schoolage intelligence from infant tests. *Child Development, 32,* 597–605

Fishman, M. A. & Palkes, H. S. (1974). The validity of psychometric testing in children with congenital malformations of the central nervous system. *Developmental Medicine and Child Neurology, 16,* 180–185

Fromm, E., Hartman, L. D. & Marschak, M. (1957). Children's intelligence tests as a measure of dynamic personality functioning. *American Journal of Orthopsychiatry, 27,* 134–144

Gallagher, J. J. (1953) Clinical judgment and the Cattell Infant Intelligence Scale. *Journal of Consulting Psychology, 17,* 303–305

Pease, D., Rosauer, J. K. & Wolins, L. (1961). Reliability of three infant developmental scales administered during the first year of life. *The Journal of Genetic Psychology, 98,* 295–298

Pease, D., Wolins, L. & Stockdale, D. F. (1973). Relationship and prediction of infant tests. *The Journal of Genetic Psychology, 122,* 31–35

Schwartz, E. M. & Elonen, A. S. (1975). IQ and the myth of stability: A 16-year longitudinal study of variations in intelligence test performance. *Journal of Clinical Psychology, 31,* 687–694

5.14 Vorschul-Lerntest

Autor/Erscheinungsjahr:	Roether, 1983
Material:	Handanweisung, Protokollbogen, Karton mit 3 Testmappen
Zweck:	Feststellung förderungsbedürftiger Kinder Feststellung der Schulfähigkeit Früherfassung hilfsschulbedürftiger Kinder
Altersbereich:	5–7 Jahre
Normen:	L- und C-Standardwerte für die Altersgruppen von 5;0–5;11 und 6;0–7;0 Jahre
Zeit:	20–60 Minuten

1) Konzept. Am Anfang der Entwicklung des VLT stand die Überlegung, daß die meisten Verfahren zur Intelligenzdiagnostik sich auf eine Analyse des Entwicklungsstandes eines Kindes beschränken. Dadurch ist eine treffende Prognose bezüglich der künftigen Entwicklung eines Kindes nur eingeschränkt möglich. Um eine Verbesserung der Vorhersage zu erreichen, ist es daher zusätzlich notwendig, die Entwicklungsmöglichkeiten eines Kindes miteinzubeziehen. In diesem Vorschul-Lerntest (VLT) soll deshalb versucht werden, besonders hierzu eine Aussage zu machen.

Ausgangspunkt ist dabei das dialektisch-materialistische Entwicklungskonzept, in dem Entwicklung als Lernprozeß verstanden wird. Wenn es demnach möglich ist, die Lernfähigkeit eines Kindes im Test zu überprüfen, müßte es möglich sein – so die Annahme –, auf die tatsächlichen Entwicklungspotenzen Rückschlüsse ziehen zu können. Der Begriff „Entwicklungspotenzen" steht hier für die bei optimalen äußeren Bedingungen realisierbaren Entwicklungsmöglichkeiten eines Individuums. Normalerweise ist es erforderlich, diese durch die Methode einer Längsschnittuntersuchung zu erfassen. Dies ist jedoch mit einer Vielzahl von zeitlichen und methodischen Problemen verbunden. Mit Hilfe des vorliegenden Testverfahrens sollen diese Schwierigkeiten umgangen werden.

Das Verfahren bietet einen Rahmen, in dem unter experimentell überschaubaren und für alle Personen konstanten Bedingungen der Lernprozeß eines Individuums beobachtet werden kann. Es wird der Leistungsstand jeweils vor und nach einer Pädagogisierungsphase festgehalten. Während einer Pädagogisierungsphase werden den Versuchspersonen verschiedene Denkhilfen dargeboten, die einen Fortschritt im Lösungsprozeß möglich machen. Aus dem Lernverlauf im Test läßt sich dann erkennen, ob und in welcher Weise es der Versuchsperson gelingt, diese zusätzlichen Informationen zur Lösung einer Testaufgabe einzusetzen. Um eine Aussage bezüglich der tatsächlichen Entwicklungspotenzen einer Person machen zu können, wird dabei von der Hypothese ausgegangen, daß der Verlauf des Lernprozesses im Test das tatsächliche Leistungsverhalten eines Individuums widerspiegelt. Das allgemeine Ziel des VLT könnte damit in der Aufdeckung von Leistungsreserven und in der möglichst frühzeitigen Identifikation von Leistungsversagern gesehen werden.

Der VLT wird angewendet bei Vorschulkindern im Alter von 5–6 Jahren als Instrument zur Überprüfung des Entwicklungsstandes und der Entwicklungspotenzen auf dem Gebiet des anschaulich-konkreten Denkens. Für folgende Bereiche ist er speziell geeignet,

(a) für die Feststellung förderungsbedürftiger Kinder,
(b) für die Feststellung der Schulfähigkeit,
(c) für die Früherfassung hilfsschulbedürftiger Kinder.

Aufgrund der Besonderheit des Anforderungsbereiches, der im VLT überprüft wird, wird zudem vorgeschlagen, ihn bei Schulanfangsuntersuchungen nur in Kombination mit anderen Verfahren zu verwenden. Hier wird verwiesen auf den Erzieherfragebogen (EFB) (Gutjahr, Roether, Frost & Schmidt, 1974) und den Schulfähigkeitstest (SFT) von Witzlack (1968).

2) Aufgaben. Der VLT besteht aus drei Aufgabenserien:
(a) „Formen" zur optischen Differenzierung von Figuren,
(b) „Folgen" zur Beachtung von Relationen,
(c) „Farben" zur Form-Farb-Abstraktion.

Jede dieser drei Aufgabenserien enthält 1–2 Instruktionsaufgaben und 21 Testaufgaben. Sie sind unterteilt in 3 Darbietungen zu 7 Testitems, die in etwas veränderter Reihenfolge nacheinander vorgelegt werden. Insgesamt besteht der VLT aus 63 Testaufgaben und 4 Instruktionsaufgaben zur Demonstration der Aufgabenstellung. Sämtliche Items sollen bearbeitet werden.

Die Aufgabenstellung hat dabei folgende Form: Auf einer Farbtafel sind eine obere und eine untere Reihe von Symbolen aufgezeichnet. Die untere Reihe besteht aus 4 Symbolen, in der oberen Reihe sind jedoch nur 3 Symbole eingetragen. Ein Feld ist freigelassen. Der Proband soll nun aus der unteren Reihe, die mit 4 Symbolen besetzt ist, dasjenige auswählen, das in das oben freigelassene Feld paßt.

3) Durchführung. Die Durchführung der Aufgaben erfolgt in der im Testmanual festgelegten Reihenfolge. Begonnen wird mit der Aufgabenserie „Formen" (Fm), die durch zwei Instruktionsaufgaben erläutert wird. Erst wenn diese richtig beantwortet sind, beginnt die eigentliche Testdurchführung mit der ersten Darbietung der Aufgabenserie „Formen" (Fm I). Anschließend folgen die zweite und dritte Darbietung dieser Aufgabenserie (Fm II, Fm III).

Nach Beendigung dieser Aufgabenserie werden dem Probanden die „Folgen" (Fg) und „Farben" (Fb) vorgelegt. Auch hier steht zu Beginn jeweils eine Instruktionsaufgabe, die richtig gelöst werden muß, um in der Testdurchführung fortfahren zu können. Es werden zunächst drei Darbietungen der Aufgabenserie „Folgen" (Fg I, Fg II, Fg III) bearbeitet, anschließend drei Darbietungen der Aufgabenserie Farben (Fb I, Fb II, Fb III). In der Handanweisung sind Anweisungen enthalten, wie der Untersucher auf die unterschiedlichen Antworten des Kindes reagieren soll. Bei richtiger Beantwortung eines Testitems bekräftigt er das Kind für die richtige Lösung. Für den Fall einer falschen Antwort ist genau festgelegt, welche Hilfestellung er dem Kind geben darf. Diese muß im Wortlaut und in ihrer Ausgestaltung genau so erfolgen wie im Manual bestimmt. Es wird ausdrücklich darum gebeten, keine anderen Hilfeleistungen zu benutzen.

Um die Leistungsmotivation beim Kind über alle Versuchsdurchgänge in optimaler Weise aufrecht zu erhalten, gibt der Versuchsleiter nach der 1. und 2. Darbietung einer Aufgabenserie dem Kind eine Aufmunterung, zur Verstärkung und zum weiteren Ansporn. Ihr Wortlaut ist ebenfalls im Manual vorgeschrieben. Die Einhaltung dieser Anweisungen ist notwendig, um damit einen Rahmen zu schaffen, der allen Kindern die Chance gibt, ihre Entwicklungsmöglichkeiten bei optimalen äußeren Bedingungen zu entfalten. So ist es möglich, die verschiedenen Lernverläufe miteinander zu vergleichen und Erkenntnisse für die Entwicklungspotenzen eines Kindes zu bekommen.

4) Auswertung. Die Antworten des Probanden werden auf einem Protokollbogen eingetragen, auf dem auch die persönlichen Angaben vermerkt werden. Der Protokollbogen ist so eingeteilt, daß pro Testitem jeweils 4 Lösungsversuche festgehalten werden können. Eine richtige Antwort wird mit „r" vermerkt, eine falsche Antwort mit „f". Wenn das Kind eine zunächst falsche Antwort gibt, diese aber vor der Hilfestellung durch den Versuchsleiter korrigiert, so wird der erste Lösungsversuch mit „f" registriert, in die Spalte des zweiten Lösungsversuches wird ein „k" eingetragen. Für den Fall, daß ein Kind aus der oberen Reihe ein Symbol nennt, das in das freie Feld eingesetzt werden soll, wird erst das Ergebnis des nachfolgenden Lösungsversuches vermerkt. Dieses wird durch die Symbole „(r)" bzw. „(f)" gekennzeichnet.

Bei der Auswertung der Testergebnisse werden die Instruktionsaufgaben nicht berücksichtigt. Die Registrierungen für den 2., 3. und 4. Lösungsversuch werden in der Standardauswertung ebenfalls nicht herangezogen. Lediglich die Ergebnisse des ersten Lösungsversuches der 7 Aufgaben eines jeden der 9 Untertests werden ausgewertet.

Zunächst werden die richtigen Lösungen eines jeden Untertests addiert und die Summe in das Kästchen (RW) am unteren Ende eines jeden Untertests eingetragen. Für jede der drei Aufgabenserien werden anschließend die Rohwerte der drei Darbietungen zusammengezählt und in ein Kästchen am rechten Rand einer Aufgabenserie notiert. Damit erhält man z. B. einen Gesamtrohwert für die Aufgabenserie „Formen". Zur Ermittlung des Gesamtrohwertes der ersten Darbietung werden die Rohwerte für die drei Aufgabenserien der ersten Darbietung addiert. Damit erhält man einen Gesamtrohwert für die erste Darbietung in den Aufgabenserien „Formen", „Folgen" und „Farben".

Der VLT-Gesamtrohwert wird gebildet aus der Summe der Gesamtrohwerte der drei Aufgabenserien (VLT-Gesamt = RW Fm-gesamt + RW Fg-gesamt + RW Fb-gesamt). Ein jeder Rohwert aus den 9 Untertests kann in C-Normwerte transformiert werden; die Gesamtrohwertsumme der drei Aufgabenserien wie auch der VLT-Gesamtrohwert können in L-Werte umgerechnet werden.

5) Interpretation. Um die Bedeutung der Ergebnisse einschätzen zu können, wird auf die Werte der C- bzw. L-Skala verwiesen. Ein Wert auf der C-Skala im Bereich von 3...7 bzw. 5...15 auf der L-Skala wird als Hinweis auf eine normale Ausprägung der Leistungsfähigkeit angesehen. Als weitere Möglichkeit der Ergebnisbeurteilung bietet sich ein Vergleich mit den Leistungswerten an, die für verschiedene Schülergruppen berechnet worden sind. Auch diese Daten zeigen, daß bei leistungsschwachen Kindern die oben angeführten Normwerte nicht erreicht werden.

Zur Interpretation des Lernverhaltens wurden für jeden Durchgang einer Aufgabenserie eigene Standardwerte berechnet. Damit kann die relative Leistungsposition eines Kindes im Vergleich zur Gesamtpopulation in dem jeweiligen Durchgang festgelegt werden. Aus einer Verbesserung oder Verschlechterung der Standardwerte können Folgerungen für das Lernverhalten gezogen werden. Dabei muß allerdings eine Einschränkung für Kinder im oberen Leistungsbereich gemacht werden. Hier kommt es zu einem Absinken in der relativen Leistungsposition. Dies liegt daran, daß viele Kinder das Leistungsmaximum erreichen und damit eine Differenzierung nicht mehr möglich ist. In diesem Falle gibt eine Berechnung der Differenzwerte ein falsches Bild vom tatsächlichen Lernverhalten.

Deshalb wird in Anlehnung an Klauer (1969) vorgeschlagen, einen sog. „Residualgewinn" zu berechnen. Dieser wird definiert als „Differenz zwischen dem tatsächlichen Posttestwert und dem vorausgesagten Posttestwert – vorausgesagt aufgrund des Prätestwertes und seiner empirischen Korrelation mit dem Posttestwert" (S. 14).
Für die Berechnung des Residualgewinns (RG) ergibt sich demnach folgende Formel:

RG = L III–Y.

L III steht hier für den tatsächlich erreichten Standardwert der dritten Darbietung, Y für den Erwartungswert.
  Wenn die Differenz dabei 0 ergibt, so besteht eine Übereinstimmung zwischen Realleistung und erwarteter Leistung. Es wird empfohlen, RG-Werte von -4 bis $+4$ als erwartungsgemäßes Lernverhalten zu interpretieren. Werte größer als $+4$ verweisen darauf, daß die Lernleistung größer war als erwartet. Bei Werten um -5 und darunter ist das Gegenteil zutreffend, hier ist die Lernleistung geringer, als man aufgrund der Ausgangsleistung erwarten konnte.

6) Normierung. Für jeden der neun Untertests bzw. für die Gesamtrohwerte der Aufgabenserien wurden C- und L-Standardwerte berechnet. Diese wurden erhoben an einer Stichprobe von n = 108 Kindergartenkindern im Alter von 5;0–5;11 Jahren und n = 321 Kindergartenkindern im Alter von 6;0–7;0 Jahren.
  Zusätzlich wurden, wie bereits erwähnt, Untersuchungen an verschiedenen schulischen Gruppen durchgeführt. Das Testverfahren wurde angewendet bei leistungsbesten Schülern einer Schule (n = 38) und bei zurückgestellten Kindern bzw. bei Kindern mit einem Notenschnitt schlechter als 4,0 (n = 19). Des weiteren wurde es bei Wiederholern (n = 10) und Hilfsschülern (n = 8) angewandt. Die ermittelten Werte sollen als Interpretationshilfen zur Beurteilung der Ergebnisse im Test verstanden werden. Jedoch ist anzumerken, daß diese Normwerte nur eingeschränkt brauchbar sind. Zum einen handelt es sich um eine Stichprobe von geringem Umfang, insbesonders bei den verschiedenen schulischen Leistungsgruppen. Zum anderen sind schicht- und geschlechtsspezifische Aspekte nicht berücksichtigt. Die Autorin gibt selbst an, daß die Zusammensetzung der Stichprobe nicht als repräsentativ für die DDR angesehen werden kann.

7) Reliabilität. Durchführungs- und Auswertungsobjektivität des VLT können als zufriedenstellend bezeichnet werden. Für die Anwendung des Verfahrens bestehen im Manual klare Anweisungen, die Aufgaben können eindeutig nach richtig oder falsch ausgewertet werden.
  Die Bestimmung der Reliabilitätskennwerte erfolgte anhand einer Konsistenzanalyse. Die Methode der Retestreliabilitätsbestimmung bzw. der Paralleltestreliabilitätsbestimmung kommt bei Lernfähigkeitstests nicht in Frage, da durch die auftretenden Lerneffekte die Reliabilitätskoeffizienten verringert werden würden. Die Durchführung der Konsistenzanalyse nach Kuder-Richardson-Formel 8 ergab einen Wert von r = 0,885. Dieses Ergebnis stimmt fast genau mit dem geschätzten Reliabilitätskoeffizienten von r = 0,874 überein, der nach Interkorrelation der neun Untertests zu erwarten war.

8) Validität. Zur Überprüfung der Annahme, die im Test gegebenen Hilfestellungen würden sich tatsächlich auf die Testleistung auswirken, wurde eine Ergebnisanalyse unter drei verschiedenen Bedingungen durchgeführt:

(1) mit Rückmeldung und Hilfen,
(2) mit Rückmeldung ohne Hilfen,
(3) ohne Rückmeldung ohne Hilfen.

Es ergab sich eine deutliche Überlegenheit der Gruppe 1 gegenüber den beiden anderen Gruppen. Unter Bedingung 1 war sowohl ein höheres Ausgangsniveau nach Darbietung I zu erkennen als auch eine Zunahme der Testleistung bei den nachfolgenden Darbietungen II und III. Dies spricht dafür, daß die Hilfen sich auf die Testleistung auswirken und bei adäquater Ausnutzung diese positiv beeinflussen.

Zur weiteren Bestimmung der Validität wurde eine Faktorenanalyse der Testergebnisse durchgeführt, welche eine Dreifaktorenlösung ergab. Aus der Korrelation der neun Untertests im VLT wurde ein Generalfaktor bestimmt, welcher 86,4% der Varianz erklärt. Dies deutet auf einen inhaltlich engen Zusammenhang der Subtests hin. Alle neun Untertests ergeben damit einen Wert, der als Hinweis auf die allgemeine geistige Leistungsfähigkeit angesehen werden kann. Dieser setzt sich zusammen aus den verschiedenen inhaltlichen Anforderungen, die im VLT gestellt sind, nämlich der Fähigkeit zur optischen Differenzierung von Formen, der Erfassung von einfachen Relationen und der Verallgemeinerungsfähigkeit.

Neben dieser starken Übereinstimmung der Testaufgaben kommt in Faktor 2 und 3 auch deren Unterschiedlichkeit zum Ausdruck. Faktor 2 wird insbesondere bestimmt durch die Aufgabenserien, die in sich relativ homogen sind, sich aber von den anderen beiden Aufgabenserien unterscheiden; Faktor 3 zeigt auf, inwiefern sich die Testleistung in Abhängigkeit von der Darbietung verändert.

Des weiteren wurden die Ergebnisse im VLT auf ihre Übereinstimmungs- und Vorhersagevalidität hin überprüft. Dazu sollten Kindergärtnerinnen die Kinder auf einer 5stufigen Schätzskala hinsichtlich des künftigen Schulerfolges einstufen. Dabei zeigte sich eine gute Übereinstimmung zwischen den Beurteilungen und den Leistungen im VLT. Die Prognosevalidität wurde ermittelt durch Berechnung der Korrelation der Ergebnisse im VLT mit den Schulnoten am Ende des 1. Schuljahres. Die Korrelationskoeffizienten sind als mäßig hoch zu bezeichnen (ca. 0,40) und sind auch niedriger als die des EFB und des SFB. Auch die Korrelation des VLT mit diesen Verfahren bewegt sich in dem oben genannten Rahmen. Als Grund für die geringe Korrelation mit dem Schulerfolg wird die schlechte Differenzierungsfähigkeit des VLT im oberen Leistungsbereich genannt.

Hier entsteht das Problem einer niedrigen Testdecke. Dagegen erweist sich der VLT nach Ansicht der Autorin im unteren Leistungsbereich als prognostisch valider als der EFB bzw. SFB. Dies ergab sich nach Berechnung der Korrelation dieser Verfahren mit guten bzw. schlechten Schulnoten. Als Maßstab für schlechte Leistungen wurde ein Notenschnitt $\geq 3,5$ bzw. $\geq 4,0$ in den Hauptfächern festgelegt. Unter Zugrundelegung dieses Kriteriums ergab sich eine höhere Korrelation des VLT mit schlechten schulischen Leistungen als für die anderen beiden Verfahren. Dies würde bedeuten, daß der VLT insbesonders geeignet ist, Lernschwierigkeiten in der 1. Klasse vorherzusagen.

Zur Validierung der aus den Lernkurven des Tests gewonnenen differentialdiagnostischen Beurteilungen wurden drei Gruppen von Probanden miteinander verglichen. Es handelte sich um 5- bzw. 6jährige Normalkinder und um eine Gruppe von 6jährigen Leistungsversagern. Alle drei Gruppen befanden sich nach der ersten Darbietung einer Aufgabenserie auf dem gleichen Ausgangsniveau. Am Ende der dritten Darbietung konnten sich die ersten beiden Gruppen verbessern, die dritte Gruppe sank im Niveau deutlich ab. Dies läßt den Schluß zu, den Verlauf der Testleistungen als Indiz für die Lernpotenzen und den weiteren Erfolg/Mißerfolg zu werten. Zugleich macht es deutlich, daß Leistungsversagen nicht alleine eine Frage des Entwicklungsniveaus, sondern auch der Entwicklungsfähigkeit ist. In herkömmlichen Testverfahren wäre eine derartige Prognose nicht möglich, da hier lediglich eine Ortsbestimmung vorgenommen wird.

Die Ergebnisse zur Überprüfung des VLT klingen zunächst recht vielversprechend. Jedoch ist es notwendig, diese Ergebnisse an größeren Stichproben nochmals zu überprüfen. Bisher wurden lediglich Teile des VLT im Rahmen einer Rostocker Längsschnittuntersuchung eingesetzt. Dabei erwies er sich als geeignet, Kinder mit biologischen und sozialen Risikofaktoren von denen ohne diese Belastungen zu trennen. Dies verweist nochmals auf die Möglichkeit, anhand des VLT förderungsbedürftige Kinder zu identifizieren. Hierin, sowie in der Feststellung der Schulfähigkeit, kann seine eigentliche Bedeutung für die Praxis gesehen werden.

Literatur

Guthke, J. (1972). *Zur Diagnostik der intellektuellen Lernfähigkeit.* Berlin: Deutscher Verlag der Wissenschaften
Gutjahr, W., Roether, D., Frost, G. & Schmidt, K.-H. (1974). *Verfahren zur Diagnostik der Schulfähigkeit.* Berlin: Deutscher Verlag der Wissenschaften
Klauer, K. J. (1969). *Lernen und Intelligenz.* Weinheim: Beltz
Roether, D. (1983). *Der Vorschul-Lerntest VLT.* Berlin: Psychodiagnostisches Zentrum
Witzlack, G. (1968). *Zur Diagnostik und Entwicklung der Schulfähigkeit.* Berlin: VEB Volk und Wissen

5.15 Testbatterie zur Entwicklung kognitiver Operationen

Autor/Erscheinungsjahr: Winkelmann, 1975
Material: Handanweisung, 2 Testhefte, 6 Zeichenblätter, 2 Maße, 1 Protokollbogen, 4 Auswertungsschablonen
Zweck: Entwicklungs- und Intelligenzdiagnose
Altersbereich: 5–8 Jahre

Normen: „Orientierungsdaten" für die Altersstufen von 5–8 Jahren
Zeit: Ca. 60 Minuten

1) Konzept. Die Testbatterie zur Entwicklung kognitiver Operationen (TEKO) gründet auf den entwicklungspsychologischen Arbeiten von Jean Piaget und seinen Mitarbeitern. Das Piagetsche Entwicklungskonzept ist somit Voraussetzung, um die Bedeutung der einzelnen TEKO-Subtests erfassen zu können (s. Piaget & Szeminska, 1969).

Gemäß der Entwicklungstheorie von Piaget durchläuft ein Kind im Alter von etwa 7 Jahren das Stadium der konkreten Operationen. In dieser Zeit ist das logische Denken eines Kindes sehr stark an konkrete Sachverhalte geknüpft. Erst allmählich kann es sich davon lösen und hypothetisch-abstrakt Denkprozesse durchführen. Die verschiedenen Subtests der TEKO zielen auf diese konkreten Operationen ab. Es soll damit überprüft werden, „ob und in welchem Ausmaß ein Kind verschiedene konkrete Operationen erworben hat" (Winkelmann, 1975, S.9). Daraus geht bereits hervor, daß nicht angenommen wird, ein Kind würde zu einem bestimmten Zeitpunkt bereits alle diese Operationen beherrschen.

Dies geht auch hervor aus der Analyse der Subtests, bei der eine unterschiedliche Altersabhängigkeit festgestellt werden konnte. Die Altersabhängigkeit der einzelnen TEKO-Subtests erlaubt es daher, die TEKO zur Diagnose der kognitiven Entwicklung einzusetzen. Es ist insbesondere sinnvoll, die TEKO bei Einzelfallanalysen anzuwenden, um damit evtl. Entwicklungsdefizite bei einem Kind aufzudecken; dies ermöglicht daraufhin die Durchführung gezielter Fördermaßnahmen. Deren Effizienz, insbesondere wenn sie in Anlehnung an das Piagetsche Entwicklungskonzept gestaltet sind, läßt sich dann wiederum mit der TEKO überprüfen. Die TEKO wird in manchen Fällen auch als Instrument zur Erfassung der Intelligenz eingesetzt. Dahinter steht die Annahme, daß zur Lösung der Testitems auch ein gewisses Maß, wenn auch zu verschieden hohen Anteilen, an „allgemeiner Intelligenz" erforderlich ist. Bei Anwendung unter intelligenzdiagnostischer Fragestellung darf dies allerdings nicht dazu führen, aufgrund der Testwerte Aussagen über die Höhe des Intelligenzquotienten zu machen.

2) Aufgaben. Die Testbatterie besteht aus 9 Subtests mit unterschiedlich vielen Items:

SE	Substanzerhaltung	(13 Aufgaben)
ZE	Zahlenerhaltung	(6 Aufgaben)
KI	Klasseninklusion	(6 Aufgaben)
MA	Matrizen	(8 Aufgaben)
RL	Raumlage	(6 Aufgaben)
AS	Asymmetrische Seriation	(12 Aufgaben)
OZ	Ordinale Zuordnung	(10 Aufgaben)
RF	Reihenfolgen	(16 Aufgaben)
ME	Messen	(7 Aufgaben)

Eine genauere Darstellung der Items aus allen diesen Subtests ist hier nicht möglich. Es soll daher lediglich am Untertest Substanzerhaltung (SE) die Art der

Aufgabenstellung veranschaulicht werden. In diesem Test wird überprüft, ob ein Kind erkennen kann, daß sich eine Flüssigkeitsmenge (= Substanz) trotz Umschütten (= Transformation) in einen anders geformten Behälter nicht verändert (= Invarianz). Dem Kind wird dazu eine dreiteilige Abbildung vorgelegt, auf der ein leerer und ein voller Behälter dargestellt sind. Dies ist der Ausgangszustand (oberer Teil der Abbildung). Im mittleren Teil der Abbildung ist der Umschüttvorgang dargestellt, im unteren Teil befindet sich die Flüssigkeitsmenge in dem anfangs leeren Behälter.

Nun wird das Kind gefragt, ob sich etwas an dem Verhältnis der beiden Flüssigkeitsmengen (Ausgangs- vs. Endgefäß) verändert habe. Diese Aufgaben können weiter variiert werden. Als Ausgangszustand können auch zwei volle Gefäße mit sowohl gleichen als auch ungleichen Flüssigkeitsmengen gegeben sein. Wiederum wird der Umschüttvorgang demonstriert, anschließend wird das Kind gefragt, ob sich etwas an dem Verhältnis der beiden Flüssigkeitsmengen (die im Ausgangsgefäß gebliebene vs. die in das Endgefäß geschüttete) verändert hat. Eine weitere Steigerung der Aufgabenschwierigkeit ist darin zu sehen, daß die Flüssigkeit aus zwei anfangs gefüllten Behältern nun auf mehrere Gefäße verteilt wird. Danach wird das Kind wiederum gefragt, ob sich durch die Verteilung der Flüssigkeit auf mehrere Behälter etwas an dem Verhältnis der beiden Flüssigkeiten verändert habe.

An diesem Beispiel ist erkennbar, daß die Aufgabenstellung in Abhängigkeit von der Ausgangslage in einem Subtest variieren kann, wofür teilweise unterschiedliche kognitive Leistungen erforderlich sind. Auch bei weiteren TEKO-Tests werden innerhalb eines Subtests verschiedene kognitive Ansprüche an das Kind gestellt. In diesem Fall werden innerhalb eines Subtests die Items je nach kognitivem Anspruchsniveau zu unterschiedlichen Subtestergebnissen zusammengezählt. Zur weiteren Beschreibung der TEKO-Aufgaben sei auf die Handanweisung verwiesen.

3) Durchführung. Für die Durchführung sind genaue Anleitungen bzw. Instruktionen im Manual bzw. Testheft vorhanden. Diese sollen genau eingehalten werden. Das Verfahren wird als Individualtest angewendet. Der Testleiter kann selbst entscheiden, in welcher Reihenfolge er die Subtests vorgibt. In seiner Entscheidung liegt es auch, welche Subtests er bei einem Kind überhaupt für sinnvoll hält. Für die Beantwortung der Items ist keine Zeitbegrenzung festgelegt.

4) Auswertung. Auf einem Protokollbogen werden die Antworten des Kindes festgehalten. Für richtige Lösungen erhält das Kind einen Punkt, falsche Antworten werden mit 0 bewertet. Daraus ergibt sich die Summe der Rohpunkte in einem bestimmten Untertest. Wenn in einem Subtest unterschiedliche kognitive Leistungen gefordert werden, so wird eine getrennte Auswertung vorgenommen. Hier wird ein Gesamttestwert für den Untertest gerechnet sowie (meist) zwei Teilwerte innerhalb dieses Subtests.
Eine Unterteilung der Subtestergebnisse erfolgt bei folgenden Untertests:

SE (Gleichheitsaufgaben SEG; Ungleichheitsaufgaben SEU)
ZE (Gleichheitsaufgaben ZEG; Ungleichheitsaufgaben ZEU)

RL (dreistufige Aufgabenbewertung RLD; zweistufige Aufgabenbewertung RLZ)
ME (richtige Lösungen MEL; Begründungspunkte MEBD; Anzahl der Begründungen, die mit zwei Punkten bewertet werden MEBZ).

Die Ergebnisse aus allen 9 Subtests werden dabei aber nicht zu einem Gesamttestwert zusammengezählt.

5) Interpretation. Da kein Gesamttestwert ermittelt wird, sollen die Subtestergebnisse für sich interpretiert werden. Das Gesamtergebnis eines jeden Subtests wie auch die Ergebnisse innerhalb eines Subtests lassen sich anhand von Tabellen in Prozentränge umrechnen. Sie werden für jede Altersgruppe der 5- bis 8jährigen gesondert berechnet.

Bei einigen TEKO-Subtests (z. B. SE, ZE, KI, RL, ME) wird vorgeschlagen, eine Ergebnisbeurteilung durch Zuordnung der Testergebnisse in verschiedene Klassen vorzunehmen. Folgende Klassen können dabei gebildet werden:

Klasse 0 = „Konzept wahrscheinlich nicht vorhanden";
Klasse 1 = „Übergangsbereich", „Konzept ansatzweise vorhanden";
Klasse 2 = „Konzept wahrscheinlich vorhanden".

Das Manual enthält entsprechende Hinweise, ab welchem Punktwert es gerechtfertigt ist, eine Zuordnung in eine bestimmte Klasse vorzunehmen. Für den Subtest „Messen" wird eine Einteilung der Ergebnisse in nur zwei Klassen vorgeschlagen.

6) Normierung. Anwendungsnormen, wie bei anderen Testverfahren, gibt es bisher für die TEKO nicht. Es gibt lediglich sog. „Quasinormen" bzw. „Orientierungsdaten", die aus den Ergebnissen der Stichprobe gewonnen wurden, bei der die TEKO erstmals angewendet wurde. Hier gilt es zu bedenken, daß bei dieser Stichprobe eine Vorform der TEKO angewendet wurde, der gegenüber die gegenwärtige Endfassung verändert worden ist. Aus diesem Grund wurden die Orientierungsdaten nur für die in die endgültige Testform aufgenommenen Aufgaben berechnet.

Es ist damit zu rechnen, daß durch die Veränderung der Testaufgaben der Einfluß verschiedener Effekte (z. B. Lerneffekt, Ermüdungseffekt) in anderer Weise wirksam wird und die Testergebnisse dadurch verändert werden. Dies hätte zur Folge, daß die berechneten Orientierungsdaten nicht mehr zutreffend sind. Diese Quasinormen wurden zudem an einer Stichprobe geringen Umfanges (n=280) ermittelt. Dadurch sind die verschiedenen Altersstichproben nur gering besetzt (5 Jahre n=71; 6 Jahre n=68; 7 Jahre n=73; 8 Jahre n=68). Wegen des geringen Stichprobenumfanges ist die Gültigkeit der Orientierungsdaten zusätzlich in Frage gestellt. Alle diese Vorbehalte machen es erforderlich, die TEKO bei einer größeren Stichprobe in ihrer jetzigen Form anzuwenden und daraufhin neue Normwerte zu bestimmen.

7) Reliabilität. Durch die im Handbuch mitgeteilten Instruktionen und Auswertungshinweise scheint die Objektivität bezüglich Anwendung und Testauswertung gewährleistet zu sein.

Zur Ermittlung der Reliabilität wurden die Split-half-Reliabilitäten nach Spearman-Brown und die Konsistenzkoeffizienten nach Kuder-Richardson berechnet. Bei Tests mit abgestufter Itembewertung erfolgte die Reliabilitätsberechnung nach Hoyt-Stunkard. Die verschiedenen Reliabilitätskoeffizienten liegen sehr nahe beieinander, wobei die Testautoren empfehlen, sich jeweils an den höheren Wert zu halten. Insgesamt enthält das Testmanual 170 Reliabilitätskoeffizienten, verteilt auf die einzelnen Subtests und Altersgruppen, so daß eine generelle Bewertung schwerfällt. Im allgemeinen liegen die Koeffizienten zwischen 0,70 und 0,80. Am schlechtesten kommt die Auswertung der Ungleichheitsaufgaben bei ZE weg, bei der sämtliche Werte auf etwa 0,60 absinken. Einen Ausreißer stellt die Gruppe der 5jährigen bezüglich des Gesamtlösungswertes bei ME dar, bei der die Koeffizienten nur 0,31 (Spearman-Brown) bzw. 0,39 (Kuder-Richardson) betragen.

8) Validität. Wie bereits erwähnt, wurde versucht, die Altersabhängigkeit der verschiedenen TEKO-Subtests zu bestimmen. Hierbei ergaben sich verschieden hohe Korrelationskoeffizienten. Beim Test OZ beträgt der Wert $r=0,61$, für den Subtest KI lediglich $r=0,06$. Eine Berechnung der Korrelationskoeffizienten zur Bestimmung der Abhängigkeit der Testbeantwortung von der Geschlechtszugehörigkeit erbrachte durchgängig niedrige Werte.

Des weiteren wurden für die einzelnen Subtests der TEKO Interkorrelationen berechnet. Davon ausgehend, wurden Faktorenanalysen sowohl auf Rohwertbasis als auch auf Itembasis durchgeführt. Im letzten Fall wurden 93 Iteminformationen in die Faktorenanalyse einbezogen, die Faktorenanalyse wurde über alle Altersstufen hinweg berechnet. Der Scree-Test erbrachte die Zahl von 15 Faktoren, wodurch 55% der Gesamtvarianz aufgeklärt werden. Von den 15 Faktoren können die Faktoren 1–13 als testspezifisch bezeichnet werden, auf ihnen laden fast ausschließlich Items der entsprechenden Untertests. Zwei Faktoren können testübergreifend genannt werden; auf ihnen laden Items aus verschiedenen Subtests. Insbesondere ein Faktor (Faktor 14) zeigt Verbindungen zwischen dem Subtest Zahlenerhaltung (als Gleichheitserhaltung ZEG) und den Subtests, die auf Reihenfolgen bezogen sind (AS, OZ, RF-leichte Items). Bei Faktor 15 kann ein ähnlicher Zusammenhang beobachtet werden. Aufgrund der Vielzahl der extrahierten Faktoren ist erkennbar, daß die TEKO eine Testbatterie ist, in der viele Subtests einen hohen Spezifitätsgrad aufweisen. Dies spricht nicht für die Piagetsche Annahme, wonach eine gemeinsame kognitive Struktur den verschiedenen Operationen zugrunde liegt.

Zur weiteren Validitätsüberprüfung wurde die TEKO zusammen mit anderen kognitiven Testverfahren bei einer Stichprobe von ca. 600 Kindern eingesetzt. Bei den Ergebnissen gilt es zu bedenken, daß die TEKO nur in einer „Ad-hoc"-Fassung vorgelegen hatte. Außerdem sind die Ergebnisse nur auf die Gruppe der 5jährigen Kinder zu beziehen. Die Ergebnisse der Korrelationsberechnungen der TEKO-Subtests mit anderen kognitiven Verfahren erbrachten dabei nur in wenigen Fällen einen Wert von über $r=0,50$. Es bleibt von seiten des Testautors offen, ob diese Ergebnisse für oder gegen die konkurrente Validität der TEKO sprechen.

Aufgrund der anschließenden Faktorenanalyse bei der oben genannten Stichprobe ließen sich sieben Faktoren bestimmen. Faktor 1 enthält Ladungen von vier TEKO-Subtests (ZE, AS, OZ, RF) und einer Reihe anderer kognitiver Testverfahren (z. B. TMZ von Winkelmann; CPM). Dieser Faktor ist umschrieben mit der Bezeichnung „Logisch-mathematisches Denken". Hier scheint die TEKO noch die engste Beziehung zu anderen Tests zu haben. Im Faktor 2 „Sprachliche Intelligenz" und Faktor 3 „Wahrnehmungsfaktor" sind TEKO-Tests weniger bedeutend. Der relativen Nähe der TEKO-Tests zu anderen Tests in Faktor 1 steht wiederum deren Spezifität gegenüber, wie dies in den Faktoren 6 bzw. 7 zum Ausdruck kommt. Sie sind lediglich bestimmt durch die TEKO-Tests Messen und Klasseninklusion. Bei der gleichen Stichprobe wurde im darauffolgenden Jahr erneut die TEKO zur Validitätsbestimmung angewendet. Neben der TEKO kamen auch noch andere kognitive Verfahren zum Einsatz. Die TEKO selbst war hier erstmals in ihrer Endfassung vorhanden. Die faktorenanalytische Überprüfung der 12 TEKO-Variablen stimmt überein mit der Faktorenanalyse auf Rohwertbasis bei der ersten Analysestichprobe. Wiederum wurden die Korrelationskoeffizienten der TEKO-Variablen mit anderen Testverfahren berechnet. In den meisten Fällen sind sie nur mäßig hoch. Eine weitere faktorenanalytische Überprüfung sämtlicher Testverfahren brachte eine Bestätigung der obigen Resultate. TEKO-Subtests sind besonders im Faktor „Logisch-mathematisches Denken" (AS, OZ, ZEG, ZEU, RF) sowie im Faktor „Denken in räumlich-relationalen Ordnungen" vertreten. Des weiteren finden sich wiederum solche Faktoren, die hauptsächlich durch TEKO-Variablen definiert sind, auf denen andere kognitive Verfahren nur eine geringe Ladung haben.

Die Wiederholung der Testanwendung bei der gleichen Stichprobe ermöglichte die Berechnung von Stabilitätskoeffizienten. Sämtliche Werte erwiesen sich als signifikant, besonders auffallend waren die Ergebnisse im Test AS ($r = 0{,}66$) und bei den Subtests RL bzw. RF ($r = 0{,}44$ bzw. $0{,}40$). Es ist anzumerken, daß die ermittelten Werte ansonsten nicht besonders hoch ausgefallen sind.

Literatur

Filipp, S.-H. & Doenges, D. (1983). Entwicklungstests. In K.-J. Groffmann & L. Michel (Hrsg.). *Intelligenz- und Leistungsdiagnostik. Enzyklopädie der Psychologie, Band B II/2* (S. 202–306). Göttingen: Hogrefe

Piaget, J. (1942). *Classes, relations et nombres. Essai sur les groupements de la logistique et sur la reversibilité de la pensée.* Paris: Vrin

Piaget, J. (1972). *Urteil und Denkprozeß des Kindes.* Düsseldorf: Schwann

Piaget, J. & Szeminska, A. (1969). *Die Entwicklung des Zahlenbegriffs beim Kinde* (2. Aufl.). Stuttgart: Klett

Prinz, D. (1979). Die Testbatterie zur Erfassung kognitiver Operationen (TEKO). *Der Kinderarzt, 10,* 411–416

Winkelmann, W. (1975). *TEKO. Testbatterie zur Erfassung kognitiver Operationen.* Braunschweig: Westermann

5.16 Infant Psychological Development Scale

Autor/Erscheinungsjahr:	Uzgiris und Hunt, 1975
	Manual für klinisch- und pädagogisch-psychologische Zwecke: Dunst, 1980
Material:	Handanweisung, Material zur Durchführung muß vom Untersucher selbst zusammengestellt werden
Zweck:	Erfassung des kognitiven Organisationsniveaus, vor allem zu Forschungszwecken (Uzgiris & Hunt, 1975); Individualdiagnostik (Dunst, 1980)
Altersbereich:	1. und 2. Lebensjahr
Normen:	Keine. Dunst gibt jedoch geschätzte Entwicklungsalter für die einzelnen Skalen an
Zeit:	Keine Angaben

1) Konzept. Die Autoren gingen bei der Entwicklung dieses Verfahrens von der Entwicklungstheorie Piagets aus. Sie wollten ursprünglich vor allem spontanes Verhalten erfassen und aus den Publikationen Piagets einschlägige Situationen aus der sensomotorischen Periode auswählen. Ein solches beobachtendes Vorgehen erwies sich jedoch bald als sehr zeitaufwendig, auch waren die erhaltenen Daten vielfach schwierig zu interpretieren, und man entschloß sich deshalb zur Verwendung strukturierter Situationen bzw. ausgelösten Verhaltens. Eine erste Fassung wurde an 42 Kindern erprobt. Dabei ergaben sich vielfach Diskrepanzen zwischen den Entwicklungsniveaus in einzelnen Verhaltensbereichen, und man entschied sich daher dafür, eine zweite Fassung mit verschiedenen Dimensionen zu konstruieren und von dem Ziel einer Klassifikation des kognitiven Gesamtniveaus im Sinne der sechs Stufen der sensomotorischen Entwicklung nach Piaget abzugehen. Auf einen standardisierten Raum oder die Verwendung einheitlichen Materials wurde verzichtet. Als wesentlich erschien es den Autoren vielmehr, Material und Reihenfolge der Aufgaben entsprechend den Erfahrungen, Interessen und momentanen Befindlichkeiten so zu variieren, daß jeweils die größte Chance für eine Beobachtung des kritischen Verhaltens besteht. Mit dieser zweiten Fassung wurde an 23 Kindern eine Reliabilitätskontrolle durchgeführt, deren Daten die Grundlage für eine erneute Überarbeitung boten. Mit dieser dritten Fassung wurde dann eine dritte Kinderstichprobe zur Ermittlung von Beurteilerübereinstimmung und Stabilität untersucht. Daraufhin wurden dann nochmals Veränderungen vorgenommen. Ein erstes Manual wurde 1966 erarbeitet; im Buchhandel wurde das Verfahren 1975 zugänglich. In dieser Publikation werden zu der endgültigen Fassung noch keine Untersuchungen berichtet. Eine deutsche Bearbeitung durch Sarimski ist unter der Bezeichnung „Ordinalskalen zur sensomotorischen Entwicklung" angekündigt.

Während Uzgiris und Hunt vor allem eine Verwendung der Skalen zu Forschungszwecken vorschwebte – sie waren insbesondere an dem Einfluß unterschiedlicher Umgebungsbedingungen auf die Entwicklung einzelner Fähigkeiten

Tabelle 15. Untertests der Infant Psychological Development Scale

Skalen-Nr.	Bezeichnung	Inhalt, Beispiele
I	Visuelles Verfolgen und Objektpermanenz	Verständnis dafür, daß Objekte unabhängig vom unmittelbaren Wahrnehmungsfeld existieren (anhaltendes Beobachten, Auffinden versteckter Gegenstände)
II	Entwicklung von Mittel-Zweck-Relationen	Einsatz eines Verhaltens, um einen Zweck zu erreichen (Augen-Hand-Koordination, Werkzeuggebrauch)
IIIa	Entwicklung vokaler Imitation	Unmittelbare Imitation vorgesprochener Laute und Worte (differenzierte Vokalisation, Nachsprechen einfacher Worte)
IIIb	Entwicklung der Imitation von Gesten	Unmittelbare Nachahmung von Gesten (Wiedererkennen von Bewegungen, Imitation des Gesichtsausdrucks)
IV	Entwicklung operationaler Kausalität	Verständnis für Ursache-Wirkungs-Zusammenhänge (Beobachtung der eigenen Hände, Aktivierung mechanischen Spielzeugs)
V	Konstruktion von Objektbeziehungen im Raum	Verständnis für räumliche Beziehungen (abwechselnde Beobachtung von 2 Objekten, Wissen um den üblichen Platz von Objekten und Personen)
VI	Entwicklung von Schemata für den Umgang mit Objekten	Art der Interaktion mit Objekten (in den Mund stecken, benennen)

interessiert –, suchte Dunst (1980) das Verfahren für die Individualdiagnostik nutzbar zu machen. Um eine bessere Differenzierung zwischen Probanden zu ermöglichen, schlug er zahlreiche zusätzliche Items vor und entwickelte Protokoll- und Auswertungsbogen.

Das Verfahren – abgekürzt IPDS, auch als Ordinal Scales of Psychological Development bezeichnet – besteht aus sieben Einzelskalen, die in Tabelle 15 erläutert sind.

2) Aufgaben. Die einzelnen Skalen umfassen zwischen 7 und 14 Items. Die Art der Aufgaben geht aus Tabelle 15 hervor. Innerhalb jeder Skala sind die Aufgaben nach der Schwierigkeit, wie sie sich in der 3. Untersuchungsstichprobe darstellte, angeordnet. Zu jeder Aufgabe sind Position des Kindes, notwendige Objekte, Durchführung, Zahl der Wiederholungen und mögliche Reaktionen des Kindes beschrieben, wobei die „kritischen" Reaktionen mit einem Stern versehen sind.

Dunst (1980) fügt pro Skala zwischen 4 und 12 sog. Experimentalitems hinzu, so daß die Skalen in seiner Version 16–25 Items umfassen. Zu jeder Aufgabe macht er auch eine ungefähre Altersangabe; außerdem ist die Entwicklungsstufe nach Piaget angegeben, der die Aufgabe entspricht. Bei den Altersangaben fällt auf, daß trotz der vorgenommenen Ergänzungen zwischen benachbarten Items oft erhebliche Altersdifferenzen bestehen, so daß die Differenzierung im Mittelbereich innerhalb einzelner Altersgruppen oft recht gering sein dürfte.

Einzelne Aufgaben gehen in mehrere Skalen ein.

3) Durchführung. Die Durchführung des Verfahrens kann auf mehrere Sitzungen verteilt werden; es können auch nur ausgewählte Skalen benutzt werden. Eine bestimmte Reihenfolge ist für die Darbietung der Aufgaben nicht vorgesehen. Die Abfolge soll sich vielmehr daran orientieren, Interesse und Aufmerksamkeit des jeweiligen Kindes aufrechtzuerhalten. Deshalb kann auch das für ein Item vorgesehene Material durch ein zweckentsprechendes anderes ersetzt werden, falls das Kind daran kein Interesse zeigt. Auch die bei jeder Aufgabe angegebene Zahl von Darbietungswiederholungen ist nur als Empfehlung zu verstehen; es geht darum, daß der Untersucher ein sicheres Bild erhält, ob das Kind die betreffende Verhaltensweise beherrscht oder nicht.

Zu jeder Skala werden Aufgaben vorgegeben, die das Kind lösen kann sowie die in der Schwierigkeit folgenden Aufgaben. Feste Regeln für die Itemauswahl im Einzelfall gibt es nicht.

4) Auswertung. Zu jeder Aufgabe geben Uzgiris und Hunt (1975) das „kritische" Verhalten an, d. h. das Verhalten, das die richtige Lösung anzeigt, sowie andere in der betreffenden Situation häufige Reaktionen. Im Protokollbogen wird festgehalten, welche Reaktion das Kind bei jeder Darbietung gezeigt hat. Diese Ergebnisse können dann in einen zusammenfassenden Auswertungsbogen übertragen werden. Die Angaben zur weiteren Auswertung und zur Interpretation sind spärlich: Das höchste gelöste Item kann zur Charakterisierung des Skalenresultates benutzt werden. Ein Gesamtwert ist nicht vorgesehen.

Bei Dunst (1980) ist die Auswertung ausführlicher beschrieben. Die Reaktionen des Kindes werden hier pro Item und Darbietung einer von 7 Kategorien zugeordnet, und im Protokollbogen wird ein entsprechendes Symbol notiert. Zum Teil muß die Publikation von Uzgiris und Hunt herangezogen werden, um zu prüfen, inwieweit Signierungen im Einzelfall gleichwertig sind. Für jede Skala wird das höchste gelöste Item ermittelt. Dann wird festgehalten, welcher Piagetschen Stufe dieses Item entspricht; dies ist aus den von Dunst vorgeschlagenen Protokoll- und Auswertungsblättern ablesbar. Die Skalenergebnisse können in ein Profilblatt eingetragen werden.

Wie schon erwähnt, ist zu jedem Item das durchschnittliche Alter, in dem es von Kindern bewältigt wird, angegeben; diese Angaben wurden von Dunst der Literatur entnommen. Das dem höchsten gelösten Item korrespondierende Alter wird von Dunst als geschätztes Entwicklungsalter (EDA) benutzt. Für jede Skala soll dann die Differenz zwischen chronologischem Alter und EDA gebildet werden. Zur Charakterisierung der Gesamtleistung schlägt Dunst vor, die modale Entwicklungsstufe, den Mittelwert der EDAs der Einzelskalen sowie die mittlere Differenz zwischen chronologischem Alter und EDA zu bestimmen.

5) Interpretation. Uzgiris und Hunt beschränken sich darauf, für jede Skala die Lokalisation auf der entsprechenden Entwicklungsreihe zu bestimmen.

Dunst geht in der Interpretation sehr viel weiter. Aus den EDAs bzw. der Differenz zwischen kalendarischem Alter und EDA leitet er Aussagen darüber ab, ob ein Kind normale, beschleunigte, verzögerte oder atypische Entwicklungsmuster zeigt. Zwar weist er selbst darauf hin, daß es sich nur um geschätzte Entwicklungsalter handelt, da das Verfahren nicht normiert ist, und warnt davor, die Ergebnisse zur Prognose der weiteren Entwicklung zu benutzen, doch scheint es zweckmäßiger, bei solchen nichtnormierten Tests von vornherein auf derartige Aussagen zu verzichten, zumal für die Dunstsche Version weit weniger Daten zur Bewährung vorliegen als für die Originalmethode.

Als problematisch muß auch die Interpretation des Profils angesehen werden. Auf dem Profilblatt sind die Items in aufsteigender Schwierigkeit angeordnet und nach den Piagetschen Stufen gruppiert. Es wird damit nahegelegt, individuelle Stärken und Schwächen aus einem Profil herauszulesen, wenn die Ergebnisse nicht alle in dieselbe der sechs Stufen fallen. Das ist aber offenbar nicht gerechtfertigt, stellten doch Uzgiris und Hunt bereits bei der Konstruktion fest, daß der Fortschritt in den einzelnen Bereichen häufig nicht gleichmäßig erfolgt. Möglicherweise gibt es sogar eine regelmäßige Abfolge: So wurde in mehreren Untersuchungen die Stufe VI zuerst bezüglich Objektpermanenz erreicht (vgl. Uzgiris, 1983, S. 155 f.).

6) Normierung. Eine Normierung lag, wie erwähnt, nicht in der Absicht der Testautoren. Ihnen ging es vielmehr um die Konstruktion von Entwicklungsskalen sensu Wohlwill (1973/1977), mit zeitlich geordneten qualitativen Veränderungsreihen, um insbesondere den Einfluß unterschiedlicher Umgebungsbedingungen auf das Durchlaufen dieser Sequenzen studieren zu können. Entsprechend standen die Prüfung der Schwierigkeitsabfolge in den sieben Skalen und die Untersuchung von Gruppenunterschieden hier im Vordergrund.

Uzgiris und Hunt führten zu diesem Zweck mit den Daten aus der Reliabilitätsuntersuchung (3. Fassung der Skalen) *Skalogrammanalysen* nach Green durch. Zur Komplettierung der Daten wurden alle Items, die „unter" den durchgeführten lagen, jeweils als gelöst, alle nach „oben" hin nicht mehr vorgelegten als nicht gelöst gewertet. Auf diese Weise ist die Güte der Schwierigkeitsabfolge vermutlich überschätzt worden. Die Reproduzierbarkeitsindizes lagen zwischen 0,80 und 0,99. Am niedrigsten fielen sie für die Skalen Mittel-Zweck-Relationen und Schemata aus, am höchsten für Objektpermanenz und operationale Kausalität.

Dafür, daß diese Werte zu hoch angesetzt sind, spricht, daß nur Kahn (1976), der offenbar genauso vorging wie die Testautoren und auch eine im Alter stark streuende Stichprobe untersuchte, entsprechende Koeffizienten ermittelte. Sehr viel niedriger ($I = 0{,}11 - 0{,}35$) lagen die Resultate in einer Studie von Miller, Cohen und Hill (1970), die drei Altersgruppen mit jeweils 24–36 Kindern untersuchten und allen Kindern einer Altersgruppe dieselben acht Aufgaben aus der Objektpermanenzskala vorlegten. Analysierten diese Autoren die drei Altersgruppen zusammen und machten dabei dieselben Annahmen wie Uzgiris und Hunt, stiegen die Werte in den beiden Untersuchungsbedingungen auf 0,57 und 0,60 und damit über die willkürliche Skalierbarkeitsgrenze, die Green bei 0,50 ansetzt, waren aber immer noch erheblich niedriger als bei den Testautoren. Besser, wenn auch nicht so gut wie bei Uzgiris und Hunt, fielen die Resultate in einer Studie von Kramer, Hill und Cohen (1975) aus, die weiter auseinanderliegende Items aus der Objektpermanenzskala und eine im Alter stärker streuende Stichprobe untersuchten.

Zur Frage der *Gruppenunterschiede* liegt inzwischen eine Reihe von Arbeiten vor. In einer Untersuchung von Gottfried und Brody (1975) traten keine statistisch bedeutsamen Beziehungen zwischen dem Ergebnis in Skala VI (Schemata) und sozioökonomischen Variablen (Gesamteinkommen der Familie, Ausbildungsniveau der Eltern, Zahl der Personen im Haushalt, Zahl der im Haushalt lebenden Kinder) auf. Auch Wachs, Uzgiris und Hunt (1971), die 51 nach Geschlecht parallelisierte Kinder aus Slumgebieten und aus anderen Wohngebieten in fünf Altersgruppen verglichen, konnten in Skala VI keine wesentlichen Unterschiede finden. In der Skala I (Objektpermanenz) ergab sich nur bei den 11monatigen Kindern ein Vorsprung der Nicht-Slum-Kinder, in Skala II (Mittel-Zweck-Relationen) war ein Gruppenunterschied in derselben Richtung bei allen Altersgruppen außer den 15monatigen Kindern zu registrieren, und bei Skala III a (sprachliche Imitation), die nur im 2. Lebensjahr eingesetzt worden war, fand sich in allen drei Altersgruppen ein besseres Abschneiden der Kinder aus günstigeren Wohnverhältnissen.

Hunt, Paraskevopoulos, Schickedanz und Uzgiris (1975) berichten über eine Studie in Athen, in der Kinder aus drei verschiedenen Erziehungsumgebungen hinsichtlich des Alters, in dem sie durchschnittlich bestimmte Aufgaben aus der Objektpermanenzskala lösten, verglichen wurden. Weitaus am schlechtesten schnitten dabei Kinder aus einem städtischen Waisenhaus mit ungünstigem Personalschlüssel ab, besser solche aus einem Modellwaisenhaus mit erheblich günstigerer Erzieher-Kind-Relation, am besten jedoch zu Hause lebende Kinder aus sozioökonomisch vergleichbaren Familien, die tagsüber eine Krippe besuchten.

In der erwähnten Arbeit von Wachs und Mitarbeitern wurde in einem zweiten Schritt der Frage nachgegangen, welche spezifischen Umgebungsmerkmale es sind, die solche Unterschiede zwischen Säuglingen aus verschiedenem Milieu bewirken. Vor allem zwei Variablenkomplexe schälten sich dabei heraus: In allen untersuchten Altersgruppen fand sich ein negativer Zusammenhang zwischen Überstimulation, insbesondere akustischer Art und in Verbindung mit geringen Möglichkeiten, sich den Stimulationsquellen zu entziehen einerseits und dem kognitiven Entwicklungsstand andererseits. Positive Korrelationen fanden sich hingegen mit der verbalen Anregung durch die Mutter im 2. Lebensjahr. Ähnliche Resultate fanden sich auch in einer späteren Studie (Wachs, 1976, 1979).

Bemerkenswert im Zusammenhang mit der Frage nach Normwerten ist die Beobachtung von King und Seegmiller (1973) an einer Längsschnittstichprobe schwarzer Kinder, daß die *Standardabweichung* in allen Skalen außer Skala III a (vokale Imitation) von 14–22 Monaten erheblich absinkt und dann z. T. so gering ist, daß kaum noch eine Differenzierung zwischen Individuen einer Altersgruppe möglich ist. Auch Siegel (1979, 1981) registrierte in diesem Alter in einzelnen Skalen einen derartigen Rückgang der Streuungen.

7) Reliabilität. Die Testautoren prüften die Reliabilität an einer Vorfassung. Dazu wurden 84 Kinder im Alter von 1–24 Monaten, vorwiegend von Universitätsangehörigen, zweimal im Abstand von 48 Stunden von zwei Mitarbeitern untersucht, die jeweils einmal als Untersucher und einmal als Beobachter fungierten. Dabei lag die durchschnittliche Übereinstimmung zwischen Untersucher und Beobachter bei den meisten Items über 90%. Deutlich niedriger fiel die Übereinstimmung zwischen den Ergebnissen der beiden verschiedenen Testungen durch die beiden verschiedenen Untersucher aus. Eine recht hohe Beobachterübereinstimmung (98%) fanden auch Miller, Cohen und Hill (1970) für die Items der Objektpermanenzskala.

Die Retest-Reliabilität der Skalenwerte bei einem Intervall von 1 Woche untersuchte Kahn (1976). Am niedrigsten fiel diese für die Schemataskala aus: Sie betrug 0,78, wenn es sich um zwei verschiedene Untersucher handelte, und 0,88, wenn bei beiden Gelegenheiten derselbe Tester eingesetzt war. Für die letztere Bedingung lagen alle anderen Retest-Koeffizienten bei 0,90 und höher, im ersteren Fall variierten sie zwischen 0,82 und 0,95. Es handelte sich dabei um eine kleine und sehr heterogene Stichprobe. Dunst (1980) teilt für seine Version noch keine Reliabilitäten mit.

8) Validität. Silverstein, McLain, Brownlee und Hubbell untersuchten die *Struktur der Skalen* und unterzogen dazu die von Uzgiris und Hunt (1975) sowie von King und Seegmiller (1973) publizierten Interkorrelationsmatrizen der Skalen hierarchischen Clusteranalysen und Faktorenanalysen. Die Ergebnisse aus den beiden Stichproben lieferten dabei jeweils ein recht ähnliches Bild. In den Clusteranalysen fusionierten in beiden Fällen zunächst die Skalen operationale Kausalität, Objektbeziehungen im Raum und Schemata, dann schlossen sich die Skalen Objektpermanenz, Mittel-Zweck-Relationen und gestische Imitation untereinander zusammen. Die Skala III a (vokale Imitation) bildete jeweils einen recht eigenständigen Bereich. In der Hauptkomponentenanalyse wurden aus beiden Matrizen drei Faktoren extrahiert und varimax-rotiert. Die Faktoren repräsentierten 70 bzw. 66% der Gesamtvarianz. Auf dem ersten Faktor hatten – wie aus der Clusteranalyse zu erwarten – die Skalen IV–VI die höchsten Ladungen, auf dem zweiten Faktor die Skalen I und IV sowie insbesondere bei den King-und-Seegmiller-Daten die Skala II, und der letzte Faktor wurde hauptsächlich durch die Skala III a gebildet.

Mit derselben Methode konnten Wachs und Hubert (1981) in ihren Stichproben nur den ersten Faktor und das auch nur bei den 14monatigen Kindern wiederfinden. Mit 18 und 22 Monaten ergaben sich andere Strukturen. Die Autoren schließen daraus auf systematische Strukturveränderungen im Verlauf des 2. Lebensjahres. Allerdings umfaßten die Stichproben hier nur jeweils 25 Kinder, so daß die Verläßlichkeit der Korrelationskoeffizienten problematisch ist.

An einer größeren Stichprobe geistig behinderter Kinder, die ein Entwicklungsalter zwischen 3 und 18 Monaten aufwiesen, fanden Dunst, Brassell und Rheingrover (1981) ebenfalls etwas unterschiedlich zusammengesetzte Cluster in drei aufgrund des Entwicklungsalters gebildeten Subgruppen. Bei den Clusteranalysen, die von den höchsten gelösten Items als Skalenkennwerte ausgingen, bildete allerdings durchgängig die Skala „Vokale Imitation" ein gesondertes Cluster. Dies stimmt gut mit den Ergebnissen von Silverstein und Mitarbeitern überein. Wurden die den höchsten gelösten Items korrespondierenden Piaget-Stufen als Skalenresultate und der Prozentsatz der Übereinstimmung in der Stufenhöhe als Ähnlichkeitsmaß verwendet, wurden bei zwei der drei Gruppen Zusammenhänge zwischen vokaler und gestischer Imitation deutlich.

King und Seegmiller (1973) untersuchten den *Zusammenhang zwischen IPDS und traditionellen psychometrischen Verfahren*, in diesem Fall den Bayley-Skalen, in drei Altersstufen: 14, 18 und 22 Monate. Die Bayley Mental Scale korrelierte bei den 14monatigen Kindern signifikant mit den Skalen VI (Schemata), V (Objektbeziehungen im Raum), IV (operationale Kausalität) und II (Mittel-Zweck-Relationen). Der Zusammenhang mit der Schemataskala blieb auch auf den folgenden Altersstufen bedeutsam, mit 18 Monaten fand sich außerdem wiederum eine signifikante Korrelation mit der Kausalitätsskala, mit 22 Monaten mit Mittel-Zweck-Relationen und vokaler Imitation. Die Beziehung zwischen Bayley Mental Scale und vokaler Imitation aus den IPDS stieg im Untersuchungszeitraum von 0,3 über 0,25 auf 0,54; dieser letztere Koeffizient war die höchste Korrelation in dieser Untersuchung überhaupt. Nach einer Studie von Gottfried und Brody (1975) ist ein bedeutsamer Zusammenhang zwischen Bayley Mental Scale und Schemataskala auch schon am Ende des 1. Lebensjahres festzustellen. Mit der Bayley Motor Scale traten in der Studie von King und Seegmiller signifikante Korrelationen bei 14monatigen Kindern mit den Skalen V, I und IV auf, während die Zusammenhänge bei den älteren Kindern zu vernachlässigen waren.

In derselben Untersuchung stellte sich die *prädiktive Validität* der Skalen über drei Zeitpunkte als gering heraus: Zwischen 14 und 18 Monaten ergab sich nur für Kausalität eine signifikante Korrelation, und von 18–22 Monaten waren nur die Resultate in Schemata und vokaler Imitation einigermaßen stabil. Über die gesamte Spanne hinweg wies lediglich die Mittel-Zweck-Skala eine signifikante Korrelation auf. Diese niedrigen Korrelationen könnten z. T. durch die bereits erwähnten Streuungseinschränkungen in den älteren Gruppen bedingt sein. Bildeten die Autoren aus den Ergebnissen der Einzelskalen einen Summenwert, so war dieser zwar für benachbarte Altersgruppen jeweils nur wenig, über den Gesamtzeitraum allerdings in bedeutsamem Maße (r = 0,56) stabil.

Wachs (1975) ging dem prädiktiven Wert der IPDS bezüglich späterer Stanford-Binet-Ergebnisse nach. Zwischen 12 und 24 Monaten wurden die Kinder in 3monatigen Abständen mit den IPDS untersucht, mit 31 Monaten wurde der Stanford-Binet erhoben. Sämtliche Ergebnisse in der Objektpermanenzskala korrelierten signifikant mit dem Binet-Ergebnis. Kausalität und vokale Imitation lieferten von 18 Monaten an statistisch bedeutsame Prognosewerte. Die multiple Korrelation der Skalen Objektpermanenz, Mittel-Zweck-Relationen, Kausalität und Schemata (erhoben im Alter von 18 Monaten) mit dem späteren Binet-Ergebnis betrug 0,85. Wachs betont allerdings selbst, daß dieser Befund aufgrund geringer Stichprobengröße nur Hinweischarakter haben kann.

Die Skala Objektpermanenz erwies sich auch in der Längsschnittstudie von Siegel (1979, 1981) als der beständigste Prädiktor des Bayley-Mental-Scale-Ergebnisses mit 2 Jahren und des Stanford-Binet-Resultates im 3. Lebensjahr.

Eine ganze Reihe von Untersuchungen befaßte sich mit dem Zusammenhang zwischen sensomotorischen Fähigkeiten, erfaßt durch die IPDS, und den gleichzeitig oder später ermittelten sprachlichen Leistungen. Auf diesen speziellen Komplex von Studien sei hier nur hingewiesen (Bates, Camaioni & Volterra, 1975; Harding & Golinkoff, 1979; Kahn, 1975; Mahoney, Glover & Finger, 1981; Siegel, 1979, 1981; Steckol & Leonard, 1981; Zachry, 1978).

Literatur

Bates, E., Camaioni, L. & Volterra, V. (1975). The acquisition of performatives prior to speech. *Merrill-Palmer Quarterly, 21*, 205–226

Dunst, C. J. (1980). *A clinical and educational manual for use with the Uzgiris and Hunt Scales of Infant Psychological Development.* Baltimore: University Park Press

Dunst, C. J., Brassell, W. R. & Rheingrover, R. M. (1981). Structural and organisational features of sensorimotor intelligence among retarded infants and toddlers. *British Journal of Educational Psychology, 51*, 133–143

Gottfried, A. W. & Brody, N. (1975). Interrelationships between and correlates of psychometric and Piagetian scales of sensorimotor intelligence. *Developmental Psychology, 11*, 379–387

Harding, C. & Golinkoff, R. (1979). The origins of intentional vocalizations in prelinguistic infants. *Child Development, 50*, 33–40

Hunt, J. McV., Paraskevopoulos, J., Schickedanz, D. & Uzgiris, I. C. (1975). Variations in the mean ages of achieving object permanence under diverse conditions. In B. Z. Friedlander, G. U. Sterritt & G. E. Kirk (Eds.), *Exceptional infant: Vol. 3. Assessment and intervention* (pp. 247–262). New York: Brunner & Mazel

Kahn, J. V. (1975). Relationship of Piaget's sensorimotor period to language acquisition of profoundly retarded children. *American Journal of Mental Deficiency, 79*, 640–643

Kahn, J. V. (1976). Utility of the Uzgiris and Hunt scales of sensorimotor development with severely and profoundly retarded children. *American Journal of Mental Deficiency, 80*, 663–665

King, W. L. & Seegmiller, B. (1973). Performance of 14- to 22 month old black, firstborn male infants on two tests of cognitive development: The Bayley Scales and the Infant Psychological Development Scale. *Developmental Psychology, 8*, 317–326

Kramer, J. A., Hill, K. T. & Cohen, L. B. (1975). Infants' development of object permanence: A refined methodology and new evidence for Piaget's hypothesized ordinality. *Child Development, 46*, 149–155

Mahoney, G., Glover, A. & Finger, I. (1981). Relationship between language and sensorimotor development of Down-syndrome and nonretarded children. *American Journal of Mental Deficiency, 86*, 21–27

Miller, D. J., Cohen, L. B. & Hill, K. T. (1970). A methodological investigation of Piaget's theory of object concept development in the sensory-motor period. *Journal of Experimental Child Psychology, 9*, 59–85

Siegel, L. (1979). Infant perceptual, cognitive, and motor behaviors as predictors of subsequent cognitive and language development. *Canadian Journal of Psychology, 33*, 382–395

Siegel, L. (1981). Infant tests as predictors of cognitive and language development at two years. *Child Development, 52*, 545–557

Silverstein, A. B., Brownlee, L., Hubbell, M. & McLain, R. E. (1975). Comparison of two sets of Piagetian scales with severely and profoundly retarded children. *American Journal of Mental Deficiency, 80*, 292–297

Silverstein, A. B., McLain, R. E., Brownlee, L. & Hubbell, M. (1976). Structure of ordinal scales of psychological development in infancy. *Educational and Psychological Measurement, 36*, 355–359

Steckol, K. & Leonard, L. (1981). Sensorimotor development and the use of prelinguistic performatives. *Journal of Speech and Hearing Research, 24*, 262–268

Uzgiris, I. C. (1973). Patterns of cognitive development in infancy. *Merrill-Palmer Quarterly, 19*, 181–204

Uzgiris, I. C. (1977). Plasticity and structure: The role of experience in infancy. In I. C. Uzgiris & F. Weizmann (Eds.), *The structuring of experience* (pp. 89–113). New York: Plenum Press

Uzgiris, I. C. (1983). Organization of sensorimotor intelligence. In M. Lewis (Ed.), *Origins of intelligence* (2nd edn., pp. 135–189). London: Wiley

Uzgiris, I. C. & Hunt, J. McV. (1975). *Assessment in infancy. Ordinal Scales of Psychological Development.* Urbana: University of Illinois Press

Wachs, T. D. (1970). Report on the utility of a Piaget-based infant scale with older retarded children. *Developmental Psychology, 2,* 449

Wachs, T. D. (1975). Relation of infants' performance on Piaget scales between twelve and twenty-four months and their Stanford-Binet performance at thirty-one months. *Child Development, 46,* 929–935

Wachs, T. D. (1976). Utilization of a Piagetian approach in the investigation of early experience effects. *Merrill-Palmer Quarterly, 22,* 11–30

Wachs, T. D. (1979). Proximal experience and early cognitive-intellectual development: The physical environment. *Merrill-Palmer Quarterly, 25,* 3–41

Wachs, T. D., Hubert, N. C. (1981). Changes in the structure of cognitive-intellectual performance during the second year of life. *Infant Behavior and Development, 4,* 151–161

Wachs, T. D., Uzgiris, I. C. & Hunt, J. McV. (1971). Cognitive development in infants of different age levels and from different environmental backgrounds. *Merrill-Palmer Quarterly, 17,* 283–317

Wohlwill, J. F. (1977). *Strategien entwicklungspsychologischer Forschung.* (U. S. Eckensberger, Übers.). Stuttgart: Klett-Cotta. (Originalarbeit 1973 veröffentlicht)

Zachry, W. (1978). Ordinality and interdependence of representation and language development in infancy. *Child Development, 49,* 681–687

6 Tests zur sprachlichen Entwicklung

Speziell Sprachentwicklungstests gelten als kaum international übertragbar. Vielmehr ist neben der Übersetzung bzw. Umsetzung prinzipiell geeignet erscheinender Testverfahren in die jeweilige Landessprache die erneute Verifizierung der Testgüte an einer eigenen nationalen Untersuchungspopulation erforderlich. Dies berücksichtigend, wurden nur deutschsprachige und in deutschsprachigen Ländern normierte Tests in dieses Kapitel aufgenommen.

Dabei blieben Tests und Instrumente zur Überprüfung von Einzelaspekten der Sprache wie z. B. Bilder-Sprachtest (Sulser, 1975), phonetisches Bilder- und Wörterbuch (Cerwenka, 1975), Prüfmittel für Lautbildung und Phonemgehör (Stoyke & Orthmann, 1974) sowie der diese beeinflussenden organischen Beeinträchtigungen wie z. B. Hörtests, die zum großen Teil nicht normiert wurden, ebenfalls ausgeklammert.

Folgende Instrumente wurden unter diesen Voraussetzungen ausgewählt:
- Heidelberger Sprachentwicklungstest
- Psycholinguistischer Entwicklungstest
- Landauer Sprachentwicklungstest für Vorschulkinder
- Aktiver Wortschatztest für 3- bis 6jährige Kinder.

In Tabelle 16 sind der Vollständigkeit halber die wichtigsten fremdsprachigen Sprachentwicklungstests zusammengestellt, von denen vereinzelt deutsche Versionen verfügbar sind, die aber in der Regel ohne deutsche Normen geblieben sind.

Tabelle 16. Zusammenstellung der wichtigsten fremdsprachigen Sprachentwicklungstests

Testname	Testautor(en)	Altersbereich
Peabody Picture Vocabulary Test	Dunn 1959; Brimer & Dunn 1962	2,5–18 Jahre
Utah Test of Language Development	Mecham, Jex & Jones 1967	1,6–14,5 Jahre
Preschool Language Manual	Zimmermann, Steiner & Evalt 1969; Wurst 1978	1,5–7 Jahre
Reynell Developmental Language Scales	Reynell 1969	1,5 Mon. bis 6 Jahre
Renfrew Language Attainment Scales	Renfrew 1971	3–7 Jahre
The Stycar Language Test	Sheridan 1975	1–7 Jahre
Screening Kit of Language Development	Bliss & Allen 1983	2,5–4 Jahre

Literatur

Bliss, L. S. & Allen, D. V. (1983). *Screening Kit of Language Development*. Baltimore: University Park Press

Brimer, M. A. & Dunn, L. H. (1962). *English Picture Vocabulary Test*. Bristol: Educational Evaluation Enterprise

Cerwenka, M. (1975). *Phonetisches Bilder- und Wörterbuch*. Wien, München: Jugend und Volk

Dunn, L. (1959). *The Peabody Picture Vocabulary Test*. Minneapolis: American Guidance Service

Mecham, M. J., Jex, J. L. & Jones, J. (1967). *Utah Test of Language Development*. Salt Lake City: Communication Research Associates

Renfrew, C. E. (1971). *Renfrew Language Attainment Scales*. Oxford: Churchill Hospital

Reynell, J. K. (1969). *The Reynell Developmental Language Scales*. Slough: N.F.E.R.

Sheridan, M. D. (1975). The Stycar Language Test. *Developmental Medicine and Child Neurology, 17*, 164–174

Stoyke, W. & Orthmann, Q. (1974). *Prüfmittel für Lautbildung und Phonemgehör (PLP)*. Villingen: Neckar-Verlag

Sulser, H. (1975). *Bilder-Sprachtest I*. Radolfzell: Huesmann & Benz

Wurst, F. (1978). *Sprachprüfung für Kleinkinder*. Wien: Österreichischer Bundesverlag für Unterricht und Wissenschaft

Zimmermann, I. L., Steiner, V. G. & Evalt, R. L. (1969). *Preschool Language Manual*. Columbus: Merrill

6.1 Heidelberger Sprachentwicklungstest

Autor/Erscheinungsjahr:	Grimm und Schöler, 1978
Material:	Manual, Testmaterial, Testbogen
Zweck:	Ermittlung des Entwicklungsstandes sprachlicher Fähigkeiten
Altersbereich:	3–9 Jahre
Normen:	T-Werte
Zeit:	Im Durchschnitt 70 Minuten

1) Konzept. Grundlage für den Heidelberger Sprachentwicklungstest waren umfangreiche theoretisch-empirische Forschungsarbeiten Anfang der 70er Jahre, die die Sprachentwicklung von entwicklungspsychologischer wie auch von linguistischer Seite beleuchteten (Grimm, Schöler & Wintermantel, 1975; Grimm & Wintermantel, 1975). Mit dem Begriff „Sprache" als Oberbegriff werden „sprachlich-linguistische Kompetenz" und „sprachlich-pragmatische Kompetenz" unterschieden. Diese beiden Sprachbegriffe werden nicht getrennt oder additiv betrachtet, sondern sich wechselseitig bedingend und beeinflussend im Sinne eines synergistischen Prozesses: „Über den kommunikativen Gebrauch von Sprache lernt das Kind über ihren Inhalt und ihre Formen – die sprachliche Form wird dabei Kindern über die Erfahrung mit Inhalten vermittelt und umgekehrt" (Grimm & Schöler, 1978).

Unter Berücksichtigung der Komplexität dieser Beziehungen zwischen den Sprachbereichen wurden 13 Untertests konzipiert, die sich auf die Operationseinheiten Morphem, Satz, Wort und Äußerung beziehen. Die 13 Untertests gliedern sich in die Bereiche Satzstruktur, morphologische Struktur, Satzbedeutung, Wortbedeutung, interaktive Bedeutung und Integrationsstufe.

2) Aufgaben. Die Aufgaben sind untertestweise entsprechend den 5 Schwerpunktbereichen und nach ansteigendem Schwierigkeitsgrad angeordnet. Die Testautoren unterscheiden bei den Aufgaben 2 Altersgruppen: Kinder von 3–4 Jahren und über 4jährige. Die Aufgaben für die jüngeren Kinder sind denen der älteren vorangestellt. Die Untertests KS (Korrektur semantisch inkonsistenter Sätze), BF (Benennungsflexibilität) und ER (Enkodierung und Rekodierung gesetzter Intentionen) sind nur mit mindestens 5 Jahre alten Kindern durchzuführen. Der Test enthält im ganzen über 100 Aufgaben, wobei die Anzahl in den einzelnen Untertests von 2–18 Aufgaben variiert. Ebenso unterscheiden sich die Untertests durch die Art der Aufgabenstellung. Das Spektrum reicht dabei vom einfachen Nachsprechen von Sätzen bis zum Nacherzählen einer Geschichte. Weitere Beispiele für einzelne Aufgabenstellungen sind: Benennung von Gegenständen, Pluralbildung, Ersetzen unpassender Adjektive, Demonstration von Handlungen mit Figuren nach Instruktion.

3) Durchführung. Der Test wird einzeln ohne Zeitbegrenzung durchgeführt. Die Testaufgaben sind mit genauen Instruktionen in der Durchführungsanweisung beschrieben. Die Reihenfolge der Aufgaben ist festgelegt. Bei der Auswahl der Aufgaben ist zwischen unter 5 und über 4 Jahre alten Kindern zu unterscheiden, die z. T. unterschiedliche Aufgaben zu lösen haben. Der Testleiter hat bei fast allen Untertests die vollständigen bzw. bei einem Untertest die abweichenden Antworten zu protokollieren. Bei zwei Untertests können die Antworten angekreuzt werden, bei einem werden die Nummern der Antworten aufgezeichnet.

4) Auswertung. Ausgehend von der Prämisse, daß die sprachliche Entwicklung nicht nach dem Alles-oder-Nichts-Prinzip, sondern in Entwicklungsschritten erfolgt, werden für fast alle Aufgaben drei Lösungsbeurteilungsstufen vorgesehen (0-1-2). Der Punktwert 1 wird dabei für Antworten vergeben, die noch nicht der Erwachsenensprache entsprechen und auf eine Zwischenstufe der Entwicklung hindeuten. Lediglich bei den Untertests VS (Verstehen grammatischer Strukturformen) und BK (Begriffsklassifikation) erfolgt die Bewertung nach zwei Stufen.

Die Zuordnung von Punktwerten wird durch eine umfangreiche und detaillierte Liste von Lösungen und der entsprechenden Bewertung ermöglicht. Findet sich die Antwort des Probanden nicht in dieser Liste, so können durch die Beachtung der vorgegebenen Kriterien Punktwerte vergeben werden. Für die korrekte Auswertung der Untertests ER und TG stehen neben allgemeinen Auswertungsrichtlinien mehrere Beispielprotokolle mit kommentierter Bewertung zur Verfügung.

Nach Vergabe der Punktwerte werden die Rohwerte für jeden Untertest durch Aufsummierung ermittelt und in einen Protokollbogen übertragen. Diese Rohwerte lassen sich anhand der im Manual abgedruckten Tabellen in Standardwerte (T-Werte, Prozentränge), die auf die jeweilige Altersgruppe des Probanden bezogen sind, umwandeln. Die T-Werte werden zur Veranschaulichung in ein Koordinatensystem eingetragen und zu einem Profil verbunden. Für intra- und interindividuelle Vergleiche sind außerdem nach Untertests Standardmeßfehler und Vertrauensintervall der Punktwerte sowie kritische T-Wert-Differenzen für die einzelnen Untertestpaare aufgeführt.

5) Interpretation. Die Interpretation ist vor allem auf die besondere Beachtung von Abweichungen ausgerichtet. Dazu werden im Manual Hilfen in Form von Beschreibungen der Fähigkeiten, die mit den einzelnen Untertests gemessen werden, und von Beispiel-Testinterpretationen angeboten. Anhand der Normwerte lassen sich interindividuelle Unterschiede zeigen; intraindividuelle Diskrepanzen zwischen den Sprachbereichen lassen die Deutung auf Teilleistungsschwächen zu.

6) Normierung. Eine endgültige Normierung wurde bisher nicht durchgeführt. Zur Erstellung von vorläufigen Normen diente die Stichprobe, die zur Konstruktion der zweiten Experimentalform herangezogen wurde. In dieser Stichprobe sind 791 Kinder im Alter von 3–10 Jahren erfaßt, die aufgrund der freiwilligen Teilnahme von Kindergärten rekrutiert werden konnten. Über die Einbeziehung der älteren Kinder wird nicht berichtet. Ein großer Teil der Kinder stammte aus dem Raum Heidelberg; ein nicht näher bezeichneter Teil der Stichprobe bzw. der Ergebnisse, der vom Münchener Kinderzentrum zur Verfügung gestellt wurde, wurde im süddeutschen Raum getestet. Die Testautoren selbst bezeichnen die Stichprobe als nicht repräsentativ (Grimm & Schöler, 1978).

Die Testuntersuchungen wurden von Psychologiestudenten im Rahmen von vergüteten Praktika durchgeführt. Die Studenten wurden vor Beginn der Untersuchungen trainiert und während der Untersuchungen beraten. Zur Durchführung der Tests in München liegen keine Angaben vor.

Die Schwierigkeit, die Trennschärfe und die Reliabilität der Aufgaben bzw. Untertests bestimmte die Revision der 2. Experimentalfassung. Diese Angaben liegen für jeden Untertest nach drei Altersgruppen getrennt und für die Gesamtgruppe vor. Die Schwierigkeitsindizes deuten auf einen linearen Leistungsanstieg mit dem Alter hin. Während Kinder unter 5 Jahren z. T. nur unter 10% der Aufgaben lösen konnten, liegt der Schwierigkeitsindex bei den Schulkindern bei einzelnen Aufgaben bei über 0,90. Als besonders leicht erwiesen sich dabei die Aufgaben der Untertests BK (Begriffsklassifikation) und VN (In-Beziehung-Setzung von verbaler und nonverbaler Information), von denen schon etwa 40% von Dreijährigen gelöst wurden. Zum anderen Extrem zählt dagegen der Untertest TG (Textgedächtnis), bei dem die Schwierigkeitsindizes über alle Altersgruppen von 0,05–0,5 variieren.

Die Trennschärfen der Aufgaben streuen relativ stark, liegen aber im Durchschnitt im mittleren Bereich. Bei einigen Untertests sinken sie gerade für Schulkinder auf weit unter 0,5. Auffallend niedrige Trennschärfeindizes mit Werten von 0,3 zeigten sich bei den Untertests BF (Benennungsflexibilität) und VN (In-Beziehung-Setzung von verbaler und nonverbaler Information) über alle zwei bis drei Altersgruppen.

Die Rohpunkte aus diesen Untersuchungen wurden getrennt für acht Altersgruppen in Prozentränge und flächentransformierte T-Werte umgewandelt. Diese T-Werte sind differenziert nach Untertests im Manual in Tabellenform für folgende acht Altersgruppen enthalten: unter 4 Jahre, 4;0–4;5, 4;6–4;11, 5;0–5;5, 5;6–5;11, 6;0–6;11, 7;0–7;11 und 8;0–9;11 Jahre.

7) Reliabilität. Auf eine Bestimmung der Durchführungsobjektivität wurde bisher verzichtet, da davon ausgegangen wurde, daß die sehr detaillierten Instruktionen für eine objektive Testdurchführung ausreichend Gewähr bieten würden. Zur Analyse der Auswertungsobjektivität wurden 50 Testprotokolle von zwei nicht näher bezeichneten Personen unabhängig untertestweise beurteilt. Dabei ergaben sich sehr hohe Interraterkorrelationen von in der Regel weit über 0,95. Die Testautoren weisen ausdrücklich auf die exakte Einhaltung der Anweisungen und die nur so erreichte Güte der Ergebnisse hin.

Zur Reliabilität liegen bisher nur Konsistenzschätzungen zu den einzelnen Aufgaben und Untertests bzw. zum Gesamttest, differenziert nach Altersgruppen und nach der Gesamtgruppe, vor. Berechnet wurden folgende Koeffizienten: Cronbachs Alpha, Guttmans Lambda und die varianzanalytische Schätzung nach Hoyt. Alle drei Koeffizienten zeigen etwa gleich hohe Werte, die sich für den Lambda-Wert in der Gesamtgruppe zwischen 0,74 und 0,95 bewegen. Der Koeffizient für die Gesamtstichprobe liegt bei 0,98, der Schätzwert der Profilreliabilität bei über 0,7.

8) Validität. Die Angaben zur internen Validität des H-S-E-T entstammen Untersuchungen zur Interkorrelation der Untertests sowie zur Faktorenstruktur. Die Interkorrelationen sind in allen drei Altersgruppen durchweg positiv, wobei die mittlere Untertestkorrelation bei den unter 5 Jahre alten Kindern mit 0,32 niedriger ausfällt als bei den älteren Kindern mit 0,43 bzw. 0,42. Die Autoren schließen aus den insgesamt relativ niedrigen Korrelationen, daß einzelne Untertests bzw. einzelne Bereiche kaum Rückschlüsse auf den allgemeinen Sprachentwicklungsstand zulassen.

Über alle Altersgruppen hinweg lassen sich durch zwei Faktoren ca. 50% der Gesamtvarianz des Tests erklären. Daraus schließen die Autoren, daß aufgrund der geringen Zahl von gemeinsamen Faktoren und der niedrigen Varianzaufklärung einzelne Faktoren bzw. Untertests ein beträchtliches Gewicht zukommt. Bei zusätzlicher Berücksichtigung der relativ niedrigen Untertestinterkorrelationen wird eine Profildarstellung bzw. Betrachtung einzelner Untertests im Gegensatz zu einem Gesamtwert im Sinne eines Sprachentwicklungskoeffizienten für gerechtfertigt bzw. sogar für unabdingbar gehalten.

Analysen zur externen Validität zeigen Testleistungsunterschiede hinsichtlich des Alters und der sozialen Schicht. Bei sämtlichen Untertests wurden Mittelwertunterschiede zwischen allen Altersgruppen gefunden. Bestätigt wurde dies durch die relativ hohen Korrelationen des Alters mit den einzelnen Untertests von ca. 0,6 und höher (Ausnahme Untertest AD mit 0,41). Ein geringerer Varianzanteil wird durch die Variable Schicht aufgeklärt. Hier spielt das Alter eine erhebliche Rolle: Während der durch die Schicht aufgeklärte Varianzanteil bei den 6jährigen noch unbedeutend bleibt, steigt er bei den Schulkindern je nach Untertest auf Werte um 20%. Mittelwertvergleiche zwischen den Schichten zeigen ein ähnliches

Bild: Die schichtspezifischen Testleistungsdifferenzen nehmen mit steigendem Alter zu. Geschlechtsunterschiede in den Testleistungen konnten dagegen nicht nachgewiesen werden.

Die Interkorrelationen des H-S-E-T mit Intelligenztests wurden in drei Untersuchungen mit relativ geringen Stichprobengrößen berechnet. Zur Anwendung kamen die Progressiven Matrizen von Raven und der Bildertest BT 1-2. Die Interkorrelationen, deren Aussagekraft nicht nur aufgrund der Stichproben eingeschränkt scheint, waren extrem heterogen und insgesamt auf einem niedrigen – negativen wie positiven – Niveau. Die Ergebnisse einer weiteren Studie an lernbehinderten Sonderschülern bestätigten die niedrigen Zusammenhänge des H-S-E-T mit Intelligenztests. Grimm und Schöler (1978) schlußfolgern daraus, daß die mit dem H-S-E-T gemessenen unterschiedlichen Aspekte der Sprachleistung mit üblichen verbalen Intelligenztests nicht zu erfassen sind.

Inwieweit der H-S-E-T zur Differentialdiagnose bei Kindern mit Lernstörungen geeignet ist, versuchen Grimm & Schöler (1978) mit Ergebnissen aus drei Untersuchungen an 11 Legasthenikern, 92 Schülern ohne Lese- und Rechtschreibschwäche gleichen Alters und 115 lernbehinderten Sonderschülern, die im Mittel mehr als 2 Jahre älter waren, zu belegen. Über die Stichprobenbildung werden keine Hinweise gegeben. Es läßt sich vermuten, daß die drei Gruppen aus unabhängigen Studien stammen. Berücksichtigt man zusätzlich die unterschiedliche Altersstruktur der einzelnen Gruppen, so lassen sich aus diesen Ergebnissen kaum Schlußfolgerungen verallgemeinern. Die Testautoren weisen z. T. darauf hin. Zur Trennung der Legasthenikergruppe und der Gruppe der Schüler ohne Störungen reichen die vier Untertests PS (Plural-Singular-Bildung), WF (Wortfindung), AD (Adjektivableitungen) und VS (Verstehen grammatischer Strukturformeln). Noch ausgeprägter waren die Unterschiede zwischen Sonderschülern und Schülern ohne Störungen. Bei einigen Untertests lagen die Leistungen der Sonderschüler bedeutend niedriger als die der Legastheniker.

Weitere Studien zur Brauchbarkeit des H-S-E-T für die Differentialdiagnose bei Sprachbehinderungen wurden von Schöler, Holtz, Holtz und Eberle (1982) und von Schöler und Moerschel (1983) durchgeführt. In beiden Untersuchungen wurden Stammler und Dysgrammatiker im Hinblick auf ihre Testleistungen verglichen. Danach erreichten die Dysgrammatiker durchweg niedrigere Leistungen als die Stammler. In beiden Untersuchungen ließen sich die beiden Gruppen auf der Basis ihrer H-S-E-T-Leistungen nahezu vollständig trennen.

Literatur

Grimm, H., Schöler, H. & Wintermantel, M. (1975). *Zur Entwicklung sprachlicher Strukturformen bei Kindern*. Weinheim: Beltz

Grimm, H. & Schöler, H. (1978). *Heidelberger Sprachentwicklungstest. Handanweisung für die Auswertung und Interpretation*. Braunschweig: Georg Westermann-Verlag. Göttingen: Hogrefe

Schöler, H., Holtz, R., Holtz, K.-L. & Eberle, G. (1982). Zur Differentialdiagnose bei Sprachbehinderungen. In G. O. Kanter & F. Masendorf (Hrsg.), *Brennpunkte der Sprachheilpädagogik und Leseforschung*. Berlin: Marhold

Schöler, H. & Moerschel, D. (1983). Differentialdiagnostik bei Sprachbehinderten mit dem Heidelberger Sprachentwicklungstest H-S-E-T. *Die Sprachheilarbeit, 28*, 173–179

6.2 Psycholinguistischer Entwicklungstest

Autor/Erscheinungsjahr: Angermaier, 1974

Material: Manual, Testmaterial, Testbogen(-hefte)

Zweck: Feststellung von Kommunikationsschwierigkeiten und der allgemeinen sprachlichen Leistungsfähigkeit

Altersbereich: 3–10 Jahre

Normen: T-Werte

Zeit: ca. 2 Stunden

1) Konzept. Der Psycholinguistische Entwicklungstest (PET) ist die deutsche Fassung des Illinois Test of Psycholinguistic Abilities (ITPA). Die erste Experimentalversion des ITPA wurde Anfang der 60er Jahre vorgelegt (McCarthy & Kirk, 1961), eine Revision folgte 7 Jahre später (Kirk, McCarthy & Kirk, 1968). Die deutsche Version wurde 1974 von Angermaier veröffentlicht.

Der ITPA wie auch der PET basieren auf einem Kommunikationsmodell, das erstmals von Osgood (1957) vorgeschlagen wurde. In diesem Modell wird zwischen drei Ebenen unterschieden: Ebene der Kommunikationskanäle, Ebene der psycholinguistischen Prozesse und Organisationsebene. Unter der Ebene der Kommunikationskanäle werden die vielfältigen Kombinationen des Input und Output verstanden, die im Test auf die akustisch-stimmlichen und die visuomotorischen Aktivitäten beschränkt wurden. Bei der Ebene der psycholinguistischen Prozesse, die beim Spracherwerb und beim Sprachgebrauch die größte Rolle spielen, werden 3 Arten von Prozessen genannt: rezeptive Prozesse (Fähigkeit, Gehörtes und Gesehenes zu erkennen und zu verstehen), expressive Prozesse (Fertigkeit, Ideen und Antworten stimmlich oder gestikulatorisch auszudrücken) und Verknüpfungsprozesse, die die interne Manipulation von Wahrnehmung, Konzeption und linguistischen Symbolen bezeichnen. Die Organisationsebene umfaßt zwei Stufen: die Repräsentationsstufe, auf der die Prozesse der Vermittlung und Interpretation symbolischer Aspekte der Sprache ablaufen und die Automatikstufe, die im Gegensatz zur Repräsentationsstufe durch weniger willentliche als hochorganisierte und integrierte Prozesse gekennzeichnet ist.

Die Testkonstruktion wurde an diesem Modell ausgerichtet, so daß die einzelnen Untertests auf die verschiedenen Ebenen bzw. Stufen bezogen wurden. Die deutsche Version entspricht vom Konzept her der Ursprungsversion. Änderungen beziehen sich nur auf die Neuentwicklung von Aufgaben, nicht jedoch auf die Untertestkonzeption selbst. Nach Angermaier (1974) zielt der PET primär darauf ab, bestimmte Kommunikationsschwierigkeiten zu erkennen; dazu nennt Angermaier als zweites Ziel die Feststellung des sprachlichen Entwicklungsstands. In der korrigierten 2. Auflage des PET-Manuals (Angermaier, 1977) gesteht er ein, daß der PET gleichermaßen als Diagnose-Instrument für spezielle kognitive Funktionen wie auch als allgemeiner Intelligenztest verwendbar ist, nennt aber gleichzeitig die schon im ITPA vertretene und immer wieder zu Kritik Anlaß gebende Intention der Erfassung des sprachlichen Entwicklungsstandes. Gerade diese Fähigkeit wurde dem ITPA wie auch dem PET immer wieder abgesprochen (z. B. Grimm, Schöler & Wintermantel, 1975; Ihssen, 1978; Kiese & Arold, 1984). Die Kritik richtet sich vor allem auf die Vernachlässigung einer Reihe von wesentlichen Komponenten der Sprachentwicklung und auf die Einbeziehung von Untertests, die eher Intelligenztests zugängliche Fähigkeiten messen. Aus diesem Grund bezeichnen Grimm, Schöler und Wintermantel (1975) den ITPA wie auch den PET als Intelligenztest mit relativ starkem Verbalanteil.

2) Aufgaben. Die 12 Untertests sind nach praktischen Gesichtspunkten angeordnet. So wurden z. B. zeitintensive Untertests zur Vermeidung von Ermüdungseffekten an den Anfang gesetzt. Die einzelnen Aufgaben, deren Zahl pro Untertest erheblich variiert, sind nach der Schwierigkeit aufgeführt. Daran orientiert beginnen Kinder unter 6 Jahren mit der jeweils 1. Aufgabe, während ältere Kinder eine pro Untertest unterschiedliche Aufgabenauswahl überspringen können. Das Spektrum der Aufgaben und des verwendeten Materials ist relativ vielfältig. Zum Beispiel wird beim Untertest „Wortverständnis" die Verständnisfähigkeit einfacher Sätze mit Fragen, wie „Können Kinder spielen?", die jeweils mit „ja" oder „nein" zu beantworten sind, überprüft. Andere Fähigkeiten werden mit Hilfe eines Bildbandes (Untertest „Bilder deuten") oder durch Beschreiben von Gegenständen wie Bälle und Nägel getestet. Weitere Beispiele sind verbale Entsprechungen, grammatische Formen, Lautergänzungen in Wörtern, Ergänzung von Lauten zu Wörtern, Wiederholung von Zahlenfolgen und Erinnerung abstrakter Symbole.

3) Durchführung. Für die Durchführung des PET enthält das Manual (Angermaier, 1974, 1977) genaue und ausführliche Instruktionen. Neben allgemeinen Hinweisen, wie z. B. zum Untersuchungsraum, wird im Detail der nach dem (Intelligenz-)Alter sich richtende Testbeginn beschrieben. Der Test wird als Einzelverfahren ohne Zeitbegrenzung durchgeführt, wobei die Aufgaben der vorgegebenen Reihenfolge nach zu lösen sind. Da die Durchführungszeit sich auf etwa 2 Stunden ausdehnen kann, wird angeregt, den Test vor allem bei Vorschulkindern in zwei zeitliche Abschnitte zu teilen. Bei nicht geübten Testleitern können sich schon wegen den bereits erwähnten umfangreichen Instruktionen zur Testdurchführung, aber vor allem wegen den differenzierten Vorschriften zur Punktvergabe, die im Anschluß an oder während der Aufgabenlösung vorgesehen ist, höhere Zeiten ergeben. Beispielsweise nehmen die Bewertungsinstruktionen zum Untertest GH (Gegenstände Handhaben) allein vier Seiten ein.

4) Auswertung. Für jeden Untertest wird durch Summierung der protokollierten Einzelpunktwerte ein Gesamtrohwert berechnet, der anhand der im Manual enthaltenen Normtabellen unter Berücksichtigung des Alters des Kindes in einen T-Wert überführt wird. Es besteht die Möglichkeit, die T-Werte unter Zuhilfenahme einer im Manual abgedruckten Tabelle in Prozentwerte umzuwandeln. Die T-Werte werden in ein Koordinationssystem eingezeichnet und zu einem Profil verbunden. Der Gesamt-T-Wert, der zu berechnen ist, entspricht dem ungewichteten arithmetischen Mittel der Untertest-T-Werte. Er geht graphisch als Gesamterwartungswert (Linie über alle Untertests im Profil) ein. Zur Bewertung von Profildifferenzen lassen sich sog. T-Wert-Bandbreiten durch Addition bzw. Subtraktion der altersspezifischen, im Manual abgedruckten Standardmeßfehler bilden.

5) Interpretation. Bei der Interpretation dient der Gesamt-T-Wert zunächst zur groben Einordnung des Probanden im Hinblick auf ein eher allgemeines sprachliches Leistungsniveau. Ziel der eigentlichen Profilanalyse ist dann die Feststellung der Abweichung einzelner Untertests von diesem Gesamtniveau, d. h. die Aufdeckung besonderer Leistungsschwächen bzw. Leistungsstärken.

6) Normierung. Der PET wurde im Laufe des Jahres 1973 an einer Stichprobe von 2622 3–9 Jahre alten Kindern normiert. Gewonnen wurde die Stichprobe nach dem Quotaverfahren mit den Merkmalen Ortsgröße, Schicht und Geschlecht. Dabei wurden rund 1700 Kinder ($^2/_3$) aus den Räumen Frankfurt und Köln durch im Test eingewiesene Studenten nach den vorgegebenen Quoten ausgewählt und getestet. Das restliche Drittel übernahmen nach einem nicht aufgeführten Modus Psychologen in Erziehungsberatungsstellen im gesamten Bundesgebiet. Neben dem mit der Einbeziehung des Klientels von Erziehungsberatungsstellen verbundenen – vermutlich negativen – Selektionseffekt schränkt u. U. die Art des praktizierten Auswahlverfahrens den Wert der Stichprobe erheblich ein. Damit sind weniger die bekannten Schwächen des Quotaverfahrens (Scheuch, 1974) gemeint, als die – zumindest nicht mitgeteilte – Art und Weise der Quotenbildung gemäß bekannter Merkmalsverteilungen. Aus den Testergebnissen dieser Stichprobe wurden für jedes Geschlecht und jede Altersgruppe flächentransformierte T-Werte berechnet, die im Manual (Angermaier, 1974, 1977) in 42 Tabellen abgedruckt sind.

Die drei Aufgabenanalysen wurden mit zwei im Hinblick auf die Auswahl nicht näher erläuterten Stichproben durchgeführt. Die erste und zweite Analyse diente der Feststellung der Itemschwierigkeit und einer entsprechenden Auslese nicht trennscharfer Items, in der dritten Analyse wurden Reliabilitäts- und Validitätsangaben gemacht. Es finden sich relativ viele Items mit mittleren Schwierigkeitsindizes und niedrigen Trennschärfekoeffizienten.

7) Reliabilität. Die Durchführungs- und Auswertungsobjektivität wurde bisher nicht für den Gesamttest analysiert. Lediglich für den Untertest „Gegenstände beschreiben" existiert eine Untersuchung an 89 Grund- und Hauptschülern im Alter von 6–13 Jahren, die von zwei trainierten Studenten durchgeführt wurde. Es ergaben sich Interraterkorrelationen zwischen 0,81 und 0,99 (Angermaier, 1974, 1977).

Zur Beurteilung der Reliabilität liegen Angaben zur internen Konsistenzschätzung und zur Testwiederholungszuverlässigkeit vor (Angermaier, 1974, 1977). Die stichprobenspezifischen Schätzungen der internen Konsistenz (Kuder-Richardson-Koeffizient) der Untertests bewegen sich zwischen 0,59 und 0,93.

Die Test-Retest-Reliabilität wurde bei den drei Stichproben unterschiedlichen Alters für verschiedene Zeitintervalle bestimmt. So lag auch entsprechend der geringen Zeitspanne von 3 Wochen bei den Vorschulkindern die Schätzung bei 0,97 für den PET-Gesamtrohwert, während diese bei den älteren Kindern, die im Abstand von drei Monaten getestet wurden, nur Werte von 0,84 bzw. 0,88 erreichte. Auch die Werte der einzelnen Untertests betrugen bei den jüngeren Kindern ca. 0,90, im Gegensatz zu denen der Schulkinder, die zwischen 0,47 und 0,80 streuten.

8) Validität. Zur Validität des PET sind im Manual Angaben zu Untersuchungen zur faktoriellen Validität, zu Extremgruppenvergleichen und zur kriterienbezogenen Validität enthalten (Angermaier, 1974, 1977). Die faktorenanalytische Studie läßt erkennen, daß die einzelnen Untertests sehr niedrige, positive Korrelationswerte aufweisen. Die nach einer Varimaxrotation gewählte Vierfaktorenlösung konnte für alle Altersgruppen insgesamt etwa 60% der Gesamtvarianz aufklären.

Eine Reanalyse zur Faktorenstruktur des PET wurde von Eberle, Holtz, Kowalewski und Staiger (1978 a) durchgeführt, wobei auf eine Analyse der Vorschulkinderstichprobe verzichtet wurde, da sie die von Angermaier (1974) mitgeteilten Koeffizienten aufgrund der asymmetrischen Korrelationsmatrix als falsch identifizierten. Sie favorisierten eine Zweifaktorenlösung mit ca. 30% aufgeklärter Varianz. Ausgangspunkt für diese Analyse und die Zweifaktorenlösung war einmal die von Angermaier (1974) nicht erwähnte schwerwiegende Modellverletzung, die bei zwei Untertests durch im Vergleich zu den Reliabilitätskoeffizienten höheren Kommunalitäten zustande kam, zum anderen die von Meyers (1969) und Leong (1974) publizierten Faktorenanalysen des ITPA mit Zweifaktorenlösungen. Eine weitere faktorenanalytische Studie wurde von denselben Autoren an lernbehinderten Sonderschülern durchgeführt (Eberle, Holtz, Kowalewski & Staiger, 1978 b). Auch diese Studie konnte die Frage nach dem, was der PET eigentlich mißt und in welchem Zusammenhang er mit dem Kommunikationsmodell von Osgood steht, nicht beantworten (Filip & Dönges, 1983).

Auch die Ergebnisse des Extremgruppenvergleichs zwischen den 5% schlechtesten und den 5% besten Rechtschreibern mehrerer Grundschulklassen, bei dem durch fünf Untertests eine Gruppentrennung diskriminanzanalytisch erreicht werden konnte, sowie die bei „Legasthenikern", bei lernbehinderten Sonderschülern (Rasimowitz, 1976; Rasimowitz-vorm-Walde, 1976, zit. nach Angermaier, 1978), bei Stammlern aus 2. Klassen von Sprachbehindertenschulen (Arnoldy & Holtmann, 1977) und bei 5- bis 9jährigen Kindern mit verschiedenen Sprachsymptomen (Kiese & Arold, 1984) übereinstimmenden Profile, die bei allen Gruppen die gleichen Ausfälle ausweisen, lassen sicherlich nicht den von Angermaier (1974) gezogenen Schluß zu, daß der PET ein „valides Diagnostikum" sei. Die Untersuchungen zur kriterienbezogenen Validität deuten durch die relativ hohen Korrelationen mit Untertests bzw. Tests zur allgemeinen Intelligenz auf die von Grimm, Schöler und Wintermantel (1975) vorgenommene Einordnung des PET als Intelligenztest mit starkem verbalen Teil hin.

Zum ITPA liegen eine Fülle von Studien zur Validität vor, auf die hier nicht näher eingegangen wird. Übersichten dazu finden sich z. B. in den Arbeiten von Bateman (1965, 1968), Weener, Barrit und Semmel (1967), Sedlak und Weener (1973), Proger, Cross und Burger (1973), Newcomer, Hare, Hammill und McGettigan (1975) sowie Kirk und Kirk (1976). Auch der ITPA wird hinsichtlich seines psychometrischen Niveaus eher zurückhaltend beurteilt (z. B. Weener, Barrit & Semmel, 1967).

Literatur

Angermaier, M. (1974a). *Psycholinguistischer Entwicklungs-Test.* Manual. Weinheim: Beltz
Angermaier, M. (1974b). Die Bedeutung des Psycholinguistischen Entwicklungstests (PET) für die Diagnose des sprachlichen Entwicklungsstandes. In L. H. Eckensberger & U. S. Eckensberger (Hrsg.), *Bericht über den 28. Kongreß der deutschen Gesellschaft für Psychologie* (S. 162–168). Göttingen: Hogrefe
Angermaier, M. (1977). *Psycholinguistischer Entwicklungs-Test.* Manual. Weinheim: Beltz
Arnoldy, P. & Holtmann, A. (1977). Ein empirisch überprüftes Programm zur Therapie der auditiven Wahrnehmungsschwäche auf der Diagnostik-Grundlage des PET. *Die Sprachheilarbeit, 22,* 11–21
Bateman, B. (1965). *The Illinois Test of Psycholinguistic Abilities in current research: Summaries of studies.* Urbana: University of Illinois Press
Bateman, B. (1968). *Interpretation of the 1961 Illinois Test of Psycholinguistic Abilities.* Seattle: Special Child Publications
Eberle, G., Holtz, K.-L., Kowalewski, A. & Staiger, M. (1978a). Zur Faktorenstruktur des Psycholinguistischen Entwicklungstests (PET) – Eine Reanalyse. *Psychologie in Erziehung und Unterricht, 25,* 124–128
Eberle, G., Holtz, K.-L., Kowalewski, A. & Staiger, M. (1978b). Ein Beitrag zur Abklärung der Faktorenstruktur des Psycholinguistischen Entwicklungstests (PET) bei sogenannten lernbehinderten Sonderschülern. *Zeitschrift für Entwicklungspsychologie und Pädagogische Psychologie, 10,* 134–143
Filipp, S.-H. & Doenges, D. (1983). Entwicklungstests. In K. J. Groffmann & L. Michel (Hrsg.), *Enzyklopädie der Psychologie,* Bd. II/2. Intelligenz- und Leistungsdiagnostik (S. 202–306). Göttingen: Hogrefe
Grimm, H., Schöler, H. & Wintermantel, M. (1975). *Zur Entwicklung sprachlicher Strukturformen bei Kindern.* Weinheim: Beltz
Hatch, E. & French, J. L. (1971). The revised ITPA: Its reliability and validity for use with EMRS. *Journal of School Psychology, 9,* 16–23
Hildebrandt, G. & Pascher, W. (1982). Untersuchungen über die pragmatische Anwendbarkeit der Kurzform des Psycholinguistischen Entwicklungstestes (PET). *Sprache–Stimme–Gehör, 6,* 48–51
Ihssen, W. B. (1978). Der Psycholinguistische Entwicklungstest (PET) aus linguistischer Sicht. In Peuser, G. (Hrsg.), *Brennpunkte der Patholinguistik* (S. 95–114). München: Frick
Kiese, C. & Arold, R. (1984). Die Bedeutung des Psycholinguistischen Entwicklungstests (PET) von Angermaier in der phoniatrischen Diagnostik. *Sprache–Stimme–Gehör, 8,* 55–61
Kirk, S. A., McCarthy, J. J. & Kirk, W. (1968). *The Illinois Test of Psycholinguistic Abilities* (rev. edn.). Urbana: University of Illinois
Kirk, S. A. & Kirk, W. (1976). *Psycholinguistische Lernstörungen. Diagnose und Behandlung* (M. Angermaier, Übers.). Weinheim: Beltz
Leong, C. K. (1974). If the model fits – An analysis of the structure of the Revised Illinois Test of Psycholinguistic Abilities for moderately mentally retarded children. *The Slow Learning Child, 21,* 100–113
McCarthy, J. J. & Kirk, S. A. (1961). *The Illinois Test of Psycholinguistic Abilities* (experim. edn.). Urbana: University of Illinois
Meyers, C. E. (1969). What the ITPA measures: A synthesis of factor studies of the 1961 edition. *Educational and Psychological Measurement, 29,* 867–876
Mittler, P. & Ward, J. (1970). The use of the Illinois Test of Psycholinguistic Abilities with English four-year-old children: A normative and factorial study. *British Journal of Educational Psychology, 40,* 43–54

Newcomer, P., Hare, B., Hammill, D. & McGettigan, J. (1975). Construct validity of the Illinois Test of Psycholinguistic Abilities. *Journal of Learning Disabilities, 8*, 220–231

Paraskevopoulos, J. N. & Kirk, S. A. (1969). *The development and psychometric characteristics of the Revised Illinois Test of Psycholinguistic Abilities.* Urbana: University of Illinois Press

Philipps, C. J. (1968). The Illinois Test of Psycholinguistic Abilities: A report on its use with English children and a comment on the psychological sequele of low birthweight. *British Journal of Disorders of Communications, 3*, 143–149

Proger, B. B., Cross, L. H. & Burger, R. M. (1973). Construct validation of standardized tests in special education: A framework of reference and application to ITPA research (1967–1971). In L. Mann & D. S. Sabatino (eds.), *The first review of special education* (Vol. 1, pp. 165–201). Philadelphia: JSE Press

Scheuch, E. K. (1974). Auswahlverfahren in der Sozialforschung. In R. König (Hrsg.), *Handbuch der empirischen Sozialforschung* (Bd. 3 a, Grundlegende Methoden und Techniken der empirischen Sozialforschung, 2. Teil, S. 1–96). Stuttgart: Enke

Sedlack, R. A. & Weener, P. (1973). Review of research on the Illinois Test of Psycholinguistic Abilities. In L. Mann & D. S. Sabatino (eds.), *Review of special education* (Vol. 1, pp. 113–163). Philadelphia: JSE Press

Smith, P. A. & Marx, R. W. (1971). The factor structure of the revised edition of the Illinois Test of Psycholinguistic Abilities. *Psychology in the Schools, 8*, 349–356

Weener, P., Barrit, L. S. & Semmel, M. I. (1967). A critical evaluation of the Illinois Test of Psycholinguistic Abilities. *Exceptional Children, 33*, 373–380

6.3 Landauer Sprachentwicklungstest für Vorschulkinder

Autor/Erscheinungsjahr: Götte, 1976

Material: Manual, Testmaterial, Testbogen

Zweck: Messung der verbalen Handlungsfähigkeit

Altersbereich: 4;0–6;6 Jahre

Normen: T-Werte

Zeit: ca. 20 Minuten

1) Konzept. Der Landauer Sprachentwicklungstest für Vorschulkinder (LSV) wurde 1976 von Götte vorgelegt. Ausschlaggebend für die Entwicklung dieses Tests war nach Götte (1976) das Fehlen eines Instruments für die Evaluation von sprachlichen Förderprogrammen, das auch zur praxisgerechten Sprachdiagnose geeignet war. Dieser neu zu entwickelnde Test sollte im Gegensatz zu den bereits vorhandenen alle wesentlichen Aspekte der Sprache umfassen, vor allem kognitive wie kommunikative Aspekte einbeziehen und von Nicht-Psychologen durchgeführt werden können.

Götte (1976) folgt dabei soziolinguistischen Modellen, die von einem Bündel sozial differenzierter Regelsysteme ausgehen. Diese Systeme regeln sowohl die eigentliche Sprachkompetenz wie auch die Kommunikationskompetenz. Für die Regelsysteme der Sprachkompetenz führt Götte (1976) verschiedene Ebenen an: Lautebene, Wortebene und Satzebene, nach denen sie Untertests konstruierte. Im Hinblick auf die Kommunikationskompetenz orientierte sich die Testautorin bei der Auswahl der Items an der von Piaget beschriebenen „sozialisierten Sprache als ein an eine Situation angepaßtes sprachliches Handeln unter bestimmten kommunikativen Aspekten" (Götte, 1976).

2) Aufgaben. Die Anordnung der Items wurde im Hinblick auf möglichst großen Abwechslungsreichtum und eine spielerische Durchführung festgelegt. Die Abfolge Wörterraten, Bilderbuch betrachten, Bildgeschichten nacherzählen, Gespräch und Telefonspiel entsprechen deshalb nicht den Untertests Wortschatz, Formen- und Satzbildung und Kommunikation. Beim „Wörterraten" werden dem Kind Gegenstände gezeigt, die es benennen soll; der Teil „Bilderbuch betrachten" ist so angelegt, daß das Kind, nachdem der Untersucher Bilder gezeigt und beschrieben hat, selbst Bilder beschreibt; beim Teil „Bildergeschichten nacherzählen" soll das Kind die vom Untersucher durch Bilder erläuterte Geschichte nacherzählen; im „Gespräch" wird anhand eines Bildes ein einfacher Konflikt zwischen Eltern und Kind gezeigt, zu dem das Kind sagen soll, was es selbst in diesem Fall unternehmen würde; im „Telefonspiel" wird das Kind aufgefordert, anhand eines Warenhauskataloges telefonisch Waren zu bestellen.

3) Durchführung. Im Manual ist eine genaue und anschauliche Durchführungsanleitung enthalten. Zu jeder Aufgabe sind dort das zu verwendende Testmaterial, der Text des Testleiters, unterschieden nach wörtlichen und sinngemäßen Texten, die erlaubten Hilfen und die notwendigen Protokollnotizen aufgeführt. Es werden Hinweise zur Organisation, zur Ankündigung für die Eltern, zur benötigten Raumsituation und Sitzordnung der Testperson, des Testleiters und eines empfohlenen Protokollanten, zur günstigsten Tageszeit sowie zur Reihenfolge der Testpersonen gegeben. Der Test ist als Einzeltest konzipiert. Die Autorin läßt ausdrücklich Nicht-Psychologen zur Durchführung zu. Eine Zeitbegrenzung ist nicht explizit vorgesehen, es wird jedoch empfohlen, kein Kind länger als 20 Minuten zu testen.

4) Auswertung. Die Auswertung des LSV erfolgt nach den im Manual ausführlich dargestellten Anweisungen nach den vier Untertests: Wortschatz, Artikulation, Form- und Satzbildung und Kommunikationsfähigkeit. Die Punktvergabe geschieht anhand der protokollierten Angaben zu den einzelnen Aufgaben. Beim Untertest „Artikulation" werden keine Punkte vergeben, sondern es wird nur auf falsch ausgesprochene Lautverbindungen geachtet. Die pro Untertest aufsummierten Punkte werden zu einem Gesamtwert addiert. Die Rohwerte der einzelnen Untertests und der Gesamtrohwert, in den die Ergebnisse des Untertests „Artikulation" nicht eingehen, werden in Prozentränge und T-Werte anhand der im Manual abgedruckten Normentabellen umgerechnet.

5) Interpretation. Im Manual sind Interpretationshilfen enthalten, die eindeutig auf Erzieher und ähnliche Berufsgruppen ausgerichtet sind. Dementsprechend werden ausführlich und leicht verständlich Aspekte der Testergebnisbeurteilung erklärt. Es wird vor allem darauf hingewiesen, daß nach ihrem Prozentrang extrem schlecht abschneidende Kinder – vor allem beim Gesamtwert oder bei den Kategorien – zur Abklärung an Psychologen oder Ärzte überwiesen werden sollten. Bei Kindern, die in einzelnen Untertests bei einem Prozentrang von unter 50 liegen, wird empfohlen, spielerisch die entsprechenden Fähigkeiten im Kindergarten zu fördern.

6) Normen. Der LSV wurde an einer Stichprobe von 593 Kindern im Alter von 3;6–7;0 Jahren normiert. Die Stichprobe kam dadurch zustande, daß nach einem nicht näher mitgeteilten Verfahren 75 Kindergärten oder Vorschulklassen aus der gesamten Bundesrepublik aus Telefonbüchern herausgesucht wurden, von denen sich 41 zur Testung von mindestens 10 Kindern bereiterklärten. Aus den daraus resultierenden 624 Kindern wurden 31 Kinder mit nur mangelhaft deutsch sprechenden Eltern ausgesondert. Aus den Testergebnissen der restlichen 593 Kinder wurden für die Altersgruppen 4;0–4;6, 4;7–5;0, 5;1–5;6, 5;7–6;0 und 6;1–6;6, getrennt nach Untertest und für den Gesamtwert, Prozentränge und T-Werte berechnet.

Die endgültige Fassung des LSV wurde nach Erprobung von fünf Vorformen festgelegt. Die Stichproben wie auch die Aufgabenanalysen anhand von psychometrischen Maßen sind nicht näher beschrieben. Lediglich die Schwierigkeits- und Trennschärfenindizes für die Aufgaben zur Wortschatz- und Artikulationsprüfung sind angegeben. Die Werte für den Schwierigkeitsgrad streuen relativ stark von 0,18–0,99, wobei Häufungen im unteren und oberen Extrem abzulesen sind. Die Trennschärfekoeffizienten liegen dagegen fast ausnahmslos unter 0,5.

7) Reliabilität. Die Testautorin berichtet von hoher Durchführungs- und Auswertungsobjektivität (Götte, 1976). Sie führt dazu Ergebnisse von zwei Untersuchungen an, die für die Durchführungsobjektivität eine Fehlerquote von ca. 4% und für die Auswertungsobjektivität eine Quote von 2,5% ergaben. Bei der ersten Untersuchung wurden in Kindergärten 30 Testdurchführungen doppelt protokolliert, bei der zweiten Untersuchung werteten 30 Studenten einen bereits ausgefüllten Testbogen aus. Weitere Angaben zu diesen Untersuchungen werden nicht gemacht.

Die Retest-Reliabilität lag bei einer Wiederholung des Tests nach 3 Wochen bei einer Stichprobe von 73 Kindern im Alter von 4;0–6;7 Jahren für den Gesamttest und die drei Untertests bei über 0,9. Bei Testwiederholung nach 6 Monaten an einer weiteren Stichprobe von 59 5;6–6;6 Jahre alten Kindern fiel die Retest-Reliabilität auf Werte zwischen 0,15 und 0,75. Für die Paralleltest-Reliabilität, untersucht an einer Stichprobe von 33 Kindern zwischen 3;1 und 5;3 Jahren, ergaben sich Werte von 0,87 für den Gesamttest und 0,44–0,84 für die einzelnen Untertests.

8) Validität. Zur Validität des LSV sind im Manual Angaben über Untersuchungen zu Altersunterschieden, zu Veränderungen des Wortschatzpunktwertes nach Sprachtraining und zu Zusammenhängen mit anderen Tests enthalten. Bei der Untersuchung zu den Altersunterschieden ergaben sich, unter Einbeziehung der Eichstichprobe von 593 Kindern, varianzanalytisch abgesicherte, hochsignifikante Mittelwertunterschiede im Gesamtwert und im Wortschatzteil zwischen den fünf Altersgruppen.

Die Analyse der Veränderungen des Wortschatzpunktwertes nach Sprachtraining führte bei den besonders förderungsbedürftigen 7 Kindern, die 4 Wochen lang intensiv trainiert worden waren, zu einem durchschnittlichen Punktzuwachs von 5,75, bei den gelegentlich mittrainierten 10 „normalen" Kindern zeigte sich ein Zuwachs von 2,7. Bei der Kontrollgruppe von 19 Kindern, die keinerlei spezielles Training erhielten, konnte ein Zuwachs von 1,1 Punkten festgestellt werden.

Der LSV korreliert nach einer Untersuchung an 59 Probanden mit der Columbia Mental Maturity Scale mit über 0,55 relativ hoch. In ebenfalls nicht näher erläuterten Stichproben von 42 bzw. 31 Probanden zeigten sich Korrelationen von 0,71 bzw. 0,75 zwischen dem LSV-Untertest „Wortschatz" und dem Frankfurter Test für 5jährige – Wortschatz – bzw. zwischen dem Untertest „Formenbildung" und dem Untertest „Grammatik" des Psycholinguistischen Entwicklungstests.

Hinweise zur externen Validität geben Untersuchungen zur Geschlechts- und Schichtspezifität der LSV-Ergebnisse. Dabei zeigte sich, an der Eichstichprobe erfaßt, kein signifikanter Mittelwertunterschied zwischen den Geschlechtern. Die Analyse zum Schichteinfluß auf die Testergebnisse, die im Rahmen einer Examensarbeit an 62 3- bis 6jährigen Kindergartenkindern durchgeführt wurde, brachte Korrelationen zwischen Schicht, Gesamtwert und den Untertestwerten mit niedrigen Werten, die um 0,2 streuen.

Literatur

Götte, R. (1976). *Landauer Sprachentwicklungstest für Vorschulkinder LSV. Ein Individualtest zur Erfassung von Artikulation, Wortschatz, Formen- und Satzbildungsfähigkeit sowie Kommunikationsfähigkeit vier- bis sechseinhalbjähriger Kinder*. Weinheim: Beltz

6.4 Aktiver Wortschatztest für 3- bis 6jährige Kinder

Autor/Erscheinungsjahr:	Kiese und Kozielski, 1979
Material:	Manual, Testmaterial, Protokollbogen
Zweck:	Erfassung und differentialdiagnostische Abklärung von Sprachentwicklungsstörungen
Altersbereich:	3–6 Jahre
Normen:	Prozentrangplätze
Zeit:	10–15 Minuten

1) Konzept. Der Aktive Wortschatztest für 3- bis 6jährige Kinder (AWST 3–6) basiert auf Ergebnissen von Untersuchungen in den Jahren 1974–1978, die im Rahmen der Dissertationen der beiden Testautoren (Kozielski, 1977; Kiese, 1978) durchgeführt wurden. Ziel der Testkonstruktion war die Bereitstellung eines Verfahrens „zur genaueren Erfassung und differentialdiagnostischen Abklärung von

Sprachentwicklungsstörungen" (Kiese & Kozielski, 1979), wobei sich die Testautoren auf die Messung der Sprachdimension „Aktiver Wortschatz" beschränkten. Wieweit diese eine Dimension den gesamten Sprachentwicklungsstand bzw. Sprachentwicklungsstörungen erfaßt und sogar differentialdiagnostische Abklärung bietet, wird nicht näher erläutert. Die Autoren führen sogar selbst verschiedene Sprachleistungsdimensionen auf, wozu u. a. auch die Dimension „Wortschatz und Wortbildung" gehört. Insofern dürfte den Autoren nicht gänzlich unbekannt geblieben sein, daß es sich bei der Sprachentwicklung und auch bei den entsprechenden Störungen um komplexe, wechselseitig abhängige, mehrdimensionale Vorgänge handelt, die kaum durch eine isolierte Dimension erfaßt werden können.

2) Aufgaben. Die Testaufgaben des AWST 3–6 bestehen aus 82 Items in Form von gezeichneten Schwarz-Weiß-Abbildungen, die Begriffe darstellen, die von der Testperson benannt werden sollen. Von den 82 zu überprüfenden Begriffen sind 64 Substantive, 17 Verben und 1 Adjektiv, wobei diese Relation der des kindlichen Vokabulars entsprechen soll.

3) Durchführung. Die Durchführung des AWST 3–6 wird im Manual detailliert beschrieben. Die Testbilder werden dem zu untersuchenden Kind einzeln mit der Frage „Was ist das?" bzw. bei Verben „Was macht der bzw. die?" präsentiert. Es ist gestattet, beispielsweise bei Nennung des Gesamtbegriffs, auf das zu erfragende Detail mit einem Finger hinzuweisen und die Frage zu wiederholen. Die Antworten werden – unterschieden nach falscher, richtiger und synonymer Antwort – protokolliert.

4) Auswertung. Für jede richtige oder synonyme Antwort im Protokollbogen, deren Bewertungsrichtlinien im Manual enthalten sind, erhält die Testperson einen Punkt. Der Gesamtrohwert wird durch Aufsummierung der einzelnen Itempunkte gebildet. Dieser Gesamtrohwert wird geschlechts- und altersspezifisch anhand einer Normentabelle in Prozentrangplätze umgewandelt.

5) Interpretation. Basis für die Interpretation des Untersuchungsergebnisses ist der Prozentrangplatz der Testperson. Dieser gibt an, wieviel Prozent der Kinder aus der Normierungsstichprobe ein gleiches bzw. ein schlechteres Testergebnis erzielen konnten. Eine Prozentranggrenze, ab welcher ein Kind als auffällig einzustufen ist, wird nicht genannt. Es wird lediglich von einem Verdacht auf eine Sprachentwicklungsverzögerung gesprochen, falls „die Testleistung eines Kindes deutlich unter der seiner Altersgruppe" liegt. Erwähnt werden außerdem einige intervenierende Merkmale, wie z. B. monotone Umweltbedingungen und psychische Bedingungen, die bei der Interpretation berücksichtigt werden sollen. Eine entsprechende Interpretationshilfe wird nicht angeboten.

6) Normierung. Die Normierung des AWST 3–6 erfolgte mit Hilfe einer Stichprobe von 469 untersuchten 3- bis 5jährigen Kindern aus dem Raum Göttingen. Die Rekrutierung der Versuchspersonen sowie die Durchführung der Tests wird nicht beschrieben. Aus den Testergebnissen dieser Kinder wurden nach Geschlecht getrennt für die Altersgruppen der 3-, 4- und 5jährigen Kinder Prozentrangnormen berechnet. Eine Berücksichtigung der für den Wortschatz wesentlichen Schichtvariablen wurde aufgrund von nichtsignifikanten Schichtunterschieden in den Testergebnissen der Normierungsstichprobe nicht vorgesehen. Obwohl sich auch keine statistisch signifikanten Geschlechtsunterschiede ergaben, entschieden sich die Testautoren für geschlechtsspezifische Normen.

Die endgültige Fassung basiert auf vier Erprobungsfassungen, deren Entwicklung und Kennwerte im Manual nicht aufgeführt sind. Für die Endfassung werden Schwierigkeitsindizes und Trennschärfekoeffizienten (punktbiseriale Korrelationskoeffizienten) itemweise für die Gesamtgruppe und nach Geschlecht getrennt angegeben. Dabei streuen die Schwierigkeitsindizes zwischen 7% und 98%, mit einem mittleren Wert von knapp 59%, wobei etwa zwei Drittel über 50% liegen. Die Trennschärfekoeffizienten lagen zwischen 0,30 und 0,74.

7) Reliabilität. Zur Objektivität (Durchführungs-, Auswertungs- und Interpretationsobjektivität) liegen keine Werte vor. Kiese und Kozielski (1979) halten aufgrund der genauen Instruktionen die Objektivität für gewährleistet. Zur Überprüfung der Reliabilität des AWST 3–6 wurden Reliabilitätskoeffizienten nach der Halbierungsmethode berechnet. Die ermittelten Werte liegen mit 0,94 für die Gesamtstichprobe und um 0,90 für die verschiedenen Geschlechts- und Altersgruppen recht hoch.

8) Validität. Die Testautoren legen umfangreiche Berechnungen zur Validität des AWST 3–6 vor (Kiese, 1978; Kiese & Kozielski, 1979). Neben Überlegungen zur inhaltlichen Validität beziehen sich diese Untersuchungen vor allem auf die kriterienbezogene und die Konstruktvalidität. Dabei wurden mit unterschiedlich großen Stichproben, deren Zusammensetzung nicht beschrieben wird, Korrelationsberechnungen mit der Columbia Mental Maturity Scale (diskriminante Validität), mit dem Untertest „Wortschatz" des Landauer Sprachentwicklungstests für Vorschulkinder, mit dem Untertest „Wortschatz" des Frankfurter Tests für 5jährige (konvergente Validität) und mit Elterneinschätzungen (subjektive kriterienbezogene Validität) durchgeführt. Die Korrelationen mit der sprachfreien Columbia Mental Maturity Scale waren nicht signifikant, die mit den beiden Wortschatzuntertests lagen zwischen 0,60 und 0,79. Geringfügig höher als die Einzelkorrelationen zeigte sich der multiple Validitätskoeffizient mit 0,75 unter Einbeziehung der Wortschatzuntertests. Keine Zusammenhänge ergaben sich für den AWST 3–6 und die elterlichen Ratings.

Eine Faktorenanalyse des AWST 3–6 führte zu vier Faktoren, wobei ein Faktor mit Abstand dominierend über 67% der gemeinsamen Varianz erklärte und durchgängig hohe Ladungen in fast allen Merkmalen zeigte. Die Inhaltsvalidität wurde mit der Art der Testaufgaben und mit den signifikanten Altersunterschieden hinsichtlich der Testleistung in bezug zum mit dem Alter steigenden Wortschatz begründet. Geschlechts- und schichtspezifische Vergleiche fehlen.

Obwohl die Autoren den Test auf die Erfassung des sprachlichen Entwicklungsstandes sowie die Differentialdiagnose von sprachlichen Entwicklungsstörungen ausgelegt haben, wurden Untersuchungen, die Hinweise auf die Eignung des Tests für diesen Zweck hätten geben können, nicht vorgenommen.

Literatur

Kiese, C. (1978). *Validitätsuntersuchungen am aktiven Wortschatztest für drei- bis sechsjährige Kinder von Kozielski 1977 (AWST 3–6)*. Dissertation, Mathematisch-Naturwissenschaftliche Fakultät der Universität, Göttingen

Kiese, C. & Kozielski, P. M. (1979). *Aktiver Wortschatztest für drei- bis sechsjährige Kinder.* Manual. Weinheim: Beltz

Kozielski, P. M. (1977). *Entwicklung eines aktiven Wortschatztests für drei- bis sechsjährige Kinder (AWST 3–6)*. Dissertation, Mathematisch-Naturwissenschaftliche Fakultät der Universität, Göttingen

7 Spezielle Tests zur sozialen und emotionalen Entwicklung

Die soziale und emotionale Entwicklung gehört zu den Randbereichen der psychologischen Diagnostik. Entsprechende Verfahren sind insgesamt sehr viel seltener zu finden als Tests, die verschiedene Aspekte der kognitiven Entwicklung zum Gegenstand haben. In bezug auf die ersten Lebensjahre, auf die sich dieser Band beschränkt, ist die Auswahl besonders spärlich, zumal einige Skalen nicht in Form eigenständiger spezieller Entwicklungstests erscheinen, sondern als Subskalen in allgemeine Entwicklungstests eingearbeitet sind (vgl. hierzu Kap. 2). Somit kommt Reinert (1971, S. 291) zu der Auffassung, daß es nur einen „einzigen bekannten Test zur Erfassung der Sozialentwicklung" gebe, nämlich die Vineland Social Maturity Scale von Doll (vgl. S. 6ff.). Auch in der neueren Übersicht zu den gängigen Entwicklungstests von Filipp und Doenges (1983) wird nur dieses eine Verfahren genannt. Andere Testkompendien vernachlässigen den Bereich der sozialen und emotionalen Entwicklung sogar völlig (z. B. Schmidtchen, 1975).

Im Gegensatz dazu existiert für die verschiedensten Merkmale des Sozialverhaltens eine Fülle von Erhebungsinstrumenten, die jedoch entweder nicht diagnostisch oder nicht entwicklungspsychologisch orientiert sind. Einigen Verfahren liegen zwar entsprechende Intentionen zugrunde, jedoch werden keine ausreichenden Gütekriterien mitgeteilt.

An erster Stelle stehen reine Forschungsinstrumente. Einen Überblick geben Johnson (1976), Lake et al. (1973), Preiser (1983) sowie Silbereisen et al. (1980). Des weiteren gibt es zahlreiche Arbeiten, die sich um eine breit angelegte Erhebung oder um eine dimensionsanalytische Erfassung des sozialen Verhaltens in den ersten Lebensjahren bemühen. Beiträge dieser Art liegen bereits seit den 30er Jahren vor. Ihre Absicht ist es jedoch meistens, gerade die Stabilität der ermittelten Dimensionen nachzuweisen (z. B. Richards & Simons, 1941; Stott, 1962; Williams, 1935/36). Es geht also mehr um persönlichkeits- und differentialpsychologische Fragen als um entwicklungspsychologische.

Bei der Auswahl der im folgenden dargestellten Entwicklungsskalen durften keine allzu strengen Maßstäbe angelegt werden, um nicht die wenigen handhabbaren Verfahren ausschließen zu müssen. Dies gilt sowohl für die Normierung und die teststatistischen Gütekriterien als auch für das Problem, ob es sich wirklich um Entwicklungsskalen im engeren Sinne handelt.

Auf dieser Grundlage wurden die folgenden acht Skalen ausgewählt:

(1) Vineland Social Maturity Scale (VSMS) von Doll und ihre deutsche Kurzform; Testbatterie für geistig behinderte Kinder (TBGB)

(2) Fragebogen zur Erfassung praktischer und sozialer Selbständigkeit (FPSS) von Duhm und Huss
(3) Beobachtungsbogen für Kinder im Vorschulalter (BBK) von Duhm und Althaus
(4) Social Competence Scale von Kohn und Rosman und ihre deutsche Adaption; Skala zur Erfassung des Sozialverhaltens von Vorschulkindern von Tietze et al.
(5) Burks' Behavior Rating Scales (BBRS) "Preschool and Kindergarten"
(6) Primary Progress Assessment Chart (P-P-A-C) von Günzburg
(7) Joël Scale of Behavior Maturity
(8) Infant Security Scale von Flint

Als zentraler Gesichtspunkt für die Auswahl der Instrumente wurde herangezogen, ob ein individueller Entwicklungsstand mit einem Sollwert oder zumindest einer Bezugsgröße verglichen werden kann, so daß das Verfahren Verhaltensauffälligkeiten erkennen läßt und Anhaltspunkte für eine gezielte Intervention gibt. Des weiteren soll es helfen, den weiteren Entwicklungsverlauf (ggf. begleitend zu Fördermaßnahmen) abzubilden und die erwünschte Richtung der Veränderung anzugeben.

Die entwicklungstheoretische Fundierung der beschriebenen Verfahren befriedigt i. allg. keine hohen Ansprüche. Dem unbestimmt definierten Bereich des sozialen und emotionalen Verhaltens wird in der Regel ein gewisser Fähigkeitsaspekt abgewonnen, so daß die sozial-emotionale Entwicklung in Analogie zur intellektuellen Entwicklung verstanden werden kann. Einige Verfahren lassen eine reifungstheoretische Orientierung erkennen. Generell jedoch stehen pragmatische Orientierungen im Vordergrund: Die Items versuchen, altersadäquates Verhalten bzw. Abweichungen davon wiederzugeben. Einige Verhaltensmerkmale sind dabei in Verbindung mit bestimmten ökologischen Kontexten zu sehen (z. B. Heimunterbringung, Elternhaus oder Kindergarten).

Literatur

Filipp, S.-H. & Doenges, D. (1983). Entwicklungstests. In K.-J. Groffmann & L. Michel (Hrsg.), *Intelligenz- und Leistungsdiagnostik* (S. 202–306). Göttingen: Hogrefe

Johnson, G. (1976). *Tests and measurements in child development, Handbook II*. London: Jossey-Bass Ltd. Publishers

Lake, D. G., Miles, M. B. & Earle, R. B. Jr. (1973). *Measuring human behavior: Tools of the assessment of social functioning*. London: Teachers College Press

Preiser, S. (1983). *Soziales Handeln im Kindes- und Jugendalter*. Weinheim: Beltz

Reinert, G. (1971). Entwicklungstests. In R. Heiss (Hrsg.), *Handbuch der Psychologie, Bd. 6: Psychologische Diagnostik* (S. 280–351). Göttingen: Hogrefe

Richards, T. W. & Simons, M. P. (1941). The Fels child behavior scales. *Genetic Psychology Monographs, 24*, 259–309

Schmidtchen, S. (1975). *Psychologische Tests für Kinder und Jugendliche*. Göttingen: Hogrefe

Silbereisen, R. K., Schuhler, P. & Claar, A. (1980). Forschungsmethoden zur Erfassung deskriptiver sozialer Kognitionen. In L. H. Eckensberger & R. K. Silbereisen (Hrsg.), *Entwicklung sozialer Kognitionen* (S. 301–334). Stuttgart: Klett-Cotta

Stott, L. H. (1962). Personality at age four. *Child Development, 33*, 287–311

Williams, H. M. (1935/36). A factor analysis of Berne's "Social behavior patterns in young children". *Journal of Experimental Education, 4*, 142–146

7.1 Vineland Social Maturity Scale

Autor/Erscheinungsjahr:	Doll, 1936, 1953
	Deutsche Kurzform: Bondy, Cohen, Eggert und Lüer, 1969
Material:	Fragebogen, Item-Checkliste zur Befragung informierter Personen
Zweck:	Erfassung des sozialen Entwicklungsstandes bzw. der sozialen Reife
Altersbereich:	Kinder, Jugendliche und Erwachsene (0–31 Jahre)
Normen:	Altersmittelwerte, Streuungen und Wachstumskurven für normale und geistig behinderte Vpn. Berechnung eines Sozialstatus (SA) und eines Sozialquotienten (SQ)
Zeit:	Keine Angaben (nicht relevant)

1) Konzept. Das Verfahren wurde von Doll (1936, 1953) zur Beschreibung des Reifegrades der Sozialkompetenz für Individuen von 0,6–30,6 Jahren entwickelt und standardisiert.

Da die Datengewinnung in Form einer Befragung von informierten Personen durchgeführt wird, läßt sich dieses Explorationsinstrument auch bei Personen einsetzen, die eine Testsituation nur schwer bewältigen können (z. B. retardierte Kinder). Darüber hinaus war es Absicht des Testautors, die Diagnose des Sozialverhaltens in Verbindung mit ökologischen Kontextbedingungen durchzuführen und nicht Verhaltensweisen unter fremden Bedingungen zu erfassen.

Die konzeptionelle Basis der Skala stellt die „soziale Reife" dar. Kennzeichnend für die soziale Reife des Individuums sind nach Auffassung von Doll vor allem zwei Aspekte: der Grad der persönlichen Unabhängigkeit und das Ausmaß der sozialen Verantwortlichkeit. Soziale Kompetenz stellt für ihn eine Folgeerscheinung der Sozialreife dar und variiert mit physischen und kulturellen Bedingungen. Entscheidend ist dabei das konkrete gewohnheitsmäßig auftretende Sozialverhalten. Da für den Begriff „soziale Kompetenz" sehr viele Verhaltensweisen zutreffen, wählte Doll solche aus, die jeweils für verschiedene Entwicklungsstufen charakteristisch zu sein schienen, und ordnete sie acht Merkmalsbereichen zu [s. unter 2)].

Die VSMS wurde auch in einer deutschen Fassung vorgelegt (Bondy, Cohen, Eggert & Lüer, 1969; Lüer, Cohen & Nauck, 1966). Die Merkmale des sozialen Verhaltens beziehen sich in dieser Kurzform insbesondere auf den Aspekt der Selbständigkeit, auf das Ausführen von Handlungen. Andere Items dienen der Erfassung motorischer und sprachlicher Leistungen. Formen des interaktiven Verhaltens spielen in dieser Skala eine untergeordnete Rolle.

Die VSMS diente mehrfach als Vorlage für weitere Skalenkonstruktionen. Ein Verfahren, das speziell zur Untersuchung geistig behinderter Kinder im Alter zwischen 5 und 14 Jahren entwickelt wurde, stellt die "Cain-Levine Social Competence Scale" dar (vgl. hierzu Cain, Levine & Elzey, 1963).

2) Aufgaben. Die VSMS besteht in der Originalfassung aus 117 Items, die nach wachsendem Schwierigkeitsgrad angeordnet sind. Sie gelten für beide Geschlechter. Zusätzlich wurden die einzelnen Items nach Jahresstufen gruppiert. Die insgesamt 117 Items sind in folgende acht Merkmalsbereiche eingeteilt (Doll, 1935, S. 48 ff.):

(1) Allgemeine Selbständigkeit (13 Items);
(2) Selbständigkeit beim Essen (12 Items),
(3) Selbständigkeit beim Ankleiden (13 Items),
(4) Motorik, Bewegung, „Lokomotion" (12 Items),
(5) Beschäftigung (16 Items),
(6) Kommunikation (12 Items),
(7) Selbstbestimmung (18 Items),
(8) Geselligkeit, allgemeine Sozialisierung (21 Items).

Auf die ersten 5 Lebensjahre beziehen sich etwa 60 Items.

Lüer et al. (1966) reduzierten die Skala in der deutschen Adaptation auf 43 Items (Tabelle 17):

Tabelle 17. Items der Testbatterie für geistig behinderte Kinder (TBGB). (Aus Lüer et al., 1966, S. 104)

Item (in Klammern Item-Nr. bei *Doll*)

1. Zieht sich die Jacke und die Kleidung aus (37)
2. Trocknet sich die Hände ab (40)
3. Weiß sich in einfachen Situationen zu helfen (23)
4. Nennt bekannte Gegenstände mit dem Namen (31)
5. Zieht sich die Jacke oder ein Kleid ohne Hilfe an (42)
6. Nimmt sich allein etwas zu trinken (39)
7. Ist vorsichtig (vermeidet Gefahren) (41)
8. Kleidet sich allein an, allerdings ohne sich etwas zuzubinden (54)
9. Knöpft die Jacke oder das Kleid zu (47)
10. Ißt mit der Gabel (38)
11. Hilft bei kleinen Hausarbeiten (48)
12. Wäscht sich ohne Hilfe das Gesicht (52)
13. Gebraucht Bleistift und Buntstift zum Zeichnen (55)
14. Schneidet mit der Schere (43)
15. Kämmt und bürstet sich das Haar (70)
16. Geht ohne Begleitung in der Nachbarschaft umher (53)
17. Geht ohne Hilfe zu Bett (65)
18. Berichtet über Erfahrungen (44)
19. Gebraucht Roll- oder Schlittschuhe, Schlitten und Wagen (57)
20. Verrichtet einfache Hausarbeiten (72)
21. Erfreut sich an Büchern, Zeitungen und Illustrierten (84)
22. Führt anderen etwas vor (49)
23. Gebraucht Geräte und Werkzeuge (71)
24. Versorgt sich am Tisch selbst (75)
25. Benutzt Tischmesser beim Bestreichen von Brot (62)
26. Nimmt an jugendlichen Knaben- oder Mädchenspielen teil (69)
27. Spielt kleine Wettkampfspiele (56)
28. Spielt einfache Brettspiele und andere (59)
29. Badet sich selbst (mit einiger Hilfe) (64)
30. Gebraucht Tischmesser zum Schneiden (67)
31. Geht ohne Begleitung zur Schule (61)
32. Zieht sich allein an (86)
33. Es kann ihm Geld anvertraut werden (60)
34. Schreibt einfache Wörter (58)
35. Verrichtet kleine Arbeiten, die belohnt werden (80)
36. Schreibt mit Bleistift einige Wörter (63)
37. Kann für Stunden allein gelassen werden und dabei auf sich und andere achten (83)
38. Glaubt nicht mehr richtig an den Nikolaus (Weihnachtsmann) (68)
39. Tätigt kleine Einkäufe (76)
40. Verrichtet einfache, schöpferische Arbeit (82)
41. Badet sich allein (ganz ohne Hilfe) (74)
42. Geht ohne Aufsicht in die Stadt (77)
43. Liest aus eigenem Antrieb (73)

In der deutschen Fassung wurde auf eine Einteilung in Subskalen verzichtet, weil diese eine hohe Interkorrelation aufwiesen.

3) Durchführung. Bei der VSMS werden Schätzungen des Entwicklungsstandes nicht durch unmittelbare Beobachtungen der Testperson, sondern aus den Aussagen informierter Personen (z. B. Eltern, nahe Verwandte, Erzieher) durch ein halbstandardisiertes Interview gewonnen. Nur in Sonderfällen fungiert der Proband selbst als Informant, und nur selten werden mehrere Informanten herangezogen.

Nach einem anfänglichen Kontaktgespräch entscheidet sich der Testleiter für ein angemessenes Ausgangsniveau. Für die Itembewertung stehen ihm neun verschiedene Signaturen zur Verfügung. Das Beherrschen oder Nicht-Beherrschen einer Verhaltensweise aufgrund der Angaben des Informanten wird entsprechend mit „+" oder „−" signiert. Zusätzlich wird vermerkt, ob diese Person die Verhaltensweise früher ausführen konnte – mit „F" (für "formerly present"). Falls der Proband diese Verhaltensweise aufgrund äußerer Umstände nicht ausführen kann oder darf, erfolgt eine Signierung mit „+NO" (für "no opportunity").

Im Gegensatz zur Originalversion der VSMS gehen in die deutsche Kurzform (Lüer et al., 1966) lediglich dichotome Urteile (+ bzw. −) ein.

4) Auswertung. Die wesentlichen Auswertungsgrößen der VSMS sind das Sozialalter (SA) und ein Sozialquotient (SQ). Der individuelle Wert für das SA eines Probanden ergibt sich aus der Gesamtzahl der positiv beantworteten Items. Der SQ wird in Analogie zum Sternschen IQ berechnet, indem man das Sozial- durch das Lebensalter dividiert. Das Verhältnis von Sozial- zu Lebensalter liefert dementsprechend das Maß zur Beurteilung der sozialen Reife.

Abweichend von der amerikanischen Originalversion werden in der deutschen Kurzform alle Items ausschließlich mit null Punkten bzw. mit einem Punkt bewertet. Wenn die erfragte Verhaltensweise häufig beobachtet werden konnte, wurde ein Punkt gegeben; Items, die bei den Kindern nicht beobachtet werden konnten, erhielten null Punkte.

5) Interpretation. Für die Interpretation der VSMS gelten im Grunde genommen die gleichen Prinzipien wie für den Binet-Test. Die VSMS stellt die Übertragung des Binet-Ansatzes auf den sozialen Verhaltensbereich dar. Doll glaubt, daß in Analogie zum Konzept des Intelligenzquotienten von W. Stern das Sozial- mit dem Lebensalter in bezug gesetzt werden kann und somit der Sozial- und der Intelligenzquotient vergleichbare Größen sind, wenn die statistischen und psychologischen Merkmale beider Skalen genügend berücksichtigt werden. Zur Abschätzung von SA und SQ gibt Doll in der Testbeschreibung hinreichend Informationen und Umrechnungsbeispiele. Obwohl Mittelwerte, Streuungen und Wachstumskurven für jedes einzelne Item für normale und schwachsinnige Probanden angegeben wurden, ist die Interpretation von Kategorien und Einzelitems unsicher, besonders derjenigen Items, die im unteren oder oberen Skalenbereich liegen.

6) Normierung. Die Skala wurde von Doll an einer Stichprobe von insgesamt 31 Altersgruppen (0,6–30,6 Jahren) mit je 20 Personen (10 männlich und 10 weiblich) pro Altersgruppe, also 620 Personen, *standardisiert*. Alle Probanden gehörten der Mittelschicht an; ausgeschlossen waren Retardierte, Schwachsinnige und physisch geschädigte Personen. Doll fand keine spezifischen Geschlechtsunterschiede.

Die mittlere *Schwierigkeit* der Items wurde nach der Thomson-Methode (Thomson, 1926) bestimmt. Der mittlere Schwierigkeitsgrad ist hier als durchschnittlicher Wert für das Lebensalter (M ± s) definiert, der sich aus den Ergebnissen aller Altersgruppen, in denen das Item zwischen 0% und 100% erfolgreich gelöst wurde, ergibt. Für die Items von 102–117 konnte der Schwierigkeitsgrad jedoch nur ungenau festgelegt werden, weil diese keine Erfolge von 100% mehr erreichen lassen. Auf diese Weise erhielt Doll eine nach wachsender Schwierigkeit ansteigende Anordnung der Items.

Die Zusammenfassung der Items in Jahresgruppen basierte auf den Gesamtpunktwerten, welche von den Versuchspersonen der einzelnen Altersgruppen im Durchschnitt erreicht wurden. Es zeigte sich jedoch, daß die dadurch entstandenen Jahresgruppen nicht mit den Gruppierungen übereinstimmen, die sich aus den bei der Standardisierung der Items gefundenen durchschnittlichen Alterswerten ergeben würden (Reinert, 1971, S. 325).

In der deutschsprachigen Kurzform wurde eine Itemselektion mittels einer Untersuchung an 198 minderbegabten Kindern im Alter von 7–14 Jahren vorgenommen. Lüer et al. (1966) eliminierten aufgrund der Schwierigkeitsindizes 54 Items und sonderten weitere 20 Items aus, die im Verhältnis zu ihren Reliabilitätsindizes zu geringe Korrelationen mit dem Lebensalter aufwiesen.

Die Konstruktion dieser deutschsprachigen Version der VSMS wurde von Eggert und Betche (1969) im Rahmen einer Untersuchung von 782 geistig behinderten Kindern im Alter von 7–12 Jahren fortgeführt. Dieser Analyse zufolge ist die Skala insgesamt zu leicht (p = 0,62); das Ergebnis ist eine mangelhafte Diskrimination im unteren Bereich. Der mittlere *Trennschärfekoeffizient* wurde mit 0,53 angegeben. Die Autoren schlagen aufgrund der durchgeführten Trennschärfeberechnung und Interrater-Reliabilität [s. unter 7)] vor, einige Items auszulesen (z. B. Item 23, 38 und 40) und die Skala um schwierigere Items anzureichern. Dies macht jedoch eine erneute Itemanalyse erforderlich.

Eggert (1974) setzte die Kurzform der VSMS an einer Stichprobe von 466 zwei- bis zehnjährigen Kindern ein und verglich die Ergebnisse mit den Daten der Untersuchung von Eggert und Betche (1969). Es zeigte sich, daß im Mittel eine Differenz von ca. 4 Jahren „Sozialalter" zwischen beiden Gruppen liegt und der Abstand sich mit zunehmendem Lebensalter stark vergrößert. Das Verfahren erwies sich nach den Ergebnissen dieser Untersuchung als optimal brauchbar bei nichtbehinderten Kindern von 2–6 Jahren und bei geistig behinderten Kindern von 7–10 Jahren (Eggert, 1974, S. 143).

7) Reliabilität. Die Reliabilitätskoeffizienten (nach der Retestmethode) liegen für das SA bei 0,90–0,99, sind jedoch wegen der großen Altersstreuungen in den verwendeten Stichproben kritisch zu beurteilen. Angemessener scheint der Reliabilitätskoeffizient für SQ zu sein. Aufgrund der Retestmethode wurde an einer Eichstichprobe von n = 250 Probanden (0–24 Jahre) ein r von 0,57 errechnet.

Die gefundenen Zuverlässigkeitsschätzungen der Kurzform der VSMS sind zufriedenstellend hoch. Die interne Konsistenz der in der deutschsprachigen Version verbliebenen 43 Items beträgt sowohl bei Lüer et al. (1966) als auch bei Eggert und Betche (1969) $r=0{,}93$. Eggert (1974) fand eine Wiederholungszuverlässigkeit (bei einer Untersuchung mit nichtbehinderten Kindern) von $r=0{,}96$.

Eggert und Betche (1969) hatten als erste eine Schätzung der Interrater-Reliabilität vorgenommen, die mit $r=0{,}91$ befriedigend hoch ausfiel. Die mittlere Übereinstimmung für jede einzelne Frage lag etwas niedriger (Phi $=0{,}62$); die Übereinstimmung der Beurteiler in den einzelnen Items wird mit 84% angegeben. Dennoch sind gewisse Vorbehalte angebracht, da keine Kontrolle der Unabhängigkeit der Beurteiler erfolgte.

Nach Filipp und Doenges (1983, S. 282) ist zu bezweifeln, ob die Skala, und das gilt sowohl für die amerikanische Originalversion als auch für die deutsche Kurzform, hinreichend objektiv ist, da die Antworten des Informanten seiner individuellen Einstellung unterliegen und durch seinen persönlichen Erfahrungsraum beschränkt sind.

8) Validität. Die Gültigkeit des Verfahrens wurde von Doll hauptsächlich auf der Grundlage der Altersdifferenzierung und eines Vergleichs zwischen normalen und geistig behinderten Versuchspersonen vorgenommen (Doll, 1953).

Hinsichtlich der Werte für SA und SQ zeigte sich aufgrund der Standardisierungsstichprobe folgendes:

(a) Das Sozialalter steigt mit wachsendem Lebensalter bis zum 24. Lebensjahr an und geht dann in ein Plateau über. Die Mittelwerte für das SA liegen i. allg. sehr nahe bei den entsprechenden LA-Mittelwerten. Mit fortschreitendem SA erhöht sich die Streuung der Skalenwerte.

(b) Auf den einzelnen Altersstufen schwanken die durchschnittlichen SQ zwischen 95 und 112; die entsprechenden Streuungswerte sind auf den unteren Altersstufen größer als auf den übrigen Stufen. Für das 1. Lebensjahr ist der durchschnittliche SQ besonders niedrig ($=80$), extrem hoch dagegen fällt die entsprechende Streuung aus ($s=50$). Für Reinert (1971) weisen diese Ergebnisse auf eine noch unbefriedigende Standardisierung des VSMS hin.

Weitere *Itemvalidierungen* unternahm Doll mit Untersuchungsergebnissen an geistig Behinderten ($n=240$ bzw. $n=431$ Probanden). Dabei wählte er folgendes Vorgehen: Er verglich den durchschnittlichen LA-Wert eines Items aus der Standardisierungsstichprobe der Normalen mit dem durchschnittlichen SA-Wert aus der Gruppe der geistig Behinderten. Große Übereinstimmungen konnten dann als Hinweis auf die Validität des Verfahrens angesehen werden. Für die meisten Items zeigten sich in der Tat geringe Differenzen zwischen den Plazierungen auf der SA- und LA-Skala. Obgleich die Auswahl der Fragen lediglich durch „Überlegungen" des Autors zustande kam, sprechen diese geringen Differenzen für die Gültigkeit der VSMS.

Die Beziehungen zwischen Sozialverhalten und Intelligenz für normale und behinderte Versuchspersonen – Doll fand Korrelationen, die zwischen $r=0{,}40$ und $0{,}80$ liegen – scheinen gut vergleichbar zu sein. Darüber hinaus deuten diese

Ergebnisse auf eine mehr oder weniger große Überschneidung der Validitätsbereiche von Stanford-Binet und VSMS hin.

Der Zusammenhang zwischen Lebensalter und den ermittelten Werten für die soziale Reife ist relativ gering: r=0,40 (Lüer et al., 1966) bzw. r=0,32 (Eggert & Betche, 1969). Dagegen fand sich in der Untersuchung von Eggert (1974) eine erstaunlich hohe Korrelation des Lebensalters mit den VSMS-Rohwerten von r= 0,81 bei nichtbehinderten Kindern im Alter von 2-7 Jahren.

Hinsichtlich des Geschlechts fanden sich keine signifikanten Unterschiede, so daß die Ergebnisse für Jungen und Mädchen zusammengefaßt werden konnten (Eggert, 1974; Eggert & Betche, 1969). Obwohl in der Untersuchung von Lüer et al. (1966) hierzu Angaben fehlen, fassen auch diese die Daten beider Geschlechter zusammen, so daß anzunehmen ist, daß sich auch hier keine Mittelwertunterschiede ergaben.

Der Vorteil der VSMS ist nach Doll, daß Probanden unterschiedlichen Alters hinsichtlich ihrer sozialen Entwicklung einheitlich, d. h. nach einer einzigen Dimension beurteilt werden können. Diese Annahme läßt sich nach Lüer et al. (1966) nicht halten. Eine faktorenanalytische Auswertung (nach der Hauptachsenmethode) der deutschen Kurzform erbrachte sechs Faktoren, die 89% der Gesamtvarianz aufklären. Dabei zeigte sich, daß mit ansteigender Schwierigkeit der Items sich die bedeutsamen Ladungen auf immer andere Faktoren verlagern. Ein höherer Entwicklungsstand in der sozialen Reife wird somit auch durch andere Inhaltsbereiche charakterisiert. Mit dem Test werden auf verschiedenen Entwicklungsniveaus inhaltlich unabhängige Charakteristika des sozialen Verhaltens erfaßt.

Literatur

Bondy, C., Cohen, R., Eggert, D. & Lüer, G. (1969). *Die Testbatterie für geistig behinderte Kinder (TBGB)*. Weinheim: Beltz
Cain, L. F., Levine, S. & Elsey, F. F. (1963). *Cain-Levine social competence scale*. Palo Alto, Calif.: Consulting Psychologists Press
Doll, E. A. (1935). A genetic scale of social maturity. *American Journal of Orthopsychiatry, 5*, 180–190
Doll, E. A. (1936). *The Vineland Social Maturity Scale: Revised condensed manual of directions*. Vineland, NJ.: Training School
Doll, E. A. (1953). *The measurement of social competence: A manual for the VSMS*. Minneapolis: Educational Testing Bureau or Circle Pines, Minn.: American Guidance Service
Eggert, D. (1974). Eine vergleichende Untersuchung zur Sozialreife geistig behinderter Kinder und jüngerer nichtbehinderter Kinder mit der Vineland Social Maturity Scale. *Praxis der Kinderpsychologie und Kinderpsychiatrie, 23*, 139–144
Eggert, D. & Betche, D. (1969). Untersuchungen zur psychometrischen Eignung einer Kurzform der Vineland Social Maturity Scale für geistig behinderte Kinder. *Praxis der Kinderpsychologie und Kinderpsychiatrie, 18*, 81–86
Filipp, S.-H. & Doenges, D. (1983). Entwicklungstests. In K.-J. Groffmann & L. Michel (Hrsg.), *Intelligenz- und Leistungsdiagnostik* (S. 202–306). Göttingen: Hogrefe
Lüer, G., Cohen, R. & Nauck, W. (1966). Eine Kurzform der "Vineland Social Maturity Scale" für minderbegabte Kinder. *Praxis der Kinderpsychologie und Kinderpsychiatrie, 15*, 101–105
Reinert, G. (1971). Entwicklungstests. In K. Gottschaldt, P. Lersch, F. Sander & H. Thomae (Hrsg.), *Handbuch der Psychologie* (S. 280–351). Göttingen: Hogrefe
Thomson, G. H. (1926). A note on scaling tests. *Journal of Educational Psychology, 17*, 551–553

7.2 Fragebogen zur Erfassung praktischer und sozialer Selbständigkeit

Autor/Erscheinungsjahr:	Duhm und Huss, 1979
Material:	Handanweisung, Fragebogen für Eltern, Beobachtungsbogen für Erzieher, Auswertungsbogen
Zweck:	Erfassung praktischer und sozialer Selbständigkeit
Altersbereich:	4–6 Jahre
Zielgruppen:	Kindergarten, Vorschulklassen, Eingangsstufen, Erziehungsberatung
Normen:	Skalenmittelwerte, Streuung und prozentuale Häufigkeitsverteilung über die Antwortkategorien
Zeit:	45–60 Minuten für Elterngespräch (einschließlich Befragung); für die Beobachtung werden keine Zeitangaben gemacht

1) Konzept. Selbständigkeit von Kindern kann sich in verschiedenen Bereichen äußern. In Anlehnung an Heckhausen und Kemmler (1957) beschränken sich die Autoren auf zwei Aspekte der Selbständigkeit:

(a) Elternzentrierte oder praktische Selbständigkeit. – Kinder werden dazu angehalten, Pflichten und Verantwortung zu übernehmen. Eltern und Erzieher erwarten eine Reihe praktischer Fertigkeiten von ihnen. Die Beherrschung dieser Fertigkeiten macht die Kinder unabhängiger und selbstsicherer.

(b) Kindzentrierte, sozial affektive oder soziale Selbständigkeit. – Dieser Aspekt bezieht sich auf die Unabhängigkeit bei der Entscheidung in eigenen Angelegenheiten, z. B. bei der Wahl von Freunden. Das Gewähren von kindzentrierter oder sozialer Selbständigkeit besitzt nach Heckhausen (1974) eine große Bedeutung für die Entwicklung des Leistungsmotivs.

Die Fragensammlung wurde in Anlehnung an die Vineland Social Maturity Scale von Doll (vgl. S. 6 ff.). entworfen. Eine Überprüfung und Revision dieses Katalogs erfolgte im Zusammenhang mit den Bremer Modellversuchen zur vorschulischen Erziehung, die von 1971–1975 durchgeführt wurden.

Das Instrument stellt ein Hilfsmittel für Pädagogen dar, die praktische und sozial-emotionale Selbständigkeit von Kindern einzuschätzen und ihre weitere Entwicklung zu verfolgen. Dabei sollen sich die Erfahrungen der Eltern und Erzieher ergänzen, da diese die Kinder in jeweils unterschiedlichen Situationen erleben.

Mit dem Verfahren werden verschiedene *Ziele* verfolgt:

– Durch Vergleich zwischen Elternbefragung/-gespräch und Beobachtung durch Erzieher kann der Pädagoge Aufschlüsse über einzelne Kinder und die Gruppe erhalten.

– Die Fragen sind geeignet, weiterführende Gespräche über die Selbständigkeitserziehung sowie über andere Problemkreise zwischen Eltern und Erzieher anzubahnen.
– Auf der Grundlage der Informationen kann der Erzieher Methoden erarbeiten, um die Entwicklung praktischer und sozialer Selbständigkeit bei einzelnen Kindern oder der Gruppe zu fördern und Entwicklungsfortschritte der Kinder festzustellen.

2) Aufgaben. Die insgesamt 47 Items des Erhebungsbogens gliedern sich in (1) *Praktische Selbständigkeit* und (2) *Soziale Selbständigkeit*. Das Instrument beinhaltet einen Fragebogen für Eltern mit 47 Items und einen Beobachtungsbogen für Erzieher mit (analogen) 33 Items. In beiden Fällen soll das Verhalten des Kindes für jede Feststellung in eine 5stufige Häufigkeitsskala (immer, häufig, manchmal, selten, nie) eingetragen werden. Bei jeder Frage darf nur eine der vorgegebenen Antwortmöglichkeiten verwendet werden. Eine Faktorenanalyse erbrachte sieben unipolare, voneinander nahezu unabhängige Faktoren (Tabelle 18), die den Kategorien praktische und soziale Selbständigkeit zugeordnet wurden. Der statistische Nachweis für das Vorhandensein dieser beiden übergeordneten Kategorien ließ sich allerdings nicht erbringen.

Die Items für die Erzieherbeobachtung sind, von einigen Ausnahmen abgesehen, identisch mit den Fragen für die Eltern.

3) Durchführung. Die *Elternbefragung* ist eingebettet in ein ausführliches Gespräch (evtl. als Hausbesuch). Sie sollte bei der Anmeldung in den Kindergarten und in regelmäßigen Abständen (z. B. 1- bis 2mal im Jahr) stattfinden. Die Elternkontakte laufen in vier Phasen ab: Bekanntwerden, Vorbereitung des Gesprächs, Gespräch, Gesprächsabschluß.

Während der eigentlichen Gesprächsphase beantworten die Eltern den Fragebogen. In der Regel kreuzen dabei die Eltern selbst an. Wenn ihnen eine solche

Tabelle 18. Beispiel-Items für die Elternbefragung. (Nach Duhm & Huss, 1979)

Kategorien	Faktoren	Beispiel-Items
Praktische Selbständigkeit	Verhalten beim Waschen, An- und Ausziehen	Hände waschen, Ausziehen
	Besondere Fertigkeiten	Schleife binden, links/rechts Schuh unterscheiden
	Umgang mit Werkzeug und Materialien	Versorgung mit Essen, Bedienung technischer Geräte
Soziale Selbständigkeit	Kontakte zu anderen Menschen	Erwachsenen die Hand geben, Einkaufen gehen
	Unabhängigkeit von den Eltern beim Einschlafen	Kein Licht beim Einschlafen, Durchschlafen im eigenen Bett
	Einstellung auf schwierige Situationen	Spielregeln einhalten, Selbsthilfe bei Konflikten
	Verhalten außer Haus und beim Spiel mit Kindern	Spiel auf der Straße, allein zum Kindergarten gehen

Beantwortung sehr fremd ist, trägt der Interviewer die Antworten im Fragebogen ein.

Die *Beobachtung der Kinder durch die Erzieher* erfolgt gleichfalls mit Hilfe des vorliegenden Fragebogens, bei dem einige Items, die nur von den Eltern beantwortet werden können, ausgelassen wurden (s. oben). Die Antworten des Erziehers sollen sich nur auf tatsächliche Beobachtungen in der Kindergruppe stützen und unabhängig von den Antworten der Eltern sein. Deshalb wird empfohlen, daß der Erzieher nach Möglichkeit die Beobachtung vor der Elternbefragung durchführt und die Auswertung der Elternbefragung erst vornimmt, wenn er seine eigenen Beobachtungen gemacht hat.

4) Auswertung. Die Elternantworten und die Erzieherbeobachtungen werden in den Auswertungsbogen eingetragen. Den einzelnen Antwortalternativen [vgl. unter 2)] werden dabei Punktwerte zugeordnet. Die Fragen sind überwiegend so gestellt, daß die positive Beantwortung „immer" auf ein hohes Maß an Selbständigkeit schließen läßt. Je höher also der Skalenwert, desto größer ist die Selbständigkeit (immer = 5, häufig = 4, manchmal = 3, selten = 2, nie = 1). Bei einigen Fragen (27, 29, 30, 34) besteht eine Ausnahme: Hier muß die Skala umgedreht werden.

Zunächst soll eine Auswertung von Befragungs- und Beobachtungsergebnissen für jedes einzelne Kind und dann für die Gruppe insgesamt erfolgen. Aus dem Auswertungsbogen lassen sich Häufigkeiten der Beurteilungswerte für das einzelne Kind und die Kindergruppe entnehmen. Diese können unter verschiedenen Aspekten betrachtet werden. Welche der Erzieher jeweils auswählt, bleibt ihm überlassen. Als Hilfestellung werden von den Autoren folgende Fragestellungen angeboten:

– Welche Fertigkeiten beherrscht das Kind? (Skalenwert 4 oder 5)
– Wo fühlt es sich im Sozialen sicher? (Skalenwert 4 oder 5)
– Wo hat es Schwierigkeiten (Skalenwert 1 oder 2)
– Scheint es viele Schwierigkeiten zu haben? (Skalenwert 1 oder 2)

In der Handanweisung werden einige wenige Beispiele als Auswertungsmöglichkeiten dargestellt.

5) Interpretation. Elterngespräch, Befragung und Beobachtung beim Eintritt des Kindes in die Gruppe erleichtern dem Erzieher das Kennenlernen. Wiederholte Gespräche, Elternbefragungen und Beobachtungen können Entwicklungsfortschritte der Kinder erfassen und ermöglichen, das erzieherische Handeln darauf abzustimmen. Durch Vergleich der Elternantworten und Erzieherbeobachtungen können Wert- und Wunschvorstellungen der Eltern oder zu positive bzw. negative Darstellungen aufgedeckt werden.

Die im Fragebogen erfaßten Verhaltensweisen sind so ausgewählt, daß sie am Ende der Kindergartenzeit für fast alle *Kinder* von den Eltern positiv beantwortet werden (Skalenwerte 4 oder 5). Eine Häufung negativer Schätzungen deutet auf Schwierigkeiten des Kindes hin, die im Einzelfall geklärt werden müssen. Das Instrument vermag also Defizite in bezug auf den zu erwartenden Entwicklungsstand aufzudecken.

Bei unterschiedlichen Beurteilungen von Eltern und Erziehern muß ermittelt werden, bei welchen Fertigkeiten bzw. sozialen Verhaltensweisen diese auftreten und ob es sich um viele Differenzen handelt. Unterschiedliche Erfahrungen und Gelegenheiten bei Eltern und Erziehern, Nachsicht bzw. Strenge der Eltern sowie die Neigung von Erziehern zu positiver Beurteilung, um die pädagogischen Bemühungen zu rechtfertigen, können hierfür Ursachen sein.

Aus der Beurteilung der Fähigkeiten bzw. Schwierigkeiten der *Gruppen* in bezug auf praktische Fertigkeiten und Aspekte der sozialen Selbständigkeit können Ziele für die Förderung der Gruppe abgeleitet und die Position einzelner Kinder im Vergleich mit der übrigen Gruppe bestimmt werden.

6) Normierung. Für alle Items werden Skalenmittelwerte, Streuung und prozentuale Häufigkeitsverteilung über die Antwortkategorien in der Handanweisung mitgeteilt. Die Werte basieren auf folgenden Stichproben: 124 4- bis 5jährige, 124 5- bis 6jährige und 125 6- bis 7jährige Kinder, die am Bremer Modellversuch teilnahmen.

7) Reliabilität. Zur Reliabilität des Verfahrens werden nur wenige Angaben gemacht. Signifikante Übereinstimmungen zwischen Eltern und Erziehern als Beurteiler zeigten sich besonders bei den praktischen Fertigkeiten (zwischen 0,24 und 0,47) und bei den Sozialkontakten gegenüber Erwachsenen und Gleichaltrigen (zwischen 0,21 und 0,57). Bei den anderen Aspekten waren die Zusammenhänge schwach ausgeprägt.

8) Validität. Die Validität der Skalen läßt sich aus einigen Untersuchungsergebnissen abschätzen. So zeigen sich nach den Worten der Autoren (Duhm & Huss, 1979, S. 25) „plausible" Zusammenhänge mit dem Lebensalter und dem Geschlecht des Kindes, seiner Position in der Geschwisterreihe, der sozialen Schichtzugehörigkeit sowie Verhaltensauffälligkeiten im klinischen Sinn (z. B. Bettnässen, extreme Aggressivität, starke Ängste usw.).

Literatur

Duhm, E. (Hrsg.) & Huss, K. (1979). *Fragebogen zur Erfassung praktischer und sozialer Selbständigkeit 4- bis 6jähriger Kinder*. Braunschweig: Westermann
Heckhausen, H. & Kemmler, L. (1957). Entstehungsbedingungen der kindlichen Selbständigkeit. *Zeitschrift für experimentelle und angewandte Psychologie, 4*, 603–622
Heckhausen, H. (1974). *Motive und ihre Entstehung*. Funk-Kolleg Pädagogische Psychologie. Frankfurt/M.: Fischer

7.3 Beobachtungsbogen für Kinder im Vorschulalter

Autor/Erscheinungsjahr: Duhm und Althaus, 1979
Material: Handanweisung und Beobachtungsbogen
Zweck: Beobachtung und Verhaltenseinschätzung von Kindergarten- und Vorschulkindern durch Erzieher
Altersbereich: 4–6 Jahre
Normen: Prozentuale Häufigkeitsverteilung aus dem Bremer Modellversuch für die einzelnen Verhaltensweisen
Zeit: Keine Angaben (nicht relevant)

1) Konzept. Das Verfahren wurde von Duhm und Althaus (1979) im Rahmen des Bremer Modellversuchs zur vorschulischen Erziehung, der beim Senator für Soziales, Jugend und Sport durchgeführt wurde, entwickelt; den Fragebogen erarbeitete die Koautorin in Zusammenarbeit mit den dort tätigen Sozialpädagogen und Lehrern.

Mit dem Beobachtungsbogen sollen einzelne sozial relevante Verhaltensweisen des Kindes [s. unter 2)] im Kindergarten und in der Vorschule erfaßt werden. Dem Instrument liegt kein explizites theoretisches Konzept zugrunde.

Die Anwendung des Verfahrens soll dem Erzieher ermöglichen,

- Kinder mit Verhaltensproblemen *systematisch* zu *erfassen* und durch wiederholte Beobachtungen den Verlauf der Verhaltensauffälligkeiten zu verfolgen;
- Hilfen gezielt einzusetzen und durch Wiederholung der Beobachtung, auch durch andere Beobachter, deren Wirksamkeit zu *kontrollieren;*
- Aufschluß über den Stand der Gruppe zu erhalten und aufgrund der Verhaltensanalysen *Fördermaßnahmen* für einzelne Kinder oder die Gruppe einzuleiten.

Da sich Kinder, die später schulleistungsschwach sind, bereits frühzeitig von den anderen Kindern unterscheiden, sollte die Erzieherin besonders diejenigen intensiv und wiederholt beobachten, die schon als 4jährige Verhaltensprobleme aufweisen, um eine entsprechende individuelle Förderung vornehmen zu können.

2) Aufgaben. Der Beobachtungsbogen besteht aus einer Liste mit 78 vorgegebenen Verhaltensweisen (Tabelle 19), die aufgrund empirischer Ergebnisse zusammengestellt wurden [vgl. unter 8)]:

3) Durchführung. Die Erzieherin nimmt am Gruppengeschehen teil. Sie beobachtet das Verhalten des Kindes in spezifischen Situationen (z. B. bei der Ankunft des Kindes) oder in nicht bestimmten Situationen (z. B. hinsichtlich des Sozialverhaltens). Während dieser direkten, teilnehmenden Beobachtung (oder kurz danach) macht sich die Erzieherin Notizen und schätzt anschließend die beobachtete Ver-

Tabelle 19. Beispiel-Items für die Beobachtung und Einschätzung. (Nach Duhm & Althaus, 1979, S. 13–16)

I	Ankunft des Kindes
	Wenn die Eltern das Kind bringen, weint es, wenn sie gehen.
	Es beruhigt sich nur langsam, nachdem die Eltern gegangen sind.
II	Soziales und emotionales Verhalten
	Das Kind erzählt und berichtet von sich aus anderen Kindern.
	Es zerstört das Spielergebnis anderer Kinder.
III	Spielverhalten
	Das Kind spielt intensiv.
	Es geht einförmig mit dem Spielmaterial um.
IV	Sprachverhalten
	Es benutzt viele verschiedene Wörter.
	Das Kind vermeidet das Sprechen und verständigt sich durch Gesten.
V	Arbeitsverhalten
	Das Kind versteht die Anweisung richtig.
	Es ahmt die Lösungen anderer Kinder nach.

haltensweise nach der Häufigkeit ihres Vorkommens auf dem Beobachtungsbogen ein [vgl. unter 4)].

Für die Anwendung des Beobachtungsbogens werden darüber hinaus folgende Empfehlungen gegeben:

– Um subjektive Einflüsse bei der Beobachtung auszuschließen, sollten, besonders bei Kindern mit Verhaltensauffälligkeiten, vergleichende Einschätzungen von anderen Erziehern vorgenommen werden.

– Die Erzieherin sollte den Bogen nach Abschnitten aufgliedern und dazu jeweils gezielte Beobachtungen anstellen.

– Zur Erfassung von Verhaltensänderungen sollten die Beobachtungen am Anfang und am Ende des Kindergartenjahres erfolgen.

4) Auswertung. Aus Gründen der Übersichtlichkeit und Vereinfachung wurden bei diesem Verfahren die Itemliste und die Beobachtungseinschätzung kombiniert.

Entsprechend dem Beobachtungsergebnis werden den Items Zahlenwerte zugeordnet und in den Beobachtungsbogen eingetragen (5 = sehr oft/immer, 4 = oft, 3 = teils, teils, 2 = manchmal, 1 = sehr selten/nie). Für einen Teil der Items, die mit einem grauen (statt einem weißen) Auswertungskreis versehen sind, verläuft die Bedeutung der Skalenwerte in umgekehrter Richtung.

5) Interpretation. Der Beobachtungsbogen zeigt Zusammenhänge zwischen Verhaltensweisen in verschiedenen Situationen auf und gibt Anhaltspunkte für weitere Beobachtungen und Untersuchungen. Skalenwerte von 1 und 2 in den weißen Kreisen bzw. 4 und 5 in den grauen Kreisen weisen darauf hin, daß zusätzliche Beobachtungen erforderlich sind. Häufen sich derartige Beurteilungswerte, so sind gezielte Beobachtungen der jeweiligen Verhaltensbereiche und spezifische Fördermaßnahmen für das betreffende Kind erforderlich. Wiederholte Beobachtungen machen deutlich, welche Verhaltensweisen sich im Laufe der Zeit verändern und welche konstant bleiben.

Für die Interpretation der Beobachtungsergebnisse können die angegebenen prozentualen Häufigkeiten aus dem Bremer Modellversuch (n = 400–500 Kinder) herangezogen werden. Die Erzieherin kann auf diese Weise ihre Beobachtungseinschätzungen nicht nur mit dem Stand der eigenen Gruppe vergleichen, sondern eine weitaus größere Altersgruppe zur Bewertung zugrundelegen. Unter Einbeziehung früherer Beobachtungen einzelner Kinder oder der Gruppe sind diese Ergebnisse auch als Hinweise für Veränderungen der beobachteten Verhaltensweisen im Verlauf der Vorschulzeit zu werten.

An einem exemplarischen Beispiel werden die Möglichkeiten und Grenzen der Verwendung des Beobachtungsbogens durch Erzieher im Kindergarten und in der Vorschule verdeutlicht (Duhm & Althaus, 1979, S. 12 f.).

6) Normierung. An drei Gruppen des Bremer Modellversuchs zur Vorschulerziehung wurden in den Jahren 1971–1975 Häufigkeiten für die einzelnen Verhaltensweisen ermittelt. Etwa 490 4- bis 5jährige Kinder wurden zu Beginn ihrer Kindergartenzeit von 45 Erziehern und Sozialpädagogen beobachtet; an den gleichen Kindern wurden die Beobachtungswerte kurz vor ihrer Einschulung durch 45 Sozialpädagogen und Lehrer erhoben. In der Handanweisung des BBK ist die prozentuale Häufigkeitsverteilung für 4- bis 5jährige und 5- bis 6jährige Kinder (n = 490 Kinder und 90 Rater) pro Item angegeben. Diese Prozentwerte stellen Orientierungshilfen für Erzieher in Kindergarten und Vorschule dar, sie sind jedoch nicht als Normwerte aufzufassen (Duhm & Althaus, 1979, S. 4).

7) Reliabilität. Die *Objektivitätsprüfung* des Verfahrens konnte nur in vorläufiger Weise bestimmt werden, da aufgrund der Beanspruchung der Erzieher keine durchgängige doppelte Beurteilung möglich war. Lediglich für n = 26 5- bis 6jährige Kinder wurde die Beobachterübereinstimmung ermittelt (Mdn: r = 0,76 bei p = 0,1%; Modellversuch III).

8) Validität. Zur Überprüfung der *inhaltlichen Validität* wurden mehrere faktorenanalytische Untersuchungen nach der Hauptachsenmethode durchgeführt, die jeweils zu einer Revision und Kürzung des Beobachtungsbogens führten. Die einzelnen Untersuchungen ergaben zunächst 11, dann 9 und schließlich 8 Faktoren, die die Varianz erklären sollen (genaue Anteile an der Gesamtvarianz werden jedoch nicht mitgeteilt). Auf die Tatsache, daß der Beobachtungsbogen nur noch lediglich 5 Faktoren enthält, gehen die Autoren nicht ein.

Eine Untersuchung der Items auf geschlechtsspezifische Unterschiede mit dem Kolmogorov-Smirnov-Test (n = 140 Kinder) erbrachte eine recht hohe Geschlechtsunabhängigkeit (genaue Werte werden nicht mitgeteilt). Lediglich zwei Verhaltensweisen traten bei Jungen häufiger auf (in 95% der Fälle); diese Verhaltensweisen wurden nicht mehr berücksichtigt.

Bei einer Überprüfung der Items an denselben Kindern des Modellversuchs (n = 250–360), nach einem Abstand von etwa 2 Jahren, veränderten sich 60 Verhaltensweisen signifikant in erwünschter Richtung, keine Veränderungen traten bei 14 beobachteten Verhaltensweisen auf (Items 8, 12, 23, 25, 26, 27, 41, 43, 49,

51, 56, 59, 71, 71), lediglich vier Merkmale (Items 21, 24, 58, 72) veränderten sich nicht erwartungsgemäß.

Weitere Beobachtungen der Kinder aus dem Modellversuch bis zum 3. Schuljahr ergaben, daß leistungsschwache Schüler (n = 39 Kinder, die nicht schulreif waren oder eine Klasse wiederholen mußten), als 4jährige nur geringfügig von der Vergleichsgruppe abwichen. Die Unterschiede zeigten sich am ehesten noch im Arbeitsverhalten. Am Ende der Kindergartenzeit waren die Differenzen zwischen beiden Gruppen wesentlich größer. Betroffen sind hiervon Verhaltensweisen des sozialen Bereiches, des Spiel- und Sprachbereiches und besonders das Arbeitsverhalten. Im Vergleich zur Gesamtgruppe, bei der sich im Verlauf von 2 Jahren 60 von 78 Verhaltensweisen in erwarteter Richtung veränderten, konnten bei den schulleistungsschwachen Kindern nur 22 derartige Veränderungen beobachtet werden. Letztere zeigten also geringere Fortschritte in bezug auf die erfaßten Merkmale.

Literatur

Duhm, E. (Hrsg.) & Althaus, D. (1979). *Beobachtungsbogen für Kinder im Vorschulalter.* Braunschweig: Westermann

7.4 Skala zur Erfassung des Sozialverhaltens von Vorschulkindern

Autor/Erscheinungsjahr: Kohn und Rosman, 1972a
Deutsche Fassung: Tietze, Feldkamp, Gratz, Rossbach und Schmied, 1981

Material: Ratingskala für Erzieher

Zweck: Einschätzung des Sozialverhaltens von Vorschulkindern (eingeschränkt auch zur Diagnose sich anbahnender Verhaltensauffälligkeiten) Erfassung der Bewältigungsstrategien des Kindes gegenüber den speziellen sozialen Anforderungen des Kindergartens

Altersbereich: 3–6 Jahre

Normen: Keine Angaben

Zeit: Keine Angaben (nicht relevant)

1) Konzept. Die deutsche Fassung des Verfahrens wurde von Tietze, Feldkamp und Gratz (1981) zur Einschätzung des Sozialverhaltens von Vorschulkindern entwickelt. Grundlage hierfür war die "Social Competence Scale" von Kohn (Kohn & Rosman, 1972a, b, 1973a–c, 1974), mit der das Verhaltensrepertoire 3- bis 6jähriger Kinder in Alltagssituationen des Kindergartens beurteilt werden soll. Soziale Kompetenz drückt sich in der Bewältigung sozialer Anforderungen aus, die für vorschulische Erziehungeinrichtungen typisch sind, z. B. bei der Beherrschung von Spielaktivitäten, bei selbst- oder fremdgesetzten Aufgaben, in interpersonalen Beziehungen mit Gleichaltrigen und Erziehern, bei der Lösung von Konflikten.

Kohn und Rosman betrachten soziale Kompetenz aus der Perspektive der interpersonalen Beziehungen des Kindes. Bei der Definition hoher bzw. niedriger sozialer Kompetenz orientieren sich die Autoren an einer psychoanalytischen Beschreibung von individuellen Konfliktbewältigungsmöglichkeiten im Sinne von Chance (1959). Danach lassen sich Bewältigungsstrategien durch mindestens zwei Gegensatzpaare charakterisieren: aktiv vs. passiv und akzeptabel (positiv) vs. unakzeptabel (negativ). Diese Kategorien bildeten die Grundlage für die erste Itemsammlung.

Mit der „Skala zur Erfassung des Sozialverhaltens" sollen nach Tietze et al. (1981) einige für die Teilnahme am Gruppengeschehen im Kindergarten relevante Charakteristika erfaßt werden, und zwar möglichst solche Merkmale des Sozialverhaltens, die situationsunspezifisch sind und eine hohe zeitliche Konstanz aufweisen. Darüber hinaus soll das Instrument in der praktischen Erziehungstätigkeit einsetzbar und dazu geeignet sein

– Erzieherinnen für Verhaltenssegmente zu sensibilisieren,
– auch „stille" Kinder zu berücksichtigen,
– Ausgangspunkte für Gespräche im Team und mit Eltern darzustellen,
– Kriterien für die Reflexion des kindlichen Sozialverhaltens durch Erzieherinnen zu liefern.

Die Social Competence Scale besteht lediglich aus zwei bipolaren Dimensionen. Der Faktor I drückt inhaltlich „Interesse/Partizipation vs. Apathie/Rückzug" und der Faktor II „Kooperation/Regelbefolgung vs. Widerstand/Feindseligkeit" aus. Kohn und Rosman (1973b) gehen davon aus, daß diese beiden Dimensionen die wesentlichsten Bewältigungsformen wiedergeben, die das Kind gegenüber den Anforderungen des Kindergartens einsetzt. Diese Anforderungen beziehen sich vor allem auf a) die Art des Ausnutzens von Lerngelegenheiten, Möglichkeiten zum Spiel und zur Interaktion mit Peers und b) die Art und Weise des Lebens im Rahmen der Normen, Regeln und Beschränkungen, so daß der Gruppenprozeß sich entwickeln kann und erhalten bleibt.

Mit der deutschen Adaption und ihrer Kurzform dagegen konnten faktorenanalytisch drei bipolare Subskalen gebildet werden:

I   Interesse/Partizipation vs. Apathie/Rückzug,
II Kooperation/Regelbefolgung vs. Widerstand/Feindseligkeit,
III gute Aufgabenorientierung/Selbständigkeit vs. geringe Aufgabenorientierung/Unselbständigkeit.

2) Aufgaben. Das Instrument – die amerikanische Version und die deutsche Adaption – besteht aus 73 Items. Eine Itemselektion [vgl. unter 8)] durch Tietze et al. (1981) erbrachte eine Kurzform mit den folgenden 23 Items (Tabelle 20):

Da sich der 7 stufige Antwortmodus in der Social Competence Scale als zu differenziert erwies, wurden die Antwortvorgaben in der deutschen Ausgabe auf fünf Stufen (immer, häufig, manchmal, selten, nie) reduziert.

Tabelle 20. Items der Skala zur Erfassung des Sozialverhaltens von Vorschulkindern. (Nach Tietze et al., 1981)

1. Das Kind ist scheu und zieht sich zurück, wenn andere Kinder an es herantreten.
2. Das Kind benötigt bei fast jeder Aufgabe die Hilfe von Erwachsenen.
3. Das Kind befolgt Regeln und Anordnungen.
4. Das Kind ist im Umgang mit Erwachsenen unbefangen.
5. Das Kind ist in der Lage, anderen Kindern Anstöße zu geben.
6. Das Kind verhält sich feindselig und aggressiv gegenüber anderen Kindern: Stoßen, Schikanieren usw.
7. Das Kind ist in der Lage, unabhängig von Erwachsenen Ideen zu entwickeln und Tätigkeiten zu planen.
8. Das Kind ist gegenüber den meisten Erwachsenen schüchtern und zurückhaltend.
9. Das Kind kann sich einordnen.
10. Dem Kind fällt es schwer, sich bei wenig strukturierten Aktivitäten zu orientieren.
11. Das Kind ist streitsüchtig.
12. Dem Kind gelingt es leicht, die Aufmerksamkeit anderer Kinder zu gewinnen.
13. Das Kind gibt leicht auf, wenn Schwierigkeiten auftauchen.
14. Das Kind kann eine Führungsrolle übernehmen.
15. Das Kind hält sich zurück, bleibt abseits und distanziert.
16. Das Kind hindert andere Kinder an der Ausführung von Routinetätigkeiten.
17. Das Kind kann Ideen und Anregungen akzeptieren, die von anderen Kindern ausgehen.
18. Das Kind verrichtet Routinetätigkeiten wie An- und Ausziehen, Händewaschen usw. zuverlässig
19. Das Kind ist in der Lage, bei einer Beschäftigung aufmerksam und interessiert zu verharren.
20. Das Kind hat Schwierigkeiten, seine Rechte gegenüber anderen Kindern zu verteidigen.
21. Das Kind geht bereitwillig (verbal oder nonverbal) auf meine Anregungen ein.
22. Das Kind widersetzt sich aktiv meinen Regeln und Anordnungen.
23. Das Kind verliert leicht das Interesse und wechselt von einer Tätigkeit zur anderen.

3) Durchführung. Es erfolgt eine Einschätzung des Verhaltens des Kindes durch Dritte (Erzieher). Das Kind wird hinsichtlich jedes einzelnen Items auf dem Einschätzbogen anhand einer 5stufigen Ratingskala eingestuft.

4) Auswertung. Nach Kohn und Rosman (1972a) bedeuten hohe Werte auf der Social Competence Scale hohe Kompetenz und umgekehrt.

Für die deutsche Version werden von Tietze et al. (1981) keine weiteren Hinweise zur Auswertung gegeben.

5) Interpretation. Hierzu fehlen sowohl in der amerikanischen Version als auch in der deutschen Adaption differenzierte Angaben. Kohn und Rosman (1972a) heben besonders hervor, daß die Dimensionen sehr grundlegende Formen des Sozialverhaltens in vorschulischen Erziehungseinrichtungen darstellen und daß dementsprechend ihre Generalisierbarkeit groß ist. Die individuellen Werte sehen sie als persönlichkeitsspezifische Bewältigungsstrategien an. Diese können als um so kompetenter bezeichnet werden, je mehr sie sich dem positiven Pol der Dimensionen nähern.

Nach Tietze et al. (1981, S.45) lassen sich niedrige Skalenwerte als Anhaltspunkte für Verhaltensauffälligkeiten interpretieren. Das Instrument kann somit unter Vorbehalt zur Diagnose apathischen antisozial-aggressiven und unselbständigen Verhaltens dienen. Eine rechtzeitig eingeleitete Therapie oder pädagogische Intervention im Kindergarten könnte somit zu erwartende Beeinträchtigungen der Schulfähigkeit vermeiden helfen. Zumindest liefert die Skala somit erste Hinweise auf Problemfälle.

6) Normierung. Es fehlen sämtliche Angaben zur Standardisierung, Eichung, Schwierigkeitsanalyse und Trennschärfe.

7) Reliabilität
Amerikanische Originalversion. Die Reliabilitätswerte wurden für die Items auf den beiden Hauptdimensionen berechnet. Die Interrater-Reliabilität von jeweils zwei unabhängigen Erziehern lag bei 0,62 für Faktor I und bei 0,66 für Faktor II (nach einer Korrektur mit der Spearman-Brown-Formel bei 0,77 bzw. 0,80).

Die Interrater-Reliabilitätswerte im Rahmen einer Langzeituntersuchung (vier Meßzeitpunkte im Abstand von 6 Wochen) lagen bei Faktor I zwischen 0,70 und 0,79 und bei Faktor II zwischen 0,69 und 0,83.

Die Autoren weisen allerdings darauf hin, daß während der Durchführung der Ratings Abweichungen zwischen den Erziehern diskutiert wurden und daraufhin einzelne Items und Instruktionen neu formuliert wurden, um Mehrdeutigkeiten und abweichende Interpretationen zu minimieren.
Deutsche Adaption. Zur Zuverlässigkeitsschätzung wurde die *interne Konsistenz* der Skalen überprüft. Es ergaben sich Koeffizienten zwischen 0,93 und 0,96 für die Langform und rund 0,90 für die Kurzskalen. Zu nahezu identischen Ergebnissen führte eine Wiederholungsuntersuchung an sog. Zweitkräften in der Kindergartengruppe ca. acht Monate nach der ersten Untersuchung mit Erzieherinnen. Auch die Faktorenstruktur der Items blieb bei einem Wechsel der Beurteiler erhalten.

Eine Überprüfung der *Beurteilerübereinstimmung* auf den drei Kurzskalen erbrachte zufriedenstellende Korrelationen von rund 0,80, obwohl kein Training der Erzieherinnen erfolgte.

Die mit den Kurzskalen erfaßten Merkmale erwiesen sich in hohem Maße als *zeitlich stabil*. Für die Erst- und Wiederholungsuntersuchung (achtmonatiges Intervall) lagen die Koeffizienten zwischen $r = 0,65$ und $0,71$.

8) Validität
Amerikanische Originalversion. Nach einer sechsfaktoriellen Varimaxrotation beschränkten sich Kohn und Rosman auf die beiden ersten Faktoren, die 74% der Gesamtvarianz aufklärten. Von den 90 Items der Social Competence Scale hatten 75 höchste Ladungen auf diesen beiden Faktoren.

Die Korrelation zwischen Faktor I und Faktor II war mit 0,33 etwas höher als erwünscht, doch nach Aussagen der Autoren ist der Wert niedrig genug, um auf Unabhängigkeit und Verschiedenheit der Verhaltensdimensionen zu schließen.

Im Rahmen einer Langzeituntersuchung wurde sowohl die zeitliche Konsistenz der sozialen Kompetenz als auch die Kongruenz der Werte der Social Competence Scale mit den Werten zweier Verfahren für die Grundschule geprüft.

Sowohl innerhalb der Vorschule (bei 3- und 4jährigen Kindern) als auch zwischen Vorschule und Grundschule (1. Klasse) waren die Werte der erfaßten Merkmale relativ stabil. Geschlechtsspezifische Unterschiede bestanden innerhalb der Vorschule nicht. Für die Zeit von der Vorschule zur ersten Grundschulklasse sprechen die Autoren von geschlechtsspezifischen Tendenzen, die aber nicht signifikant sind.

Bei den beiden Verfahren, die in der Grundschule angewendet wurden, handelte es sich um die Peterson Problem Checklist (Peterson, 1961) und das Schaefer Classroom Behavior Inventory (Schaefer & Aaronson, 1966). Die Social Competence Scale war geeignet, die Werte auf den entsprechenden Dimensionen dieser Verfahren vorherzusagen. Damit wurde sowohl ihre Gültigkeit als auch die relative Stabilität sozialer Kompetenz belegt.

Die Stabilität zwischen den Vorschulwerten und den Grundschulwerten war geringer als die Werte innerhalb der Vorschule. Nach den Autoren ist dies mit den unterschiedlichen Meßinstrumenten zu begründen.

Die Anwendung der Social Competence Scale innerhalb der Vorschule wies für Faktor II eine höhere Stabilität auf als für Faktor I. Kohn und Rosman geben zu bedenken, daß die Stabilität für Faktor II möglicherweise auf das leichtere Registrieren und Einschätzen der Verhaltensaspekte zurückzuführen ist und daher nicht unbedingt die wirkliche Konsistenz der Verhaltensmerkmale betreffen muß.

Deutsche Adaption. Mittels *Faktorenanalyse* wurde eine reduzierte Liste mit 23 Items [vgl. unter 2] erstellt, die die gleiche Faktorenstruktur wie die Langform des Verfahrens erbrachte. Zwischen Lang- und Kurzform (SV bzw. KSV) ergaben sich Korrelationen von $r = 0{,}94$ für alle drei Dimensionen, was darauf hinweist, daß die Kürzung der Skalen keinen Informationsverlust mit sich brachte.

Im Gegensatz zu den Langskalen kommen bei allen Kurzskalen die (voneinander unabhängigen) Faktorendimensionen besser zum Ausdruck: Während die *Interkorrelationen* zwischen den Skalen I und II in der Kurzform $r = 0{,}04$ betragen und somit als unabhängig betrachtet werden können, ergab die Langform lediglich $r = 0{,}27$ (Kohn & Rosman, 1972a; $r = 0{,}33$). Auch die Beziehungen zwischen den Skalen III und I bzw. II fallen in der Kurzform mit $r = 0{,}51$ bzw. $r = 0{,}55$ (Langform: $r = 0{,}69$ bzw. $r = 0{,}65$) günstiger aus. In einer Wiederholungsuntersuchung konnten die Interkorrelationen der Skalen reproduziert werden.

Zwischen verschiedenen *Außenfaktoren* (Alter, Geschlecht und Sozialschicht) wiesen die Sozialverhaltensskalen sowohl in der Lang- als auch in der Kurzform keine oder nur geringe Zusammenhänge auf. Eine Ausnahme bildete die Skala III. Ältere Kinder (0,43), Kinder aus höheren Sozialschichten (0,23) und Mädchen (0,19) zeigten ein höheres Maß an Aufgabenorientierung und Selbständigkeit.

Literatur

Chance, E. (1959). *Families in treatment.* New York: Basic Books

Kohn, M. & Rosman, B. L. (1972a). A social competence scale and a symptom checklist for the preschool child: Factor dimensions, their cross-instrument generality, and longitudinal persistance. *Developmental Psychology, 6,* 430–444

Kohn, M. & Rosman, B. L. (1972 b). Relationship of preschool social-emotional functioning to later intellectual achievement. *Developmental Psychology, 6,* 445–452

Kohn, M. & Rosman, B. L. (1973 a). Cognitive functioning in five-year-old boys as related to social-emotional and background-demographic variables. *Developmental Psychology, 8,* 277–294

Kohn, M. & Rosman, B. L. (1973 b). Cross-situational and longitudinal stability of social-emotional functioning in young children. *Child Development, 44,* 721–727

Kohn, M. & Rosman, B. L. (1973 c). A two factor model of emotional disturbance in the young child: Validity and screening efficiency. *Child Psychology, 14,* 31–56

Kohn, M. & Rosman, B. L. (1974). Social-emotional, cognitive, and demographic determinants of poor school achievement: Implications for a strategy of intervention. *Journal of Educational Psychology, 66,* 267–276

Peterson, D. R. (1961). Behavior problems of middle childhood. *Journal of Consulting Psychology, 25,* 205–209

Schaefer, E. S. & Aaronson, M. R. (1966). *Classroom behavior inventory: Preschool to primary.* (Mimeo). Bethesda, Md.: National Institute of Mental Health

Tietze, W., Feldkamp, J., Gratz, D., Rossbach, H.-G. & Schmied, D. (1981). Eine Skala zur Erfassung des Sozialverhaltens von Vorschulkindern. *Zeitschrift für Empirische Pädagogik, 5,* 37–48

7.5 Burks' Behavior Rating Scales Preschool and Kindergarten

Autor/Erscheinungsjahr:	Burks, 1977, 1979 (2. Aufl.)
Material:	Manual, Erhebungs- und Auswertungsbogen, Ratingskala für Erziehungspersonen (Eltern, Erzieher u. a.)
Zweck:	Erfassen von Verhaltensproblemen bei Vorschul- und Kindergartenkindern Erstellung individueller Verhaltensprofile; Prognose der Verhaltensentwicklung; Planung von Interventionen
Altersbereich:	3–6 Jahre
Normen:	Für jede der 18 Subskalen liegen Mittelwert und Standardabweichung für Vorschule und Kindergarten vor sowie die normierten Bereiche signifikanter und hochsignifikanter Abweichung
Zeit:	Keine Angaben (nicht relevant)

1) Konzept. die "BBRS Preschool and Kindergarten" ist inhaltlich identisch mit der "BBRS Elementary and Secondary"-Form, die aus 19 Subskalen besteht. Für die Vorschulversion wurde die Skala „Schlechte Schulleistungen" (Poor Academics) weggelassen (Burks, 1968 b).

Wird die BBRS häufiger über einen gewissen Zeitraum eingesetzt, kann sie
- Muster gestörten Verhaltens identifizieren,
- Veränderungen dieser Verhaltensmuster über die Zeit aufzeigen,
- Hinweise für eine weitergehende Untersuchung bestimmter Persönlichkeitsmerkmale geben,

- wertvolle Informationen für Besprechungen zwischen Eltern und Erziehern liefern,
- Voraussagen darüber machen, welche Kinder von speziellen Maßnahmen profitieren werden und welche nicht.

Die 18 Subskalen der "BBRS Preschool and Kindergarten" repräsentieren eine grobe Verhaltensabstufung von überstarker Impulskontrolle nach mangelnder Impulskontrolle. Auf einem ähnlichen Kontinuum bilden die Skalen die Aggressionsrichtung des Kindes ab (nach innen gerichtete vs. nach außen gerichtete Aggressivität). Im allgemeinen sind die Kategorien so angelegt, daß sie Prognosen aufgrund der individuellen Verhaltensmuster zulassen. Dabei gilt nach Gordon und Thomas (1967) die allgemeine Regel: Je größer die Anzahl der gezeigten negativen Verhaltenssymptome des Kindes, desto schlechter die Prognose, d.h. daß auch bis zum Schuleintritt noch keine Verhaltensbesserungen zu erwarten sind. Die Kinder bleiben voraussichtlich Problemfälle für Lehrer und Eltern.
Die einzelnen Skalen sind wie folgt benannt:

(1) überstarke Selbstbeschuldigung (Excessive Self-Blame),
(2) überstarke Ängstlichkeit (Escessive Anxiety),
(3) überstarke Rückzugsneigung (Escessive Withdrawal),
(4) überstarke Abhängigkeit (Excessive Dependency),
(5) Ich-Schwäche (Poor Physical Strength),
(6) körperliche Schwäche (Poor Ego Strength),
(7) schlechte Bewegungskoordination (Poor Coordination),
(8) geringe Intelligenz (Poor Intellectuality),
(9) schlechte Aufmerksamkeit (Poor Attention),
(10) schlechte Impulskontrolle (Poor Impulse Control),
(11) mangelnder Realitätsbezug (Poor Reality Contact),
(12) ungenaues Selbstkonzept (Poor Sense of Identity),
(13) starkes Selbstmitleid (Excessive Suffering),
(14) schwache Kontrolle aggressiver Impulse (Poor Anger Control),
(15) starkes Mißtrauen gegenüber anderen (Excessive Sense of Persecution),
(16) starke Aggressivität (Excessive Aggressiveness),
(17) starke Widerspenstigkeit (Excessive Resistance),
(18) geringe soziale Konformität (Poor Social Conformity).

Die Kategorien 1–5 betreffen erlernte Abwehrmechanismen gegen äußeren Streß. Besonderes Gewicht wird auf die Fähigkeit zur Impulskontrolle gelegt. Bei zu starker Hemmung entstehen jedoch für das Individuum hohe psychische Kosten. Die Skalen 6–8 haben wahrscheinlich in hohem Maße organische Ursachen. Diese Merkmale indizieren für sich allein gesehen noch kein gestörtes Verhalten. Allgemein kann man davon ausgehen, daß Kinder, die diese Symptome zeigen, zu den langsamen Lernern gehören. Die Dimensionen 9 und 10 ergeben auch im Zusammenhang mit anderen Skalen Problembündel, die eine Intervention erforderlich machen. Die Skalen 11–13 beziehen sich auf Verhaltensmerkmale, die die Abneigung eines Individuums charakterisieren, sich konstruktiv mit seiner Umwelt auseinanderzusetzen. Die letzten fünf Verhaltensdimensionen lassen sich beschreiben mit nach außen gerichteter Aggressivität, mit dem Widerwillen gegen soziale Verhaltensstandards und mit dem extremen Widerstand, abhängig vom Wohlwollen anderer (besonders Erwachsener) zu werden.

2) Aufgaben. Die "BBRS Preschool and Kindergarten" besteht aus 105 Items, die auf 18 Subskalen verteilt sind. Das Zutreffen bzw. Nichtzutreffen jeder vorgegebenen Aussage kann mit einer 5stufigen Ratingskala beurteilt werden: sehr stark ausgeprägt (5), stark ausgeprägt (4), mäßig ausgeprägt (3), schwach ausgeprägt (2), trifft nicht zu (1).

Der Erhebungsbogen ist so gestaltet, daß einerseits nie zwei Items einer Skala aufeinanderfolgen, daß andererseits aber die Summenbildung pro Skala keine Probleme bereitet.

3) Durchführung. Die Person, die das Verhaltensrating durchführt, muß das Kind gut kennen (z. B. Eltern). Erzieher müssen vor einem Rating mindestens 6 Wochen bis 2 Monate Gelegenheit zur Beobachtung des Kindes gehabt haben. Nach Möglichkeit führen beide Elternteile und der Erzieher Ratings durch. Dabei sollte möglichst spontan den Items eine Ziffer der Ratingskala zugeordnet werden, denn die Skalen sind so angelegt, daß eine leichte Verschiebung nach oben (von 3 nach 4) oder nach unten (von 5 nach 4) den Endwert nicht signifikant beeinflußt. Während des Ratings muß das Kind, dessen Verhalten eingestuft wird, nicht anwesend sein, denn die Skalen messen ein Problemverhalten, das in einem größeren Zeitraum aufgetreten ist.

4) Auswertung. Für jede der 18 Subskalen werden Summenwerte gebildet und auf einen Auswertungsbogen ("profile sheet") übertragen. Für jede Dimension sind Bereiche angegeben (nicht signifikant, signifikant, hochsignifikant), mit deren Hilfe jeder individuelle Skalenwert interpretiert werden kann. Die graphische Verbindung der Skalenwerte ergibt ein individuelles Verhaltensprofil. Die Bearbeitung des Profilblattes sollte eine entsprechend ausgebildete Kraft durchführen, die nicht mit dem Rater identisch ist. Das Profilblatt dient diagnostischen Zwecken. Die Ergebnisse sollten aber im Zusammenhang mit anderen Informationsquellen gesehen werden.

Da die Items der Ratingskalen Verhalten beschreiben, das normalerweise selten bei Kindern auftritt, sollte die Anzahl der Kinder einer Vorschulgruppe, die in signifikante Bereiche fallen, gering sein. Bei der Auswertung ist aber allgemein zu beachten, daß ein gewisses Ausmaß an hohen Werten akzeptabel ist, wenn man davon ausgeht, daß jedes Individuum einige Verhaltensprobleme aufweist.

5) Interpretation. Für die Interpretation hoher Werte, d. h. Werte, die in die Bereiche „signifikant" und „hochsignifikant" fallen, gibt Burks (1979, S. 6 ff.) für jede Subskala ausführliche Hinweise. Er definiert den jeweiligen Problembereich, beschreibt Ursachen und Verhaltensmanifestationen und weist auf Zusammenhänge mit anderen Symptomen hin. Des weiteren finden sich Vorschläge für mögliche Interventionsmaßnahmen. Abschließend gruppiert Burks (1979, S. 29 ff.) die Symptome zu folgenden personspezifischen Problemkreisen: das unreife Kind, das neurotische Kind und das feindselig-aggressive Kind.

Tabelle 21. Verteilung der relativen Häufigkeiten der Skalenwerte in Abhängigkeit von Normierungsstichproben und Geschlecht der Kinder

		Nicht signifikant %	Signifikant %	Hoch signifikant %
Jungen	Vorschule	100–81	19–0	1–4
	Kindergarten	97–80	15–2	4–0
Mädchen	Vorschule	100–77	23–0	3–0
	Kindergarten	99–87	12–0	1–0

6) Normierung. Die *Standardisierung* der BBRS Preschool and Kindergarten erfolgte an zwei Stichproben:

- 127 Vorschulkinder (70 Jungen und 57 Mädchen im Alter von 3 und 4 Jahren) wurden von ihren Eltern eingestuft.
- 337 Kindergartenkinder (184 Jungen und 153 Mädchen) wurden von insgesamt 31 Erziehern eingestuft.

Zwar gesteht der Autor ein, daß eine kontrolliertere Stichprobe und eine größere Anzahl von Ratern besser gewesen wäre, doch lagen bereits langjährige Erfahrungen mit der standardisierten Version BBRS für Schulkinder (Burks, 1968 b) und der BBRS zur Diagnose zerebraler Dysfunktionen (Burks, 1968 a) vor, die nicht im Widerspruch zu den Vorschulwerten standen. Detailliertere Angaben zur Standardisierung finden sich im Manual der BBRS (Burks, 1968 b).

In der Handanweisung der "BBRS Preschool and Kindergarten" werden für jede Skala Mittelwerte und Standardabweichungen differenziert nach Stichproben angegeben. Die Gesamtpunktbereiche jeder Skala wurden in drei Abschnitte unterteilt: nicht signifikant, signifikant, hochsignifikant.

Vergleichbar mit dem *Schwierigkeitsgrad*, wenn auch nicht explizit so benannt, sind die Prozentwerte, die für die Signifikanzbereiche der Kategorien, differenziert nach Stichprobe und Geschlecht, angegeben werden (Tabelle 21):

7) Reliabilität. An einer Unterstichprobe von 84 Kindergartenkindern wurde nach 10 Tagen ein erneutes Rating durchgeführt (r_{tt} pro Item zwischen 0,74 und 0,96). Die Reliabilitätswerte der BBRS für ältere Kinder, die alle Items der BBRS Preschool and Kindergarten enthält, wurden an einer Stichprobe verhaltensgestörter Kinder der 1.–6. Schulklassen berechnet. Der durchschnittliche Wert betrug $r_{tt} = 0,70$. Der Autor weist darauf hin, daß Abweichungen in den Einschätzungen der Rater (Eltern, Erzieher u. a.) Anlaß zur Diskussion sein sollte. Als Ursachen kämen z. B. die Situations- und/oder Personenspezifität des Verhaltens des Kindes in Betracht oder unterschiedliche Erwartungshaltungen der Rater. Die Übereinstimmung zwischen den Urteilen der Eltern und Erzieher liegt zwischen 76% und 92% (Inter-Rater-Reliabilität).

8) Validität. Die Validität der "BBRS Preschool and Kindergarten" beruht z. T. auf der Gültigkeit der BBRS für ältere Kinder (Burks, 1968 b) und den entsprechenden langjährigen Erfahrungen mit diesem Instrument.

Zur Sicherung der *kriterienbezogenen Validität* wurden sechs z. T. physiologische Variablen herangezogen, die nur bei stark gestörten Kindern auftreten, wie z. B. auffälliges EEG, neurophysiologische Befunde oder frühkindliche Hirnschäden (vgl. auch Burks, 1968 a).

Bei der Abschätzung der *inhaltlichen Validität* griff man auf die 4jährige Entwicklung der BBRS (Burks, 1968 b) zurück, die von 22 Schulpsychologen beurteilt wurde. Die "BBRS Preschool and Kindergarten" wurde mit Hilfe von 26 Erziehern für die Beurteilung jüngerer Kinder modifiziert. Die 18 Skalen der BBRS (Vorschulversion) wurden faktorenanalytisch ermittelt, ihre Bezeichnungen erhielten die Skalen von Experten. Eine zusätzliche Faktorenanalyse über alle Subskalen ergab drei Dimensionen:

I Aggressiv – ungehemmt (aggressive – disinhibited).
II Ängstlich – gehemmt – unreif (anxious – inhibited – immature).
III Unaufmerksam (inattentive).

Es deuten sich leichte geschlechtsspezifische Unterschiede bei Vorschulkindern an: Eltern schätzten Jungen signifikant häufiger auf Faktor I ein. Bei den Erzieherratings im Kindergarten lagen keine geschlechtstypischen Unterschiede vor.

Da die Ratings von Eltern und Lehrern bei der BBRS für ältere Kinder gut übereinstimmten (Williams, 1968), bezeichnet Burks (1979) auch die Vorschulversion als gültiges Meßinstrument, das von unterschiedlichen Erziehungspersonen sinnvoll eingesetzt werden kann.

Literatur

Burks, H. F. (1968 a). *Burks' Behavior Rating Scale for organic brain dysfunction.* California: The Arden Press

Burks, H. F. (1968 b). *Burks' Behavior Rating Scales.* Huntington Beach: The Arden Press

Burks, H. F. (1979). *Burks' Behavior Rating Scales preschool and kindergarten* (2nd edn.). Log Angeles: Western Psychological Services

Gordon, E. M. & Thomas, A. (1967). Children's behavioral style and the teacher's appraisal of their intelligence. *Journal of School Psychology, 5,* (4), 292–300

Williams, M. (1968). *A study of structure of intellect factors as determined by the Stanford-Binet and the ratings of kindergarten boys' behavior by parents and teachers on the Burks' Behavior Rating Scale.* Master's thesis, University of Southern California

7.6 Primary Progress Assessment Chart, Progress Assessment Chart and Progress Evaluation Index

Autor/Erscheinungsjahr:	Günzburg, 1963, 1969
Material:	Handanweisung, Testbogen mit vorgedrucktem Diagramm und Liste mit 120 Items, Persönlichkeitsfragebogen
Zweck:	Der P-A-C erfaßt die sozialen Kompetenzen von geistig behinderten Personen (IQ ≤ 50) Der P-E-I setzt die Fähigkeiten in bezug zu den durchschnittlich erreichten Fähigkeiten einer entsprechenden Bezugsgruppe und gibt Anhaltspunkte für ein Förderprogramm
Altersbereich:	Der P-A-C und der P-E-I sind für verschiedene Altersgruppen aufgeteilt: – P–P–A–C/P–P–E–I: 2– 7 Jahre – P–A–C–1/P–E–I–1: 6–16 Jahre – M/P–A–C–1: 6–15 Jahre; Kinder mit Down-Syndrom – P–A–C–1A: ältere Kinder und Erwachsene – P–A–C–2/P–E–I–2: Erwachsene – S/P–A–C: Erwachsene mit starker geistiger Beeinträchtigung
Normen:	Zu jedem Item ist angegeben, ob es von einer im IQ und Alter vergleichbaren Gruppe im Durchschnitt gelöst wurde.
Zeit:	Keine Angaben (nicht relevant)

1) Konzept. Das Ziel der "Progress Assessment Chart" (P-A-C) mit ihren verschiedenen Unterformen ist die Erfassung, Darstellung und Bewertung der sozialen Kompetenzen bei geistig behinderten Kindern und Erwachsenen. Die Daten werden durch eine systematische Verhaltensbeobachtung gewonnen.

Günzburgs (1964b, 1968a) Forschungsansatz betont, daß geistig Behinderte nicht nur nach ihren intellektuellen Fähigkeiten (IQ) oder dem Intelligenzalter beurteilt werden sollten. Er kritisiert auch, daß die bisher verwendeten Meßinstrumente Behinderte in ihren Leistungen mit Nicht-Behinderten verglichen haben, wobei sich für die Behinderten natürlich eine ziemlich schlechte Bilanz ergibt. Günzburg geht es nicht um die Förderung geistiger Leistungen, sondern um das Training von sozialen Kompetenzen, um eine bessere Eingliederung der Behinderten in ihre soziale Umwelt zu gewährleisten.

Durch die P-A-C läßt sich die soziale Kompetenz unter Berücksichtigung der niedrigen intellektuellen Fähigkeiten und des Alters erfassen. Das Instrument strebt eine möglichst differenzierte Bestandsaufnahme der vorhandenen sozialen Fähigkeiten und der bestehenden Defizite an. Das Verfahren erfüllt somit eine diagnostische Funktion und gibt gleichzeitig Anhaltspunkte für ein individuell ausgerichtetes Förderungsprogramm. Hierbei geht Günzburg (1976a) davon aus, daß es keine absolute Behinderung gibt, sondern daß viele Schwachstellen durch mangelnde Lernmöglichkeiten entstanden sind.

Mit Hilfe eines an der P-A-C angelehnten Diagramms – dem Progress Evaluation Index (P-E-I) – kann der Entwicklungsstand jedes einzelnen mit den durchschnittlich erreichten Fähigkeiten einer angemessenen Bezugsgruppe verglichen werden, woraus sich Hinweise auf potentiell mögliche Lernschritte ergeben.

Günzburg (1975) verwendet sein Instrument im Zusammenhang mit Resozialisierungsmaßnahmen bei geistig Behinderten und berichtet über große Erfolge seines Trainingsprogramms.

2) Aufgaben. Die 120 Items stammen aus verschiedenen Quellen. Teilweise lassen sie sich auf die Skalen von Doll und Gesell zurückführen. Jeweils 30 Items bilden eine der vier Kategorien:

(1) Selbsthilfe/Autonomie,
(2) Kommunikation,
(3) Sozialanpassung,
(4) Beschäftigung.

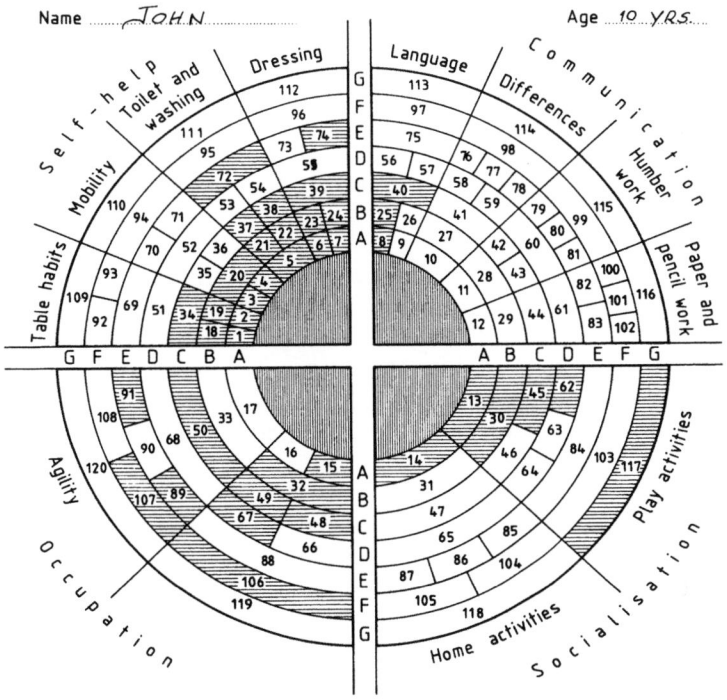

Abb. 19. P-A-C-1-Diagramm am Beispiel eines 10jährigen Jungen. (Aus Günzburg, 1968a, S. 26)

Das P-A-C-Diagramm setzt sich aus konzentrischen Kreisen zusammen, welche entsprechend der Anzahl der genannten Kategorien in Viertel aufgeteilt sind. Innerhalb dieser Viertel werden die dazugehörigen Items durch von 1–120 durchnumerierte Felder repräsentiert, wobei die Kreise von der Mitte bis zum Außenrand hin schwieriger werdende Items beschreiben (Abb. 19):

Die vier Kategorien sind inhaltlich nochmals in Einzelaspekte eingeteilt. So besteht der Bereiche „Autonomie" aus den Aspekten „Verhalten bei Tisch", „Bewegungsfähigkeit", „Toilette und Waschen" und „Anziehen". Bereich „Kommunikation" beinhaltet „Sprache", „Unterscheidungsfähigkeit", „Zahlbegriff" sowie „Tätigkeit mit Papier und Bleistift". Zur „Sozialanpassung" gehören „Spielaktivitäten" und „häusliche Aktivitäten". Die Kategorie „Beschäftigung" teilt sich in „Fingerfertigkeit (Feinmotorik)" und „Wendigkeit (Grobmotorik)" auf.

Alle Items sind sog. Reportitems; sie werden nicht in einer Testsituation erschlossen, sondern können im Tagesablauf des Probanden beobachtet werden.

3) Durchführung. Es ist nicht genau festgelegt, ob ein Erzieher, Lehrer oder Elternteil das Diagramm ausfüllen soll. Dieses wird von Fournel und Renaudot (1969) kritisiert, weil es möglicherweise zu uneinheitlichen Ergebnissen führen kann.

Günzburg (1964a) hat für die Kriterien der im P-A-C genannten Fähigkeiten ein Handbuch erstellt, um eine möglichst objektive Beantwortung der Items zu gewährleisten. Die Formblätter sind zu beziehen durch: SEFA (Publications) Ltd., 240 Holliday Street, Birmingham B 1 15J, England.

Anhand der Liste mit 120 Items wird festgestellt, welche Fähigkeiten bereits vom Probanden geleistet werden. Im positiven Falle wird im Diagramm das Feld mit der dem Item entsprechenden Ziffer mit dunklem Stift ausgefüllt. So wird optisch sichtbar, in welchem Bereich noch Lücken vorhanden sind. Abbildung 19 zeigt das Beispiel eines 10jährigen Jungen.

Die Erhebung kann zur Erfassung intraindividueller Veränderungen alle 3 oder 6 Monate wiederholt werden.

Zum interindividuellen Vergleich wird der P-E-I verwendet; er setzt die individuellen Leistungen in Beziehung zu den durchschnittlich erreichten Fähigkeiten einer im Alter und Behinderungsgrad entsprechenden Vergleichsgruppe. Der P-E-I besteht ebenfalls aus konzentrischen Kreisen mit der gleichen Itemeinteilung. Diejenigen Items, die durchschnittlich von der Bezugsgruppe gelöst werden können, sind im Diagramm gitterförmig eingezeichnet. Ebenso wie im P-A-C füllt der „Testleiter" die vom Probanden gelösten Items mit dunklem Stift in den Feldern des P-E-I aus.

4) Auswertung. Die Auswertung orientiert sich zunächst an dem Aspekt, in welchen Bereichen Fähigkeiten bzw. Defizite vorhanden sind. Das erste P-A-C-Diagramm gilt als Baseline zum Vergleich mit später erhobenen Diagrammen.

Für den Fall, daß ein numerischer Score für das Niveau der sozialen Kompetenzen des Probanden benötigt wird, kann man den Social Competence Index erstellen. Dieser S-C-I zeigt getrennt für jedes Viertel des Diagramms die Beziehung zwischen den individuellen Leistungen und der Durchschnittsleistung der Bezugsgruppe. Diese durchschnittliche Fähigkeit bekommt für jedes Viertel den Wert

100 zugewiesen. Die einzelnen Fähigkeiten des P-A-C haben numerische Gewichte, die aus den Tabellen der Handanweisung zu ersehen sind. Diese Gewichte werden mit der Anzahl der Fähigkeiten multipliziert; daraus ergibt sich der Social Competence Index. Personen, die in ihren Fähigkeiten unter dem Durchschnitt liegen, erhalten Werte, die kleiner als 100 sind; Personen, die über diesem Durchschnitt liegen, erzielen größere Werte als 100 (Günzburg, 1976a, 1976b).

In bezug auf die inhaltliche Bedeutung sind Fournel und Renaudot (1969) im Gegensatz zu Günzburg nicht der Meinung, daß die genannten Items alle denselben Stellenwert haben. Sie schlagen vor, die Items nach praktischer Relevanz zu ordnen. Zum Beispiel sehen sie es als wichtiger an, alleine einkaufen zu gehen, als sich selbst eine Mahlzeit kochen zu können. Eine so erstellte Hierarchie hätte auch praktische Konsequenzen für das Training; relevantere Fähigkeiten könnte man dann vorrangig fördern.

Der durch den P-E-I ermöglichte Gruppenvergleich kann neben dem Diagramm auch graphisch verdeutlich oder in Form einer Matrix zur Anschauung gebracht werden. Hierbei wird dann optisch deutlicher, welcher Proband in welcher Fähigkeit kompetenter oder weniger kompetent als der Gruppendurchschnitt ist.

Eine genauere Beschreibung dieser Darstellungsformen findet sich bei Günzburg (1968b, 1976a).

5) Interpretation. Günzburg gesteht zu, daß die erhobenen Daten einige Interpretationsprobleme mit sich bringen. Es wird z.B. nicht klar, ob die in der Erhebungssituation gelösten Items auch in unbekanntem Setting bewältigt werden können und ob wirklich alle relevanten Kompetenzen erfaßt werden.

Bei den Retests während des Trainings kann nicht genau die Ursache einer möglichen Verbesserung herausgestellt werden. Man weiß nicht, ob die förderlichen Einflüsse vom Trainer, der Arbeit oder der ganzen Umgebung ausgehen. Das Fehlen einer Kontrollgruppe bei den Untersuchungen erschwert es, die Leistungsfortschritte mit Sicherheit auf das Training bzw. auf Reifungsvorgänge zurückführen zu können.

Trotz dieser Einschränkungen ermöglicht es der P-E-I, individuelle Defizite in Relation zu einer Vergleichsgruppe herauszustellen. Diese Defizite werde durch das Diagramm optisch und durch den S-C-I numerisch deutlich. Bei einem S-C-I-Wert unter 100 bzw. wenn ein gitterförmiges Feld im Diagramm nicht dunkel überzeichnet wurde, soll versucht werden, ein individuelles Trainingsprogramm einzurichten. Der Entwicklungsverlauf kann dann durch wiederholte Messungen mit der entsprechenden P-A-C-Form nachgezeichnet werden.

6) Normierung. 1963 wurde der P-A-C-1 in acht Trainingszentren in Birmingham und 1 Jahr später in einem Krankenhaus in Lancaster von Schiphorst (1968) eingesetzt. Die Birmingham-Gruppe bestand 1963 aus 286, 1964 aus 304 und 1965 aus 311 Jungen und Mädchen zwischen 6 und 16 Jahren. Alle hatten einen IQ von 50 und darunter. In der Lancaster-Gruppe wurden die Diagramme 1964 und 1965 an 71 Jungen und Mädchen zwischen 8 und 16 Jahren mit ähnlichem IQ erhoben.

Hierbei wurde festgestellt, daß die Ergebnisse weitgehend übereinstimmten. Man erhielt Anhaltspunkte, daß bestimmte Fähigkeiten in bestimmten Altersstufen auftraten. Diese sog. „Meilensteine" der Entwicklung sind bei Günzburg (1964 b) genauer beschrieben. Die „Meilensteine" sind nicht mit denen der physischen Entwicklung zu vergleichen. Anders als diese sind sie abhängig vom Training und der Gelegenheiten zum Üben. So hat man keine starre Bezugsnorm, sondern eine flexible Richtlinie, die sich abhängig von Übungsfortschritten nach oben verschieben kann (Günzburg, 1964 b). Man kann dies als Nachteil ansehen, aber eine derartige „Normierung" ist auch gar nicht als Richtlinie für ein absolutes Leistungsmaximum oder zur Bestimmung eines Zeitpunktes, zu dem eine bestimmte Verhaltensform erstmalig auftritt, gedacht. Vielmehr soll sie diagnostizieren, inwieweit bestimmte Personen hinter dem durchschnittlichen Leistungsniveau einer in Alter und Behinderung vergleichbaren Bezugsgruppe zurückliegen und dann Ansatzpunkte für ein Trainingsprogramm liefern (Günzburg, 1976a, 1976b).

7) Reliabilität. Cole (1975) gab eine Inter-Rater-Reliabilität von 0,97 an und bestätigte damit die hohe Objektivität der Skala.

8) Validität. Elliot und Mac Kay (1971) untersuchten die Beziehung zwischen dem P-A-C-1 und der Vineland Social Maturity Scale von Doll. Sie errechneten einen Korrelationskoeffizienten von 0,86 zwischen dem Vineland Sozialalter und dem P-A-C-Wert. Die starke Ähnlichkeit zwischen den beiden Skalen ist eventuell dadurch zu erklären, daß die von Doll verwendeten Items Günzburg bei der Erstellung seiner Skala als Richtlinie gedient haben.

Marshall (1967) korrelierte den P-A-C-1 mit Skalen von verbalen Intelligenztests (English Picture Vocabulary Scale und Stanford Binet Vocabulary) und erhielt Korrelationskoeffizienten von 0,57 bzw. 0,56. Obwohl diese Korrelationen statistisch signifikant sind, zeigt sich doch, daß die Beziehung zwischen Intelligenz und sozialen Fähigkeiten nicht sehr groß ist.

Weiterhin wurden Korrelationen von 0,62 zwischen dem P-A-C und dem Goodenough Draw-a-Man Test ermittelt.
Elliot u. Mac Kay (1971) errechneten eine Korrelation von 0,67 zwischen dem P-A-C-1 und dem Peabody Picture Vocabulary Test und einen Korrelationskoeffizienten von 0,57 mit dem Stanford Binet Mental Age.

Van Hest (1970) berichtet von einer Korrelation von 0,60 zwischen dem P-A-C-1 und einem Intelligenztestscore. Inter-Test-Korrelationen zwischen dem vollständigen P-A-C-1 und den vier Teilaspekten „Selbsthilfe/Autonomie", „Kommunikation", „Sozialanpassung" und „Beschäftigung" betrugen bei Marshall (1967) 0,76, 0,90, 0,85, 0,86 und bei Elliot und Mac Kay (1971) 0,82, 0,91, 0,89, 0,86.

Literatur

Capie, A.C.M. (1973). Psychological Assessment of the handicapped child in a hospital unit. *British Journal of Mental Subnormality*, 19 (36), 38–47

Cole, P.G. (1975). The efficiency of a social learning curriculum with borderline mentally retarded children. *Australian Journal of Mental Retardation*, 3 (7), 191–199

Elliot, R. & Mac Kay, D. N. (1971). Social competence of subnormal and normal children living under different types of residential care. *British Journal of Mental Subnormality, 17* (32), 48–53
Fournel, G. & Renaudot, J.-P. (1969). L'echelle de mésure du développement social de H. C. Günzburg (P.A.C.); forme II: Handicapés mentaux scolarisés. *Revue de Neuropsychiatrie infantile, 17,* 603–616
Günzburg, H. C. (1963). *The progress Assessment Chart (P-A-C) of social development.* London: National Association for Mental Health, (N.A.M.H.)
Günzburg, H. C. (1964a). *Social education first aide scheme manual.* London: National Association for Mental Health
Günzburg, H. C. (1964b). Social competence of the imbecile child: Landmarks and directed training. *Proceedings of international Copenhagen congress on the scientific study of mental retardation.* Copenhagen: Statens Andssvageforsorg
Günzburg, H. C. (1968a). Social competence and mental handicap. London: Baillive, Tindall & Cassells
Günzburg, H. C. (1968b). Assessing social competence. *Special Education, 57* (2), 11–14
Günzburg, H. C. (1969). *Progress Assessment Chart: Manual:* London: National Association for Mental Health
Günzburg, H. C. (1975). Institutionalized people in the community. A critical analysis of a rehabilitation scheme. *REAP, 1* (1–2), 36–50
Günzburg, H. C. (1976a). Assessment and evaluation in social education. *REAP, 2* (2), 95–112
Günzburg, H. C. (1976b). *The P-A-C manual* (4h edn.). London: HSMHC (distributors)
Marshall, A. (1967). *The abilities and attainments of children leaving junior training centres.* London: N.A.M.H.
Schiphorst, B. (1968). Social education of the subnormal. *Special Education, 57* (1), 26–29
Van Hest, T. (1970). *De P-A-C I van H. C. Günzburg.* Thesis, University of Leuven, Belgium

7.7 Joël Scale of Behavior Maturity

Autor/Erscheinungsjahr: Joël, 1936

Material: Fragebogen, Normtabellen

Zweck: Erfassung der „Verhaltensreife"

Altersbereich: Klein- und Vorschulkinder (1,6–7,6 Jahre)

Normen: Altersnormen, Berechnung eines „Reifealters" und eines „Reifeindex" (Behavior Maturity Index)

Zeit: Keine Angaben (nicht relevant)

1) Konzept. Der Begriff „Verhaltensreife" beinhaltet nach Joël eine Zunahme an a) Unabhängigkeit von der Hilfe anderer, b) Selbstkontrolle, insbesondere gegenüber Emotionen wie Wut, Angst oder Schmerz sowie c) angemessenes Verhalten in sozialen Situationen. Nach diesen Kriterien läßt sich reifes von unreifem Verhalten unterscheiden. Die Entwicklung der Verhaltensreife wird als Funktion des Lebensalters konzipiert. Die grundlegende Vorstellung ist die eines Wachstums- oder Reifungsprozesses. Die "Behavior Maturity Scale" diagnostiziert diesen Entwicklungsprozeß etwa für die Altersspanne zwischen 1,6 und 7,0 Jahren.

2) Aufgaben. Der Test besteht aus 20 Items, die sich auf typische Situationen im Rahmen der institutionellen Betreuung von Kindern beziehen. Zu jedem Item ge-

Tabelle 22. Items der Joël Scale of Behavior Maturity. (Nach Joël, 1936)

A *Routinetätigkeiten*
  1. Essen
  2. Schlaf und Ruhe
  3. Toilette
  4. Auskleiden
  5. Waschen

B *Emotionale und soziale Reife*
  6. Deutet die erste Anpassung des Kindes an die Gruppe/Einrichtung auf emotionale Reife hin?
  7. Deutet die übliche Gemütslage auf eine erfolgreiche Anpassung hin?
  8. Wie reagiert das Kind auf Schwierigkeiten?
  9. Wie lange bleibt es bei einer Beschäftigung?
  10. Kann es für sich allein spielen?
  11. Ist sein emotionaler Ausdruck gerichtet oder diffus?
  12. Fühlt es sich für seine Handlungen verantwortlich?
  13. Wie kontrolliert es seine Gefühle bei einer kleinen Verletzung?
  14. Wie verhält es sich gegenüber einer schwierigen Aufgabe?
  15. Zeigt es Initiative?
  16. Kooperiert es mit anderen Kindern?
  17. Wie belastbar ist es in sozialen Beziehungen?
  18. Kann es die Sichtweise eines anderen vertreten?
  19. Wie reagiert es auf unfreundliche Handlungen anderer Kinder?
  20. Welchen Status nimmt es in der Gruppe ein?

hört eine 5stufige Ratingskala, auf der die Bewertung der Verhaltensreife vorgenommen wird. Jede Stufe ist durch charakteristische Verhaltensmerkmale operationalisiert. Die einzelnen Items lauten wie folgt:

3) Durchführung. Die Beurteilung anhand der 5stufigen Ratingskala zu jedem Item soll sich auf diejenigen Verhaltensweisen beziehen, die das Kind üblicherweise zeigt. Joël (1936, S. 196) gibt im einzelnen folgende Anweisungen:

- Die Beurteiler (in der Regel die Erzieher) sollen sich mit den Items vertrautmachen und dann das Kind 1 Woche lang beobachten.
- Die Erzieher sollen zu einem gemeinsamen Urteil kommen.
- Es sollen nur Kinder berücksichtigt werden, die sich schon seit mindestens 4 Wochen in der Einrichtung aufhalten.
- Beginnend mit dem ersten Item sollen erst alle Kinder der Gruppe eingeschätzt werden; dann geht man zum nächsten Item über.
- Das jeweilige Kind wird ohne Berücksichtigung seines Lebensalters eingestuft.

4) Auswertung. Es wird ein gewichteter Gesamtpunktwert ermittelt. In einer Tabelle kann das Reifealter (Behavior Maturity Age) abgelesen werden. Das Reifealter dividiert durch das Lebensalter und multipliziert mit 100 ergibt den "Behavior Maturity Index".

5) Interpretation. Reifealter und Reifeindex werden in Analogie zum Intelligenzalter bzw. Intelligenzquotienten interpretiert. Sie geben in bezug auf den emotionalen und sozialen Bereich den Entwicklungsstand des Individuums im Vergleich zur Altersgruppe an. Der Wert 100 entspricht dem Altersdurchschnitt.

6) Normierung. Die Normierung der Skala wurde an einer Stichprobe von 467 Kindern aus 22 "Federal Emergency Nursery Schools" und einer privaten Einrichtung vorgenommen. Das Alter der Kinder streute zwischen 20 und 85 Monaten, bei einem Mittelwert von 47,2 Monaten. Es wurde eine Tabelle mit Altersnormen erstellt.

7) Reliabilität. Joël (1936) teilt keine Reliabilitätsmaße mit. Richards (1940) überprüfte die Inter-Rater-Reliabilität an einer sehr kleinen Stichprobe. Eine Einschätzung von 10 Kindern durch zwei unabhängige Beobachter erbrachte eine Rangkorrelation von 0,76. Die Retest-Reliabilität beträgt nach Richards (1940) $r_{tt} = 0,64$. Es wurden 25 Kinder im Abstand von durchschnittlich 8,6 Monaten untersucht.

8) Validität. Zur Validierung der Skala wurde das Lebensalter einer zufällig ausgewählten Teilstichprobe von 117 Kindern mit den Rohwerten korreliert; der Koeffizient betrug $r = 0,37$. Mittels der biserialen r-Methode wurden Regressionsgewichte für das Lebensalter errechnet und die gewichteten Gesamtwerte der Stichprobe mit dem Lebensalter korreliert; der Koeffizient erreichte $r = 0,72$. Für die Gesamtstichprobe korrelierten die gewichteten Werte mit dem Lebensalter $r = 0,65 \pm 0,02$.

Zur Differenzierungsfähigkeit fand Joël heraus, daß die Items mit der Nummer 1, 2, 7 und 11 wenig zur Differenzierung des Verhaltens auf verschiedenen Altersstufen beitragen. Die anderen Items brachten zufriedenstellende Ergebnisse.

Richards (1940) zeigte an einer Stichprobe von 48 Kindern, daß nur 8 der 20 Items eindeutig differenzieren. Es sind die Items 3, 4, 5, 9, 16, 18, 19 und 20. Er berechnete die folgenden Korrelationen:

- lange Form mit kurzer Form: $r = 0,972$
- lange Form mit dem Alter: $r = 0,772$
- kurze Form mit dem Alter: $r = 0,807$

Die Kurzfassung ist somit der Langform der Skala überlegen, wenn man das Lebensalter als externes Kriterium wählt.

Literatur

Joël, W. (1936). "Behavior Maturity" of children of nursery school age. *Child Development* 7, 189–199

Richards, T. W. (1940). Note on the Joël scale of "Behavior Maturity". *Journal of Genetic Psychology*, 56, 215–218

7.8 Infant Security Scale

Autor/Erscheinungsjahr:	Flint, 1959, 1966
Material:	Fragebogen, Handanweisung
Zweck:	Erfassung der sozial-emotionalen "Sicherheit" in den ersten beiden Lebensjahren
Altersbereich:	Die Skala ist in vier Altersbereiche unterteilt: 0– 6 Monate 7–12 Monate 13–18 Monate 19–24 Monate
Normen:	Keine Normierung
Zeit:	Keine Angaben (nicht relevant)

1) Konzept. Die "Infant Security Scale" von Flint (1959) ist eine diagnostische Checkliste, die die „geistige Gesundheit" bzw. speziell die „Sicherheit" von Kleinkindern innerhalb der ersten 24 Lebensmonate erfaßt. Sie besteht aus einer Serie von Reportitems, die vier Altersstufen (0–6 Monate, 7–12 Monate, 13–18 Monate, 19–24 Monate) zugeordnet sind.

Flint erhoffte sich bei der Konstruktion ihrer Skala eine Validierung ihrer theoretischen Annahmen über die Auswirkungen einer fehlenden Beziehung zur Mutter. Die "Infant Security Scale" entstand im Zusammenhang mit der Erweiterung der "Security-Theory" von Blatz (1944). Innerhalb dieser Theorie war besonders das Konzept der „geistigen Gesundheit" herausgearbeitet worden. Nach Blatz wird eine Person als „geistig gesund" bezeichnet, wenn sie sich aktiv an der Lösung von Problemen beteiligt und auch die Konsequenzen eigenen Handelns akzeptiert. Diese Verhaltensweise wird als Zeichen von „unabhängiger Sicherheit" bezeichnet. Als „geistig nicht gesund" gelten Problemlösungsstrategien wie „Vermeidung", „Rationalisierung" oder „Regression".

Das Konzept der „Sicherheit" und die verschiedenen Problemlösungsstrategien wurden 1959 in Flints "Infant Security Scale" integriert. Mit ihrer Skala konnte Flint mehrere gleichaltrige Kinder hinsichtlich ihrer „Sicherheit" miteinander vergleichen und einen Zusammenhang zwischen der qualitativen Betreuung des Kindes im Kinderheim und der Höhe des "Security-Scores" feststellen. Flint geht in ihrer theoretischen Argumentation davon aus, daß eine von Geburt an enge Beziehung zwischen Mutter und Kind den Grundstein für eine gesunde emotionale und soziale Entwicklung des Kindes legt (Bowlby, 1958; Ribble, 1943, 1944). Fehlt diese enge Beziehung zu einer vertrauten Person, so besteht die Gefahr, daß das Kind auffällige und abweichende Verhaltensweisen entwickelt, z. B. hinsichtlich Nahrungsaufnahme, Ausscheidung und Sauberkeit, Sprache oder Lokomotion. Auch die Aufnahme von Beziehungen zu anderen Personen wird durch fehlende emotionale Bindung behindert.

Die empirischen Ergebnisse von Flint (1959) bestätigen das Konzept der "Security Theory". Diejenigen Kinder, die zunächst eine starke Bindung (Flint spricht auch von Abhängigkeit) an ihre Bezugsperson aufwiesen, entwickelten später ein hohes Maß an Selbstsicherheit und konnten im Rahmen der Theorie als „sicher" oder „geistig gesund" bezeichnet werden. Wenn die Bezugsperson den körperlichen und emotionalen Bedürfnissen des Säuglings angemessen nachgeht, entwickelt dieser Vertrauen zu seiner Bezugsperson und zu seiner Umwelt. Auf dieser Grundlage können sich sowohl Selbstvertrauen als auch die Erwartung, daß eigene Anstrengungen zum Erfolg führen, entwickeln.

2) Aufgaben. Itemsammlung: Zunächst listeten die am Projekt beteiligten Psychologen sowie die Pflegemütter von 150 Kleinkindern bis zu 24 Monaten sämtliche beobachtbaren Verhaltensweisen auf, die einen Rückschluß auf die Konstrukte „Sicherheit" bzw. „Unsicherheit" zuließen.

Nach der Sammlung wurden die Items von der Autorin in die Kategorien „sicher", „unsicher" und „Vermeidungsstrategien" eingeteilt und den vier Altersgruppen zugeordnet. Bei der Zuordnung der Items zu den vier Altersgruppen muß berücksichtigt werden, daß bestimmte Verhaltensweisen in verschiedenen Altersgruppen unterschiedliche Bedeutungen haben können.

Inhaltlich beziehen sich die Items auf die Aspekte: Essen, Schlafen, Sauberkeit, Spiel, familiäre Beziehungen, außerfamiliäre Beziehungen und „Allgemeines". Bei den Items handelt es sich um Reportitems; sie können im täglichen Leben des Probanden beobachtet und von einem Beobachter notiert werden.

Nach drei Revisionen innerhalb von 2 Jahren enthielt die Endform des Verfahrens 441 Items. Diese verteilten sich unterschiedlich auf die Altersgruppen: 82 Items auf die ersten 6 Monate, 100 auf den zweiten Abschnitt des 1. Lebensjahres, 127 Items auf die Altersgruppe zwischen 13 und 18 Monaten und 132 Items auf die älteste Gruppe. Auch waren die Items nicht gleichmäßig auf die drei Kategorien „sicher", „unsicher" und „Vermeidungsstrategien" verteilt.

Aufbau des Fragebogens: Der Fragebogen besteht aus drei Spalten. Auf der linken Seite stehen die Items zu Verhaltensweisen, die „sicheres" Verhalten anzeigen, in der Mitte befinden sich die Items zum „unsicheren" Verhalten und auf der rechten Seite die Indikatoren für „Vermeidungsstrategien". Die Items zur „Sicherheit" drücken das Akzeptieren von Bindung/Abhängigkeit und von eigener Anstrengung aus. Die Items zur „Unsicherheit" beinhalten Verhaltensweisen, bei denen das Kind Anstrengung oder Abhängigkeit vermeidet. In der rechten Spalte kann durch einen Zusatz gekennzeichnet werden, ob das betreffende Verhalten für das untersuchte Kind eine Regression auf eine frühere Entwicklungsstufe bedeutet.

3) Durchführung. Zuerst werden alle Items, die noch nicht zum Repertoire des Kindes gehören, im Fragebogen ausgestrichen. Dadurch kann man auch Kinder miteinander vergleichen, die zwar im gleichen Alter sind, aber eine unterschiedliche Menge an Erfahrungen gemacht haben.

Jedes Item, das auf das Verhalten des Kindes zutrifft, wird durch ein Kreuz gekennzeichnet, wobei darauf geachtet werden soll, daß es sich um typische und nicht um rein zufällig auftretende Verhaltensweisen handelt.

Ist sich ein Beurteiler nicht sicher, ob er ein Item in der mittleren oder in der rechten Spalte ankreuzen soll, darf er beide Items angeben, da Kinder in ihrem Verhalten häufig inkonsistent sind.

4) Auswertung. Zur Gewichtung der Items gibt es drei Methoden:

(1) Die erste Methode stellt die Relationen zwischen den angekreuzten Items in den drei Spalten fest. Hierfür wird für jede Spalte die Anzahl der angekreuzten Items durch die Anzahl der vorhandenen Items geteilt und der resultierende Quotient mit 100 multipliziert. So erhält man in bezug auf die Spalten vergleichbare Prozentwerte und kann z. B. ersehen, ob bei dem betreffenden Kind „sicheres" oder „unsicheres" Verhalten überwiegt.

(2) Mit dieser Methode kann man aus den Ergebnissen der drei Spalten einen Gesamtscore errechnen, um mehrere Kinder auf einem Kontinuum von „geringer geistiger Gesundheit" bis zu „hoher geistiger Gesundheit" miteinander vergleichen zu können. Flint (1959) hielt es für verfrüht, die Ergebnisse der Spalte „Unsicherheit" zu interpretieren, daher werden nur die angekreuzten Items der beiden äußeren Spalten miteinander verglichen.

Der "Security Score" wird errechnet, indem man die angekreuzten Items der Spalte „Vermeidungsstrategien" addiert und von der Anzahl der angekreuzten Items der Spalte „Sicherheit" subtrahiert. Diese Differenz teilt man dann durch die Summe der vorhandenen Items der beiden äußeren Spalten.

(3) Diese Methode erlaubt einen anschaulichen Vergleich der Verhaltensweisen in der linken Spalte (Akzeptieren von Abhängigkeit oder eigener Anstrengung) und in der rechten Spalte (Vermeidung von eigener Anstrengung und Abhängigkeit). Die für das Kind zutreffenden Items können in ein Vierfelderschema mit den Kategorien: „Anstrengung wird akzeptiert", „Abhängigkeit wird akzeptiert", „Anstrengung wird abgelehnt" und „Abhängigkeit wird abgelehnt" eingetragen werden. Je nachdem, welches Verhältnis sich zwischen den Kategorien ergibt, können Rückschlüsse über die „Sicherheit" und die Vermeidungsstrategien des Kindes gezogen werden.

5) Interpretation. Bei der Auswertung nach Methode (3) sind folgende Schlüsse möglich: Überwiegen im Vierfelderschema die Eintragungen in der oberen Hälfte, kann das Kind als „sicher" bezeichnet werden; sind aber die meisten Items in der unteren Hälfte verzeichnet, interpretiert man dies als „geringe geistige Gesundheit".

Des weiteren können die unterschiedlichen "Security-Scores" von verschiedenen Kindern miteinander verglichen werden, so daß Aussagen über individuelle Unterschiede möglich sind. Schließlich kann man ein Kind mehrmals testen, um nach einer Veränderung der Lebensbedingungen eine Zu- oder Abnahme der „Sicherheit" feststellen zu können. Der Entwicklungsverlauf läßt sich über die ersten beiden Lebensjahre verfolgen. Allgemeingültige Richtlinien für einen „normalen" Score auf verschiedenen Altersstufen fehlen jedoch.

In einer kritischen Bewertung zeigt Flint (1959) einige Unzulänglichkeiten der Skala auf:

- Die Einteilung in vier Altersstufen ist willkürlich gewählt, und es ist nicht gesichert, daß die vier Skalen dasselbe Konstrukt erfassen.
- Nicht alle theoretischen Überlegungen zum Konstrukt „Sicherheit" sind empirisch fundiert.

– Nicht alle Items sind geeignet, zwischen „sicheren" und „unsicheren" Kindern zu differenzieren. Je nach subjektiver Bewertung kann z. B. das Item „wartet geduldig auf sein Essen" entweder ein apathisches, „unsicheres" oder aber ein „sicheres" Kind kennzeichnen.

Trotz dieser Unzulänglichkeiten bezeichnet die Autorin das Instrument als eine wertvolle Hilfe zur Sammlung und Auswertung von psychologischen Daten bei Kleinkindern.

6) Normierung. Eine Normierung im testtheoretischen Sinn fehlt. Es gibt auch keine verbindlichen Grenzwerte für den „auffälligen" Bereich. Dieser muß aus starken interindividuellen Abweichungen bzw. aus einem Mißverhältnis zwischen „sicheren" und „unangemessenen" Verhaltensweisen erschlossen werden.

7) Reliabilität. Die Reliabilität wurde durch mehrere Test-Retest-Korrelationen erfaßt. Die Berechnungen basieren auf den Gesamtscores der Kinder. Die Scores wurden entweder innerhalb derselben Altersgruppe oder in größeren Zeitabständen (nach ca. 6 Monaten) nochmals erhoben.

Die Ergebnisse waren bis auf vier Ausnahmen (von insgesamt 119 Fällen) auf einem Niveau von 0,001 signifikant. Die meisten Koeffizienten schwankten zwischen $r_{tt} = 0{,}72$ und 0,91. Eine genauere Untersuchung der Ausnahmefälle ergab, daß diese Kinder starke Veränderungen ihrer Umgebung erlebt hatten.

8) Validität. In einer Untersuchung zur Validitätsbestimmung ging es darum, inwieweit die Skala zwischen zwei Gruppen von unterschiedlich gut angepaßten Kleinkindern differenziert und inwieweit das Kriterium „Sicherheit" hierzu beiträgt. Flint (1959) stellte deshalb die Hypothese auf, daß die "Security-Scores" von gut angepaßten Kindern über einen längeren Zeitraum hinweg stabil sein müßten, da sich die „Sicherheit" zunächst entwickele und danach festige.

Im Gegensatz dazu erwartete sie bei weniger gut angepaßten Kindern keine stabilen Scores und auch vergleichsweise niedrigere Scores als bei der Vergleichsgruppe, da diese Kinder nie ein ausreichendes Maß an Sicherheit entwickelt hätten. Die Kinder wurden als „sicher" bezeichnet, wenn sie zu Hause bei ihren Eltern wohnten; „unsichere" Kinder dagegen wurden aus Heimen ausgewählt, wobei bekannt war, daß sie sich dort nicht besonders gut angepaßt hatten.

Aus zeitlichen Gründen war es nicht möglich, die beiden Gruppen hinsichtlich der Variablen Alter, sozioökonomischer Status, Entwicklungsquotient und hinsichtlich der vorhergehenden Erfahrungen zu parallelisieren.

Die Gruppe der „angepaßten" Kinder bestand aus 20 Kleinkindern im Alter bis zu 24 Monaten, die Entwicklungsquotienten von 70–131 aufwiesen. Ihre Eltern stammten überwiegend aus einer höheren sozioökonomischen Schicht.

In die Gruppe der „nichtangepaßten" Kinder wurden 13 Kleinkinder zwischen 1 und 24 Monaten aufgenommen, deren Entwicklungsquotienten zwischen 70 und 120 lagen.

Die Erhebungen fanden in einem Zeitraum von 2 Jahren statt. Bei den Kindern aus dem Kinderheim füllte die Pflegemutter in ungefähr vierteljährlichem Abstand die "Infant Security Scale" aus. Dies geschah in Kombination mit Entwicklungstests von Gesell und Cattell. Die bei ihren Eltern lebenden Kinder wurden nur zum ersten Erhebungszeitpunkt mit einem Entwicklungstest geprüft, danach wurde ebenfalls in Intervallen von 3 Monaten der "Security Score" erhoben.

Es zeigte sich, daß die Scores in der Gruppe der Heimkinder stark variierten und sich im Laufe der Erhebungen unterschiedlich veränderten. In 8 Fällen erhöhte sich der Score, bei 5 Kindern ging er zurück.

Die Gruppe der „besser angepaßten" Kinder stellte sich in ihren "Security Scores" als stabiler heraus; die Unterschiede zwischen Tests und Retests waren gering.

Aufgrund dieser Ergebnisse sah Flint ihre anfänglich aufgestellte Hypothese als bestätigt und das Verfahren als ausreichend valide an.

Literatur

Blatz, W. E. (1944). *Understanding the young child.* Toronto: Clarke Irwin & Co
Bowlby, J. (1958). The nature of a child's tie to his mother. *International Journal of Psychoanalysis, 39,* 350–373
Flint, B. M. (1959). *The security of infants.* Toronto: University of Toronto Press
Flint, B. M. (1966). *The child and the institution.* Toronto: University of Toronto Press
Ribble, M. A. (1943). *The rights of infants.* New York: Columbia University Press
Ribble, M. A. (1944). *Infantile experience in relation to personality and behavior disorders,* Vol. II. New York: Roland
Spitz, R. A. & Wolf, K. M. (1946). Analytic depression: An inquiry into the genesis of psychiatric conditions in early childhood. *Psychoanalytic study of the child II* (pp. 313–341). New York: International University Press

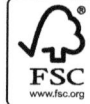

MIX
Papier aus verantwortungsvollen Quellen
Paper from responsible sources
FSC® C105338

If you have any concerns about our products,
you can contact us on
ProductSafety@springernature.com

In case Publisher is established outside the EU,
the EU authorized representative is:
**Springer Nature Customer Service Center GmbH
Europaplatz 3, 69115 Heidelberg, Germany**

Printed by Libri Plureos GmbH
in Hamburg, Germany